Herausgeber und Verlag:	STIFTUNG WARENTEST Lützowplatz 11-13, 1000 Berlin 30 Postfach 4141 Telefon: 030/26 31-1, Telefax: 030/2 63 14 22
Vorstand:	Dr.-Ing. Roland Hüttenrauch (Vorsitzender), Dr. jur. Werner Brinkmann
Autorinnen:	Dr. phil. Krista Federspiel, Freie Journalistin und Buchautorin Vera Herbst, Freie Journalistin u. Pharmazeutin
Beraterinnen und Berater:	PD Dr. Martin R. Berger, Heidelberg; Prof. Dr. J.H. Bernhardt, Neuherberg; Dr. Barbara Burkhard, München; Prof. Dr. Curt Diehm, Karlsbad/Karlsruhe; Dr. Michael Elies, Laubach; Dr. Rainer Etzel, Possenhofen; Dr. Werner Fritsche, Bielefeld; Prof. Dr. Rudolf Hänsel, München; Prof. Dr. Hans-Dieter Hentschel, Bad Wörishofen; PD Dr. Peter Kröling, München; Prof. Dr. Claus Leitzmann, Gießen; Franz Mecklenbeck, Heidelberg; Prof. Dr. Irmgard Oepen, Marburg; Prof. Dr. Wolfgang Schnizer, Bad Griesbach; Dr. Wolfgang Schultz-Zehden, Berlin; Dr. Jürgen Schürholz, Filderstadt; Dr. Nikola Seichert, München; Dr. Ilse Sokal, Wien; Karoline von Steinaecker, Berlin; Prof. Dr. Hans Tilscher, Wien; Dr. Dr. Bernhard Uehleke, Würzburg; Friedrich Wiedemann, Frankfurt; Egmont Zoller, Köln
Koordination:	Ingrid Burghardt-Falke
Lektorat:	Ingrid Burghardt-Falke, Petra Gottschalk
Layout:	Karin Siemoneit
Illustrationen und Zeichnungen:	Gerti F. Gnan
Titel:	Gerti F. Gnan, Karin Siemoneit Computergrafik: BZB, Berlin Reprotechnik: ORT, Berlin
Satz:	Type-Design GmbH, Berlin
Druck:	westermann druck, Braunschweig
Vertrieb:	ZENIT PRESSEVERTRIEB, Stuttgart
Einzelbestellung:	STIFTUNG WARENTEST – Vertrieb Postfach 81 06 60, 7000 Stuttgart 80, Telefon 0711/7 20 05-90 ab Dez. 1992: 07 11/72 52-190

STIFTUNG WARENTEST

© 2. Auflage, 1992 by STIFTUNG WARENTEST, Berlin
Alle Rechte vorbehalten. Ohne Genehmigung des Verlages
ist es nicht gestattet, das Buch oder Teile daraus nachzudrucken
oder auf fotomechanischem Wege zu vervielfältigen.

ISBN: 3-924286-70-1

Einzelbestellung:
STIFTUNG WARENTEST - Vertrieb - Postfach 81 06 60 7000 Stuttgart 80

ZU DIESEM BUCH

„Ich mag diese ganze Chemie nicht mehr schlucken."
„Der Doktor untersucht und behandelt und probiert immer wieder was Neues, doch die Beschwerden gehen nicht weg."
„Zwei Stunden im Wartezimmer, zwei Minuten beim Arzt. Damit ist jetzt Schluß."

Die Motive mögen unterschiedlich sein, warum Menschen der Schulmedizin den Rükken kehren. Ihr Weg geht jedoch in die gleiche Richtung: hin zu Naturheilverfahren, zur Alternativmedizin.

Von ihr erhoffen sie sich eine natürliche, sanfte, ganzheitliche Behandlung und damit die Erlösung von allen Beschwerden. Mindestens jeder dritte Deutsche wendet sich einmal im Leben jenen Ärzten zu, die sich der Naturmedizin verschrieben haben, und wenigstens noch einmal 15 Prozent stehen den Verfahren, die Naturheiler anwenden, positiv gegenüber. Erfahrungs- und Naturheilkunde liegen also im „Trend".

Weniger trendorientiert sind hingegen die Krankenkassen. Viele alternative Behandlungen werden von ihnen im allgemeinen nicht erstattet. Für den einzelnen heißt das oft, in die eigene Tasche greifen zu müssen, will er sich anders als allgemein üblich behandeln lassen. Welche Kosten dabei anfallen, stellen viele Patienten erst mit Schrecken nach längerer Behandlungszeit fest. Informationen über das, was auf sie zukommt, sind rar.

Selbst gut informierte Patienten wissen über Grundlagen, Risiken und Nebenwirkungen sogenannter sanfter Verfahren meist wenig. Der Grund ist banal: Wer die Methoden propagiert, wird nicht gerade das Problematische in den Vordergrund stellen. Und was von vornherein das Etikett „natürlich" trägt, wird kaum in Zweifel gezogen. Wer allerdings danach fragt, ob diese Heilmethoden das in sie gesetzte Vertrauen rechtfertigen, wartet meist vergeblich auf befriedigende Antworten. Doch jeder zweite, der „Alternatives" ausprobiert hat, wendet sich enttäuscht wieder ab.

Für den Verbraucher hat der Bio-Natur-Alternativ-Esoterik-Boom viele Vor- und Nachteile. Das Angebot an Verfahren, Mitteln und Geräten steigt ständig und wird für den einzelnen immer weniger überschaubar. Gleiches gilt für die Anwender. Der Patient hat die Wahl zwischen Ärzten mit profunder Aus- und Weiterbildung, Ärzten, die „es mal versuchen", Heilpraktikern, Angehörigen anderer Gesundheitsberufe mit Zusatzausbildung, selbsternannten Heilern und auch Scharlatanen. Denn das Schild an der Praxistür sagt nur wenig darüber aus, wer für welche Tätigkeit wie qualifiziert ist.

Mit dem Buch „Die Andere Medizin" stellen wir uns dem wachsenden Bedürfnis nach Information und Orientierungshilfen. Wir wollen dem Interessenten Kriterien an die Hand geben, damit er sich entscheiden kann: Will ich mich überhaupt „anders" behandeln lassen? Wie ist die Nutzen-Risiko-Relation der alternativen Heilverfahren und -mittel? Welche Kosten kommen auf mich zu? Was bezahlen die Krankenkassen? Und – ganz wichtig – welchem Behandler gebe ich mich in die Hand?

Das Buch „Die Andere Medizin" ist eine Zusammenfassung all der Erkenntnisse, die nach heutiger Sicht über die Naturheilmethoden möglich sind und damit eine Antwort auf die drängenden Fragen derjenigen, die sich mit dieser Medizin auseinandersetzen wollen.

Entsprechend dem Auftrag der Stiftung Warentest legt das Buch „Die Andere Medizin" den gleichen strengen Maßstab an alle alternativen Therapien. Es stützt sich auf den derzeit geltenden Stand des medizinischen Wissens. Der Streit in der Wissenschaft kann in diesem Rahmen nicht ausgetragen werden. Wo aber der eindeutige wissenschaftliche Nachweis fehlt, daß ein „neues" Heilverfahren – wie behauptet – wirksam ist, oder wo es Hinweise darauf gibt, daß es Risiken mit sich bringt, kann es nicht uneingeschränkt empfohlen werden.

Das hat dem Buch bald nach seinem Erscheinen heftige Kritik von manchen Anbietern eingetragen. Doch Gefahren dürfen nicht verschleiert werden. Und wer Heilversprechungen macht, ist aufgerufen, den Beweis für ihre Richtigkeit anzutreten.

INHALT

FREMDE MEDIZINSYSTEME

UNKONVENTIONELLE VERFAHREN

UNKONVENTIONELLE DIAGNOSEMETHODEN

KREBSTHERAPIEN

LISTEN

DANKSAGUNG

Wir danken Herrn PD Dr. Martin R. Berger, Herrn Professor Dr. J. H. Bernhardt,
Frau Dr. Barbara Burkhard, Herrn Professor Dr. Curt Diehm,
Herrn Dr. Michael Elies, Herrn Dr. Rainer Etzel, Herrn Dr. Werner Fritsche,
Herrn Professor Dr. Rudolf Hänsel, Herrn Professor Dr. Hans-Dieter Hentschel,
Herrn PD Dr. Peter Kröling, Herrn Professor Dr. Claus Leitzmann,
Herrn Franz Mecklenbeck, Frau Professor Dr. Irmgard Oepen,
Herrn Professor Dr. Wolfgang Schnizer, Herrn Dr. Wolfgang Schultz-Zehden,
Herrn Dr. Jürgen Schürholz, Herrn Dr. Nikola Seichert, Frau Dr. Ilse Sokal,
Frau Karoline von Steinaecker, Herrn Professor Dr. Hans Tilscher,
Herrn Dr. Dr. Bernhard Uehleke, Herrn Friedrich Wiedemann und Herrn Egmont Zoller
für ihre Unterstützung und fachliche Beratung.

ZUR METHODIK

Dieses Buch hat sich die Aufgabe gestellt, die verschiedenen Fakten und Meinungen darzustellen, die es über Sinn, Wirksamkeit und die Risiken von Naturheilmethoden gibt. Es umfaßt nach Möglichkeit das gesamte Spektrum von Befürwortern und Gegnern.

In Deutschland ist die Zahl der unter dem Begriff „Naturheilmethoden" angebotenen Heilverfahren besonders groß. Einige haben sich hierzulande entwickelt und weit verbreitet, andere sind nur regional bekannt. Manche Verfahren beruhen auf Traditionen aus dem fernen Osten, andere stammen ursprünglich aus den USA. Ausgewählt wurden Verfahren, die auf dem deutschen Markt eine gewisse Verbreitung gefunden haben, und deren Anwendung dokumentiert ist.

Als klassische Naturheilverfahren werden hier solche bezeichnet, die sich natürlicher Mittel bedienen, sich seit langem bewährt haben und deren Wirksamkeit erwiesen ist (ab Seite 25). Sie sind von der naturwissenschaftlichen Medizin anerkannt.

Als „unkonventionell" werden Heilmethoden eingestuft, die wissenschaftlich allgemein (noch) nicht oder nicht mehr anerkannt sind. Für diese Einstufung kommt auch zum Tragen, inwieweit das Verfahren in sich schlüssig begründen kann, warum es so wie angegeben arbeitet und ob es mit unbestreitbaren Naturgesetzen oder allgemein akzeptierten medizinischen Erkenntnissen in Konflikt kommt.

Manche Verfahren werden von einer Vielzahl von Gesellschaften und Institutionen vertreten. Die unter der Rubrik „Adressen" angegebenen Anschriften sollen ein möglichst breites Spektrum unterschiedlicher Stellen abdecken. Anschriften der Hersteller von Geräten oder Arzneimitteln erscheinen hier nicht.

Als Quellen des Buches dienten die Veröffentlichungen der Anbieter, die zugängliche Literatur und – soweit vorhanden – die wissenschaftliche Auseinandersetzung mit den Angeboten.* Zusätzlich waren einige Eigenrecherchen notwendig. Ein Team von Beratern war bei der Suche und Auswahl der seriösen Fachliteratur und bei der Formulierung der Aussagen behilflich.

Bewertet wurden die Heilmethoden nach dem derzeit geltenden medizinisch-wissenschaftlichen Standard, der den therapeutischen Nutzen einer Heilmethode definiert. Demnach genügen anekdotische Erfolgsberichte nicht als Beweis der Wirksamkeit. Denn Einzelerfolge schließen nicht aus, daß die besondere Beziehung zwischen Therapeut und Patient die „heilende Wirkung" hervorgebracht hat: Überzeugte Behandler können die Zuversicht des Leidenden stützen und seine Selbstheilungskräfte in vielen Fällen derart stärken, daß die Wahl der Methode keine Rolle spielt. Als wirksam gilt ein Verfahren dann,

- □ wenn der Erfolg wiederholbar ist, also im gleichen Ausmaß eintritt, auch wenn andere Therapeuten es anwenden;
- □ wenn es deutlich erfolgreicher ist als eine Behandlung mit Scheinmitteln (Placebo). Dies muß durch (möglichst drei) kontrollierte Untersuchungen (Doppelblindstudien) abgesichert sein.

Empfehlenswert sind Heilverfahren mit natürlichen Mitteln, die sich bewährt haben, und deren Wirksamkeit erwiesen ist. Außerdem Verfahren, für die nachgewiesen ist, daß sie bestimmte Krankheiten heilen und Beschwerden lindern können. Dabei muß der Nutzen das Risiko überwiegen.

Nicht empfehlenswert sind therapeutische Verfahren,

- □ die nachweislich nicht wirken,
- □ deren spezifische Wirkung bei Krankheiten nicht ausreichend dokumentiert ist,
- □ deren Konzept auf nachweislich falschen Annahmen beruht.

Ihre Anwendung ist nur gerechtfertigt, wenn es keine effektiven Behandlungsalternativen gibt, und wenn das Verfahren keinen Schaden anrichtet.

Abzulehnen sind Verfahren, die keinen oder nur geringen Nutzen bringen, aber mit hohen Risiken verbunden sind.

* Quellenangaben finden sich aus Platzgründen nicht im Buch, können aber auf Anfrage zugeschickt werden.

GESUNDHEIT

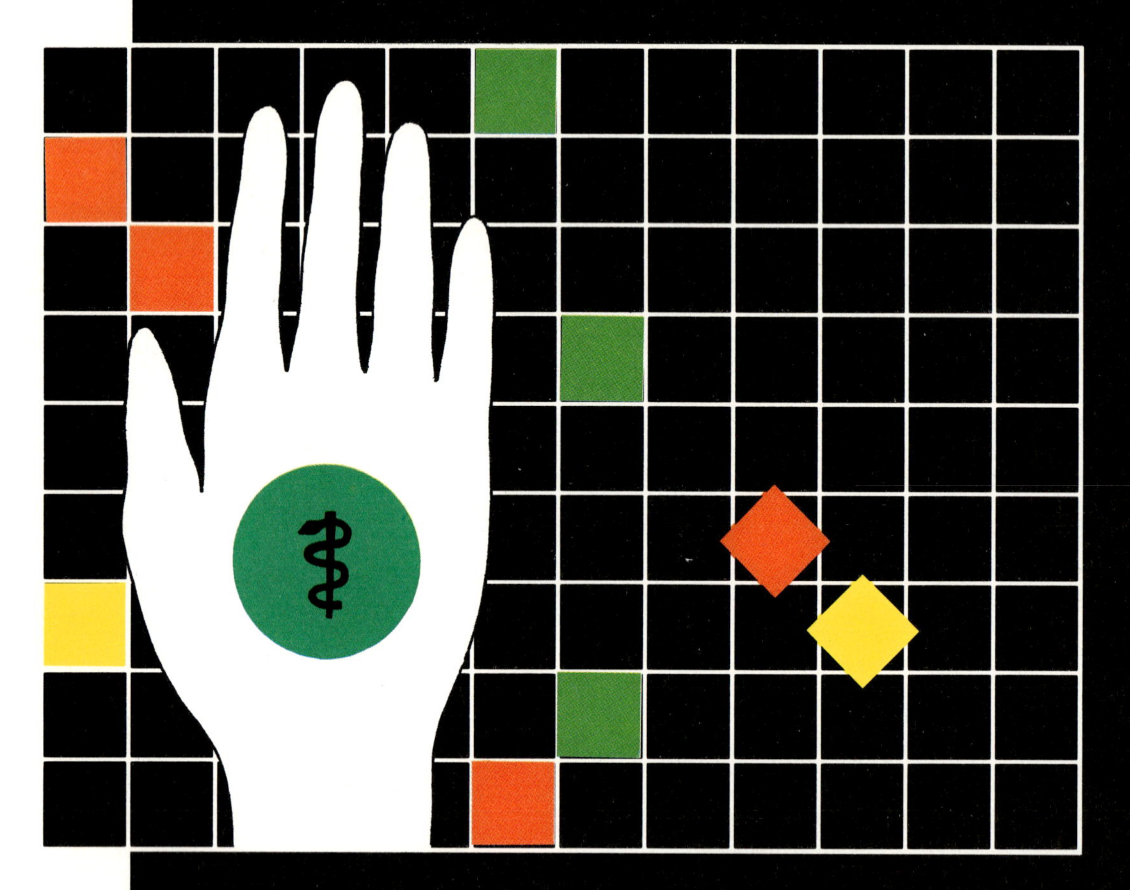

IN EIGENER HAND

Die Natur heilt. Viele Krankheiten kommen und gehen von selbst, und es sind die Selbstheilungskräfte, die einen kranken Menschen wieder gesunden lassen. Der Therapeut kann dazu nur einen Anstoß geben.

Gesundheit in eigener Hand ist das Ziel aller „natürlichen Heilverfahren". Sie unterstützen den Organismus und aktivieren ihn, wenn die Organe nicht richtig funktionieren und die Regelsysteme aus dem Rhythmus gekommen sind.

Naturheilverfahren nutzen naturgegebene Mittel, wenden physikalische und diätetische Maßnahmen an und verzichten auf synthetische Arzneimittel. Naturheilweisen locken den Organismus aus der Reserve, trainieren und kräftigen ihn (siehe Grundprinzipien der Verfahren, Seite 25). Doch auch der Patient muß etwas zum Gesundwerden beitragen: Er muß geduldig warten, bis sich sein Körper umgestellt hat, und die Disziplin aufbringen, regelmäßig zu üben. Nur so kann er sich abhärten und seine Selbstheilungskräfte trainieren.

Eine solche Behandlung setzt voraus, daß der Arzt den Kranken genau kennt, ihn stützt und ihm hilft, wieder zu sich selbst zu finden. Damit ist das Bild eines idealen Arztes gezeichnet.

ERFAHRUNGSHEILKUNDE

Medizin und Naturheilkunde entspringen den gleichen Wurzeln: Dem Wunsch, zu heilen, der Erfahrung, daß bestimmte Methoden Erfolg versprechen und dem Streben, die Rätsel von Gesundheit und Krankheit zu ergründen. Im 19. Jahrhundert setzte sich die naturwissenschaftlich ausgerichtete Medizin durch: Seither gilt eine Heilmethode als wirksam, wenn der Erfolg nicht nur bei einem bestimmten Menschen eintritt, sondern überprüfbar und wiederholbar ist. Das verweist die Heilkundigen, die allein ihrer Erfahrung vertrauen, in die Randzonen der Heilkunst.

Im vorigen Jahrhundert bildeten sich zwei voneinander getrennte Lager, die einander ablehnten. Das Wort von der „Schulmedizin" wurde 1880 zum Kampfbegriff. In den letzten Jahrzehnten versuchen beide Medizinrichtungen, sich einander wieder zu nähern.

Parallel zur industriellen Revolution entstanden Strömungen, die für gesundheits- und naturgemäße Lebensweise eintraten. In Krisenzeiten erfuhren diese Naturbewegungen immer einen großen Aufschwung.

Ähnlich ist die Situation heute: Der Fortschrittsglaube ist erschüttert, gegen die Selbstzerstörung der technischen Zivilisation wachsen Umweltbewußtsein und Naturnostalgie. Zwar haben akute Krankheiten, Verletzungen und Infektionen dank medizinischer Kunst ihren Schrecken weitgehend verloren, aber immer mehr Menschen leiden an Störungen des Wohlbefindens und chronischen Erkrankungen – die Antwort des Organismus auf Überforderung durch Lärm, Gestank, Streß, Lieblosigkeit, Rauchen, Alkohol und vieles andere mehr.

Zugleich mit dem Lebensstandard steigt auch der Anspruch an Gesundheit. Es wächst die Angst vor Nebenwirkungen von Medikamenten und der Unmut gegenüber einer „Drehtürmedizin", die den Befund ernst nimmt, aber nicht das Befinden, und die Krankheiten behandelt, aber den Kranken aus dem Auge verliert.

Sieben von zehn Bundesbürgern nutzen gelegentlich andere als schulmedizinische Heilverfahren und alternative Mittel. Die Hälfte der Bevölkerung wendet regelmäßig „Naturheilmittel" an.

ETIKETTENSCHWINDEL

Beliebt sind Therapiekonzepte, die sich „biologisch, sanft und stärkend" geben. Aber nicht alle Angebote sind tatsächlich Naturheilverfahren. Viele „Alternativen" sind weit davon entfernt.

Sie wenden keine naturbelassenen Mittel an (siehe Enzymtherapie, Seite 215), die Verfahren sind keineswegs sanft, sondern greifen in den Körper ein und verletzen ihn (siehe Baunscheidtieren, Seite 84). Manche Vertreter unkonventioneller Methoden werben in der bunten Presse. Als Aushängeschild dienen ihnen Prominente, die angeblich geheilt wurden. Häufig steht „naturgemäß" für „wissenschaftlich nicht anerkannt". Andere „Naturheiler" schmücken sich mit unechten Professorentiteln oder bilden Gesellschaften mit klingenden Namen wie „Forschungsinstitut für...", die den Eindruck erwecken, es handle sich um wissenschaftliche Einrichtungen.

Falschinformation und Mund-zu-Mund-Propaganda machen glauben, daß solche Methoden nebenwirkungsfrei sind und Wunder wirken können.

Unkonventionelle Therapeuten sprechen vor allem Kranke an, die von chronischen Beschwerden gequält werden, zum Beispiel bei Rheuma, Migräne oder Allergien. Sie wenden sich Menschen zu, deren Krankheitsursachen wahrscheinlich im Psychischen gründen, und Eltern, die sich um ihr entwicklungsgestörtes Kind sorgen. Sie versprechen Hilfe bei Krebs, Multipler Sklerose oder Aids, also Krankheiten, gegen die die Schulmedizin noch kein sicher wirkendes Mittel kennt. Dachte man früher, mit diesen Verfahren solche Leiden heilen zu können, bietet man sie heute eher als begleitende Behandlung an.

Von den Grenzen der Schulmedizin hat jeder schon gehört: Wohl jeder kennt einen Kranken, der diese Grenzen schmerzlich erlebt hat. Daß auch Naturheilweisen nicht allmächtig sind oder daß unkonventionelle Verfahren Risiken und Nebenwirkungen mit sich bringen, weiß längst nicht jeder. Erst die Erfahrung macht klüger: Jeder zweite, der eine unkonventionelle Methode ausprobiert hat, ist davon enttäuscht.

PLACEBOEFFEKTE

Placebos sind Scheinarzneimittel. Sie enthalten keinen Wirkstoff, entfalten aber trotzdem eine Wirkung, weil der Patient erwartet, daß ihm das verabreichte Medikament hilft. Inzwischen weiß man, daß Placebos sogar Nebenwirkungen haben können und meßbare Veränderungen im Körper verursachen.

Nicht nur Mittel, sondern auch Menschen können auf Kranke wirken. Naturheilkundige und „Alternativmediziner" nehmen sich Zeit für den Kranken und geben ihm das Gefühl, als leidender Mensch ernst genommen zu werden. Das ist eine Erklärungsmöglichkeit, warum manche „sanfte" Behandlung die Beschwerden eines Kranken lindern kann. Das Geheimnis des Erfolgs liegt in dem Vertrauensverhältnis. Krankheit ist auch Kränkung. Mit seiner Zuwendung stärkt der Behandler die Hoffnung des Kranken auf Genesung.

Jede geglückte Behandlung enthält Placebokomponenten. Jeder gute Therapeut nutzt diese bewußt.

Krankheiten und Beschwerden, die auf der Wechselwirkung von Körper und Seele beruhen, sind Placeboeffekten besonders zugänglich. Verschiedene Studien haben dies eindrucksvoll gezeigt.

Placebowirkungen bei funktionellen Krankheiten und Beschwerden

Krankheiten und Beschwerden	Placeboerfolg in Prozenten
Kopfschmerzen	durchschn. 62
Angina pectoris	durchschn. 18
Schmerzen, allgemein	durchschn. 29
Multiple Sklerose	durchschn. 24
Erkältungen	durchschn. 45
Blutdruck beeinflussen	durchschn. 60
Magen-Darm-Störungen	durchschn. 58
Rheuma	durchschn. 49

Eines unterscheidet eine Scheinbehandlung jedoch von „richtiger" Medizin: Manche Patienten sprechen darauf überhaupt nicht an, sie sind durch Suggestion nicht beeinflußbar.

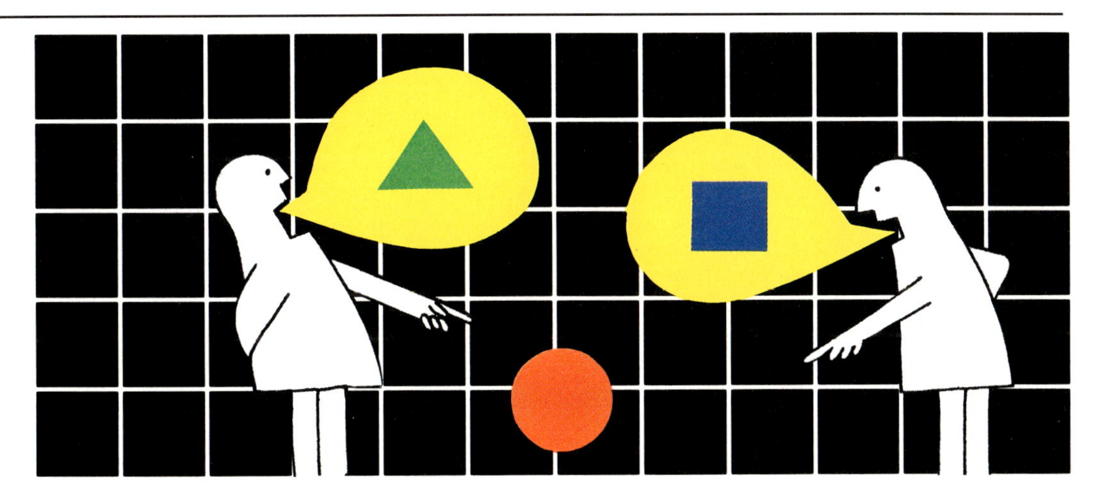

ÜBERPRÜFBARKEIT

Auch im Medizinbetrieb gibt es wechselnde „Moden“. Verfahren, die gestern hochgelobt wurden, sind heute vergessen. Zum Schutz der Patienten ist zu fordern, daß jede Behandlungsart mit ihrem Nutzen und ihren Risiken so intensiv und objektiv wie möglich erforscht wird. Das gilt für die Schulmedizin ebenso wie für die „alternativen“ Verfahren.

Bei vielen unkonventionellen Verfahren fehlt eine Dokumentation der Befunde und ein Vergleich, ob sie wirksamer sind als konventionelle Behandlungen. Die positive Erfahrung genügt vielen Anwendern als Erfolgsnachweis. Viele Vertreter von neuen Methoden überlassen es der geschmähten Schulmedizin, zu prüfen, ob ihr Verfahren tatsächlich eine zweckmäßige Therapie ist. Sie streiten Zwischenfälle ab oder führen sie auf „unsachgemäße Technik“ zurück, damit sie nicht der Methode angelastet werden. Ist die Unwirksamkeit des Verfahrens aber wissenschaftlich nachgewiesen oder das Risiko dokumentiert, ignorieren manche Verfechter das oft weiterhin oder verschweigen dieses Wissen ihren Patienten (siehe Ozonbehandlung, Seite 230).

Einige Vertreter unkonventioneller Therapien bemühen sich selbst um den Nachweis ihrer Wirksamkeit wie zum Beispiel die Homöopathen (siehe Seite 171), manche haben sich von Außenseitern in ihren Reihen distanziert. Dazu gehören die Chirotherapie und die Neuraltherapie (siehe Seite 198).

Im Rahmen der anthroposophischen Medizin wird sehr intensiv daran gearbeitet, eine Methodik zu entwickeln, die die Belange dieser und anderer besonderer Medizinrichtungen berücksichtigt, aber trotzdem den Anspruch naturwissenschaftlicher Forscher nach einem akzeptablen und wiederholbaren Wirksamkeitsnachweis befriedigt.

GANZHEITLICHE MEDIZIN

In den 80er Jahren brach eine „Wendezeit“ gegenüber dem seit der Aufklärung vorherrschenden Denken in der Sicht des Menschen und der Gesundheit an: Wie in vorwissenschaftlichen Zeiten betrachtet man den Menschen wieder als Teil des Kosmos, der sich Gesundheit nur erhalten kann, wenn er „im Gleichklang mit dem Kosmos und der Natur“ ist. Schlüsselbegriffe dieser Weltsicht, die sich „New Age“ nennt, sind „Ganzheit“ und „Spiritualität“ – ein alles durchdringender Geist. Diese Ideen beleben alte Gottesvorstellungen aus Kulturen des Mittleren und Fernen Ostens neu. New Age will Gegensätze vereinen und propagiert ein „neues Bewußtsein“, das alle bisherigen Erkenntnisse in ein System höherer Ordnung bringt.

Die neuen Gesundheitslehren nennen sich „ganzheitlich“ oder „holistisch“. Sie beachten das subjektive Befinden stärker als apparative Diagnosen und wollen die geistigen Ursachen der Disharmonie zwischen Körper und Geist beseitigen, um ihn zu heilen.

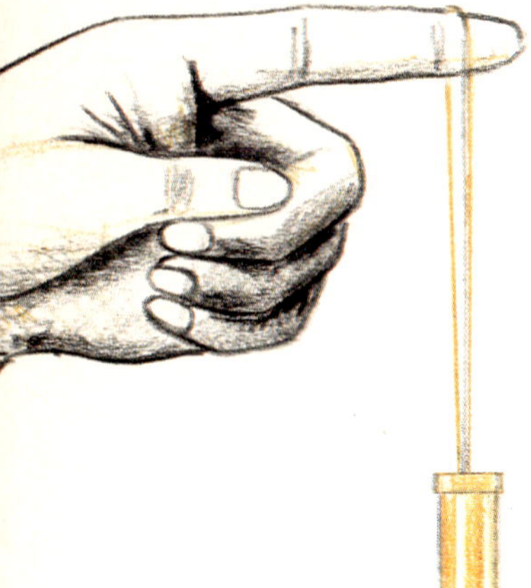

Diese Lehren greifen auf okkulte Techniken wie Astrologie, Pendel und Kirlian-Fotografie zurück (siehe ab Seite 252) und wenden sich alten unkonventionellen Verfahren wie der Spagyrik (siehe Seite 186) zu. Sie vermuten „Schwingungen, Rhythmen und Resonanzen" im kranken Körper und wollen mit Geistheilung und Handauflegen diese Energie „modulieren". Sie wenden Methoden an, die über das Ich „hinausführen" sollen wie Rebirthing (Wiedergeburt) oder Reinkarnation. Entspannung und Meditation werden als gesundheitsfördernd angesehen, mit positivem Denken will man Krebs und sogar Aids besiegen.

Das therapeutische Repertoire der „Ganzheitsmedizin" ist kaum wirksam und muß – wenn ausschließlich angewendet – als gefährlich eingestuft werden.

Es ist schwer verständlich, daß es selten strafrechtliche Konsequenzen hat, wenn schwere Erkrankungen durch untaugliche Diagnostik unerkannt bleiben oder mit unwirksamen Methoden behandelt wurden.

KONSUM UND APPARATEGLÄUBIGKEIT

Der Trend geht in eine gefährliche Richtung: Heiltourismus greift nach der Sensation exotischer Angebote. Man importiert und konsumiert fremdartige Medizin ohne Rücksicht darauf, daß sich beim Wechsel von einer Kultur in die andere auch ihre Inhalte ändern. Esoterik-Institute und Versandhandel bieten zu stattlichen Preisen Amulette und „Abschirmgeräte" gegen (angeblich) schädliche Strahlen an (siehe Magnettherapie, Seite 234 und Wünschelrute, Seite 250). Unzählige Bücher verbreiten eigenwillige, verunsichernde Theorien und unsinnige Anleitungen für die Selbsttherapie. Und man beruft sich auf die höchstmögliche Instanz: „Apotheke Gottes" nannte Maria Treben (siehe Seite 117) ihre Heilpflanzen-Rezeptesammlung. Der Markt der Alternativtherapien boomt und macht Umsätze in Milliardenhöhe.

Auf den Kongressen der Ganzheitsmedizin präsentiert man komplizierte Diagnose- und Therapieapparate, die nichts messen und nichts bewirken können (siehe Moratherapie, Seite 240 und SOFT- und MID-Lasertherapie, Seite 238). Unsichere „Meßdaten", die Allergien feststellen, Vergiftung oder gar Neigung zu Krebs beweisen sollen, führen zu einschneidenden therapeutischen Konsequenzen (siehe Elektroakupunktur, Seite 258, Terrainbestimmung nach Vincent, Seite 256). Eine neue Apparatemedizin prunkt mit technischem Outfit, das jedoch den Wirksamkeitsnachweis nicht ersetzen kann (siehe Magnettherapie, Seite 234 und Farbtherapie, Seite 242). Diese Angebote kommen der unter Patienten verbreiteten Konsumhaltung entgegen.

Viele Menschen, die sich nicht wohl fühlen, begeben sich auch zum „alternativen" Arzt, als gingen sie in eine Werkstatt. Der Heiler soll ihre Gesundheit wieder herstellen und sie wieder funktionieren lassen. Nur wenige sind bereit, ihr Leben naturgemäß zu gestalten und einen Beitrag zum Gesundwerden zu leisten. Eigeninitiative und Selbstverantwortung sind jedoch die Grundlagen echter Naturheilverfahren.

NATURHEILER

Wer eine Alternative zur schulmedizinischen Behandlung sucht, hat in Deutschland mehrere Möglichkeiten: Er geht zu einem

☐ Arzt für Naturheilverfahren und/oder Homöopathie (siehe Seite 16),

☐ Heilpraktiker (siehe Seite 17).

Die Liste ließe sich noch verlängern, weil sich auch Personen anderer medizinischer Berufe, wie zum Beispiel Physiotherapeuten, bestimmte Verfahren aneignen und dann anwenden. Eine generelle Aussage, welcher Behandler welches Verfahren am ehesten qualifiziert durchführt, ist nicht zu machen. Allerdings ist anzunehmen, daß Mediziner auch bei „natürlichen" Verfahren am besten ausgebildet sind. Ob Sie bei dem Therapeuten, den Sie sich ausgewählt haben, in guten Händen sind, können Sie unter anderem an Hand der folgenden Liste prüfen:

Kennzeichen seriöser Heiler

Achten Sie auf die Berufsbezeichnung. Für alle Therapeuten gilt das Folgende, wenn sie Kranke behandeln:

- ☐ Er dokumentiert seinen beruflichen Werdegang und ist bereit, entsprechende Fragen zu beantworten. (Achtung: Im Ausland erworbene Titel und Diplome müssen nicht automatisch den deutschen gleichwertig sein. Manche Universitäten verkaufen ihre Titel sogar.)
- ☐ Es gibt feste Praxiszeiten. Manche Heiler leben von diesem Beruf, für andere ist es eine Nebentätigkeit.
- ☐ Er fragt, ob ein (anderer) Schulmediziner bereits eine Diagnose gestellt hat und läßt sich diese mitteilen.
- ☐ Er fragt nach Beschwerden, Lebensumständen und Arbeitsbedingungen.
- ☐ Er fragt, ob und wie die Beschwerden bisher behandelt wurden.
- ☐ Er untersucht Ihren Körper und bespricht mit Ihnen das Untersuchungsergebnis.
- ☐ Er teilt mit, welchen Behandlungsweg er einschlagen möchte.
- ☐ Er zeigt eventuelle Behandlungsalternativen auf und begründet, warum er gerade zu dieser Therapie rät.
- ☐ Wenn sein Verfahren zur Behandlung nicht geeignet ist, empfiehlt er schulmedizinische Therapie. Bei gleichzeitiger Behandlung durch den Hausarzt, empfiehlt er, diesen zu konsultieren.
- ☐ Er bespricht, wie Sie sich hinsichtlich der Medikamente verhalten sollen, die Ihnen andere Behandler verordnet haben.
- ☐ Er erstellt einen Behandlungsplan (siehe Seite 16).
- ☐ Er holt Ihre Zustimmung ein, bevor er vom besprochenen Behandlungsplan abweicht.
- ☐ Er bespricht mit Ihnen die Finanzierung der Behandlung und eine eventuelle Kostenübernahme durch die Krankenkasse.

Das erscheint suspekt

- ☐ Der schnelle Rat zu einer teuren Kur, aber nur wenig Zeit für das Erstgespräch.
- ☐ Die Behandlung muß unbedingt sofort beginnen, obwohl es kein Akutfall ist.
- ☐ Die Prophezeiung einer schweren Krankheit oder gar des Todes, wenn Sie die Behandlung ablehnen.
- ☐ Manipulationen an Ihnen, noch bevor Sie genau wissen, was geschehen soll und bevor Sie dem zugestimmt haben.
- ☐ Ablehnung Ihres Wunsches, sich vor der Behandlung noch mit jemand anderem zu beraten.
- ☐ Die Behauptung, die Behandlung heile alles und jedes, sei risikolos und nebenwirkungsfrei.
- ☐ Die Forderung, alle anderen Medikamente abzusetzen.
- ☐ Ablehnung Ihres Wunsches nach Information und einem genauen Behandlungsplan.
- ☐ Unwirsche Reaktion auf die Bitte, Barzahlungen zu quittieren.
- ☐ Das Verlangen von Vorauszahlungen für eine länger dauernde Behandlung.
- ☐ Abfällige Bemerkungen gegenüber schulmedizinischen Behandlungsmethoden.

Fragen an den Behandler

- ☐ Worin besteht der wesentliche Unterschied dieser Behandlung zu der, die die Schulmedizin machen würde?
- ☐ Welche Risiken birgt die Behandlung?
- ☐ Welches sind die Anzeichen, daß sich die Krankheit verschlimmert?
- ☐ Was tun bei Verschlimmerung?
- ☐ Kann man diese Behandlung mit schulmedizinischer Behandlung kombinieren?
- ☐ Was soll mit den bisher eingenommenen Medikamenten geschehen?
- ☐ Was geschieht mit den Krankenunterlagen und ähnlichem nach Abschluß der Behandlung?

Angaben im Behandlungsplan

- ☐ Was ist das Ziel der Behandlung?
- ☐ In welchen Einzelschritten wird sie voraussichtlich ablaufen?
- ☐ Was will der Behandler konkret tun, und was will er damit erreichen?
- ☐ Wie lange wird die Behandlung voraussichtlich dauern?
- ☐ Was wird sie voraussichtlich kosten (Behandlungskosten, Arzneimittel und anderes)?
- ☐ Wie beziehungsweise nach welcher Gebührenordnung berechnet der Behandler seinen Arbeitsaufwand?
- ☐ Sind außer den genannten Kosten noch weitere zu erwarten?
- ☐ Hat der Therapeut Erfahrungen, ob die Krankenkasse zumindest Teile der Kosten übernimmt?

Möglicherweise ist Ihr Therapeut nicht von vornherein sehr gesprächig. Vielleicht haben Sie auch einiges von dem, was er gesagt hat, nicht verstanden, eventuell ist Ihnen etwas unklar geblieben. In jedem Fall sollten Sie über die nebenstehenden Fragen Bescheid wissen, wenn Sie die Praxis verlassen.

Kaum ein Patient kennt einen Behandlungsplan. Doch wer eine unübliche Behandlung vornehmen lassen will, sollte sich mit einem solchen Papier vertraut machen. Der Plan dient Ihrer Absicherung. Mit diesem Schriftstück soll der Behandler exakt Weg und Ziel seines Vorgehens dokumentieren. Sie können damit – in gewissen Grenzen – überprüfen, ob alles den vorgesehenen Weg geht oder ob der Behandler an Ihnen planlos „herumdoktert".

Im Falle eines Rechtsstreits kann dieses Papier eine wichtige Argumentationshilfe sein.

ARZT NATURHEILVERFAHREN UND HOMÖOPATHIE

Schätzungsweise sieben von zehn Praxisärzten wenden „sanfte" Medizin zumindest gelegentlich an. Viele allerdings ohne besondere Ausbildung, obwohl es die Zusatzbezeichnung „Naturheilverfahren" schon seit 1956 gibt. Zusatzbezeichnung heißt, daß sich ein Arzt nach seinem Examen mit einem bestimmten Medizinbereich intensiver beschäftigt hat als es die übliche Ausbildung vorsah. Für diese Weiterbildung und die Veranstaltungen dazu sind die Landesärztekammern zuständig. Solche ärztlichen Zusatzbezeichnungen gibt es für verschiedene Bereiche, unter anderem für Naturheilverfahren und auch für Homöopathie. Ärzte, die beides gelernt haben, können beides auf ihr Praxisschild schreiben.

Zukünftig bekommen die „sanften" Verfahren noch einen anderen Stellenwert. Ab Sommer 1992 müssen die angehenden Mediziner in ihrem Examen zeigen, daß sie auch über die Grundlagen, Möglichkeiten und Grenzen von Naturheilverfahren und Homöopathie Bescheid wissen. Für Forschung und Lehre in Sachen Naturheilverfahren gibt es in Deutschland 1992 nur zwei Lehrstühle, und zwar in Berlin und Ulm. Es gibt wohl Pläne, in München und Mainz ähnliches entstehen zu lassen, doch die Umsetzung in die Praxis läßt noch auf sich warten.

HEILPRAKTIKER

Eine solche Besonderheit gibt es nur in Deutschland: Personen, die ohne qualifizierte Ausbildung medizinisch tätig sein dürfen. Und das kam so:

Bis zum Jahre 1939 durfte im deutschen Reich jeder, der sich zum Heilen berufen fühlte, seine Dienste anbieten. Das dann geschaffene Heilpraktikergesetz gebot, die damals über 10000 statistisch erfaßten Heilbehandler auf ein Mindestwissen hin zu überprüfen. So sollte sichergestellt werden, daß sie „der Volksgesundheit nicht schadeten". Neue Heiler wollte man nur noch in Ausnahmefällen zulassen. Was als Übergangsregelung gedacht war, bis sich das Problem der „Barfußärzte" auf natürliche Weise von selbst erledigt hätte, wurde 1957 ins Gegenteil verkehrt: Die Zulassungsbeschränkung auf Ausnahmen fiel. Das Ergebnis: Heute praktizieren wieder mindestens 7300 Heilpraktiker.

Diejenigen, die sich Heilpraktikern anvertrauen, wissen jedoch oft nicht, wie es um deren Ausbildung und Mindestqualifikation bestellt ist.

Die Ausbildung von Heilpraktikern ist nicht gesetzlich geregelt

Wohl gibt es Heilpraktikerschulen, und manche sehen auch eine Prüfung am Schluß der Ausbildung vor. Diese privaten Unternehmen arbeiten jedoch ohne staatliche Vorgaben. Angehende Heilpraktiker können an solchen Schulen, im Fernstudium oder in Abend- oder Wochenendkursen ihr Wissen erwerben. Manche Institutionen halten 5000 Stunden Unterricht für erforderlich, anderen erscheinen 200 Stunden ausreichend. Um als Heilpraktiker zu arbeiten, muß man keine geregelte Ausbildung durchlaufen. Man muß sein Wissen und Können nicht in einer Prüfung beweisen. Wer darauf baut, klug genug zu sein, kann auch ohne Ausbildung als Heilpraktiker tätig werden. Unter einer Voraussetzung: Jeder Heilpraktiker muß beim Gesundheitsamt eine Überprüfung auf seine „Kenntnisse und Fähigkeiten" bestehen.

Für Heilpraktiker gibt es keine Prüfungsordnung

Mal ist es ein Amtsarzt, der bei der „Überprüfung" abfragt, was er für notwendig hält, mal eine Kommission. Im allgemeinen sind Grundkenntnisse über Bau und Funktion des menschlichen Körpers und medizinische Gesetzeskunde gefragt – doch gesetzlich gefordert ist das nicht.

Ein Mitglied des Bremer Überprüfungsausschusses äußerte sich erstaunt darüber, wieviel die Bewerber nicht wußten. Dementsprechend fiel das Ergebnis aus: Nur gut einem Fünftel wurde die Zulassung erteilt.

Besteht ein Interessent die Überprüfung nicht, kann er sie beliebig oft wiederholen. Aus Bremen wird von einer Person berichtet, die bereits neunmal erschien. Meint jemand, die Überprüfung sei ihm in einem Bundesland zu schwierig, kann er in ein anderes umziehen und dort sein Glück erneut versuchen.

Heilpraktiker ist ein typischer Zweitberuf. Etwa die Hälfte von ihnen arbeitete zunächst im Gesundheitsbereich, der Rest hatte eine medizinfremde Profession. Gemäß einer Eigendefinition in der „Berufskunde für Heilpraktiker" ist für die Berufswahl die individuelle Begabung entscheidend, Krankheiten und Leiden zu erkennen, zu heilen oder zu bessern.

Heilpraktiker können nahezu uneingeschränkt tätig werden

Einige Tätigkeiten sind Heilpraktikern per Gesetz verboten, und ihr Wissen muß ausreichen, um diese Grenzen zu erkennen.

☐ Sie dürfen keine meldepflichtigen Infektionskrankheiten behandeln (zum Beispiel Keuchhusten, Malaria, Masern, Scharlach, Virushepatitis. Außerdem keine Krätze, Mumps, Röteln, Windpocken).

☐ Sie dürfen keine Zahn-, Mund- und Kieferkrankheiten behandeln.

☐ Sie dürfen Geschlechtsorgane weder untersuchen noch behandeln.

☐ Sie dürfen keine Geburtshilfe leisten.

☐ Sie dürfen keine verschreibungspflichtigen Medikamente oder Betäubungsmittel verordnen.

☐ Sie dürfen keine Totenscheine ausstellen.

Ansonsten ist der Handlungsspielraum von Heilpraktikern weit. Sie dürfen, was ausgebildeten Krankenschwestern nicht erlaubt ist: in die Vene spritzen, die Wirbelsäule an Stellen manipulieren, wo jeder Fehlgriff eine Lähmung bedeuten könnte, Knochenbrüche behandeln. Im Prinzip könnte ein Heilpraktiker operieren oder eine Klinik leiten.

Und die Verpflichtungen?
Ein Heilpraktiker muß sich darüber klar sein, ob seine Fähigkeiten und Kenntnisse für den „Fall" ausreichen, den er sich anschickt zu behandeln. Im Prinzip darf er sämtliche Diagnose- und Heilverfahren anwenden – gleichgültig wie gefährlich sie sind. Das bedeutet allerdings auch, daß er dafür geradestehen muß, wenn etwas schiefgeht.

Letztlich entscheidet jeder Patient selbst, wie er sich behandeln lassen möchte. Doch die Informationen, die er für diese Entscheidung braucht, muß ihm sein Behandler geben. Ob Arzt oder Heilpraktiker - beide müssen besonders sorgfältig auf Nutzen und Risiko hinweisen, bevor sie eine Behandlung vornehmen, die schulmedizinisch nicht anerkannt ist. Dazu gehört, daß der Patient genau Bescheid weiß, wie die „normale" Medizin sein Problem angehen würde und worauf er sich einläßt, wenn er einen anderen Weg beschreitet. Üblicherweise haben Heilpraktiker die dafür notwendige Ausbildung nicht.

Der Schweigepflicht unterliegen Heilpraktiker nicht.

Kennzeichen seriöser Heilpraktiker

☐ Vorsicht vor werbenden Anzeigen. Es wird schon seine Gründe haben, daß jemand auf diese Weise auf sich aufmerksam machen muß.

☐ Vorsicht vor Heilpraktikern, deren besondere Fähigkeiten in Zeitungsartikeln hoch gelobt werden.

☐ Er beantwortet Ihre Fragen klaglos und erfüllt die Forderungen, die Ihrer Absicherung dienen, wie zum Beispiel das Erstellen eines Behandlungsplans (siehe Seite 16).

☐ Er verpflichtet sich schriftlich zu der von Ihnen geforderten Verschwiegenheit.

☐ Er erstellt seine Diagnosen nicht mit obskuren Methoden wie Irisdiagnostik (siehe Seite 247), Pendeln (siehe Seite 252) oder Applied Kinesiology (siehe Seite 263). Andere unübliche Diagnosemethoden, wie zum Beispiel die der anthroposophischen Medizin, gebraucht er bestenfalls neben den schulmedizinischen Verfahren.

☐ Er behandelt Sie nicht mit Verfahren, bei denen lebensbedrohliche Zwischenfälle möglich sind (Zelltherapie, Seite 217, Enzym-Injektionen, Seite 215, Ozontherapie, Seite 230, Chelattherapie, Seite 221) – es sei denn, er wäre darin ausgebildet, solche Krisen zu meistern, und hätte die dazu notwendigen Einrichtungen.

☐ Er beendet die Behandlung und schickt Sie zu einem Arzt, sobald er merkt, daß er mit seiner Kunst am Ende ist.

☐ Er nimmt sich Zeit für Sie und Ihre Beschwerden. Einen Medizinmann, der schnell einige Mittelchen aufschreibt, kann man überall finden.

☐ Die Berechnung der Leistungen orientiert sich am „Gebührenverzeichnis für Heilpraktiker", das die deutschen Heilpraktikerverbände herausgegeben haben. Adresse: Heilsbachstraße 30; W-5300 Bonn.

NOCH MEHR HEILER

Um die Verwirrung komplett zu machen, gibt es unter den Heilpraktikern auch Personen mit hochqualifizierter therapeutischer Ausbildung. Wer in Deutschland als Psychotherapeut arbeiten will, ohne Arzt zu sein, also zum Beispiel ein Psychologe, muß eine Erlaubnis nach dem Heilpraktikergesetz beantragen – selbst wenn er eine jahrelange psychotherapeutische Ausbildung vorweisen kann und nicht die Absicht hat, Außenseitermethoden an seinen Patienten anzuwenden.

Unter der Überschrift „Beratung" bietet schließlich ein bunt zusammengewürfeltes Völkchen seine Dienste an. Wenn zum Beispiel eine staatlich geprüfte Krankengymnastin Feldenkrais-Arbeit (siehe Seite 202) offeriert, heißt das noch lange nicht, daß sie in Sachen Feldenkrais geprüft ist. Bei einer Masseurin bezieht sich das „staatlich geprüft" nicht auf die Fußreflexzonenmassage (siehe Seite 204), die sie vielleicht anbietet.

Allerdings müssen diese Behandler unaufgefordert darüber informieren, was sie selbst können und dürfen und was nicht.

Die Grenzen zwischen diesen qualitativ völlig unterschiedlichen Berufsgruppen sind für den Laien kaum zu erkennen.

RECHTLICHE ASPEKTE

Mit Zustimmung des Patienten kann jeder Therapeut grundsätzlich die Behandlung durchführen, die er für richtig hält. Allerdings nicht ohne weiteres jede beliebige. Die Rechtsprechung setzt dem Mediziner Grenzen, um Kranke vor falschen Behandlungen oder gar Schaden zu schützen.

□ Der Arzt darf nicht mit solchen Methoden behandeln, die für die Krankheit nicht geeignet sind.

□ Der Arzt darf Behandlungsmethoden, deren sicheres Risiko den geringen oder nicht erwiesenen Nutzen übersteigt, oder die gar untauglich sind, auch dann nicht anwenden, wenn er darüber anderer Meinung ist.

□ Der Arzt darf keine Maßnahmen durchführen, von denen die allgemeine Medizin mit einigem Recht annimmt, daß sie erfolglos sein werden. Er darf zum Beispiel keine gesunden Zähne ziehen, weil er annimmt, daß sie eine Krankheit verursacht hätten.

□ Er muß die Behandlung so vornehmen, wie es die Regeln der Heilkunst vorgeben. Was das konkret bedeutet, sollte jedem Arzt bekannt sein und ist in der Rechtsprechung immer wieder klargelegt worden.

□ Erweist sich im Verlauf der Behandlung, daß die Methode nutzlos ist, muß der Arzt sie abbrechen.

□ Erkennt der Behandler, daß er mit der Behandlung der Krankheit überfordert ist, muß er den Patienten an einen versierteren Kollegen überweisen.

□ Nutzen und Risiko einer Behandlung lassen sich nur bestimmen, wenn eine eingehende Untersuchung und die üblichen Diagnoseverfahren vorausgegangen sind.

Methoden, die die wissenschaftliche Medizin nicht anerkennt, dürfen nur unter besonderen Voraussetzungen angewendet werden. An diese Regeln müssen sich auch Heilpraktiker halten.

□ Der Anwender muß sich in schulmedizinischen Behandlungen genügend auskennen. Nur dann ist er in der Lage, Nutzen und Risiko der in Frage kommenden Verfahren gegeneinander abzuwägen.

□ Dem Patienten muß klargemacht werden, daß er mit einer schulmedizinisch nicht anerkannten Methode behandelt werden soll.

□ Der Behandler muß seinem Patienten die schulmedizinischen und alternativen Verfahren mit ihren Vor- und Nachteilen darstellen und begründen, warum er von dem sonst Üblichen abweichen will.

□ Der Arzt muß darauf hinweisen, daß die gesetzlichen oder privaten Krankenkassen die Kosten für die Behandlung nicht oder nur zum Teil übernehmen, so daß der Patient möglicherweise selbst zur Kasse gebeten wird.

KOSTEN

Auf dem alternativen Heilmarkt werden in Deutschland jährlich etwa zwölf Milliarden DM umgesetzt. Etwa vier Milliarden davon bezahlen die Krankenversicherungen bereits.

Die Bismarcksche Idee, mit einer Versicherung allen Arbeitenden eine Krankheitsbehandlung zu ermöglichen, ist in den Hintergrund getreten. Heute fordern die Versicherten von ihrer Krankenkasse einen möglichst umfassenden Gesundheitsschutz, und daß ihnen zusätzlich zu den wissenschaftlich anerkannten Behandlungsmethoden auch unkonventionelle Verfahren zur Verfügung stehen.

Auf Veränderungen in der „Nachfrage" der „Kunden" reagieren naturgemäß als erste die privaten Krankenversicherungen. Dann folgen aus Konkurrenzgründen bald die Ersatzkassen. Am Ende bleibt auch den gesetzlichen Krankenkassen nichts anderes übrig, als sich diesem Trend anzupassen.

Diese ständig weitergehende Entwicklung ist der Grund dafür, daß viele der heute gefragten Behandlungsmethoden von den gesetzlichen Krankenkassen „eigentlich" nicht, im Einzelfall dann aber doch bezahlt werden.

Gesetzliche Krankenversicherung

Wer von seinem Arzt „auf Krankenschein" behandelt wird, braucht sich um die Finanzierung keine Sorgen zu machen. Wenn die Krankenkasse eine verordnete Therapie nicht bezahlt, wird sie sich an dem Arzt schadlos halten. Den Patienten berührt das nicht.

Um solche Regressansprüche der Krankenkasse zu verhindern, vereinbaren viele Ärzte von vornherein mit ihren Patienten eine private Behandlung, wenn es sich um wissenschaftlich nicht anerkannte Verfahren handelt. Oft folgt dann der Hinweis, die Versicherten könnten die Rechnung bei der Krankenkasse einreichen und versuchen, dort zumindest einen Teilbetrag erstattet zu bekommen.

Wissenschaftlich anerkannte Behandlungsarten, zu denen die ab Seite 33 beschriebenen klassischen Naturheilverfahren gehören, bezahlen die gesetzlichen Krankenkassen anstandslos. Sie zahlen auch für Arzneimittel bei den Krankheiten, für die das Bundesgesundheitsamt die Medikamente zugelassen hat, sofern das Gesundheitsministerium sie nicht aus der Leistungspflicht der gesetzlichen Krankenversicherung herausgenommen hat (Negativliste).

Auf die Frage, ob die gesetzliche Krankenkasse die Kosten für „alternative" Behandlungen übernimmt, gibt es mehrere Antworten. Die Richtlinien sagen klar: Wissenschaftlich nicht anerkannte Therapien werden nicht bezahlt. Doch die Praxis zeigt, daß zum Beispiel eine homöopatische Behandlung, die immer noch zu den wissenschaftlich nicht anerkannten Verfahren gehört, anstandslos durchgeht. Außerdem hat die Rechtsprechung der vergangenen Jahre die Krankenkassen in Einzelfällen zu bestimmten Leistungen verpflichtet.

Manches andere bezahlen sie kulanterweise. In beiden Fällen geschieht das aber nicht automatisch: Man muß sich selbst darum kümmern und seine Forderungen gut begründen. Grundvoraussetzung für die Bezahlung einer Behandlung durch die gesetzliche Krankenkasse ist, daß ein Arzt tätig wird. Die Arbeit eines Heilpraktikers finanzieren sie nicht.

Zahlungspflicht: Die Krankenkassen sind zur Bezahlung wissenschaftlich nicht anerkannter Behandlungen nur dann verpflichtet, wenn mehrere der folgenden Bedingungen zutreffen:

□ Es gibt keine anderen Behandlungsmöglichkeiten. Beispiel: Sie dürfen die sonst üblichen Medikamente nicht einnehmen, vertragen sie nicht oder diese wirken bei Ihnen nicht.

□ Die schulmedizinischen Möglichkeiten sind genügend lange versucht worden, aber ohne Erfolg geblieben.

□ Mit der „alternativen" Methode erscheint ein Erfolg medizinisch-wissenschaftlich möglich, beziehungsweise die Behandlung hat in Einzelfällen schon geholfen.

□ Die Ursache der Krankheit ist unbekannt (zum Beispiel bei Multipler Sklerose und Krebs). Dann kann ein „alternatives" Verfahren auch nicht beweisen, ob es ursächlich wirkt oder nicht. Allerdings muß der Arzt aus wissenschaftlich ernstzunehmenden Gründen den Erfolg der Therapie für möglich halten. (Achtung, nicht verwechseln: Eine Krankheit, deren Ursache unbekannt ist, ist etwas anderes als die Erkrankung eines Menschen, bei der die Ärzte aber nicht herausfinden können, was es ist.)

In diesen Fällen bezahlt die gesetzliche Krankenkasse eine wissenschaftlich nicht anerkannte Behandlung, wenn sie anstelle der schulmedizinischen Behandlung durchgeführt wird. Beides nebeneinander anzuwenden, hieße einzugestehen, daß die Möglichkeiten der Schulmedizin doch noch nicht ausgereizt sind. Voraussetzung für die Bezahlung ist, daß der Arzt einen Befund- und Behandlungsbericht schreibt, aus dem alles hervorgeht, was die Krankenkassen in diesem Einzelfall zur Beurteilung brauchen (siehe Seite 23).

Nun muß der Patient aber nicht erst die ganze Behandlungsmühle durchlaufen, bevor der Arzt andere Therapiemethoden auf Kosten der Krankenkasse anwenden darf. Wenn es möglich erscheint, daß eine Außenseitermethode bei einer bestimmten Krankheit erfolgreich ist, kann der Arzt damit die Behandlung auch schon beginnen.

„Kulanz-Zahlungen“: Sehr viel unübersichtlicher sind die „Kann-Leistungen“ der Krankenkassen. Wer mit seinem Antrag auf Kostenübernahme oder Kostenerstattung zu seiner Krankenkasse geht, gerät zunächst an einen Sachbearbeiter. Stimmt er zu, ist die Angelegenheit für das Mitglied erledigt.

Der Sachbearbeiter kann sich vor seiner Entscheidung Hilfe vom medizinischen Beratungsdienst seiner Kasse holen, muß das aber nicht tun. Der Beratungsdienst beurteilt Nutzen und Risiko und die Wahrscheinlichkeit, ob die Therapie in diesem besonderen Fall wirksam sein kann, nach vornehmlich naturwissenschaftlichen Kriterien. In aller Regel resultiert daraus eher eine ablehnende Haltung als bei dem einzelnen Sachbearbeiter.

Die Praxis zeigt, daß viele gesetzliche Krankenkassen mittlerweile wissenschaftlich nicht anerkannte Verfahren wie zum Beispiel Homöopathie oder Akupunktur anstandslos bezahlen. Immer häufiger übernehmen sie auch die Kosten für Arzneimittel wie zum Beispiel die der Enzymtherapie (siehe Seite 215) bei Indikationen, für die sie allerdings nicht zugelassen sind.

Teilweise erstatten sie sogar die Kosten für vom Heilpraktiker verordnete Medikamente, wenn diese bei einer ärztlichen Verordnung auch bezahlt würden. Ein Grund dafür ist die Konkurrenzsituation der Krankenkassen untereinander. Ein anderer ist die Möglichkeit, die „Erprobungsregel“ anzuwenden. Das bedeutet, daß die Krankenkasse Maßnahmen oder Verfahren finanziert, um herauszufinden, ob es sinnvoll ist, sie in ihren Leistungskatalog zu übernehmen. Manche Therapieverfahren werden auch regional unterschiedlich beurteilt. Von der anthroposophischen Medizin ist bekannt, daß sie im Stuttgarter Raum ganz anders etabliert ist als zum Beispiel in Norddeutschland. Das wirkt sich auch auf die Beurteilung der Kostenübernahme durch die Krankenkassen aus.

Ein Entscheidungsfaktor ist auch die Behandlungsdauer. Die Kassen sind eher bereit, kulanterweise eine kurzdauernde Therapie oder einige wenige Arzneimittel aus dem wissenschaftlich nicht anerkannten Bereich zu bezahlen, als eine Therapie, von der zu erwarten ist, daß sie sich über Jahre hinziehen wird. Allerdings übernehmen die Krankenkassen die Kosten nur dann, wenn ihrer Meinung nach keine anerkannte schulmedizinische Therapie zur Verfügung steht.

Grauzone: Mancher Kassenpatient hat schon von seinem Arzt eine eigentlich unübliche Behandlung „auf Krankenschein“ erhalten, über die der Arzt eines anderen sagt: „Das zahlt die Kasse nicht“.

Eine Erklärung dafür könnte sein, daß der „großzügige“ Arzt der Krankenkasse Tätigkeiten in Rechnung gestellt hat, die für dieses Verfahren nicht vorgesehen sind, die er aber als „analog“ einsetzbar ansieht. Das ist zwar nicht erlaubt, geschieht aber immer wieder.

Manchen Ärzten gelingt es auch, den Befund- und Behandlungsbericht so abzufassen, daß er in die Nähe der „austherapierten Fälle“ rückt. Dann kommen die Krankenkassen an der Bezahlung meist nicht vorbei, weil die Sozialgesetzgebung die Krankenkassen verpflichtet hat, in solchen Fällen eine unkonventionelle Behandlung zu bezahlen (siehe Seite 20).

Kostenerstattung: Selbst wenn die Krankenkasse bereit ist, die Kosten einer zunächst privat bezahlten Therapie zu übernehmen, bedeutet das nicht automatisch, daß der Versicherte das ganze Geld zurückbekommt.

Für privat bezahlte Leistungen dürfen Ärzte ohne besondere Begründung bis zum 2,3fachen des in der Gebührenordnung für Ärzte festgelegten Satzes berechnen. Im allgemeinen tun sie das auch. Die gesetzlichen Krankenkassen zahlen aber nur das, was ihrem Kassensatz entspricht. Damit bleiben dem Versicherten üblicherweise Restkosten.

Private Krankenversicherung

Die privaten Krankenversicherer hielten sich bei ihren Leistungen seit jeher nicht ganz so eng an den Begriff „wissenschaftlich allgemein anerkannte Methode". Zum Beispiel bezahlten viele von ihnen Homöopathie und Akupunktur, lange bevor das für die gesetzlichen Krankenkassen ein Thema wurde. Welche Verfahren die Versicherung im einzelnen finanziert, geht aus dem Leistungskatalog hervor beziehungsweise muß erfragt werden.

Bei der privaten Berechnung seiner Leistungen muß sich der Arzt an die Gebührenordnung für Ärzte (GOÄ) halten. Den darin aufgeführten Betrag kann er ohne besondere Begründung bis zum 2,3fachen überschreiten. Erst wenn er meint, für seine Leistungen ein noch höheres Honorar fordern zu müssen, muß er das unaufgefordert begründen.

Die private Verrechnung nach der GOÄ kennt den Begriff der „analogen Bewertung". Das heißt, daß der Arzt anstelle von Leistungen, die nicht im Gebührenverzeichnis stehen, andere berechnen kann, die er für gleichwertig hält. Der Arzt darf nur Leistungen berechnen, die nach den Regeln der ärztlichen Kunst und der Naturheilkunde für eine medizinisch notwendige Versorgung erforderlich sind. Darüber hinausgehende Leistungen darf er nur berechnen, wenn sie auf Verlangen erbracht

Hinweise zur Bezahlung „alternativer" Behandlungen durch gesetzliche oder private Krankenversicherungen

Es ist unbedingt ratsam, die Kostenübernahme mit den Krankenkassen zu besprechen, bevor Sie selbst größere Summen verauslagen.

☐ Informieren Sie sich bei Ihrer Krankenkasse, welche nichtschulmedizinischen Methoden sie bereit ist zu bezahlen, bevor Sie Ihren Behandler wählen.

☐ Lassen Sie sich von Ihrem Arzt einen Befund- und Behandlungsbericht geben, und reichen Sie diesen vor der Behandlung bei Ihrer Krankenkasse ein.

☐ Zu Fragen, welche Arzneimittel zu Lasten der Krankenkassen verordnungsfähig sind, gibt der Vertrauensapotheker Auskunft, den es bei großen Krankenkassen gibt.

☐ Die Leistung ist oftmals Verhandlungssache. Lassen Sie sich von einem ersten abschlägigen Bescheid nicht entmutigen, sondern versuchen Sie, Ihren Wunsch bei der nächsthöheren Instanz durchzusetzen, wenn die unter „Zahlungspflicht" auf Seite 20 genannten Voraussetzungen zutreffen. Fügen Sie Ihrem Einspruch einen Bericht Ihres Arztes oder Heilpraktikers bei.

☐ Wundern Sie sich nicht über Nachfragen. Nicht jeder Sachbearbeiter kennt sich in allen Bereichen gleich gut aus. Helfen Sie dem Angestellten mit Zusatzinformationen.

☐ Gegen eine schriftliche Ablehnung, begründet mit den Vorschriften der jeweiligen Kassensatzung („Verwaltungsakt"), können Sie Widerspruch einlegen. Wenn die Widerspruchsstelle die Ablehnung als rechtmäßig bestätigt, bleibt nur noch die Klage beim Sozialgericht.

Der Befund- und Behandlungsbericht sollte enthalten

☐ Die genaue Diagnose mit allen dazugehörigen Belegen.

☐ Begründung, warum eine schulmedizinische Behandlung nicht angebracht ist.

☐ Angabe, welche Therapien bisher durchgeführt wurden (Namen der Arzneimittel, Dosierung, Dauer der Behandlung und so weiter).

☐ Angaben über den Erfolg, beziehungsweise woran sich der Mißerfolg zeigt.

☐ Begründung, warum der Arzt nach den ihm vorliegenden Unterlagen erwarten kann, daß die von ihm vorgeschlagene Behandlung bei der bestehenden Krankheit erfolgreich sein wird.

☐ Berechnung der für die vorgesehene Behandlung zu erwartenden Kosten.

worden sind. Gleichzeitige Behandlung mit verschiedensten Methoden (Polypragmasie) gilt als nicht gerechtfertigt.

Die privaten Krankenversicherungen übernehmen auch die Kosten für Leistungen von Heilpraktikern.

IM STREITFALL

Wenn der Kostenträger die Bezahlung wissenschaftlich nicht anerkannter Behandlungen definitiv nicht übernimmt, bleibt Ihnen letztlich nur der Weg zum Gericht. Für einen Rechtsstreit mit den gesetzlichen Krankenkassen sind dann die Sozialgerichte zuständig, für Privatversicherte sind es die Zivilgerichte.

Es ist ratsam, vor einem solchen Streit, der relativ teuer werden kann, abzuklären, wie die Chancen für einen Erfolg stehen. Hilfe geben dabei die Verbraucherzentralen in Berlin und Hamburg. Sie bieten eine Patientenberatung für fünf DM beim ersten Besuch an. Als kompetente Berater entpuppen sich oft auch die Selbsthilfeorganisationen bestimmter Krankheiten. Sie haben die Erfahrungen gesammelt, die viele Betroffene im Laufe der Jahre mit Krankenkassen gemacht haben. Vielfach gibt es bei ihnen eine Dokumentation über Gerichtsurteile, die zur Behandlung dieser Krankheit mit verschiedenen Verfahren ergangen sind, und auf die man sich als Argumentationshilfe stützen kann.

Wer meint, durch einen Heilpraktiker zu Schaden gekommen zu sein, muß sich an einen Rechtsanwalt wenden und über ihn einen Zivilprozeß anstrengen.

ADRESSEN

Auskunft, für welche Krankheit es eine Selbsthilfegruppe gibt::
Deutsche Arbeitsgemeinschaft
Selbsthilfegruppen e. V.
Friedrichstraße 28
W-6300 Gießen
Tel.: 0641/7 02 24 78
Mo.-Fr. 9-12.30 und 14-17 Uhr

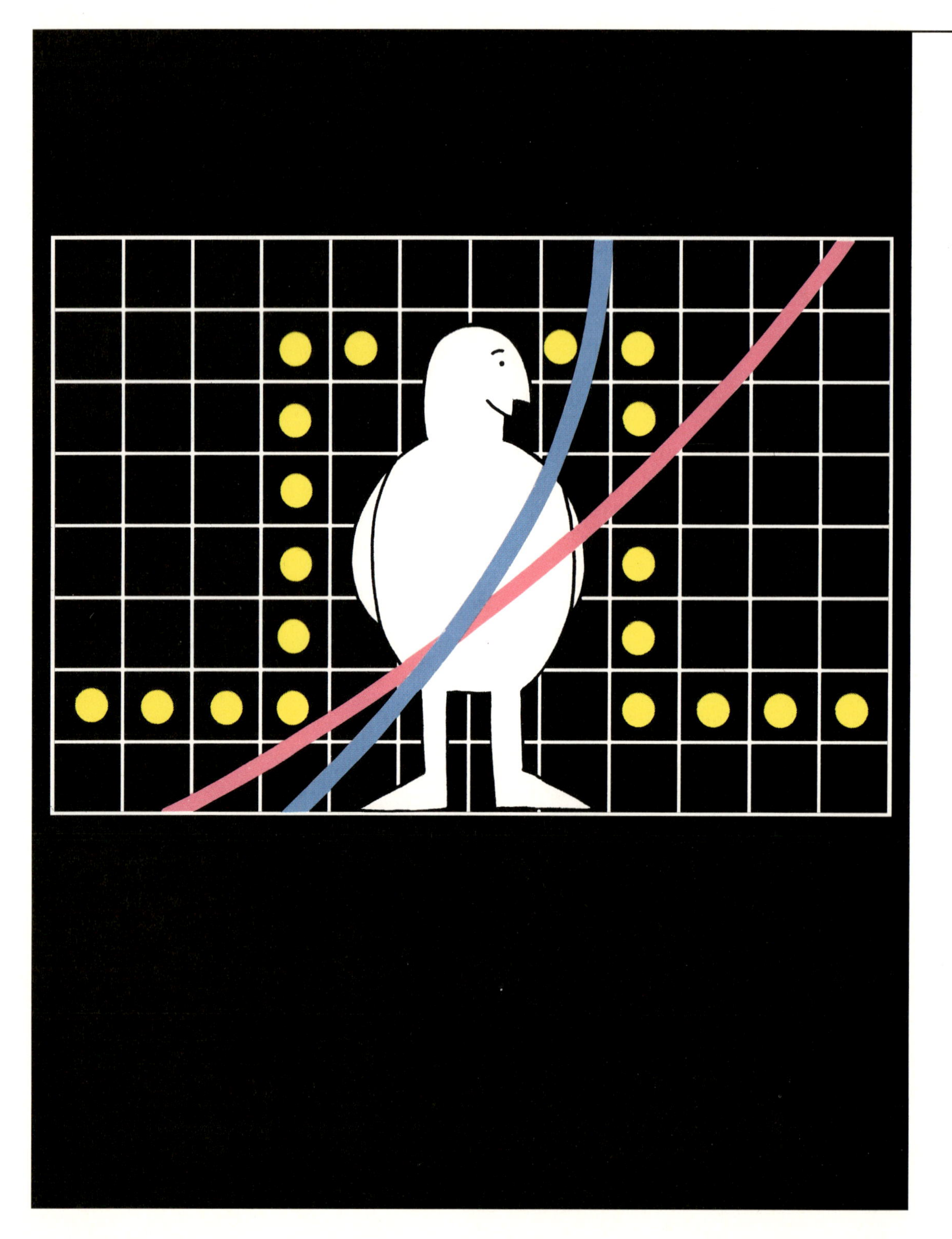

GRUNDPRINZIPIEN DER VERFAHREN

Reiz- oder Regulationstherapie

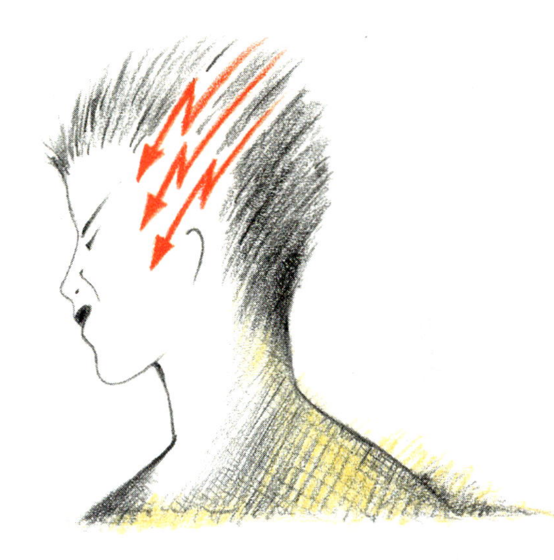

GESCHICHTE

Die meisten Verfahren der Reiz- oder Regulationstherapie sind uralt. Um das Wissen, wie sie anzuwenden und bei welchen Krankheiten sie nützlich sind, haben sich in den vergangenen Jahrzehnten jedoch nur noch wenige Ärzte bemüht.

Die Situation heute

Der gegenwärtige Trend zu naturgemäßer Lebensführung und Medizin hat viele dieser Naturheilverfahren wieder ins Blickfeld gerückt. Sie werden vermehrt als Selbstbehandlung, in der Praxis von niedergelassenen Ärzten und in Kliniken angewendet.

DAS SYSTEM DAHINTER

Jeder Mensch hat Fähigkeiten und Kräfte, sich gesund und lebendig zu erhalten. Diese Selbstheilungskräfte regulieren alle Körpervorgänge und sorgen für die Anpassung an veränderte Umstände. Für diese Anpassungsleistung braucht der Körper allerdings Zeit. Soweit die Kraft reicht, werden Belastungen ausgeglichen und Verbrauchtes erneuert.

Immer wiederkehrende Belastungsspitzen nimmt der Körper aber übel. Die Abwehrkraft, mit der er für seine Selbstheilung sorgt, scheint zu erlöschen, wenn Streßfaktoren übermächtig werden. Dann kommt es zu Streß-Erkrankungen.

Was der gesunde Menschenverstand einem Kranken raten würde, sind auch die drei Grundpfeiler aller Naturheilverfahren: Schonung, Normalisierung und Kräftigung, wobei Naturärzte die Normalisierung und Kräftigung durch eine Reiz- und Regulationstherapie oder immunmodulierende Verfahren (siehe Seite 28) einzuleiten oder zu beschleunigen versuchen.

Schonung: Ruhe ist bei Krankheit die erste Patientenpflicht. Das kann, aber muß nicht immer Bettruhe bedeuten. In jedem Fall heißt es Abstinenz von allem, was den Körper belastet: zu reichhaltiges Essen, Kaffee, Nikotin, Alkohol, Drogen, zu viel Arbeit bei zu wenig Entspannung, Reizüberflutung zum Beispiel durch Lärm und Fernsehen.

Während der „Schonzeit" wird der Körper von überflüssigen Belastungen freigehalten, so daß sich seine Selbstheilungskräfte darauf konzentrieren können, die Krankheit zu überwinden.

Normalisierung: Überreaktionen von Körper und Seele klingen ab, Fehlanpassungen bilden sich zurück. Die Abwehrkraft beginnt, sich wieder dem Zustand vor der Erkrankung anzunähern.

Kräftigung: Die Belastbarkeit und Widerstandskraft gegenüber Infektionen und anderen Erkrankungen kann man trainieren. Dazu wird der Körper regelmäßig mittelstarken Reizen ausgesetzt, die man schrittweise steigert.

Allerdings ist diese Anpassungsarbeit des Körpers nicht unbegrenzt steigerungsfähig – weder durch körperliches Training, noch durch Arzneimittel. Und sie ist nur möglich, wenn der Körper noch Reserven hat.

DIE MITTEL

Als Reizmittel, um die Selbstheilungskräfte des Körpers anzuregen, dient vieles, was in der Natur vorkommt: Wärme und Kälte, Wasser, Licht, Luft und Klimawechsel. Auch Bewegung, zum Beispiel in Form eines Lauf- oder Schwimmtrainings, oder die Atemtherapie (siehe Seite 66) sind Reizmittel.

Das Fasten (siehe Seite 98) oder eine Umstellung der Ernährung kann dem Körper den Anstoß geben, seine Selbstheilungskräfte zu mobilisieren. Von immunstimulierenden Pflanzenmitteln (siehe Seite 120) erhofft man sich einen ähnlichen Effekt, und auch die Homöopathie gilt als Reiz- und Regulationstherapie. Uralte einheimische und fremdländische Verfahren nutzen sogar Schmerzen als Reiz – zum Beispiel indem sie die Haut verletzen –, um die darniederliegende Selbstheilungskraft zu aktivieren.

Viele „reizende" Effekte vereinigt zum Beispiel der Tapetenwechsel in sich, etwa in Form einer Kur (siehe Seite 51). Eine fachkundige Anleitung sollte dabei in vier bis sechs Wochen genügend Anreize geben, das bisherige Leben zu überdenken und eventuell neu zu ordnen.

BEHANDLUNG UND SELBSTBEHANDLUNG

Die für den jeweiligen Menschen richtige Dosis ist bei Reiztherapien genauso wichtig wie sonst in der Medizin. Hier wie da muß das Lebensalter berücksichtigt werden. Zu mancher Tageszeit sind einige Reize effektiver als zu anderer Zeit. Die Anwendungsdauer muß richtig bemessen werden.

Der positive Effekt einer Reizbehandlung hält nach dem Absetzen noch für einige Zeit an, er „verbraucht" sich dann allerdings auch.

ERKLÄRUNG DER WIRKUNG

Auf Reize

□ reagiert der Teil des Körpers, der direkt betroffen ist: Knochen, Sehnen und Muskeln brauchen zum Beispiel den Reiz der Bewegung, um nicht zu verkümmern und sich zu erneuern;

□ reagieren jener innere Körperbereich und seine Organe, die mit dem gereizten Hautareal über Nervenbahnen verbunden sind. So kann zum Beispiel Wärme am unteren Rücken Regelbeschwerden lindern;

□ reagieren Regelkreise des gesamten Körpers: Kalt-Warm-Wechselbehandlungen können das unter- oder übererregte vegetative Nervensystem anstoßen oder beruhigen, die Durchblutung verbessern, die Wärmeregulation ausbalancieren und das Hormonsystem beeinflussen.

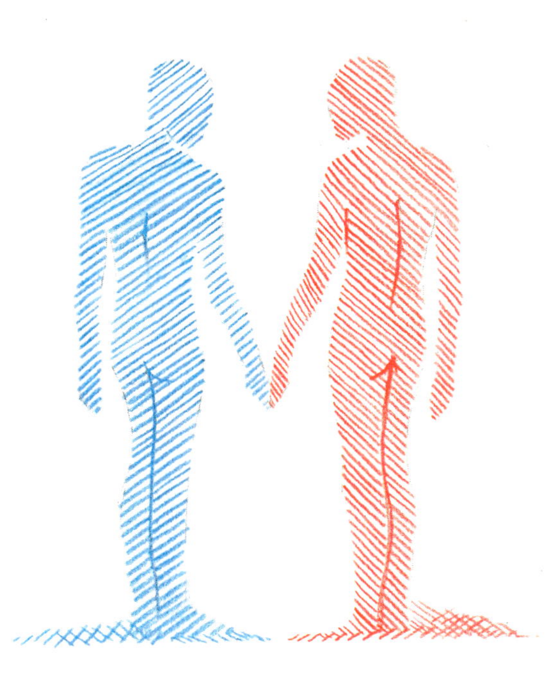

Die Organreaktionen erklären jedoch nur einen Teil der Wirkung. Wahrscheinlich findet sich die „Feinerklärung“ in der Arbeit des Immunsystems (siehe Seite 28).

Wärme: Der Körper stellt die Blutgefäße weit, um von der vergrößerten Oberfläche mehr Wärme abstrahlen zu können.

Kälte: Die Blutgefäße verengen sich, damit der Körper möglichst wenig abkühlt.
Wechselt man in rascher Folge Kälte- und Wärmereize miteinander ab, trainiert das die Gefäße. Der Effekt: Die Wärmeregulation des ganzen Körpers verbessert sich (siehe Wärme- und Kältetherapien, Seite 33).

Wasser: Es dient vornehmlich als Mittler von Temperaturreizen (siehe Wasseranwendungen Seite 44).

Licht: Das Sonnenlicht belebt die Seele, weil wir Helligkeit und Farben sehen und die Sonnenwärme uns wohltut. Die Haut reagiert beim Sonnenbad auf das ultraviolette Licht mit angeregtem Stoffwechsel und Bräunung (siehe Lichttherapie, Seite 56).

Höhenklima: In der Höhe enthält die Luft weniger Sauerstoff und weniger Wasser. Damit das Gewebe genügend Sauerstoff bekommt, bildet der Körper vermehrt rote Blutkörperchen und stellt den Zellstoffwechsel um. Er durchblutet die Schleimhäute besser, damit sie nicht austrocknen (siehe Kuren, Seite 51).

Bewegung: Bei anstrengender Bewegung vertieft der Körper die Atmung und nutzt den Sauerstoff besser aus (siehe Bewegungstherapie, Seite 59). Die Erschöpfung versucht der Körper, mit einer Umstellung des Kreislaufs aufzufangen.

Schmerz: Schmerz in einer Hautregion wirkt auf Schaltkreise des Nervensystems und kann so chronische Schmerzen im Körper „überdecken“ und den Schmerzkreislauf durchbrechen. Überdies regen Schmerzen das vegetative Nervensystem an (siehe Ausleitende Verfahren, Seite 79; Eigenbluttherapie, Seite 222; Akupunktur, Seite 142; Neuraltherapie, Seite 198; Massagen, Seite 69).

An eine systematisch gesteigerte Belastung paßt sich der Organismus schrittweise an (Adaptation). Über längere Zeit durchgeführt, ergibt das einen „Abhärtungs- oder Trainingseffekt“.

ANWENDUNGSBEREICHE

Reizbehandlungen gelten allgemein der Vorbeugung von Krankheiten. Chronische Erkrankungen, Befindlichkeitsstörungen und Schmerzen sollen sie lindern. Reizbehandlungen spielen auch in der Rehabilitation eine begleitende Rolle.

Grenzen der Anwendung

Reizbehandlungen können nur einen Körper stimulieren, der noch reagieren kann. Die Grenzen dieser Verfahren sind erreicht, wenn die Abwehrkraft des Körpers zu erschöpft ist (siehe Immunmodulation, Seite 28) oder Organe oder Gewebe zerstört sind. Hier kann die zusätzliche Belastung einer Reiztherapie dem Körper sogar schaden.

Reizverfahren sind für Notfälle nicht geeignet. Sie können weder notwendige Operationen, noch lebenswichtige Stoffe ersetzen, die dem Körper fehlen, wie zum Beispiel bei Diabetikern das Insulin.

KRITIK

Bei vielen Reiztherapien kennt man eine „Erstverschlimmerung". Das heißt, daß sich die Krankheit, die sie bessern sollen, zunächst zu verschlechtern scheint. Viele Therapeuten nehmen das als Zeichen, daß die Behandlung wirkt.

Kritiker halten es für schwierig zu unterscheiden, ob diese „Erstverschlimmerung" im Rahmen dessen bleibt, was akzeptabel ist, ob sie darüber hinausgeht und man intervenieren muß, oder ob die zunehmenden Beschwerden gar das Zeichen dafür sind, daß sich der Zustand des Patienten verschlechtert.

EMPFEHLUNG

Reiztherapien sind geeignet, den Körper weniger krankheitsanfällig zu machen. Bei bestehenden Krankheiten können sie helfen, den Konsum an Hilfsmitteln oder Medikamenten zu reduzieren.

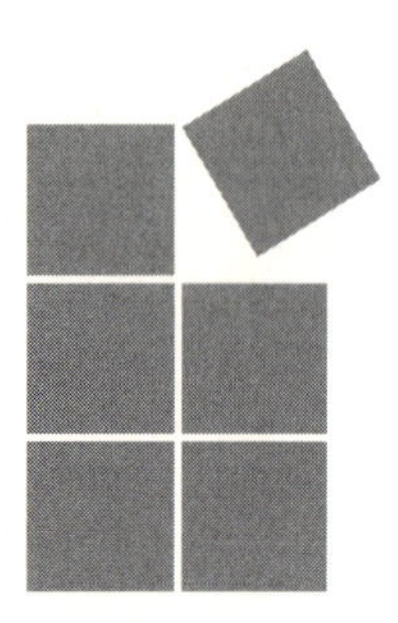

Immunmodulation

GESCHICHTE

Die Beschreibung klingt schaurig: die Haut mit Glüheisen brennen, um die Syphilis zu vertreiben. Doch die aus der Erfahrung geborene und im Mittelalter praktizierte Behandlungsmethode hat einen sinnvollen Kern: das Abwehrsystem reizen. Nach demselben Prinzip behandelte *Karl Baunscheidt* (1809–1874) Erkältungen bei Kindern: Er ritzte die Haut an und rieb ein Reizmittel in die Wunden ein (siehe Seite 84).

Auch andere, zunächst erstaunliche Erfahrungen erklären sich heute durch das, was wir über die Funktion des Immunsystems wissen. Ende des 19. Jahrhunderts beobachtete *Robert Koch*, daß Menschen mit einer chronischen Infektionskrankheit wie zum Beispiel Tuberkulose nur selten eine zweite, schwere Infektion dazu bekamen. Die „Dreckimmunisierung" während des zweiten Weltkriegs schützte viele Menschen für lange Zeit vor Infektionen.

DAS SYSTEM DAHINTER

Bakterien und Viren, Pilze und einzellige Urtiere – gemessen an der Zahl unserer Gegner sind wir Menschen arm dran. Haut, Schleimhaut oder Magen sind bei Gesunden Barrieren für Angreifer. Gegen alles Fremde, was diese Grenzen überwunden hat, wehrt sich der Körper mit zwei Mechanismen: dem unspezifischen Abwehrsystem mit seinen angeborenen Reaktionen und dem spezifischen Abwehrsystem, das lebenslang dazulernt. In beiden Systemen tun diese Arbeit Zellen, die zur großen Gruppe der weißen Blutkörperchen gehören, und andere Faktoren, die im Blut schwimmen.

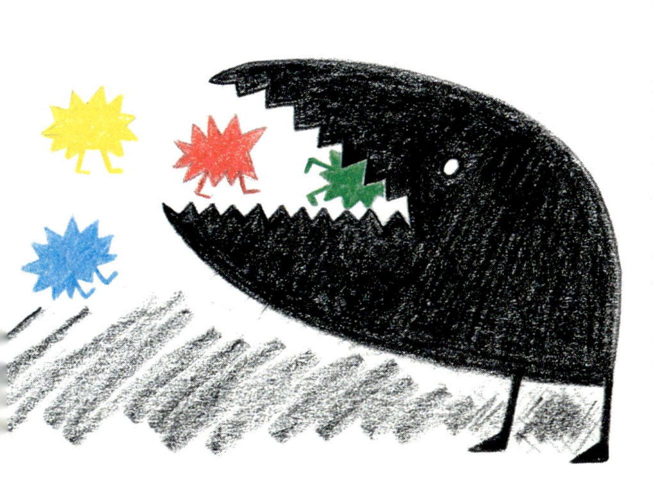

Bei jedem Fremdkontakt wird als erstes die unspezifische Abwehr aktiv. Ihre „Freß"- und „Killerzellen" vernichten Eindringlinge oder greifen sie zumindest an. Sie nehmen sich aber auch körpereigener Zellirrtümer, der Krebszellen, an.

Was wir als Entzündungszeichen kennen – Rötung, Wärme, Schwellung –, entsteht durch kaskadenartig ineinander übergehende Vorgänge in diesem System.

Interferone machten als Arzneimittel zur Krebstherapie in letzter Zeit von sich reden. Sie gehören zum unspezifischen Abwehrsystem und stoppen die Vermehrung von Viren in den Körperzellen. Sie hemmen die Vermehrung von Normal- und Tumorzellen und bremsen oder aktivieren Reaktionen des spezifischen Abwehrsystems.

Die Tätigkeit des zweiten Schutzwalls, des spezifischen Abwehrsystems, ist für das verantwortlich, was wir „Immunität" nennen. Das spezifische Abwehrsystem reagiert auf körperfremde Substanzen, die „Antigene". Diese tragen an ihrer Oberfläche ein „Erkennungsmerkmal", auf das die B-Lymphozyten reagieren. B-Lymphozyten sind eine Sorte weißer Blutkörperchen mit Aufgaben im Immunsystem. Der Kontakt des Antigens mit B-Lymphozyten löst die Produktion von Immunglobulinen aus. Immunglobuline heißen auch Antikörper, weil sie sich mit dem Antigen verbinden und es unschädlich machen können.

Aus dem Kontakt von Antigen und B-Lymphozyten entstehen aber auch „Gedächtniszellen", die das Antigen noch nach Jahren wiedererkennen. Aufgrund dieses „Gedächtnisses" können wir gegen Krankheiten „immun" werden. Erkennen die Gedächtniszellen einen bekannten Störenfried, veranlassen sie Unglaubliches: Pro Sekunde produziert jede der alarmierten und dafür zuständigen Zellen etwa 2000 Antikörper. Diese Antikörper fangen die Antigene ab und sorgen so dafür, daß der Mensch gar nicht erst „richtig" krank wird.

Eine andere Gruppe von Zellen der spezifischen Abwehr sind die T-Lymphozyten. Das „T" steht dabei für Thymus, eine Drüse, in der diese Blutkörperchen für ihre immunologische Aufgabe geschult werden (siehe Seite 218). Eine Unterart der T-Lymphozyten geht gegen fremdartige Zellen vor. Darauf beruhen zum Beispiel die Abstoßungsreaktion nach einer Transplantation und die Abwehr von Tumorzellen. Eine andere Untergruppe hemmt das gesamte Immungeschehen. Bei der Immunschwächekrankheit Aids ist dieser hemmende Zelltyp ungebremst in der Überzahl.

Diese Darstellung des Abwehrsystems ist stark vereinfacht. Doch schon sie läßt ahnen, welch komplizierte Wechselwirkungen dort stattfinden. Ein so vernetztes und vielfältig beeinflußbares System ist natürlich anfällig für Störungen. Eine solche Störung ist zum Beispiel die Allergie, eine Überempfindlichkeit auf Antigene. Ein anderer Störfall sind Autoimmunkrankheiten. Bei solchen Krankheiten hat der Körper seine Fähigkeit verloren, zwischen eigen und fremd zu unterscheiden. Er greift nun auch körpereigene Substanzen und Gewebe an und zerstört sie. Bei vielen Krankheiten, deren Ursachen sich bisher nicht eindeutig festmachen ließen, vermutet man eine selbstzerstörerische Komponente, so zum Beispiel bei entzündlichem Rheuma, Typ-I-Diabetes und Multipler Sklerose.

DIE MITTEL

Zu Großmutters Zeiten hieß Immunmodulation „Abhärtung", und man kam mit dem aus, was allerorten zur Verfügung stand (siehe Reiztherapie, Seite 25). Heute tendiert man zur bequemeren Version, schluckt „Umstimmungsmittel" als Medikament oder läßt sich Entsprechendes spritzen.

Immunmodulation ist eine Behandlung mit Reizen, die Körper und Seele gleichermaßen ansprechen. Ausgewogene Ernährung, sportliche Tätigkeit, Entspannung, Wassertreten oder häufige Saunabesuche, Freude und Zufriedenheit sind nur einige Beispiele dafür, wie man die Abwehr stimulieren kann.

Im Gegensatz dazu zehren seelische Belastungen, unerwünschter Streß und extreme körperliche Beanspruchungen an der Kraft des Immunsystems.

Viele pflanzliche und tierische, organische und anorganische Produkte wirken auf das Immunsystem. In Zellkulturen oder im Tierexperiment ist das meßbar. Allerdings ist für alle Verfahren noch ziemlich unklar, wo die Grenze liegt zwischen nützlichem Reiz und schädlicher Überreizung. Sie ist individuell verschieden, nicht zu jeder Zeit gleich, und für die verschiedenen Reize gelten immer wieder unterschiedliche Bedingungen. In jedem Fall reagiert das Immunsystem weitaus differenzierter, als man es üblicherweise erwartet. Zu den pflanzlichen Immunstimulantien siehe Seite 120.

BEHANDLUNG UND SELBSTBEHANDLUNG

Zwei Ziele stehen bei der Immunstimulation im Vordergrund: Entweder soll Krankheiten vorgebeugt oder sie sollen intensiver bekämpft werden. Das geschieht, indem man entweder die Leistung des Abwehrsystems direkt anregt, oder man spricht etwas an, was seinerseits auf das Immunsystem zurückwirkt.

Die üblichen Empfehlungen lauten, ein- bis zweimal jährlich mit einer „Kur" die Abwehrbereitschaft zu stärken. Welche Art von „Kur" und welches „Mittel" eingesetzt werden soll, ist je nach Überzeugung der Ratgebenden verschieden. Das Repertoire reicht von Kneippen bis Thymustherapie, von Aderlaß bis Eigenblutinjektionen.

ERKLÄRUNG DER WIRKUNG

Das Abwehrsystem, eines der größten Organe des Körpers, arbeitet im Wechselspiel mit anderen Körperfunktionen. Nach und nach stellen Wissenschaftler fest, daß so ziemlich alles, was wir tun und lassen, sich im Immunsystem niederschlägt.

Körperliche Ebene
Jede Verletzung aktiviert das Abwehrsystem. Injektionsbehandlungen ganz allgemein nutzen diesen Effekt (siehe Akupunktur, Seite 142, Neuraltherapie, Seite 198).

Entzündungen, auch künstlich gesetzte, tun das gleiche (siehe Baunscheidtieren, Seite 84).

Solche Wirkungen richten sich nicht gegen definierte Erreger. Die Reize trainieren das unspezifische Abwehrsystem, so daß Angreifer auf eine gut vorbereitete Verteidigung treffen.

Viele Substanzen und Maßnahmen verstärken neben der unspezifischen Abwehr zugleich die spezifischen Abwehrreaktionen, wirken also auf beide Systeme.

Psychische Ebene
Ein ganzer neuer, aber sehr nah mit der Psychosomatik verwandter Wissenschaftszweig, die Psychoneuroimmunologie, ist damit beschäftigt, herauszufinden, wie sich Seele und Immunsystem wechselseitig beeinflussen. Mittlerweile ist unbestritten, daß Nerven- und Immunsystem über nervliche und hormonale Reize miteinander verbunden sind. Große immunologische Organe wie Milz, Thymus und Lymphknoten sind mit besonders vielen Nervenfasern ausgestattet. Sie informieren über das Rückenmark das Gehirn. Und dort befinden sich die Schaltstellen der Hormonproduktion.

Zusätzlich kennt das Abwehrsystem noch die Sprache molekularer Boten. Auf diese Weise, so vermuten Fachleute, teilen sich Geist und Bewußtsein dem Immunsystem mit.

Möglicherweise sind die Zusammenhänge, die die Psychoneuroimmunologie jetzt herausfindet, die naturwissenschaftliche Entsprechung für das, was alte Medizinsysteme – auf körperlicher Ebene – als Gleichgewicht zwischen verschiedenen Komponenten beschrieben: Yin und Yang im Zen-Buddhismus; Vata, Pitta und Kapha im Ayurveda; Körper, Geist, Seele und Ich bei den Anthroposophen.

RISIKEN UND KRITIK

Viele Einzelfaktoren des Immunsystems sind meßbar geworden. Man kann Lymphozyten zählen, den Antikörpergehalt des Blutes bestimmen und so weiter. Was das jedoch für das Gesamtsystem bedeutet, ist immer noch ungeklärt.

□ Immunstimulation ist eine Reiztherapie. Um wirksam sein zu können, muß das System noch funktionsfähig sein und auf den Reiz reagieren können. Es gibt keinen Beweis dafür, daß Immunstimulantien ein defektes System beeinflussen können.

□ Für die Wirkung sind wesentlich: Dosis, Art, Dauer und Zeitpunkt der Anwendung. Das Immunsystem reagiert unterschiedlich je nachdem, ob man es vor, gleichzeitig oder nach dem Kontakt mit dem, wogegen man es stärken will, anregt.

□ Die individuelle Dosis herauszufinden, ist fast unmöglich. Das Sportprogramm, das dem einen guttut, beeinträchtigt einen anderen.

□ Beobachtet, aber unerklärlich sind paradoxe Effekte: Ein Medikament, das die Immunabwehr unterdrückt, steigert gleichzeitig die Produktion gewisser Antikörper.

□ Wirksame immunstimulierende Maßnahmen haben Nebenwirkungen. Jede Methode hat ihr eigenes, spezielles Risiko (siehe pflanzliche Immunstimulantien, Seite 120).

□ Bei Mitteln oder Methoden, die als völlig risikolos gelten, besteht der Verdacht, daß sie auch nicht wirken.

EMPFEHLUNG

Die komplexen Regelkreise der Abwehr sind derzeit noch viel zu wenig überschaubar. In sie einzugreifen, ähnelt eher blindem Probieren als einer gezielten Therapie. Wer seine Abwehrkräfte stärken möchte, sollte darum Methoden wählen, deren vorhersehbares Risiko möglichst gering ist.

Risikoreichere Verfahren, bei denen etwas in den Körper hineingebracht wird – sei es geschluckt, sei es gespritzt –, sollten als Behandlungsversuch chronischen Krankheiten vorbehalten bleiben, bei denen die üblichen Behandlungsmethoden allein nicht weiterhelfen. Und sie sollten von einem Arzt, nicht vom Heilpraktiker ausgeführt werden.

Risikoarme immunmodulierende Verfahren
Alle physikalischen Verfahren, zum Beispiel Kälte (siehe Seite 33), Wärme (siehe Seite 33), Wechselbäder (siehe Seite 46), Sauna (siehe Seite 36), Höhenklima (siehe Seite 27), Bewegung (siehe Seite 27), vollwertige Kost (siehe Seite 88), Entspannung (siehe Seite 127).

Risikoreichere immunmodulierende Verfahren
Fasten (siehe Seite 98), Baunscheidtieren (siehe Seite 84), Pflanzenpräparate zum Schlucken oder injiziert (siehe Seite 120), injizierbare Mittel wie Bakterienpräparate (siehe Seite 188).

KLASSISCHE

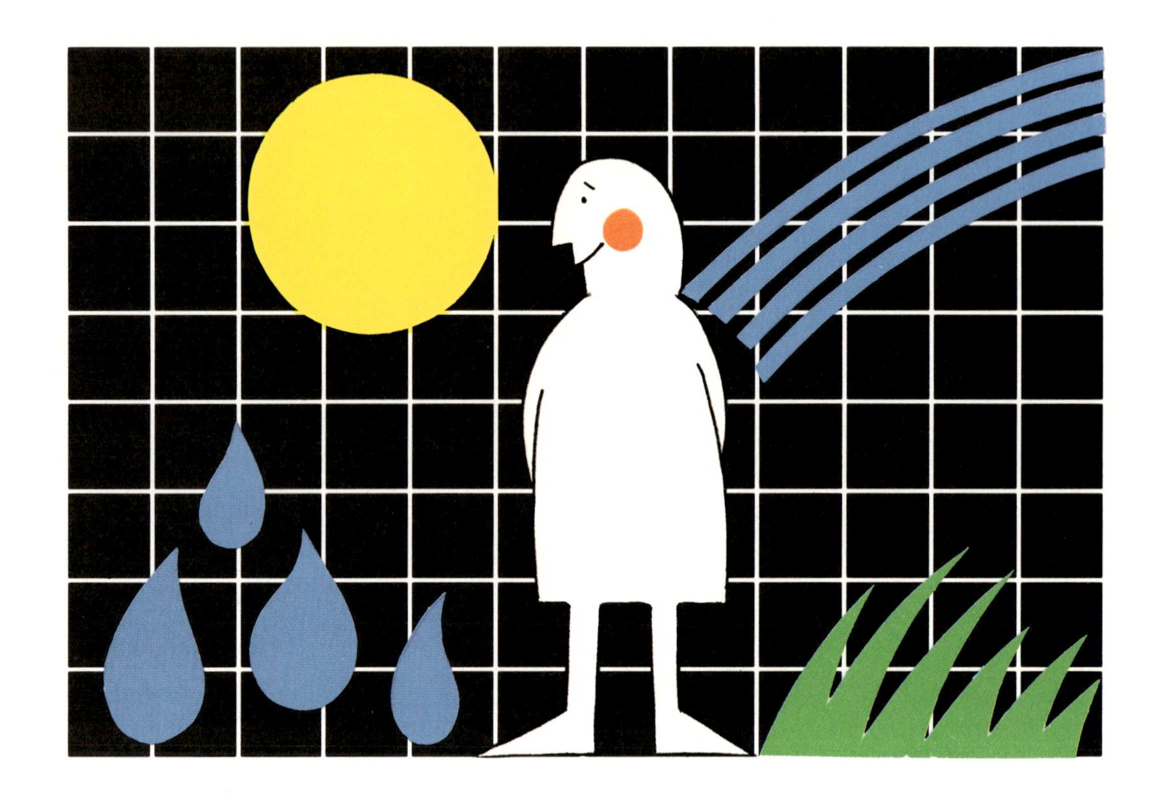

THERAPIE-VERFAHREN

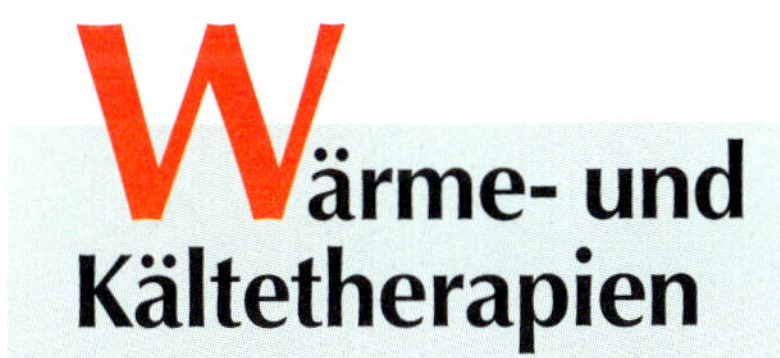

GESCHICHTE

Wer sich unpäßlich fühlt, zieht sich ins Bett zurück und überläßt sich der Wärme. Wie man schmerzende Wunden im klaren Wasser kühlt, kann man sich bei den Tieren abschauen. Ruhe und Wärme waren immer Hausmittel gegen Kranksein. Heilkundige und die Ärzte der Frühzeit haben Wärme sowie Hitze zum Kurieren eingesetzt. Wechselanwendungen von Wärme und Kälte nutzten unsere Vorfahren als Mittel zur Reinigung und Abhärtung (siehe Sauna, Seite 36).

IDEE UND ERKLÄRUNG DER WIRKUNG

Wärme

Was die Erfahrung lehrt, kann die Wissenschaft heute erklären.

Wärme weitet die Blutgefäße, fördert die Durchblutung und entspannt die Muskeln. Das befreit schmerzleitende Nervenbahnen von Druckreizen. Die in der Haut liegenden, wärmeempfindlichen Nervenenden leiten die Wärmereize über die Schaltstellen im Rückenmark und im Gehirn an das Schmerzzentrum weiter. Dort werden chemische Prozesse ausgelöst, die das Schmerzempfinden zusätzlich dämpfen. Wärme regt den Zellstoffwechsel an. Und sie wärmt immer auch die Seele.

Überwärmungstherapie: Sie will dem Körper jene Wärmemenge zuführen, die er braucht, aber selbst nicht produzieren kann. Sie hebt die Körperkerntemperatur leicht an. Mit Schwitzen versucht der Körper, Überwärmung auszugleichen. Das bringt zusätzlich einen reinigenden Effekt für das Körpergewebe.

Fiebertherapie: Fieber ist der Versuch des Körpers, eingedrungene Krankheitserreger durch Überwärmung abzutöten. Deshalb ist es nicht sinnvoll, jedes Fieber sofort zu senken. Nur wenn das Fieber so hoch ansteigt, daß es zu einem „inneren Hitzschlag" kommt (über 40,5°C), oder es so lange andauert, daß es den Körper sehr schwächt, sollte man etwas dagegen unternehmen. Der Körper benötigt offenbar den kräftigen „Impuls" des Fiebers: Menschen, die selten fiebern, leiden häufig an immer wiederkehrenden Infekten, die nicht ausheilen.

Fiebertherapie beruht auf der Idee, mit Medikamenten künstlich hohes Fieber zu erzeugen, wenn der Körper eines Kranken nicht imstande ist, heilsam hoch zu fiebern. Fiebertherapie setzt den Mechanismus des Körpers, der die Wärme reguliert, außer Kraft.

Kälte

Blutgefäße ziehen sich bei Kälte zusammen, die Muskeln spannen sich kurz an, um sich dann wieder zu entspannen. Zugleich verschwinden Schmerzen, denn die für den Kältereiz zuständigen Nerven senden ihre Botschaften rascher zum Gehirn als die schmerzleitenden Nervenbahnen. Ist ein Hautgebiet stark unterkühlt, spürt man weder Kälte noch Schmerz.

Kälte regt den Herzschlag an: Das rascher arbeitende Herz soll dafür sorgen, daß die Körperkerntemperatur nicht sinkt. Kälte hemmt vorübergehend die Tätigkeit der Drüsen, regt den Darm an und dämpft entzündungsbedingte Schmerzen. Sie wirkt blutstillend und läßt Ödeme zurückgehen. Der Kältereiz auf Reflexzonen der Haut (siehe Seite 73) wirkt über die Reflexbahnen auch auf entfernte Körperbereiche. Auch dort wird die Muskelspannung erhöht, die Durchblutung gesenkt. Kälte regt das vegetative Nervensystem an.

DURCHFÜHRUNG

Wärme

Wärme braucht einen „Vermittler", um ausreichend lange an der Haut einwirken zu können. Ideal dafür sind Tücher, Wasser und die sogenannten Peloide, Moore und Erden. Sie halten die Wärme besonders lange. Aber auch durchblutungsfördernde Salben, Wärmestrahler, eine Wärmflasche und sogar die Bettwärme können Schmerzen lindern und den Heilungsprozeß fördern.

Vom Alter und von der Hautdicke hängt es ab, wie stark Wärme wirkt. Auch die Tageszeit spielt eine Rolle bei der Wärmeanwendung.

Folgende Verfahren nutzen die Wirkung von Wärme: Warme Wickel (siehe Seite 51), Wasseranwendungen (siehe Seite 44), Bäder (siehe Seite 46), Sauna und Dampfbad (siehe Seite 36), Massagen (siehe Seite 69), Lichttherapie (siehe Seite 56).

Überwärmungstherapie: Mit einem wärmenden Ganzkörperwickel (siehe Seite 50) oder einem Überwärmungsbad (siehe Seite 49) werden die äußeren Schichten erwärmt und die Körperkerntemperatur um ein Grad angehoben. Es wird also leichtes Fieber „simuliert". Auch Sauna und Dampfbad (siehe Seite 36) erhöhen in der Zeit des Aufwärmens die Körperkerntemperatur. In der Abkühlungsphase wird sie wieder gesenkt. Diese Wechselwirkung trainiert alle Funktionskreise des Körpers.

Fiebertherapie: Der Behandler injiziert ein immunstimulierendes Mittel (zum Beispiel Echinacin- oder Mistelpräparate, siehe Seite 120), das den Körper fiebern läßt. Dabei steigt die Temperatur im Körperinneren um einige Grade an.

Kälte

Kältebehandlungen kann man mit brunnenkaltem Wasser (etwa 12 bis 15 °C) als kalten Guß, Wechselbad und Wechseldusche oder beim Wassertreten nutzen (siehe Seite 48). Man kann Kältepackungen mit Eis herstellen oder Gelpackungen verwenden, die auf minus 18 °C gekühlt und dann aufgelegt werden (Wickel und Packungen, siehe Seite 50).

ANWENDUNGSBEREICHE

Wärme

Wärme hilft bei vielen Alltagsbeschwerden, Erkältungen, Grippe, Unterleibschmerzen, Ischias, Muskelverspannungen, Nervenentzündungen, nicht entzündlichem Rheuma und anderen Krankheiten.

Überwärmungstherapie: Sie soll dem Körper bei der Abwehr von Erkältungskrankheiten und Grippe helfen.

Fiebertherapie: Sie wird eingesetzt, um Infektionen zu bekämpfen.

Grenzen der Anwendung

Leicht geröteter Kopf und starkes Schwitzen sollten kein Grund sein, Wärmebehandlungen abzubrechen. Wenn allerdings die Körpertemperatur plötzlich ansteigt, wenn man nicht schwitzt, aber Kopfweh und Brechreiz auftreten, besteht das Risiko, ohnmächtig zu werden. Dann sollte man sich mit kalten Güssen abkühlen und danach, ohne sich abzutrocknen, gut zugedeckt ruhen.

Im Bereich von erkrankten Venen darf keine Behandlung mit Wärme durchgeführt werden, das würde das Gefäßleiden verschlimmern. Auch bei Sehnenscheidenentzündungen und anderen akuten und chronischen Entzündungen sind Wärmeanwendungen nicht angebracht.

Kälte

Kälte hilft gegen Schwellungen, kann Blutungen stillen und lindert Schmerzzustände. Sie kann bei akuten Entzündungen hilfreich sein. Kurzdauernde Kältereize bewirken eine länger anhaltende reaktive Wärme. Der Wechsel von Kälte und Wärme dient dem Kreislauftraining. Vor jeder Kälteanwendung sollten Blase und Darm entleert sein. Nach der Kältebehandlung muß der Körper wieder gut durchwärmt werden.

Grenzen der Anwendung

Kälte darf nur angewendet werden, wenn der Körper gut durchwärmt ist und der Raum nicht unter 20°C temperiert ist. Wenn sich während der Behandlung die Haut nicht rötet oder weiß wird, sowie bei Frösteln muß man sich sofort aufwärmen. Das kann im Bett geschehen – eventuell mit einer Wärmflasche – oder durch Bewegung.

Bei akuten Infektionskrankheiten besonders der Harnwege, bei schweren Herz-Kreislauf-Erkrankungen und wenn das Kälteschmerzgefühl gestört ist, dürfen keine Kälteanwendungen gemacht werden.

Grundsätzlich gilt, daß chronische Erkrankungen mit Wärme oder kurzdauernder Kälte, akute und sehr schmerzhafte Krankheitszustände mit Kälte behandelt werden sollten.

RISIKEN

Wärme

Manche Menschen vertragen aufgrund ihrer Konstitution keine Wärmebehandlung.

Überwärmungstherapie: Starke Wärme belastet das Herz – der Arzt sollte vor der Anwendung abklären, ob sie angebracht ist.

Fiebertherapie: Ist die Überhitzung einmal eingeleitet, kann sich der Körper nicht mehr selbst wehren, und das Fieber klettert ungebremst hoch. Temperaturen über 42°C belasten Herz und Kreislauf extrem und schaden den Geweben. Entstehen – etwa bei Hitzschlag oder Sonnenstich – Temperaturen zwischen 41°C und 43°C im Gehirn, so zerstört das Nervenzellen. Delirium und Krämpfe treten auf, das Bewußtsein schwindet.

Kälte

Werden industriell gefertigte Kältepackungen zu lange auf der Haut gelassen, besteht die Gefahr, daß sie erfriert. Haut und darunterliegende Gelenke sollten deshalb immer durch ein Tuch vor direkter Kälteeinwirkung geschützt werden.

KRITIK

Wärme-, Kälte- und wechselwarme Anwendungen sind bei richtiger Handhabung bei den oben genannten Beschwerden sinnvolle und nebenwirkungsarme Therapien. Sie gehören zu den klassischen Reiztherapien, die den Körper abhärten (siehe Kneipptherapie, Seite 40).

Fiebertherapie: Ihre Nebenwirkungen sind äußerst unangenehm, ihre Wirkung ist zweifelhaft, das Risiko hoch: Selbst unter ärztlicher Überwachung ist es bei Fiebertherapien zu Todesfällen gekommen.

EMPFEHLUNG

Wärme- und Kältetherapien sind empfehlenswert zur Vorbeugung und als Regulationstherapie sowie als Selbsthilfemittel gegen Alltagsbeschwerden (siehe Kneipptherapie, Seite 40). Fiebertherapie ist abzulehnen.

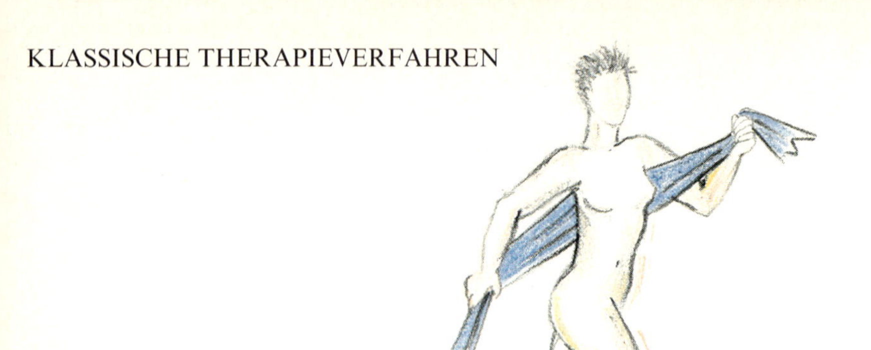

Sauna und Dampfbad

GESCHICHTE

Sauna

Das Wort „baden" bedeutet ursprünglich „wärmen". Schwitzbäder sind schon aus der Urgeschichte bekannt. Die Skythen Kleinasiens reinigten sich nach dem Begräbnis eines Toten, indem sie den Innenraum dichter Zelte mit heißen Steinen aufheizten. Diese Art der Körperreinigung war bei asiatischen Völkern verbreitet und ging von dort aus um die Welt: Die Völker, die über die Behringstraße in den amerikanischen Kontinent einwanderten, nahmen sie dorthin mit.

In Kleinasien haben die Griechen das trockenheiße Schwitzbad kennengelernt und entsprechende Räume in ihren Häusern eingebaut. Von den Spartanern übernahmen die Römer das Bad und entwickelten die Bäder- und Thermenkultur in einem gigantischen Ausmaß. Wassermangel ließ die Bäder untergehen, als die Aquädukte durch Kriege zerstört wurden.

Seit der Jahrtausendwende wurden in Mitteleuropa in Ritterburgen und Klöstern, später auch auf Bauernhöfen Badstuben eingerichtet und zu Heilzwecken genutzt.

Aus ihrer asiatischen Urheimat haben die Finnen die Kunst des hocherhitzten, trockenen Baderaums vor etwa 2000 Jahren nach Europa mitgebracht und die Tradition ungebrochen bis heute fortgesetzt. In anderen europäischen Ländern war das Heißbad in den letzten zweihundert Jahren praktisch vergessen. Erst um 1920 wurde die Sauna durch finnische Sportler in Europa wieder bekannt und hat sich seit dem zweiten Weltkrieg stark verbreitet.

Dampfbad

In Rußland sind seit Hunderten von Jahren bis heute die „Banjas" üblich: Auf erhitzten Steinen läßt man viel Wasser verdampfen, so daß sich der Raum, der nicht heißer als 45°C gehalten wird, mit Nebel füllt. Unser Dampfbad entspricht diesen russischen Banjas und nicht dem türkischen Bad, in dem zwar feuchtwarme Luft, aber keine Nebelschwaden erzeugt werden.

Die Situation heute

Jeder zehnte Erwachsene in Deutschland nützt derzeit die angenehme und gesundheitsfördernde Wirkung der Sauna in öffentlichen oder privaten Anlagen. Weniger verbreitet ist das Dampfbad.

DIE MITTEL

Saunaanlagen bestehen aus einer Kammer zum Aufwärmen, Räumen zum Umkleiden und zur Wasseranwendung – mit Gußschlauch, Dusche, Kaltwasser-Tauchbecken und warmem Fußbad – und einem Ruheraum. Wichtig ist der Zugang ins Freie zum Luftbaden.

In der Saunakammer sollte an der Decke eine Temperatur von 100°C herrschen. In Bodennähe liegt sie bei etwa 40°C.

Im Dampfbad darf die Temperatur nicht mehr als 45°C erreichen.

DURCHFÜHRUNG

Sauna und Dampfbad wirken sehr ähnlich. Man kann je nach Vorliebe wählen. Der Vorteil der Sauna liegt darin, daß der gewünschte Effekt – Entspannung, Überwärmung und Ausschwemmung – rascher eintritt. Manche ziehen jedoch die feuchte Luft der Dampfkammer wegen der angenehmen Wirkung auf die Schleimhäute, die Atemwege und die Haut vor.

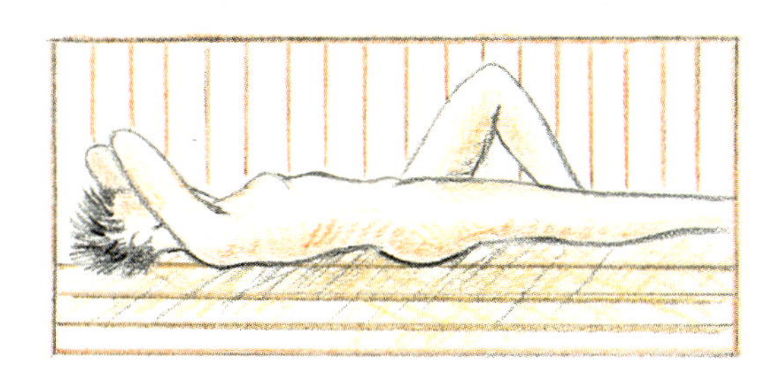

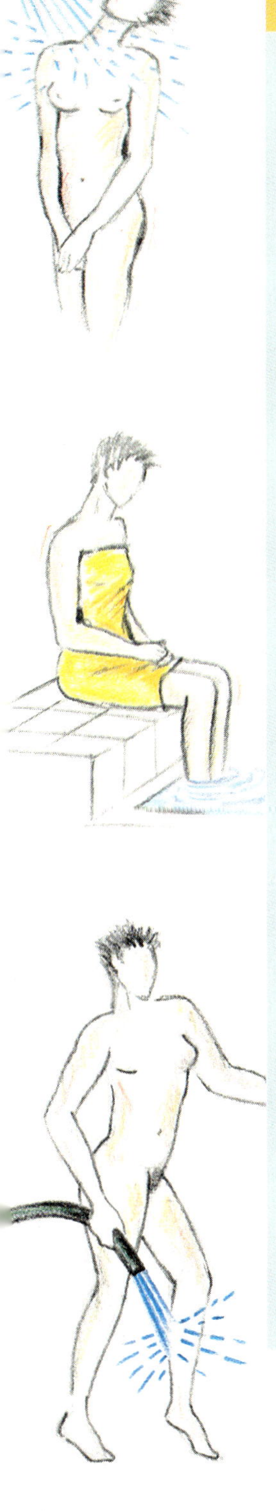

Bewährte Regeln für Sauna und Dampfbad

□ Vor dem Benutzen eines gemeinschaftlichen Schwitzbades duschen, und den Körper wieder abtrocknen, das Gesicht anfeuchten. Ein warmes Fußbad oder Hautbürsten vor dem Saunieren fördert das Schwitzen.

□ Im Feuchtraum der Dampfkammer nie länger bleiben, als es angenehm ist. Das sind meist 10 bis 15 Minuten. Anschließend ausreichend wie bei Sauna abkühlen.

□ Zum Aufwärmen in der Heißluftkammer der Sauna auf der zweiten oder dritten Stufe liegen oder entspannt sitzen – Füße in Sitzhöhe. Nur so lange bleiben, wie es angenehm ist. Das sind acht bis zwölf Minuten. Höchstens 15 Minuten.

□ Ein Aufguß erhitzt die Haut noch stärker, ist aber entbehrlich, denn auch ein Saunabad ohne Aufguß ist voll wirksam.

□ Der Aufguß ist richtig, wenn man nur geringe Mengen Wasser auf die heißen Ofensteine gießt und die Dampfstöße mit einem Handtuch oder – wie in Finnland üblich – Birkenlaubzweigen rasch verteilt. Dem Aufguß können ätherische Öle zugesetzt werden. Bewährt haben sich Fichtennadel und Latschenkiefer. Mit Alkohol aufzugießen, gilt als ungesund.

□ In der Saunakammer keine Muskelarbeit verrichten oder Gymnastik machen, auch nicht viel reden, denn die Luft enthält so wenig Sauerstoff wie in 2500 Meter Höhe.

□ In der Kammer die Haut nicht bürsten und den Schweiß nicht abschaben.

□ Vor dem Aufstehen und Verlassen der Sauna sich langsam aufsetzen, anpassen, nicht rasch aufstehen (Ohnmachtgefahr).

□ Nach Verlassen der Saunakabine auf kurzem Weg in das Frischluftbad. Kräftig ausatmen, ruhig einatmen, auf- und abgehen oder sitzen, nicht stehen. Bevor man zu frösteln beginnt, in den Abkühlraum.

□ Anschließend mit Kaltwasser abgießen – von der Peripherie zum Herzen hin.

□ Wer will, kann mit dem ganzen Körper kurz ins Kaltwasserbecken eintauchen.

□ Während des anschließenden Sitzens eventuell warmes Fußbad – vier bis fünf Minuten.

□ Diese Vorgänge – Abgießen beziehungsweise Eintauchen mit anschließenden Fußwarmbädern – mehrmals wiederholen. Das fördert das „Gefäßtraining".

□ Nicht zurück in die Saunakammer, bevor der Körper wieder im Gleichgewicht ist. Das dauert etwa 20 Minuten.

□ Insgesamt zwei bis drei Saunagänge. Saunieren ist kein Leistungssport. Weitere Wiederholungen bringen keinen zusätzlichen Nutzen, ermüden aber sehr. Bei täglichem Saunabesuch nur einmal in die Sauna- oder Dampfkammer. Die beste Zeit für Anfänger ist vormittags, für Geübte zwischen 15 und 21 Uhr.

□ Eine Massage zwischen zwei Saunagängen fördert das Schwitzen.

□ Am Ende des Bades vor dem Ankleiden ausreichend abkühlen. Eventuell noch eine halbe Stunde Liegeruhe.

□ Füße besonders gut abtrocknen, so kann man Fußpilz vermeiden. Desinfektionsmittel verhindern ihn nicht.

□ Bei jedem Aufguß verliert man etwa einen halben bis eineinhalb Liter Schweiß. Trotzdem erst nach Abschluß des Saunabades trinken. Geeignet sind Mineralwasser, Fruchtsäfte, kein Alkohol, eventuell ein Glas Leichtbier.

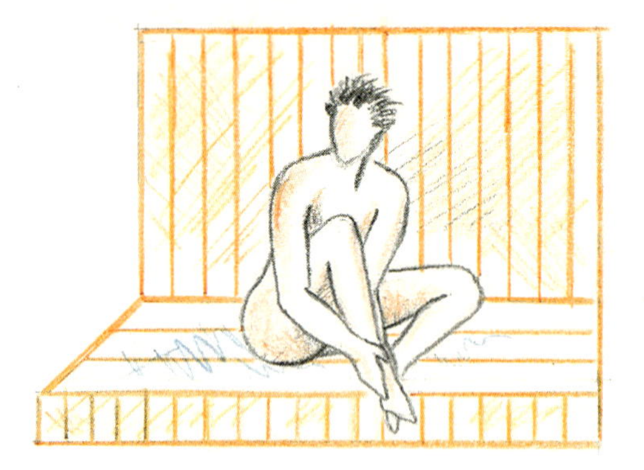

Was Sie vermeiden sollten

☐ Kein Saunabesuch in Hetze, kurz nach anstrengendem Sport, nach ausgiebiger Mahlzeit. Aber auch nicht mit hungrigem Magen (Kollapsgefahr).

☐ Nach der Saunakammer nicht warm duschen, nicht im Pool oder erwärmten Bekken nachschwitzen, nicht ohne Abkühlung in die Dampfkammer.

☐ In der Abkühlphase kein Aufenthalt in warmer Halle, aber auch kein kaltes Fußbad, kein Wassertreten.

☐ Nur zugedeckt ruhen.

☐ UV-Lichtbäder sind nicht sinnvoll, nach dem Schwitzen ist die Haut besonders empfindlich gegen ultraviolette Strahlen.

☐ Keine Seife am Schluß des Bades anwenden, damit der Säureschutzmantel der Haut erhalten bleibt.

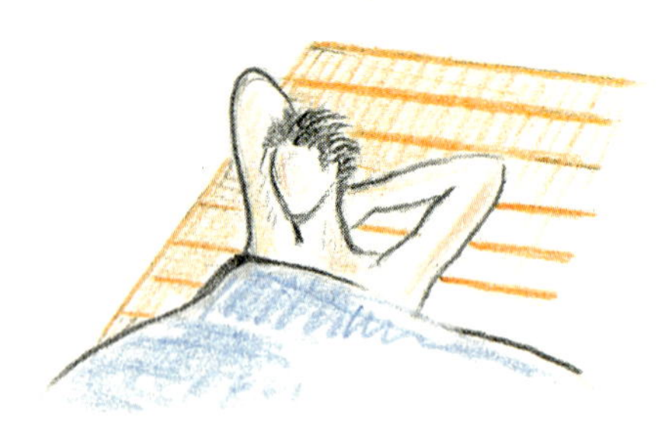

ERKLÄRUNG DER WIRKUNG

Sauna und Dampfbad überwärmen den Körper: In der Sauna schlägt sich der heiße Dampf mit entsprechender Kondenswärme auf der Haut nieder, im Dampfbad verhindert die hohe Luftfeuchtigkeit, daß der Schweiß verdunsten kann.

Der Wechsel zwischen Hitze und anschließender Kühlung zwingt den Körper zu vielseitigen Reizantworten (siehe Seite 25) und reinigt Haut und Körpergewebe: Durch das Schwitzen wird das Blut eingedickt. Um dies auszugleichen, werden Wasser und mit ihm Stoffwechselabbauprodukte, Schwermetalle und Krankheitsstoffe aus dem Körpergewebe in das Blut überführt. Sie verlassen den Körper durch Schweißdrüsen und über die Nieren. Trinkt man während des Saunabads, so wird dieser Reinigungsprozeß unterbrochen, weil das Blut die Flüssigkeit aus dem Darm beziehen kann.

Sauna und Dampfbad trainieren Herz und Kreislauf, fördern das „Gefäßspiel", regulieren den Wärmehaushalt, normalisieren den Blutdruck, verbessern die Einatmung, regen die Schleimsekretion in der Nase an, fördern den Stoffwechsel, regen die Hormonproduktion und das Immunsystem an, regulieren das vegetative System und dienen der Rehabilitation.

Ihre vorbeugende Wirkung gegen Infekte entfaltet Sauna, wenn man sie richtig und regelmäßig wöchentlich nutzt. Das entspricht auch dem biologischen Rhythmus.

Richtiges Saunieren belastet ein gesundes Herz nicht über die Maßen. Es muß wegen der Überwärmung zwar mehr arbeiten, aber die erweiterten Gefäße leisten dem Blutstrom weniger Widerstand. Das kalte Tauchbad erhöht den Blutdruck nur für einen Moment, und das ist unschädlich.

ANWENDUNGSBEREICHE

Sauna entspannt und bereitet Vergnügen, bringt Erholung für Körper und Seele.

Sie regt den Kreislauf an, lindert Beschwerden bei chronischen Erkrankungen der Atemwege, steigert die Widerstandsfähigkeit gegen Atemweginfekte und die Konzentrationsfähigkeit. Sie ist günstig bei chronischem, nicht aktivem Rheuma, bei peripheren Durchblutungsstörungen, bei Blutdruckproblemen und kann bei Depressionen helfen.

Kinder können schon ab zwei bis drei Jahren die Sauna besuchen. Bei Schulkindern bewährt sich Sauna gegen Nervosität, Konzentrationsschwäche und Schlafstörungen. Sauna ist empfehlenswert für Schwangere, sie macht die Geburtswege elastisch. Bis ins hohe Alter sind Saunabesuche möglich, nach dem 70. Lebensjahr sollte man jedoch nicht mehr damit beginnen.

Grenzen der Anwendung

Wer so krank ist, daß er ins Bett gehört, sollte nicht saunieren. Erkrankte, insbesondere mit Fieber, mit Entzündungen innerer Organe und an den Blutgefäßen, mit nicht ausgeheilter TBC, akut Krebskranke, Patienten mit Anfallskrankheiten, mit hochgradigen Gefäßveränderungen des Gehirns und Herzens und Kreislaufkranke dürfen nicht in die Sauna.

RISIKEN

□ Wer zu Nierensteinen neigt und an Hyperurikämie leidet, sollte nach dem Saunieren viel trinken. Wer ein Glaukom hat oder an der Ménièrschen Krankheit leidet, sollte Flüssigkeit langsam und in kleinen Portionen zu sich nehmen.

□ Übertreibungen bei Wärme- und Kaltreizen, zusätzliche Belastungen wie Schwimmen oder Alkohol, mangelhafte Abkühlung können zur Überreizung führen. Abgeschlagenheit und schlechter Schlaf sind die Folge.

□ Leichte gymnastische Übungen vor dem Saunieren sind sinnvoll. In der Abkühlphase kann sportliche Betätigung zu Atemproblemen führen.

□ Schweißtreibender Leistungssport in Verbindung mit Entwässerungsmedikamenten und überdosierter Sauna kann lebensgefährlich sein. Gewarnt wird vor Saunakabinen, die bei hoher Feuchte nur auf 45 bis 50 °C aufgeheizt werden, in denen man aber – laut Werbung – 30 bis 120 Minuten ohne Abkühlungsphase verweilen soll. Das kann durch Überhitzung zum Kreislaufkollaps führen.

EMPFEHLUNG

Richtiges Saunabaden ist für Gesunde empfehlenswert. Regelmäßiger Besuch in Sauna oder Dampfbad erhöht das Wohlbefinden, ist eine ideale Entspannungstherapie und als unspezifisches Reizmittel geeignet zur Vorbeugung und Rehabilitation.

KOSTEN

Die Krankenkassen bezahlen Saunabaden nicht. Die Kosten eines Saunabesuchs in öffentlichen und privaten Bädern liegen bei etwa 20 bis 30 DM.

ADRESSEN

Informationen über das richtige Saunieren und „Richtlinien für den Saunabau":
Deutscher Sauna-Bund e.V.
Kavalleriestraße 9
W-4800 Bielefeld

Kneipptherapie

GESCHICHTE

Weil er ein armer Webersohn war und sich beim Lernen überanstrengte, bekam er ein Lungenleiden. Im Garten des Priesterseminars in München nahm er heimlich die Gießkanne und verabreichte sich kalte Güsse, im Winter stieg er in den eiskalten Fluß – und allmählich genas er. *Sebastian Kneipp* (1821–1897), der Theologiestudent, hatte sich nach Anleitung der „Wasserhähne" kuriert. Die zwei Schlesischen Ärzte, Vater und Sohn mit gleichen Vornamen, *Johann Sigmund Hahn*, hatten im 18. Jahrhundert die Behandlung mit kaltem Wasser publik gemacht, und bereits mehrere Jahrzehnte vor Kneipp war der Bauernsohn *Vinzenz Prießnitz* als „Wasserdoktor" berühmt geworden.

Die Wurzeln der Hydrotherapie reichen bis in die Antike zurück, in der es eine hohe Kultur der Wasserbehandlungen gab. Im Mittelalter wieder vergessen, wurden sie im 17. Jahrhundert von England aus wieder bekannt. Zu Kneipps Lebzeiten wurden Kaltwasserbehandlungen regelrecht Mode.

Kneipp erprobte Güsse und Bäder jahrzehntelang an sich selbst und entwickelte daraus sein Behandlungssystem. In Wörishofen wurde 1880 eine eigene Badeanstalt errichtet, wo er im Beisein von Ärzten seine Sprechstunden abhielt. Der Pfarrer Kneipp hatte eine besondere Ausstrahlung und zog das Publikum in seinen Bann. Schon 1890 gründeten Anhänger seiner Ideen vom naturgemäßen Leben die ersten Kneipp-Vereine. Seine Bücher erreichten Millionenauflagen.

Kneipp machte Heilkräuter als Badezusätze, wechselwarme Bäder, das Barfuß-Laufen im taunassen Gras beziehungsweise im Schnee und das Wassertreten populär. Kneipp propagierte körperliche und geistige Bewegung. Auf „fünf Säulen" ruht der Erfolg seiner Methode: Wasseranwendung, Heilpflanzen, Bewegungstherapie, einfache Ernährung und Lebensordnung (siehe Seite 126). Damit war Kneipp einer der ersten ganzheitlich orientierten Naturheiler.

Die Situation heute

Entstaubt von veralteten Gedanken, auf den Stand der Wissenschaft gebracht, sind diese Verfahren heute die Grundlage der Naturheilkunde: Zuwendung im ärztlichen Gespräch, Motivation zur Eigenverantwortung, pflanzliche Mittel, Licht, Luft, Wasser und Bewegung als Reize zur Stärkung des Organismus.

Die Wirksamkeit Kneippscher Heilverfahren ist von der Naturwissenschaft bestätigt worden und wird von der Medizin genutzt. In Deutschland gibt es über 50 Kneipp-Heilbäder, über 100 000 Bundesdeutsche haben sich in 550 Kneipp-Vereinen zusammengeschlossen.

DIE IDEE DAHINTER

Ursprünglich stellte man sich vor, die kranken Säfte müßten aus dem Körper entfernt werden: über Darm, Niere und die Haut. Fasten, Schwitzen, Wasser, Kräuter und frische Luft sollten diese „Reinigung" des Körpers fördern (siehe Ausleitende Verfahren, Seite 79).

Kneipp erkannte, daß die starken Reize, die das Wasser auf die Haut ausübt, auf den ganzen Organismus einwirken (siehe Wärme- und Kältebehandlungen, Seite 33) und daß wechselwarme Behandlungen den Körper trainieren. Kneipp verfeinerte im Lauf der Zeit die ursprünglich recht derben Reize zu milderen Verfahren.

Wasser- und Wärme/Kälteanwendungen entsprechen den Grundsätzen der Physikalischen Medizin. Doch die Heilwirkung geht nicht von einer einzelnen Behandlungsform aus. Kneipptherapie ist eine individuell dosierte Zusammenstellung verschiedener Behandlungsformen. Erst die wiederholte Anwendung bewirkt die Umstellungsprozesse im Körper.

UNTERSUCHUNG UND BEHANDLUNG

Der Behandlung sollte eine ärztliche Untersuchung vorangehen.

Wasseranwendungen

Es gibt ungefähr hundert verschiedene Wasseranwendungen: Waschungen, Güsse, Druckstrahlmassagen, Wassertreten, Wickel, Packungen, Heusack, Teil- oder Vollbäder, Kräuterbäder, Sauna. Die Skala reicht von schwachen, kaum belastenden Reizen, wie der Waschung eines Armes oder dem Fußbad, bis zu anstrengenden Maßnahmen, zum Beispiel dem Blitzguß-Massagebad. (Die wichtigsten Wasseranwendungen siehe ab Seite 44.)

Die große Auswahl macht es möglich, daß je nach Konstitution, Kreislaufleistung und Reaktionsfähigkeit ein individuell dosiertes Programm zusammengestellt werden kann, das langsam ansteigend den Organismus aktiv trainiert.

Phytotherapie

In der Kneipptherapie werden pflanzliche Mittel äußerlich, als Zusätze zu Umschlägen, Bädern, Inhalationen und Dampfbädern, als Einreibungen in Ölen und Salben angewendet. Sie werden aber auch als Tees getrunken und in Form von Säften oder Dragees eingenommen (siehe Phytotherapie, Seite 110).

Bewegungstherapie

Kneipp ließ seine Kurgäste seinerzeit noch Holz hacken oder riet zu einer Stunde Hausarbeit als Bewegungstraining.

Heute gehören mehrstündige tägliche Spaziergänge – die „Terrainkur" – zum Kneippen. Wasseranwendungen lassen sich mit Bewegungstherapie gut koppeln. Nach kleinen Reizen sollte sofort Bewegung einsetzen, nach großen vor der Bewegung eine Ruhepause von einer Stunde eingelegt werden. Je nach Leistungsfähigkeit kann man gehen, laufen, schwimmen, Gymnastik oder leichten Sport betreiben. Auch Atemtherapie (siehe Seite 66) wird empfohlen.

Ernährung

Kneipp liebte die damalige bayrische Hausmannskost, die überwiegend vegetarisch war, und trat für „mäßiges Essen" ein. Heutige Grundsätze gesunder Ernährung siehe ab Seite 88.

Ordnungstherapie

Als Pfarrer war Kneipps Zugang zu den ihm anvertrauten Menschen nicht nur rein medizinisch. Ihn kümmerte auch ihr seelisches Wohl. Lange bevor der Begriff der „psychosomatischen Medizin" entstand, hatte er erfaßt, daß nur der Mensch, der mit sich selbst und der Umwelt im reinen ist, wieder ganz gesund werden kann. Über heutige Möglichkeiten der Ordnungstherapie siehe ab Seite 126.

Als Motto aller Kneipp-Anwendungen gilt: Untätigkeit schwächt, Übung stärkt, Überlastung schadet. Der Arzt sollte klären, wann welche Anwendung sinnvoll ist.

ERKLÄRUNG DER WIRKUNG

Kneipptherapie ist eine unspezifische Reiztherapie. Sie läßt sich individuell dosieren. Abhärtung, Entspannung und Leistungssteigerung beeinflussen Körper wie Seele günstig, deshalb kann Kneippen im wahrsten Sinn des Wortes als ganzheitliche Therapie bezeichnet werden.

Hydrotherapie nutzt die Reaktion des ganzen Körpers auf Wärme- und Kältereize und auf den Wasserdruck oder die sanfte Berührung der Haut. Je nach Temperatur, Reizort, Reizfläche, Reizdauer und Tages- beziehungsweise Jahreszeit wirken Reize unterschiedlich.

Die Haut eines Erwachsenen spannt sich über fast zwei Quadratmeter Fläche und ist das größte Organ, das Reize und Stoffe aufnehmen, weiterleiten und ausscheiden kann.

Die Temperatur- und Berührungssensoren in der Haut und in tiefergelegenen Schichten an der Grenze zu den Muskeln nehmen die ankommenden Reize auf und leiten die Impulse über das Nervensystem an innere Organe des entsprechenden Körperabschnitts weiter (siehe Abbildung Seite 73). Über die Schaltzentrale Hypothalamus im Gehirn wird die Hormonproduktion angeregt und das Immunsystem stimuliert. Die Nebennieren schütten das „Streßhormon“ Adrenalin aus und beleben das vegetative Nervensystem.

Eine systematische Behandlung mit wechselnden, ansteigenden Reizen über mindestens drei Wochen stärkt den Organismus. Er kann auf Streßreize aller Art besser reagieren als vorher:

- Stoffwechsel, Kreislauf, Herztätigkeit und Schmerzempfindlichkeit werden reguliert.
- Die inneren Organe funktionieren harmonischer.
- Eine übertriebene Streßhormonausschüttung wird normalisiert.
- Der Organismus kann Belastungen besser ertragen und Infekte besser abwehren.
- Wärmereize heben das Wohlbefinden.

Beispiele: Ein ansteigendes warmes Fußbad weitet die Gefäße und hebt die Temperatur der ganzen Körperhaut. Bei einem kalten Knieguß oder einem Armbad ziehen sich die Gefäße zusammen und dehnen sich anschließend wesentlich über die ursprüngliche Weite hinaus aus. Das fördert die Durchblutung des ganzen Organismus und belebt.

Bei Wasseranwendungen spielt die „Uhr“ des Körpers eine wichtige Rolle: Ein kalter Guß wirkt in der morgendlichen Aufwärmphase wesentlich stärker als in der abendlichen Entwärmungsphase.

ANWENDUNGEN

Kneipptherapie härtet ab, beugt Krankheiten vor und eignet sich zur Rehabilitation nach akuten Krankheiten. Sie kann funktionelle Störungen und psychovegetative Beschwerden beseitigen und chronische Leiden oft erheblich mildern.

Wasseranwendungen können nicht selten auch bei akuten Erkrankungen helfen. Sie können Schmerzen lindern und helfen, Schmerzmittel einzusparen. Wassertherapie dient der Erhaltung der Beweglichkeit bei Verschleißkrankheiten, lindert Fieber und Entzündungen, beeinflußt Kreislauf- und Herzkrankheiten, bessert viele Durchblutungsstörungen und Verdauungsprobleme.

Besonderheiten der Behandlung

Der Körper braucht drei bis vier Stunden, bis seine Reakion auf einen Reiz voll abgelaufen ist. Frühestens dann erst darf ein neuer Reiz erfolgen, damit es nicht zu unerwünschten Wirkungen kommt – etwa zu einer Unterkühlung, wenn der Abstand zwischen zwei Kaltwasserbehandlungen zu kurz ist. Je öfter Wärme oder Kälte auf ein Hautareal einwirken, desto schwächer reagiert es. Damit die Reize weiterhin wirken, muß der Behandler die Flächen öfter wechseln.

Wichtig ist, für jede Behandlung die richtige Tageszeit zu wählen:

Morgens:	Kaltwaschung
Nachmittags:	kaltes Armbad
Abends:	Wassertreten oder Knieguß, kalte Wickel, Schwimmen, Sauna

Grenzen der Anwendung

Voraussetzung der Therapiewirkung ist, daß der Organismus noch reaktionsfähig ist. Schwere akute Krankheiten schließen Kneipptherapie aus.

Kuren

Bei Kneippkuren lernt man, sich aktiv um seine Gesundheit zu kümmern. Man erlebt, daß gesunde Lebensweise nicht Einschränkung bedeutet und Reizbelastung erhöhte Lebensfreude bringen kann.

Kneippkuren sind sinnvoll bei Erschöpfung, vegetativen Störungen, in den Wechseljahren, bei Herz-, Kreislauf- und Gefäßerkrankungen, rheumatischen Krankheiten, Migräne, Hautallergien.

RISIKEN

Die Risiken sind je nach Art und Schwere der Krankheit, die beeinflußt werden soll, verschieden. Sie differieren auch bei den unterschiedlichen Kneipp-Maßnahmen.

KRITIK

Kneipptherapie ist ein anerkanntes Naturheilverfahren. Doch manche von Kneipp vor hundert Jahren empfohlenen Rezepte sind heute überholt. So hat zum Beispiel die Johannisbeere keine Wirkung auf Gicht, die Anwendung von Haferstroh in Bad und Tee ist zweifelhaft. Für einige der empfohlenen pflanzlichen Mittel fehlt bis jetzt der Wirksamkeitsnachweis.

☐ Auch wenn viele Verfahren und deren gleichzeitige Verwendung als sinnvoll erscheinen, fehlt in etlichen Bereichen noch die Bestätigung durch moderne Studien.

☐ Heusack und Heubad können – je nach Herkunft des Heus – bei disponierten Personen allergische Reaktionen auslösen. Das gilt nicht für das Heu-Kräuterölbad.

EMPFEHLUNG

Kneipptherapie ist – eine ärztliche Diagnosestellung vorausgesetzt – empfehlenswert zur Vorbeugung von inneren Krankheiten und Erkältungskrankheiten, zur Linderung von chronischen Leiden und Schmerzen und zur Rehabilitation. Wie die Kneippkur durchgeführt wird, sollte ein Arzt genau vorschreiben.

KOSTEN

Die Krankenkassen bezahlen vom Arzt verordnete Wasseranwendungen und eine verordnete Kneippkur. Eine Kneippkur zur Gesundheitspflege für Menschen, die Entspannung und Erholung suchen, bleibt eine Eigenleistung (siehe Kuren, Seite 51). Vom Arzt angeratene Kneipp-Anwendungen lassen sich daheim leicht und billig durchführen.

ADRESSEN

Kneipp-Bund e.V.
Adolf-Scholz-Allee 6
W-8939 Bad Wörishofen

Kneipp Ärzte Bund e. V.
Baumgartenstraße 4
W-8939 Bad Wörishofen

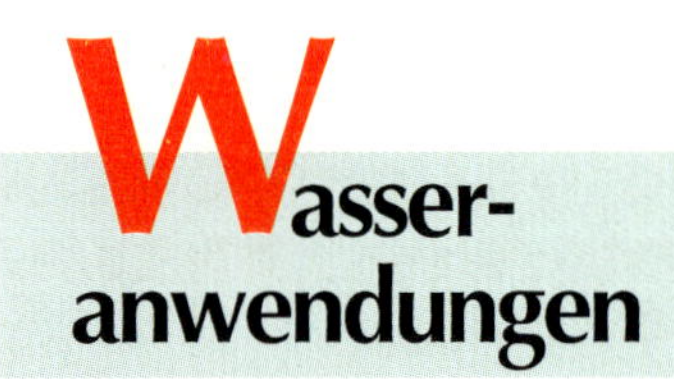

Wasser-anwendungen

DURCHFÜHRUNG

Als Motto für den Reiz gilt: So mild wie möglich, so stark wie nötig. Je akuter die Krankheit, desto vorsichtiger muß man vorgehen. Vor den Wasseranwendungen soll die Haut erwärmt sein. Man sollte vor, während und nach den Wasseranwendungen nicht rauchen.

Nach Teilbädern und Güssen das Wasser abstreifen, nur Gesicht und Hände abtrocknen. Dann anziehen und sich trocken gehen beziehungsweise laufen.

Nach ansteigenden großen Teil-Wannenbädern, heißen Nacken- und Rückengüssen und Druckstrahlmassagen ist eine Stunde Bettruhe notwendig.

WASCHUNGEN

Wie man's macht
Mit grobem, feuchtem Leinentuch unter leichtem Druck Oberkörper, Unterkörper oder den ganzen Körper abreiben. Man beginnt jeweils an den Gliedmaßen außen und streicht zum Rumpf hin, erst die Rückseite, dann die Vorderseite. Anschließend reibt man den Körper ab: Achselhöhle, Hals und Brust, dann Leib und Rumpf von oben nach unten. Ein wenig Essig dem Wasser zugegeben, erhöht den Reiz auf die Haut. Nachher nicht abtrocknen, in Schlafkleidung im Bett trockendämpfen.

Wann es hilft
Abreibungen regen morgens den Kreislauf an, mehrmals hintereinander durchgeführt, können sie Fieber senken. Zur Regulation und Abhärtung gegen Infekte, bei Kreislaufstörungen, Lymphstauungen, Krampfadern.

Temperatur und Dauer von Wasseranwendungen

Wassertemperatur

Kalt (Leitungs- oder Brunnenwasser):	12 bis 18°C
Lau	30 bis 33°C
Warm	36 bis 39°C
Heiß	40 bis 42°C

Reizdauer

Bäder	10 bis 20 Minuten
Wechselbäder und Wechselgüsse	in zweimaliger Folge 5 Minuten warm, 8 bis 15 Sekunden kalt
Dämpfe	5 bis 15 Minuten
Heupackung	20 bis 45 Minuten
kalter Wickel, wärmeentziehend	bis zur Erwärmung der Wickeltücher Pause 5 bis 10 Minuten dann wiederholen
warmer Wickel, wärmestauend	45 Minuten
warmer Wickel, schweißtreibend	zwei bis drei Stunden
Güsse	immer herzfern beginnend und zum Herzen hin 8 bis 30 Sekunden
Druckstrahlmassagen, Wasser- und Schneetreten	so lange, bis es als unangenehm empfunden wird

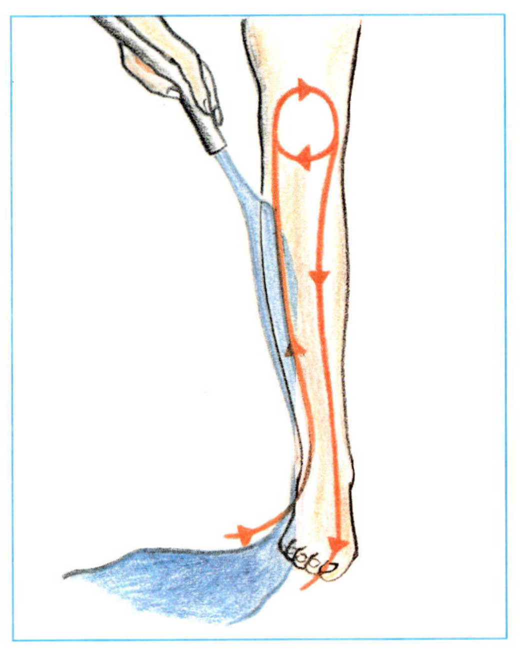

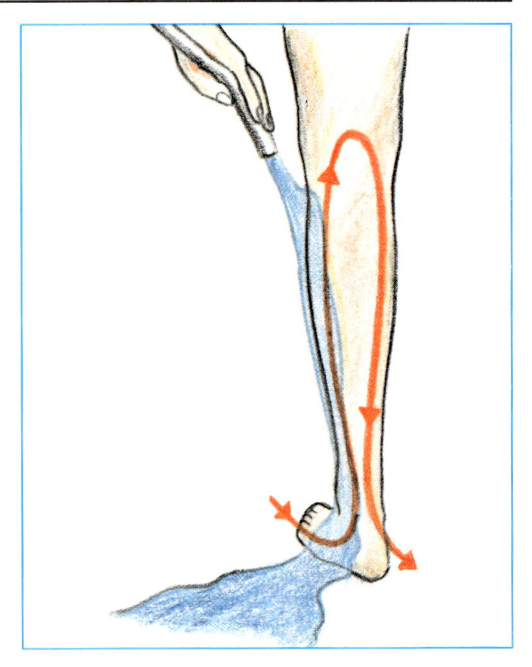

GÜSSE

Güsse kann man mit der Gießkanne oder mit einem Schlauch durchführen, der einen Durchmesser von zwei Zentimetern hat. Man kann auch ein spezielles Gußstück anstelle des Brausekopfs verwenden. Es ist im Fachhandel erhältlich.

Wie man's macht
Der Druck soll so eingestellt werden, daß der Wasserstrahl aus dem senkrecht nach oben gehaltenen Schlauch fünf Zentimeter hoch sprudelt. Der Strahl wird langsam aus geringer Entfernung immer von außen zum Herzen hin geführt: von den Händen zu den Ellbogen, von den Füßen zum Knie. Er soll wie ein Mantel breit über den begossenen Körperteil fließen. Man beginnt meist mit wechselwarmen Güssen, später macht man nur kalte. Nachher Wasser abstreifen, anziehen und kräftig bewegen.

Vorsicht
Bei Krampfadern und Stauungen sind nur kalte Güsse erlaubt, bei arterieller Verschlußkrankheit Güsse nur nach Rücksprache mit dem Arzt. Nur in warmen Räumen und nicht mit vollem Magen durchführen.

Knieguß

Wie man's macht
Beginnend an der rechten kleinen Zehe Wasserstrahl über die Außenseite von Fuß und Unterschenkel bis über die Kniekehle führen, dort kurz verweilen, über die Wadeninnenseite zurück; dasselbe am linken Bein. Dann die Unterschenkelvorderseite, von der rechten Kleinzehe bis über die Kniescheibe, dort kreisend verweilen, dann zurück über die Innenseite bis zur großen Zehe, zuletzt die Fußsohle. Dasselbe am linken Bein.

Wann es hilft
Bei Spannungskopfweh und Migräne, niedrigem Blutdruck, Schlafstörungen, bei Krampfadern und Prellungen. Beugt Gefäßschäden vor und reguliert die Funktion von Verdauungs- und Geschlechtsorganen.

Vorsicht
Nicht durchführen bei Reizblase, Harnweginfekten, Ischias, während der Menstruation.

Abbildungen auf den Seiten 45, 46, 48 und 50 nach: H.-D. Hentschel (Hrsg.), Naturheilverfahren in der ärztlichen Praxis, Köln 1991

Armguß

Wie man's macht
Von der rechten Hand außen führt man den Strahl zur Schulter hoch, nach kurzem Verweilen innen zurück. Anschließend dasselbe am linken Arm.

Wann es hilft
Bei Abgeschlagenheit und Abgespanntheit, Herzklopfen, bei Beschwerden am und um Ellbogen. Verlängerter Guß bis zum Hals bei Schulterbeschwerden.

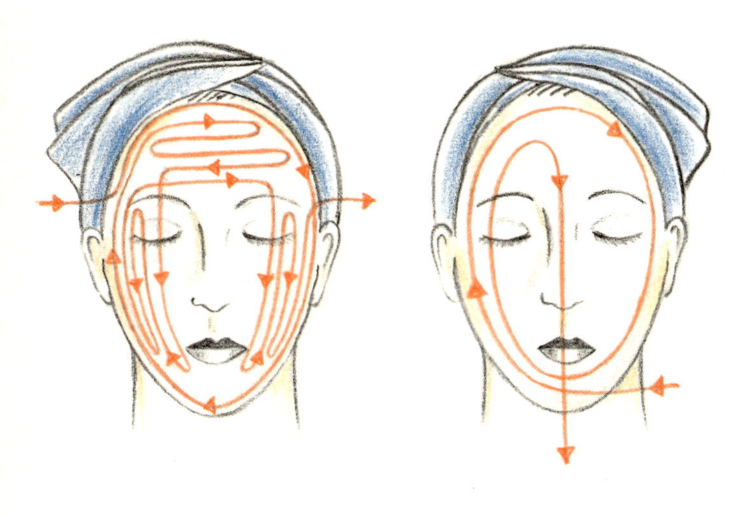

Gesichtsguß

Wie man's macht
Von der rechten unteren Schläfenseite abwärts bis zum Kinn und aufwärts bis zur linken Schläfe gießen. Dann über die Stirn von rechts nach links, anschließend mehrmals von der Stirn abwärts zum Kinn. Zuletzt noch ein kreisender Guß über das Gesicht.

Wann es hilft
Bei Kopfschmerzen, Migräne und Zahnschmerzen, bei Infektneigung und zur Wärmeregulation. Anregend für die Durchblutung des Gesichts, entspannend bei ermüdeten Augen.

Vorsicht
Die Augen geschlossen halten.

Blitzguß

Wie man's macht
Dafür braucht man einen Schlauch mit einem Stahlrohrende von einem halben Zentimeter Durchmesser. Der Wasserstrahl wird mit einem Druck von ein bis drei atü aus etwa vier Metern Entfernung über den ganzen Körper gelenkt. Hier kommt zum thermischen Reiz noch der mechanische Druckreiz. Am häufigsten wird der heiße Rückenblitzguß angewandt.

Wann es hilft
Regt Herz, Kreislauf und Stoffwechsel besonders stark an.

Vorsicht
Für Herz- und Kreislaufkranke nicht geeignet.

WECHSELDUSCHEN

Wie man's macht
Wechselduschen reizen die Haut anders als der Kneippsche Gußschlauch: mit feinen Berührungen aus der Brausedüse. Am besten wirken Wechselduschen morgens nach leichter Bewegung. Man führt die Dusche immer von außen zum Herzen hin, beginnt immer heiß und schließt nach mehrmaligem Wechseln mit einer kalten Dusche ab.

Wann es hilft
Wechselduschen härten ab und sind eine ideale Selbstbehandlung bei Erschöpfung und rheumatischen Verschleißerkrankungen. Sie können Erkältungskrankheiten vorbeugen.

TEIL- UND VOLLBÄDER

Sie sind kalt, warm, mit an- und absteigender Temperatur möglich.

Man kann dem Badewasser pflanzliche Zusätze beigeben. Dazu eignen sich Tees, Extrakte, Öle oder Salze. Ihre Aromen werden eingeatmet und entfalten so ihre Wirkung. Aber auch die Haut nimmt bei warmen und wechselwarmen Bädern, die über 15 Minuten dauern, ätherische Öle aus dem Wasser auf, die dann manchmal ebenso wirken können wie bei Einnahme. Auf die Haut selbst wirken vor allem Gerbstoffe und Milch-Molke-Bäder.

Vorsicht
Bei Kamille-, Fichtennadel- und Heublumenbädern sind allergische Reaktionen möglich. Bäder mit Badezusätzen verbieten sich bei nässenden, großflächigen Ekzemen und Hautverletzungen, bei schweren fieberhaften und infektiösen Erkrankungen, bei schweren Herzerkrankungen und starkem Bluthochdruck.

Kräuterölbäder sind besonders hautpflegend und verteilen die ätherischen Öle gleichmäßig im Wasser. Kräuterbadesalze wirken darüber hinaus mild hautreizend.

Beachten Sie, daß die Haut beim Bad sehr aufnahmefähig ist, und daher auch unerwünschte Stoffe aufnehmen kann. Besorgen Sie sich Tees, Auszüge, Öle und Salze nur im Reformhaus oder in der Apotheke, auch wenn Sie dafür tiefer in die Tasche greifen müssen. Sie haben damit eine höhere Sicherheit, daß die Pflanzenmittel von guter Qualität sind. Überdies können Sie sich dort über die richtige Zubereitung und Dosierung beraten lassen.

Kaltes Fußbad

Wie man's macht
Das Wasser soll bis gut zur Wadenhöhe reichen.

Nur bei warmen Füßen und so lange durchführen, bis man einen Kälteschmerz empfindet oder das Gefühl entsteht, das Wasser sei nicht besonders kalt. Wasser abstreifen, anziehen und trockengehen oder -laufen.

Wann es hilft
Bei Krampfadern, Ödemneigung, Kopfschmerzen, niedrigem Blutdruck, Überhitzung, Kreislaufstörungen, Neigung zu Infekten, Fußschweiß, Einschlafstörungen, Prellungen im Fuß- und Knöchelbereich.

Vorsicht
Nicht anwenden bei kalten Füßen, Reizblase, Harnweginfekten, starkem Bluthochdruck, Ischias, Gefäßverschlüssen.

Pflanzliche Badezusätze (Extrakte, Tees, Öle) und ihre Wirkungen

Pflanze	Wirkung
Baldrian	beruhigend, schlaffördernd
Eichenrinde	zusammenziehend, bei nässender Haut, Juckreiz, Afterwunden, Hämorrhoiden
Eukalyptus	erfrischend, antibakteriell
Fichtennadel	schleimlösend, durchblutungsfördernd, entspannend
Heublumen	durchblutungsfördernd, muskelentspannend, schmerzlindernd
Hopfen	beruhigend, schlaffördernd
Kamille	entzündungshemmend, dämpft allergische Reaktionen, bei Hautkrankheiten
Kleie	hinterläßt juckreizlindernden Film auf der Haut. Nicht abspülen. Bei Hautallergien und Psoriasis
Lavendel	ausgleichend, anregend
Lindenblüten	hautpflegend, ausgleichend
Melisse	beruhigend
Milch-Molke	hautpflegend, wie Kleie
Rosmarin	entspannend, schmerzdämpfend, durchblutungsfördernd
Thymian	schleimlösend, antibakteriell
Wacholder	durchblutungsfördernd, muskelentspannend
Zinnkraut	zusammenziehend, bei schlecht heilenden Wunden, Ekzemen, Geschwüren, Erkrankungen von Harnwegen und Geschlechtsorganen

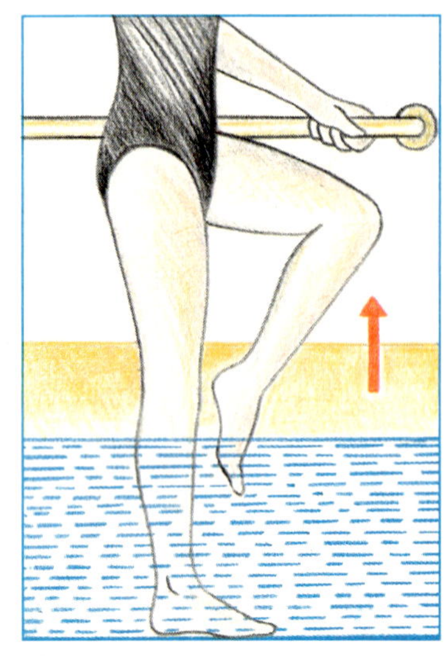

Wasser-treten

Wie man's macht
Wassertreten richtig durchführen heißt: nur mit warmen Füßen und im Storchengang – bei jedem Schritt zieht man das Bein ganz aus dem kalten Wasser. Das ist mit einer rutschfesten Matte in der Badewanne möglich. Man kann auch im Sitzen Wassertreten.

Aufhören, wenn man die Kälte unangenehm spürt. Wasser abstreifen, anziehen, trockengehen oder -laufen. Wassertreten auf Kieselboden oder Trockengehen auf einem Profilboden verstärken die Reaktion.

Die beste Zeit für Wassertreten ist nachmittags oder abends. Morgendliches Tautreten und Schneetreten sind Varianten des Wassertretens.

Wann es hilft
Wie beim kalten Fußbad.

Warmes Fußbad

Wie man's macht
10 bis 15 Minuten lang bei bis zu 38°C, mit Badezusätzen wie Thymian oder Melisse.

Wann es hilft
Bei kalten Füßen, beginnenden Infekten, Rekonvaleszenz.

Vorsicht
Nicht durchführen bei Krampfadern, Ödemen, Lymphstauungen.

Wechselwarmes Fußbad

Wie man's macht
Fünf bis zehn Minuten warm, fünf bis zehn Sekunden kalt, maximal zweimal wechseln, Badezusätze beifügen.

Wann es hilft
Zur Regulation und bei Arteriosklerose.

Armbäder

Wie man's macht
Im Waschbecken läßt man so viel Wasser ein, daß es einige Zentimeter über den Ellbogen reicht.

Wann es hilft
Kaltes Armbad: Bei Herzklopfen, Kopfschmerzen, Durchschlafstörungen.
Wechselwarmes Armbad: Durchblutungsstörungen von Fingern und Händen, Kopfschmerzen.
Ansteigendes Armbad: Temperatur von 35 °C auf 40 °C ansteigen lassen. Am wirksamsten vormittags. Bei Bronchitis, Asthma, beginnenden Atemweginfekten, Durchblutungsstörungen, Angina pectoris.

Vorsicht
Vorsicht bei Kreislauf- und Herzerkrankungen.

Wannenbäder

Wie man's macht
Warmes Bad mit Badezusätzen, bis 20 Minuten, danach kalter Abguß mit Schlauch oder Brause, vom rechten Fuß aufwärts zum Rumpf, dann linkes Bein, Gesäß, Bauch, rechter Arm, linker Arm, Brust, Gesicht, Rücken. Danach abtrocknen, eine Stunde Bettruhe.

Wann es hilft
Wannenbäder entspannen Muskulatur und Psyche, belasten aber das Herz-Kreislauf-System.
Kaltes Halbbad: Leitungswasser, fünf bis zehn Sekunden, bei Spannungszuständen, Krampfadern, abends bei Einschlafstörungen; eventuell Baldrianzusatz.

Ansteigendes Halbbad: Bis 20 Minuten, ansteigend von 35 °C auf 39 bis 41 °C, bei beginnenden oder abklingenden Infekten, Ischias, Rükkenschmerzen. Als Badezusätze eventuell Thymian, Rosmarin, Heublume (siehe Seite 47).

Vorsicht
Vorsicht bei Herz- und Kreislauferkrankungen, bei Krampfadern und Hämorrhoiden.

Kopfdampf

Wie man's macht
Einige Liter Wasser werden in einem Topf bis zum Dampfen erhitzt. Vorsicht: der Dampftopf muß einen sicheren Stand haben, um Verbrühungen zu vermeiden.

Mit entblößtem Oberkörper beugt man sich zehn Minuten lang über den dampfenden Topf, zeltartig mit Badetuch und Decke zugedeckt. Anschließend einwickeln und eine halbe Stunde Bettruhe, dann einen kalten Gesichts- oder Oberkörperguß. Zur Steigerung der Wirkung kann dem Wasser Kochsalz oder Tee aus Kamillenblüten, Lindenblüten oder Pfefferminze zugesetzt werden.

Wann es hilft
Bei beginnenden Infekten, Nasennebenhöhlenentzündung, Tubenkatarrh, Bronchitis, chronischen Kopfschmerzen, Migräne.

Sitzdampf

Wie man's macht
Man sitzt nackt auf einem Stuhl mit Lattenrost, unter dem der Topf mit dampfendem Wasser steht. Laken und Wolldecke schirmen die Zugluft ab, nur der Kopf bleibt frei. Nach 10 bis 15 Minuten für eine halbe Stunde ins Bett, anschließend Unterkörper kalt abduschen. Dem Dampftopf kann Zinnkrauttee zugesetzt werden.

Wann es hilft
Bei Reizblase, Störungen der Blasenentleerung, Prostataleiden und nach gynäkologischen Eingriffen.

Vorsicht
Nicht bei Hämorrhoiden anwenden.

Bürstenbad

Wie man's macht
Mit einem Sisalhandschuh die trockene Haut bis zur Hautrötung abbürsten. Von außen zum Herzen hin: erst den rechten Fuß, das rechte Bein, dann linker Fuß, linkes Bein, Gesäß, Bauch, rechter Arm, linker Arm, Brust, Rücken. Anschließend in warmes Badewasser setzen, dem kaltes Wasser zuläuft; eventuell Rosmarinzusatz. Zuletzt kalter Abguß, Wasser abstreifen, anziehen, dann kurze, zügige Bewegung im Freien.

Wann es hilft
Bei niedrigem Blutdruck und Kreislaufstörungen.

Überwärmungstherapie

Durch einen wärmenden Ganzkörperwickel (siehe Wickel, Seite 50) oder ein Überwärmungsbad wird die Körperkerntemperatur erhöht.

Wie man's macht
Der Ganzkörperwickel wird straff angelegt, der Patient so lange warm zugedeckt, bis seine Körpertemperatur um ein Grad angestiegen ist. Beim Überwärmungsbad wird innerhalb von 20 bis 60 Minuten ansteigend heißes Wasser zugegossen, bis die Wassertemperatur von 36° auf 41 bis 42 °C gestiegen ist.

Wann es hilft
Lindernd bei nichtentzündlichem Rheuma, Arthritis, Morbus Bechterew. Soll bei Allergie vegetativ umstimmen.

Vorsicht
Ein Arzt muß diese Behandlungen überwachen, weil sie Herz und Kreislauf stark belasten. Personen mit akuten oder chronischen Infekten, mit Herzerkrankungen, Nierenschwäche, Tuberkulose, arteriellen Verschlußkrankheiten, Schwangere und alte Menschen sollten keine Überwärmungstherapie machen.

Wickel und Packungen

Wickel

Wie man's macht

□ Ein grobes Leinentuch, naß, stark ausgewrungen, straff anlegen.

□ Darüber ein trockenes, luftdurchlässiges Leinen- oder Baumwolltuch, das breiter ist als die nasse Kompresse. Es wird mit Sicherheitsnadeln fixiert.

□ Darüber wiederum ein Tuch aus Wolle oder Flanell.

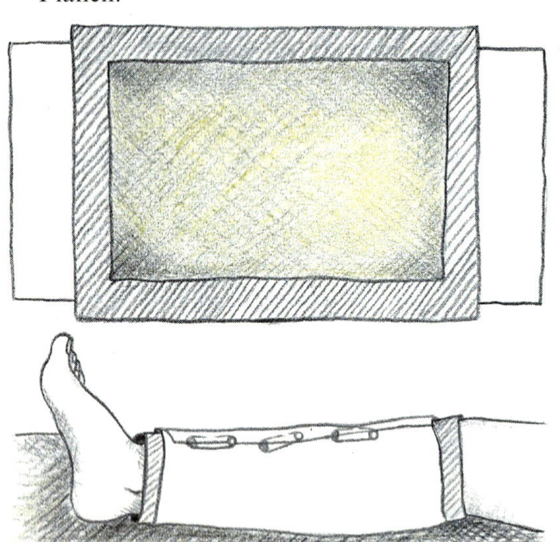

Nach dem Anlegen eines Wickels sollte man den Kranken ganz in ein Leinentuch und eine warme Decke hüllen und darauf achten, daß es nicht zieht.

Wärmeentziehende Wickel: Zum Wärmeentzug Wickel so lange einwirken lassen, bis er aufgewärmt ist, dann sofort wegnehmen oder erneuern. Fröstelt der Kranke, muß der Wickel entfernt werden.

Wärmestauende Wickel: Zum Wärmestau Wickel eine Stunde bis eineinhalb Stunden angelegt lassen. Wird der Wickel als kalt empfunden, Wärmflasche oder warme Getränke geben.

Schweißtreibende Wickel: Zum Schweißtreiben bleiben Wickel (Brust-, Lenden-, Kurz- und Ganzwickel) etwa zwei Stunden liegen. Vorsicht: den Kranken überwachen. Nach dem Abnehmen des Wickels den Körperteil mit einem Handtuch trockenreiben.

Wann es hilft

Wadenwickel: Wadenwickel entziehen Wärme bei Fieber und Venenentzündung, wirken gegen Lymphstauungen und Ödeme. Heilerde, Lehm sowie Quark können die Wirkung bei Krampfadern erhöhen.

Leibauflage: Das Auflagetuch, das vom Rippenbogen bis zum Schambein reicht, hilft bei Fieber, vegetativen Störungen, Krämpfen, Einschlafstörungen.

Lendenwickel: Vom Oberschenkel bis zu den Waden angelegt, beruhigen sie bei Darmreizung, Bauchkrämpfen, Magengeschwürleiden, bei Entzündungen von Gallenblase und Gallenweg, bei Übererregbarkeit und Einschlafstörungen, senken den Bluthochdruck.

Brustwickel: Sie helfen bei Bronchitis, Lungenerkrankungen und Neuralgien.

Kalte Packungen und Eispackungen

Wie man's macht

Man streicht auf das Wickeltuch dicken Lehmbrei – erhältlich in der Apotheke – oder Quark. Oder man taucht ein Leinentuch in zehnprozentige Salzlake, wringt es aus und läßt es im Tiefkühlfach gefrieren. Das Tuch bleibt verformbar. Als Ersatz kann eine Eispackung dienen: Eiswürfel in einen Plastikbeutel geben und durch Klopfen zerkleinern. Man legt die kalte Packung eine Minute lang auf, entfernt sie für vier Minuten und wiederholt insgesamt fünfmal.

Wann es hilft

Bei arthritischen Reizungen der Gelenke, bei Gichtanfällen, Prellungen, Überdehnungen, offenen Geschwüren, Brustfellentzündung.

Eisbeutel oder Streichungen mit Eiswürfeln helfen gegen Muskelverspannungen. Im Nakken wirken sie ausgezeichnet gegen Kopfschmerzen.

Vorsicht
Bei Eispackungen sollte ein dünnes Tuch vor Kälteschäden schützen.

Vorsicht
Vor dem Anlegen der Packung mit der Pulsseite des Handgelenks prüfen, ob die Temperatur erträglich ist. Bei Kranken mit Bluthochdruck, Herzschwäche und Atemstörungen nicht straff anlegen. Eingepackte nie allein lassen.

Warme Packungen

Wie man's macht
Das Wickeltuch kann man vor dem Anlegen in einen heißen Absud überbrühter Kamille (wirkt entzündungshemmend), aus Eichenrinde (wirkt zusammenziehend) oder Heublumen (wirkt durchblutungsfördernd, schmerzlindernd, beruhigend) tauchen und auswringen.

Wickel halten die Wärme besser, wenn man zusätzlich eine Wärmflasche auflegt, oder wenn man erhitzte Erden oder Schlamm auf das Tuch streicht. Das Wickeltuch kann auch in Wasser getaucht werden, in dem Senfmehl angesetzt wurde. Wegen der Gefahr von Hautreizungen sollten Senfwickel nur von geschultem Personal angelegt werden. Noch länger hält ein Heusack die Wärme. Dazu werden Heublumen in einen Leinensack gefüllt, der über Dampf erhitzt wird (Achtung, Allergie möglich). Der Heusack gibt die Wärme langsamer ab als gewöhnliche Wärmepackungen und solche mit Lehm, Fango und anderen Peloiden. Lehm, Erden, Schlamm, Senfmehl und Heublumen sind in der Apotheke erhältlich.

Wärmewickel bleiben etwa 45 Minuten liegen, der Kranke wird warm zugedeckt. Nach dem Entfernen eine halbe Stunde Bettruhe, abschließend temperiert waschen. Ideal sind warme Packungen vor dem Essen oder gleich danach.

Wann es hilft
Warme Packungen lindern Beschwerden bei chronischen Erkrankungen, zum Beispiel Arthrose, bei Nieren- oder Blasenerkrankungen, lindern nervöse Magen- oder Bauchschmerzen, Kopfweh und Migräne. Spätabends im Lendenbereich aufgelegt, wirken sie durchblutungsfördernd.

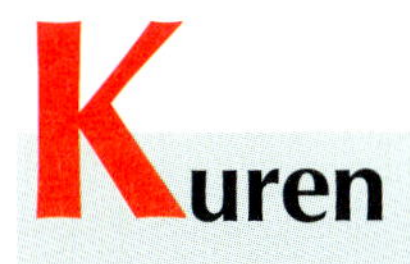

uren

GESCHICHTE

Wie wohltuend ein Ortswechsel ist, wußten schon die Römer und besuchten von Zeit zu Zeit ein „balneum". Dieses Wort bedeutete nicht nur das Baden in der Therme, sondern schloß alles mit ein, was ein Badeort zu bieten hatte – Trinkkuren, Spaziergänge in der Sonne und frischer Luft, entspannende Unterhaltungen und auch das erotische Abenteuer mit dem „Kurschatten". Badekuren waren seit jeher eine „Reiztherapie", ein „Jungbrunnen" für alle Sinne. Die „Marienbader Elegie" des alternden Dichters Johann Wolfgang v. Goethe ist ein bekanntes Zeugnis dieser anregenden Wirkung.

Kuren gehören zu den Naturheilmethoden im klassischen Sinn, weil sie Naturmittel wie Wasser, Erde, Sonne, Wind, Höhe, Kälte und Wärme zu heilenden Zwecken nutzen.

Die Situation heute
Die Kurortemedizin bietet heute weit mehr als ortsspezifische Mittel an: Ein ganzes Bündel verschiedener Behandlungen soll vorbeugend wirken, der Rehabilitation nach schweren Erkrankungen dienen und chronische Leiden erleichtern.

Sinnvolle Ergänzung zu den lokalen Heilmitteln sind Massagen (siehe Seite 69), Bewegungstherapie und Heilgymnastik (siehe

Seite 59), Atemtherapie (siehe Seite 66), Entspannung (siehe Ordnungstherapie, Seite 127) und Kurse, in denen die Kreativität, zum Beispiel durch Malen, Töpfern, Musizieren, Tanzen und anderes mehr (wieder)entdeckt und ausgelebt werden kann. Man kann lernen, sich die nötigen Phasen der Ruhe zu verschaffen. Die Muße bei Kuren kann die von Alltagshektik oft verdeckte Lebensfreude wecken.

Ein Wunschtraum wird aber das bleiben, was viele Angebote versprechen: „Ewige Jugend" oder „Verjüngung" sind selbst mit hohen Kurkosten nicht zu erkaufen.

IDEE UND ERKLÄRUNG DER WIRKUNG

Der Sinn von Kuren liegt in den serienmäßigen Anwendungen, die den erholungsbedürftigen Organismus umstimmen, reizen und im Sinn einer Anpassung trainieren sollen: Er muß sich akklimatisieren (siehe Reiztherapie, Seite 25). Das Ziel ist, die Selbstheilungkraft des Körpers zu mobilisieren und bei chronischen Krankheiten eventuellen Rückfällen vorzubeugen.

Wesentliche Faktoren des Kurerfolgs sind Schonung und Erholung und der Anstoß, das Verhalten so zu ändern, daß es der Gesundheit förderlich ist.

DIE MITTEL

Von der Art der Beschwerden hängt die Wahl des Ortes ab, an dem speziell heilende Mittel zu finden sind. Kuren arbeiten mit den lokalen Angeboten: Heilwässer, Heilgase, „Peloide" und dem Klima.

Heilwässer: Sie unterscheiden sich vom Trinkwasser durch ihren höheren Gehalt an Mineralstoffen beziehungsweise besonders wirksamen Bestandteilen oder durch die höhere Temperatur. Die Stoffe gelangen bei Trinkkuren über den Verdauungsweg in die Blutbahn. Über die Haut werden sie kaum aufgenommen.

Heilgase: Als Heilgase gelten Kohlendioxid, Schwefelwasserstoff und Radon.

Peloide: Sie werden in Form von Schlamm oder Brei genutzt. Peloide sind entweder pflanzliche Abbaustoffe, zum Beispiel Torf aus Mooren, oder mineralische Stoffe, wie Meeresschlamm aus Ton und Kalkteilchen, beziehungsweise die als Fango bezeichneten, fein zerriebenen Gesteine.

Klima: Verschiedene Faktoren des Klimas werden genutzt. Als Schonklima gelten geringe tageszeitliche Schwankungen von Temperatur und Luftdruck sowie saubere Luft. Als Klimareiz wirken die Höhe, intensive Abkühlung, hohe Windgeschwindigkeiten und der Salzgehalt der Luft. Zur Klimakur eignen sich Meeresküsten und Mittel- und Hochgebirgslagen.

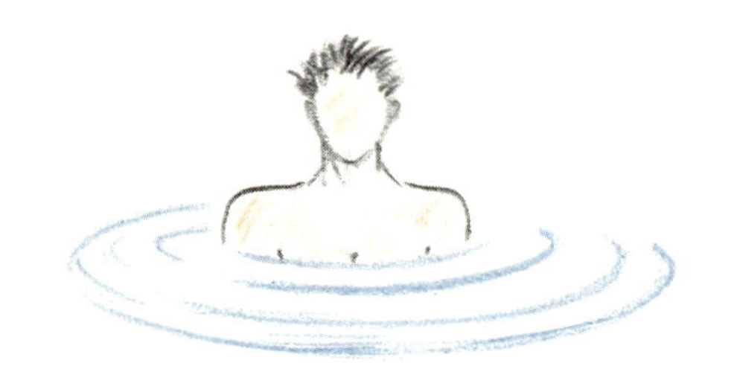

BEHANDLUNG UND ANWENDUNGEN

BÄDER UND KUREN

Ein Körper, der ins Wasser taucht, hat durch den Auftrieb nur noch ein Zehntel seines Gewichts. Deshalb entlastet jedes Bad die Muskeln. Es senkt den Blutdruck, hemmt Streßhormone und wirkt ausschwemmend. Bewegung im Wasser fördert die Mobilität. Warmes Wasser weitet die Gefäße und fördert die Durchblutung, gibt kranken Gelenken wieder mehr Beweglichkeit, regt die Atmung an, lindert Schmerzen und wirkt entzündungshemmend. Es stimuliert die Empfindungsfähigkeit der Haut, vermittelt ein neues Körpergefühl und hat auch auf die Seele wohltuenden Einfluß.

Vorsicht
Bäder sind eine Belastung für Herzschwache.

Bewegungsbäder

Wasser entlastet die Gelenke. Menschen mit Bewegungsbehinderungen können sich im Wasser leichter bewegen. Zusätzlich schützt es vor Stürzen. Den Widerstand, den das Wasser Bewegungen entgegensetzt, kann man für das Krafttraining geschwächter Muskeln nutzen. Gymnastische Übungen im Wasser lindern Beschwerden bei Weichteilrheumatismus, bei chronisch degenerativen Krankheiten des Bewegungsapparats, neurologisch bedingten Haltungs- und Bewegungsstörungen, bei Osteoporose, Muskelerkrankungen und nach Operationen am Bewegungsapparat. Wassergymnastik erhält die Beweglichkeit und dient der Rehabilitation.

Schwefelbäder

Schwefelquellen enthalten ein Gemisch verschiedener Schwefelverbindungen. Diese regen die Durchblutung der Haut an. Schwefelbäder werden bei chronischen Gelenkerkrankungen empfohlen. Heilend wirken sie bei Hauterkrankungen wie Psoriasis, Neurodermitis, Akne und chronischen Ekzemen.

Ein Schwefelbad sollte 10 bis 20 Minuten dauern. Solche Bäder sind anstrengend, deshalb sollte man anschließend ruhen.

Solebäder

Solebäder sind überall dort entstanden, wo aus dem Berg Salz gewonnen wurde. Sie kommen als kalte Quellen oder als Thermen mit und ohne weitere Stoffe vor. Die meisten Solebäder enthalten 1,5 bis sechs Prozent Kochsalz.

Bäder in stark salzhaltigem Wasser lindern alle Formen von Rheuma und Frauenleiden und können bei Hauterkrankungen wie Entzündungen, Akne und Ekzemen helfen. Der hohe Salzgehalt des Wassers verstärkt zudem die heilende Wirkung der Sonnenstrahlen. Manche Solebäder bieten auch solehaltige Inhalationsluft. Das lindert chronische Krankheiten der oberen und unteren Atemwege und chronische Entzündungen der Stirn- und Nasennebenhöhlen.

Eine besondere Form ist die Thalassotherapie (Behandlung mit Meerwasser). Neben dem Klimareiz wirken hier die salzhaltige Gischt des Meeres und Einflüsse von Spurenelementen wie Jod.

Kohlensäurebäder

Sauerbrunnen werden seit Jahrhunderten genutzt. Ein Kohlensäurebad kann aber auch mit technisch erzeugtem Kohlendioxid bereitet werden. Dieses Bad fördert die Durchblutung der Haut. Es hilft bei arteriellem Bluthochdruck, gegen Gefäßverschlüsse an Armen und Beinen und bei chronischer Venenschwäche. Es lindert vegetativ und psychosomatisch bedingte Herz- und Kreislaufbeschwerden.

Radonbäder

Das radioaktive Edelgas Radon kommt in natürlichen Quellen und in der Luft von Bergwerksstollen vor. Traditionell wird Personen mit entzündlichen degenerativen Gelenkerkrankungen eine Trinkkur mit Radonwasser, ein Bad darin oder der Aufenthalt in radonhaltiger Luft empfohlen. Ob die Heilwirkung einer solchen Strahlenkur tatsächlich auf das Radon zurückzuführen ist, ist wissenschaftlich nicht erwiesen. Da die Strahlung gering ist (im Bereich von Millirem), gilt sie als ungefährlich. Überdies leiden Menschen, die in der Nähe von Radonbädern leben, nicht öfter an Krebserkrankungen als der Durchschnitt der Bevölkerung.

Moor- und Schlammbäder

Moor (korrekt: Badetorf) hat für Deutschlands Kurwesen eine besondere Bedeutung: Es gibt etwa 50 Moorheilbäder. Badetorf ist unter den Peloiden das wirksamste Mittel. Peloide enthalten je nach Herkunft eine Unzahl von chemischen Wirkstoffen. Diese spielen als therapeutische Mittel aber eine geringere Rolle als die Fähigkeit der Peloide, Wärme lange zu speichern und sie langsam und gleichmäßig an die behandelten Körperareale abzugeben.

Moor- beziehungsweise Schlammpackungen werden mit etwa 42 bis 48 °C für ungefähr 20 Minuten auf die erkrankten Körperstellen aufgelegt. Moorbäder sollen dagegen nicht heißer als 40 °C sein. Moorgemeinschaftsbäder sind unhygienisch und werden vom Bundesgesundheitsamt abgelehnt. Nach jedem Einzelbad sollte die Wanne gründlich gereinigt und der Badetorf erst nach Entkeimung wiederverwendet werden.

Moorbehandlungen helfen bei chronischen Rheumaerkrankungen, nach Verletzungen am Bewegungsapparat, bei chronischen Entzündungen des Verdauungstrakts und der harnableitenden Organe, bei funktionell gestörter Durchblutung, Unfruchtbarkeit und Frauenleiden.

Vorsicht

Moorvollbäder sind bei fieberhaften und infektiösen Erkrankungen, bei großflächigen Hautwunden, bei Herzschwäche und starkem Bluthochdruck verboten.

Trinkkuren

Trinkkuren waren noch im vorigen Jahrhundert die spezifische Behandlung von Störungen der Verdauungsorgane, bis wirksame Medikamente sie verdrängten. Die wissenschaftliche Beweisführung, ob Trinkkuren tatsächlich Heilwirkungen haben, steht teilweise noch aus. Je nach Zusammensetzung der Wässer sollen sie die Funktionen von Magen, Darm, Galle, Leber, Bauchspeicheldrüse, Niere, Blase und Harnwegen regulieren.

Vorsicht

Bei akut-entzündlichen Erkrankungen und Blutungsneigung im Verdauungstrakt, bei Herz-Kreislaufschwäche, Ödemneigung, Grünem Star und Bluthochdruck sollte keine Trinkkur durchgeführt werden.

Klimatherapie

Schon Hippokrates setzte seine Patienten dem Reiz aus, der von einem fremden, ungewohnten Klima ausgehen kann. Wissenschaftlich ist der „Wirkakkord" aller Einflüsse von Witterung und Klima auf den Menschen noch kaum durchschaut.

So gibt es bis jetzt keinen Beweis dafür, ob und welches Wetter „krank macht". Sicher ist, daß nasse Kälte, starker Wind, Hitze, Schwüle und Nebel den Organismus belasten. Und es ist auch erwiesen, daß das Leben in klimatisierten oder überwärmten Räumen den Körper empfindlich und untüchtig macht. Gewöhnt er sich an ansteigende Klimareize, kann er Spannkraft und Anpassungsfähigkeit wiedererlangen.

Als heilsam gelten heute das Klima an Meeresküsten mit Sonne und Wind und das Mittel- und Hochgebirgsklima. Hier wirken Temperaturschwankungen, Frischluft und Sonnenlicht anregend. Allerdings gefährdet die Abgasbelastung zunehmend auch die Luft in solchen Lagen. (Zu den Risiken siehe auch Lichttherapie, Seite 56.)

Zu einer Klimakur gehören dosierte Liegekuren, Freiluftbäder bis zum Frösteln, Nachtschlafen im Freien und Bewegungstraining wie etwa Wandern. Klimakuren können das Herz-Kreislaufsystem und die Atmung trainieren. Bronchitis, Asthma, Allergien, Hautkrankheiten, Bluthochdruck und Stoffwechselstörungen bessern sich, nervöse Erschöpfung geht zurück, und der Körper härtet sich gegen Erkältungskrankheiten ab. Klimatherapie wird vor allem in der Rehabilitation und zur Vorbeugung genutzt.

Terrainkuren

Sie bestehen aus langen Spaziergängen und gezielter Bewegung in frischer Luft bei Herz-Kreislauferkrankungen, Stoffwechselstörungen, Streß und nervöser Erschöpfung. Landschaftserlebnisse und die allmähliche Steigerung der Leistung und Anpassung an größere Höhe steigern die Lebensfreude und das Selbstbewußtsein. Trimmen am Fahrradergometer oder im Fitneß-Center ist kein geeigneter Ersatz.

Schlankheits- und Diätkuren

Schlankheits- und Diätkuren sind sinnvoll zum Abbau von Übergewicht und zur Umstellung der Eßgewohnheiten, etwa bei Stoffwechselerkrankungen oder Arteriosklerose. Sie können aber auch allgemein zur Umstimmung der Stoffwechsellage beitragen und das Wohlbefinden heben.

RISIKEN

Während der Kuren können „Badereaktionen" vorkommen: Nach etwa sieben Tagen verstärken sich die Krankheitsbeschwerden und gehen erst allmählich wieder zurück. Auch nach Beendigung einer Kur kann es zu einer Verschlimmerung kommen, die dann einer anhaltenden Verbesserung weicht. Die „Badereaktion" wird als gutes Zeichen dafür gewertet, daß der Organismus noch reaktionsfähig ist. Die stabilisierende Wirkung richtig durchgeführter, mehrwöchiger Kuren hält meist neun bis zwölf Monate an.

EMPFEHLUNG

Kuren sind empfehlenswert zur Schonung und als Reiztherapie, für die Rekonvaleszenz und zur Rehabilitation.

KOSTEN

Krankenversicherte können Kuren in Anspruch nehmen, wenn ein Arzt sie verordnet und der Versicherungsträger, zum Beispiel die zuständige Krankenkasse oder Rentenversicherung, den Antrag genehmigt. Auch eine Unfallversicherung, eine Berufsgenossenschaft oder ein Versorgungsamt kann dafür aufkommen. Die Kosten werden je nach Schwere der Krankheit von den Kassen ganz oder zum Teil übernommen. Zum Beispiel nach derzeitigem Stand:

1. Für stationäre Rehabilitation, die der Vorbeugung von Erwerbs- beziehungsweise Berufsunfähigkeit dient, sind die Rentenversicherungen zuständig. In den anderen Fällen, zum Beispiel bei Krankheiten mit besonderem Schweregrad, vor allem als Anschlußbehandlung nach Operationen, Unfall oder Herzinfarkt, die Krankenkassen. Für beide gilt: volle Kostenübernahme für Unterkunft, Verpflegung und Pflege für längstens vier Wochen. Selbstanteil zehn DM je Kurtag. Beamte und Angestellte des öffentlichen Dienstes sind beihilfeberechtigt zu einem bestimmten Satz des ortsüblichen Durchschnittspreises.

2. Offene oder ambulante Rehabilitation: Die Krankenkasse übernimmt alle Arztkosten („Badearztschein") und 90 Prozent der Kosten für Bäder und Kurmittel. Die restlichen zehn Prozent müssen Sie selbst aufbringen. Zu den Kosten für Unterbringung, Verpflegung, Fahrtkosten, Kurtaxe und so weiter steuert die Krankenkasse pro Tag maximal 15 DM bei.

   Meist wird eine neuerliche Kur von den Kassen erst nach drei Jahren bewilligt, die Kosten für Arzt und Kurmittel werden aber auch öfter übernommen.

3. Private Versicherungen bieten für Kuren, Sanatoriumsbehandlungen und Genesungsaufenthalte unterschiedlich hohen Versicherungsschutz an. Details kann man dem Versicherungsvertrag entnehmen. Bei der Steuer kann man eine Kur als „außergewöhnliche Belastung" geltend machen, wenn die Kosten eine unzumutbare Belastung darstellen und ein Amtsarzt vor Kurantritt ihre Notwendigkeit bescheinigt hat.

Erholungskuren werden auch von sozialen Einrichtungen wie freien Wohlfahrtsverbänden oder dem Müttergenesungswerk unterstützt.

Ein drei- bis vierwöchiger selbstfinanzierter Kururlaub ist kaum teurer als ein entsprechend langer Urlaub am Mittelmeer, trägt unter Umständen aber mehr zur Erhaltung der Gesundheit bei.

ADRESSEN

Der Deutsche Bäderverband e. V.
Postfach 19 01 47
W-5300 Bonn 1

Forschungsinstitut für
Balneologie und Kurortwissenschaft
Lindenstr. 5
O-9933 Bad Elster

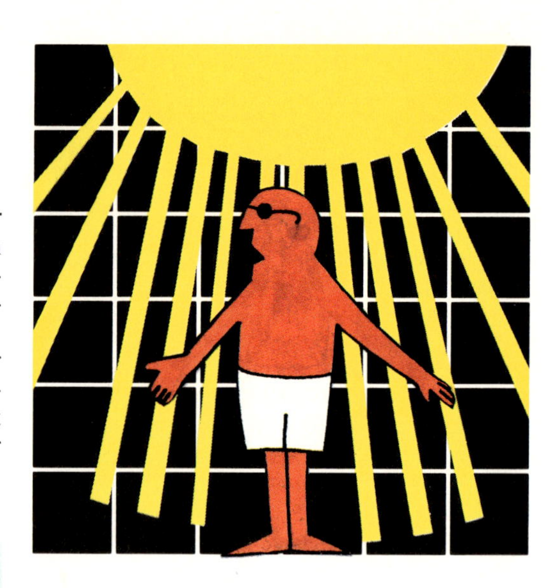

Lichttherapie

GESCHICHTE

In dem Roman „Der Zauberberg" fing Thomas Mann die morbide Stimmung seiner Zeit ein – die Lungenheilstätte war ihm Sinnbild der gesellschaftlichen Situation. Zu Beginn des 20. Jahrhunderts waren unzählige Luftkurorte und Lungenheilstätten entstanden: Die Entdeckung, daß UV-Licht bakterientötend wirkt, gab Tuberkulosekranken neue Hoffnung.

Schon die Ärzte der Antike nutzten das Licht der Sonne zu Heilzwecken. Doch diese Tradition geriet in Vergessenheit und wurde erst gegen Ende des 18. Jahrhunderts in Frankreich wiederbelebt. *Chirstoph Wilhelm Hufeland* (1762–1836), der Leibarzt des preußischen Königs Friedrich Wilhelm III., verordnete seinen Patienten Lichtbäder. 1801 entdeckte der deutsche Physiker *Ritter* den unsichtbaren Teil des Sonnenlichts – das infrarote (IR-) und das ultraviolette (UV-) Licht. Damit begann die medizinische Erforschung dieser Lichtstrahlenanteile. Die Entdeckung der desinfizierenden Wirkung von Licht führte zu dem Gedanken, es gegen Infektionskrankheiten einzusetzen. In der Folge versuchten Ärzte, mit UV-Licht nicht nur die Haut, sondern auch Körperhohlräume und Blut (siehe HOT/UVB, Seite 227) zu bestrahlen.

Die Situation heute

Lichtbaden ist seit jeher Teil vieler Kurbehandlungen. Etabliert ist auch die Lichtbehandlung der Gelbsucht Neugeborener und die UV-Licht-Bestrahlung bei Psoriasis und Neurodermitis. Vom Einsatz der UV-Strahlen als Desinfektionsmittel ist man heute abgerückt. Wie gefährlich bestimmte UV-Strahlen sind, ist mittlerweile nicht nur in Fachkreisen bekannt. Trotzdem gilt Sonnenbräune nach wie vor als Zeichen von Fitneß und Gesundheit, und viele Menschen geben sich der „Bronzezeit“ an Stränden und in Sonnenstudios nahtlos hin.

DIE IDEE DAHINTER

Am Sonnenlicht haben Naturheilkundige immer seine wohltuende Wirkung auf das Gemüt, auf die Widerstandskraft und auf die Haut geschätzt.

UNTERSUCHUNG UND BEHANDLUNG

Je nach der ärztlichen Diagnose rät der Behandler zu Sonnenbad oder UV-Licht-Bestrahlung.

Bei Sonnenbädern wird der ganze Körper oder werden einzelne Hautareale der direkten und indirekten Sonnenstrahlung ausgesetzt. Üblicherweise beginnt man mit zweimal zehn Minuten am Tag, wiederholt alle zwei bis drei Tage und steigert die Dosis um zwei bis fünf Minuten pro Behandlung.

Auch UV-Bestrahlungen werden ansteigend dosiert.

Besonderheiten der Behandlung

- ☐ Beim Sonnenbaden den Kopf wegen der Gefahr eines Sonnenstichs nie direkt der Sonne aussetzen.
- ☐ Die Augen durch eine Brille mit braun getönten Gläsern schützen, die keine UV-Strahlen durchlassen.
- ☐ Die Haut nicht länger dem Sonnenlicht aussetzen, als es der Empfindlichkeit des Hauttyps entspricht (das ist jene Zeit, die es braucht, um die Haut zu röten. Als Faustregel gilt: Je heller die Brustwarze, desto empfindlicher die Haut).
- ☐ Ausreichend trinken.

ERKLÄRUNG DER WIRKUNG

Sonnenlicht steigert das psychische Befinden, weil es die Produktion von körpereigenen Schmerzhemmern anregt. Es stimuliert die Hirnanhangdrüse und das Immunsystem und senkt den Blutdruck.

Das Sonnenlicht besteht aus Strahlen verschiedener Wellenlänge: aus dem sichtbaren Licht, aus Ultraviolettstrahlen (UV) verschiedener Wellenlänge und aus Infrarotstrahlen (IR).

Je nach Wellenlänge wirken die verschiedenen UV-Strahlen unterschiedlich: UV-A1 regt die Pigmentierung der Haut an. UV-B und UV-A2 produzieren in der Haut Vitamin D und wirken bakterizid. Langanhaltende Bräune ist eine Abwehrantwort der Haut auf UV-B-Strahlen, die Sonnenbrand hervorrufen.

ANWENDUNGSBEREICHE

Befürworter setzen Lichtbehandlung ein bei Infektneigung, schlecht heilenden Hautwunden, Akne, Pilzinfektion, zur Vorbeugung vor Sonnenbrand, zur Förderung der Knochenheilung nach Brüchen und anderem mehr.

Grenzen der Anwendung

Menschen mit Sonnenallergie und Pigmentmangel, mit vielen Muttermalen, Ekzemen, Entzündungen aller Art, Überfunktion der Schilddrüse, akuten Infektionskrankheiten, Magen- und Zwölffingerdarmgeschwür, Übererregbarkeit und Herz-Kreislaufschwäche sollten sich nicht der direkten Sonne aussetzen. Sonnenverbot haben auch diejenigen, die üblicherweise nach wenigen Minuten Sonnenbrand bekommen.

RISIKEN

□ Direktes Sonnenlicht schadet der Horn- und Bindehaut des Auges und zerstört Sinneszellen an der Netzhaut.

□ UV-B- und UV-A2-Strahlen verursachen Sonnenbrand und schädigen Hautzellen. Starker Sonnenbrand kann mit Fieber einhergehen. Aus geschädigten Hautzellen kann sich Krebs entwickeln.

□ Nur kurz ist die Zeit, in der sich die Haut selbst vor UV-Strahlen schützen kann. Sie beträgt je nach Hauttyp zwischen 10 und 20 Minuten, über den Tag verteilt. Sonnenschutzmittel mit Lichtschutz („Sunblocker") verlängern die individuelle Zeit, bis es zum Sonnenbrand kommt, um den jeweils angegebenen Faktor. Bei Sonnenschutzfaktor fünf bedeutet das, daß man fünfmal länger, also 50 bis 100 Minuten in der Sonne bleiben kann.

□ Die wärmenden Infrarotstrahlen, UV-A1-Strahlen und wahrscheinlich sogar künstliches Licht verstärken die Schädlichkeit von UV-C- und UV-B-Strahlen. Licht aus Halogenlampen ohne Abdeckscheibe gibt ebenfalls schädliche UV-Strahlen ab.

□ Je öfter es zu einem Sonnenbrand kommt, desto höher ist die Wahrscheinlichkeit, daß man gegerbte „Seemannshaut" bekommt, und um so größer ist die Gefahr von Hautkrebs.

□ Die Ozonschicht in der Atmosphäre hält einen Teil der ultravioletten Strahlen (den UV-C-Anteil) zurück. Diese Schutzschicht wird durch die Einwirkung von FCKW aus Schäumen und Spraydosen ständig dünner, die Löcher in der Ozonschicht wachsen. Daher sind wir immer mehr schädlichen UV-Strahlen ausgesetzt. In den letzten Jahren haben Hautkrebserkrankungen besorgnisserregend zugenommen, auch die Anzahl von Sonnenallergien steigt.

Im Freien ist der Aufenthalt im Schatten sinnvoller als in der Sonne. Vor jedem Sonnenbrand muß gewarnt werden.

KRITIK

Licht wirkt aufhellend bei depressiven Menschen, es kann Rachitis vorbeugen und die Hautkrankheiten Neurodermitis und Psoriasis positiv beeinflussen. Möglich, aber nicht erwiesen ist ein günstiger Effekt des infraroten Lichtanteils auf Geschwürbildungen. Auch andere behauptete Heilwirkungen mit Lichttherapie sind nicht erwiesen.

EMPFEHLUNG

Bestrahlung mit blauem Licht ist bei der Gelbsucht Neugeborener, die Bestrahlung mit UV-Licht bei Psoriasis und Neurodermitis unter ärztlicher Aufsicht empfehlenswert. Lichttherapie zu anderen Zwecken kann nicht empfohlen werden, denn Nutzen und Risiko sind schlecht abschätzbar.

KOSTEN

Die Krankenkassen erstatten die Kosten ärztlich verordneter UV- und Lichtbehandlung.

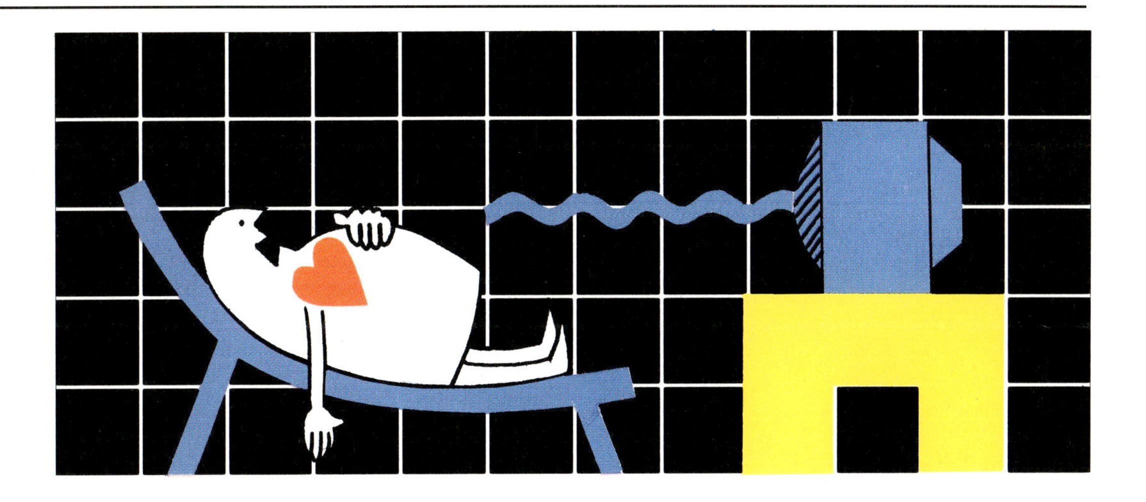

Bewegungstherapie

In Hunderttausenden von Jahren des Sammler- und Jägerdaseins hat der Mensch täglich 20 bis 30 Kilometer zurückgelegt und seinen Körper an hohe Beanspruchung gewöhnt. Erst vor 15 000 Jahren lernte er, seßhaft zu werden. Entwicklungsgeschichtlich ist dieser Zeitraum sehr kurz, so daß eine Anpassung der menschlichen Konstitution nicht stattfinden konnte. Dazu kommt, daß das Leben noch nie so bewegungsarm war wie heute: Mit dem Auto zur Arbeit, dort am Schreibtisch sitzen oder an der Maschine stehen, beim gemütlichen Umtrunk an der Theke lehnen, mit dem Auto heim, mit dem Lift in die Wohnung, das Knabbergebäck in der Hand im Fernsehsessel versinken – das hat seinen Preis.

Schlaffe und verspannte Muskeln, ein „Faulenzer-Herz", Kreislauferkrankungen, Stoffwechselstörungen, Störungen im vegetativen System, Haltungsfehler, Übergewicht und Schäden an Bändern, Sehnen und Knochen sind die Krankheiten unserer Zeit. Je weniger wir uns bewegen, desto geringer wird unsere Leistungsreserve.

GESCHICHTE

Ein gesunder Geist wohnt im gesunden Körper – das war der Wahlspruch der Bildungsbürger in der Antike, die in ihren Gymnasien gleichermaßen Denken und Körper trainierten. Als erster deutscher Orthopäde erkannte *Daniel Gottfried Moritz Schreber* (1808–1861), daß der Mangel an Bewegung krank macht und des Ausgleichs bedarf. Er war als Reisearzt russischer Aristokraten dick geworden und bekämpfte die Korpulenz mit regelmäßigem Turnen. Schreber gründete einen Turnverein zur körperlichen Ertüchtigung der Jugend und entwickelte spezielle gymnastische Übungen für orthopädisch Kranke. Seine Heilanstalt genoß bald Weltruf. Und im „Schrebergarten", der seine „Erfindung" war, genießen auch heute noch Kleingärtner die Früchte der gesunden Bewegung in frischer Luft.

Bewegungstherapie wurde ein Prinzip der Naturheilkunde. Aus der Turnbewegung des vorigen Jahrhunderts wuchs die freie Körperkultur der Zwischenkriegszeit. Sie mündete in den Körperwahn der Nationalsozialisten.

Die Situation heute

Die Krankengymnastik hat sich unter wissenschaftlicher Kontrolle zu einer Säule der modernen Medizin (Physiotherapie) entwickelt.

Je größer der Bewegungsmangel in unserer Gesellschaft, desto höheren (Unterhaltungs-)

Wert genießt der Sport. Leistungssportler siegen in den Stadien stellvertretend für die Zuschauer und kämpfen als Werbeträger eher für ihre modischen Ausrüstungen als für die Freude an der Bewegung. Daneben hat sich, aus Amerika kommend, die Fitneß-Welle verbreitet. In Fitneß-Centern und auf Jogging-Strecken trimmt man „auf Leistung".

30 Millionen Bundesbürger betreiben irgendeinen Sport, aber leider hören Millionen damit auf, bevor sie richtig begonnen haben. Der Leistungssport befriedigt auf Dauer nur wenige und fördert Verletzungen. Dagegen raten immer mehr Ärzte zu „Ausdauertraining". Richtig betrieben, ist es ein ideales Mittel für dauernde Fitneß und Lebensfreude.

DIE IDEE DAHINTER

Ziel des Bewegungstrainings ist nicht die Spitzenleistung, sondern die allgemeine Steigerung der körperlichen Leistung. Ausdauertraining kann den gesamten Organismus für größere Belastungen wappnen, nach überstandenen Krankheiten wieder in Schwung bringen oder bei bestehenden Beeinträchtigungen oder altersbedingtem Abbau möglichst leistungsfähig halten. Das neu gewonnene Körpergefühl kann sich auch auf Geist und Seele positiv auswirken.

MITTEL UND ZIELE

Gesunden Menschen verlangt Bewegungstherapie Vernunft und Weitblick ab, fordert eine neue, aktive Haltung und braucht ausreichend Motivation zum Durchhalten. Wichtig ist die richtige Dosierung: angemessene Bewegung fördert, Übertreibung schadet.

Für die Gesunderhaltung müssen Ausdauer, Kraft, Koordination und Beweglichkeit trainiert werden.

Ausdauertraining ist am wichtigsten. Es soll den Muskel so belasten, daß er seinen Sauerstoffbedarf gerade noch aus dem Blut decken kann. (Das wird aerober Stoffwechsel genannt. Der „Muskelkater" nach Überlastung entsteht durch anaeroben Stoffwechsel, der das Blut säuert und das Herz belastet.) Die Belastung muß also dem jeweiligen Trainingszustand angepaßt und die Trainingsabstände müssen richtig gewählt werden, damit man die für den Körper gewünschten Verbesserungen tatsächlich erreicht.

Koordination: Die Geschicklichkeit und Gewandtheit unserer Bewegungen nimmt vom fünften Lebensjahrzehnt an deutlich ab. Trainiert man die Koordination der Bewegungen, ist man länger vor Stürzen und anderen Unfällen geschützt.

Beweglichkeit: Ob Gelenke mobil bleiben, hängt von ihrer Beschaffenheit ab, vom Umfang und der Dehnungsfähigkeit der Muskeln, Bänder und Sehnen. Ist die Gelenkigkeit eingeschränkt, können einfache Arbeiten wie das Zubinden der Schnürsenkel zur Qual werden. Ausdauertrainig erhält die Beweglicheit, mit gezielter Krankengymnastik kann sie gefördert werden.

Tempo und Kraft: Schnelligkeitstraining ist für die Gesunderhaltung von Muskeln, Herz und Lunge nicht wesentlich. Auch Krafttraining bringt kaum etwas, wichtig ist aber die Kräftigung bestimmter Muskelgruppen, zum Beispiel der die Wirbelsäule tragenden Rücken- und Bauchmuskeln bei Rückenschmerzen.

Das gelingt ebenfalls mit Ausdauertraining und gezielter Krankengymnastik.

DURCHFÜHRUNG

Bevor man mit dem Training beginnt, sollte man sich ärztlich untersuchen lassen – zumindest, wenn man an einer chronischen Erkrankung leidet oder gerade eine Krankheit überstanden hat.

Mit der Belastung auf dem Fahrradergometer stellt der Arzt die Sporttauglichkeit fest. Das Gerät mißt Blutdruck, Puls und Herzrhythmus.

Der Pulsschlag ist der einfachste Hinweis für die Grenzen der individuellen Belastbarkeit. Bei einem Ausdauertraining von zehn Minuten soll er auf mindestens 170 Herzschläge minus Lebensalter, aber höchstens auf

220 Herzschläge minus Lebensalter ansteigen. Jüngere und Trainierte sollten auf 145 bis 190 Herzschläge minus Lebensalter kommen, Ältere eine maximale Pulsfrequenz von 125 bis höchstens 160 erreichen.

Ein Ergometer für zu Hause muß nur zwei Funktionen erfüllen: Es muß laufend die Pulsfrequenz messen, und die Wattzahl muß regulierbar sein.

Ausdauertraining richtig gemacht

☐ Wärmen Sie sich vor dem Training mit Dehnungsübungen (siehe Stretching, Seite 63) auf und beginnen Sie langsam.

☐ Vermeiden Sie überspitzten Ehrgeiz. Brechen Sie das Training ab, wenn Sie erschöpft sind, auch wenn Sie Ihr „Pensum" noch nicht erreicht haben. Ihre Kondition ist nicht jeden Tag gleich gut.

☐ Verzichten Sie bewußt auf Spurts, lassen Sie die Bewegung langsam ausklingen, und sorgen Sie für ausreichende Ruhepausen.

☐ Die Stärke des Trainings ist richtig gewählt, wenn die Pulsfrequenz zunächst ansteigt und dann auf dem Niveau bleibt. Messen Sie den Puls fünf Minuten nach Trainingsbeginn und am Ende jeweils eine Minute lang. Der Puls läßt sich am einfachsten an der Halsschlagader oder am inneren Handgelenk messen. Unter den elektronischen Meßgeräten sind jene am besten, die man als Armbanduhr tragen kann, und bei denen eine Elektrode auf der Brust befestigt wird.

☐ Übungen, die weniger als sechs Minuten dauern, sind sinnlos, täglich zehn Minuten empfehlenswert. Am besten trainieren Sie jedoch zweimal wöchentlich zwischen 30 und 60 Minuten.

☐ Je häufiger und länger Sie trainieren, desto leistungsfähiger werden Sie. Sie können die Anforderungen nach jeder Leistungssteigerung entsprechend erhöhen.

☐ Die günstigen Auswirkungen des Trainings auf die Gesundheit lassen sich nicht „konservieren". Sie sollten das Trainingspensum laufend durchführen.

Welche Sportart ist geeignet?

☐ Wählen Sie die Sportart, auf die Sie am meisten Lust haben, und teilen Sie Ihre Freude daran mit Freunden – das hält Sie am ehesten „bei der Stange". Auch Ihr Alter, Gesundheits- und Trainingszustand bestimmen, welche Sportart für Sie die beste ist:

☐ Gymnastik sollte zum Tagesprogramm gehören. Mindestens sechs bis zehn Minuten.

☐ Radfahren und Schwimmen sind ideale Ausdauersportarten.

☐ Skilanglauf, Rudern, Schlittschuhlaufen, Rollschuhfahren und Gymnastik mit Dauercharakter sind ebenfalls günstig.

☐ Für Neu- und Wiedereinsteiger ab dem vierten Lebensjahrzehnt eignen sich am besten sportliches Wandern, Bergwandern und Dauerlauf beziehungsweise „Trimm-Trab". Das ist ein langsamer Lauf, der aufbauend alle drei, sechs, zwölf, 30 und 60 Minuten von dreiminütigen Gehphasen unterbrochen wird. Beim Laufen über zehn Kilometer – die Geschwindigkeit spielt kaum eine Rolle – verbraucht man 700 Kilokalorien, beim Gehen derselben Strecke etwa die Hälfte.

In Deutschland gibt es über 2500 Lauftreffs, in denen Übungsstunden nach den Grundsätzen der Sportmedizin zusammengestellt werden und in Gruppen traininert wird.

☐ Leistungsorientiertes „Joggen" ist nicht zu empfehlen. Dasselbe gilt für Kraftsport und Bodybuilding!

ERKLÄRUNG DER WIRKUNG

Ausdauertraining wirkt auf den gesamten Organismus. Es verbessert schon nach wenigen Wochen die Aufnahme von Sauerstoff, vergrößert das Muskelvolumen, verringert den Herzschlag, verbessert die Durchblutung des Herzens, der Lunge und stärkt den gesamten Stützapparat. Bänder und Sehnen werden zerreißfester, die Gefahr von Knochenbrüchen sinkt. Im Körper des Trainierten ist die Leberfunktion gestärkt, sind die insulinproduzierenden Zellen der Bauchspeicheldrüse entlastet, werden die Hormone sparsamer verbraucht. Das läßt Trainierte die täglichen Belastungen und Streß leichter ertragen und ihre geistige Leistungsfähigkeit erstarken.

ANWENDUNGEN

Die in der Auswahlliste genannten Sportarten beanspruchen große Anteile der Gesamtmuskulatur, lassen sich leicht nach dem persönlichen Bedarf dosieren und sind relativ risikoarm.

Gehen und Laufen: Gut für Ungeübte, die ihren Kreislauf fit halten wollen. Wichtig ist die Strecke, nicht die Zeit, in der man sie schafft. Festes Schuhwerk mit griffiger Sohle und stabilem Fersenteil geben dem Fuß Halt; Gehen und Laufen auf weichem Wald- und Wiesenboden schonen den Stützapparat.

Radfahren: In der Ebene läßt sich nur ein Trainingseffekt erzielen, wenn man sehr schnell fährt, das Überwinden von Steigungen ist wirksamer. Radfahren belastet das Herz (Vorsicht Herzkranke) und Menschen, die ein Wirbelsäulenleiden haben. Vorteilhaft ist dieser Sport dagegen zur Entlastung von Hüft-, Knie- und Fußgelenken. Empfohlen werden Räder, die eine eher aufrechte Sitzhaltung ermöglichen.

Schwimmen: Schwimmen wirkt auf den gesamten Körper. Es erleichtert Asthmakranken die Atmung und durch den Auftrieb die Bewegung, deshalb ist es bei allen degenerativen Gelenk- und Muskelerkrankungen günstig. Es hilft gegen Krampfadern. Aber Schwimmen belastet den Kreislauf stärker als bisher vermutet. Deshalb sollten Herzkranke und ältere Menschen mit Maß schwimmen. Wasser entspannt und hebt das Lebensgefühl.

Skilanglauf: Skiwandern beansprucht fast alle Muskelgruppen rhythmisch und beeinflußt vor allem den Stützapparat günstig. Der Erlebniswert dieser Bewegung im verschneiten Gelände ist hoch. Vorsicht vor der neuen Technik des Skatings, bei der man die Beine nicht nach vorne bewegt, sondern sich nach der Seite abstößt. Sie bringt die Gefahr von Zerrungen und Hüftgelenkschäden mit sich.

RISIKEN

Die einen behaupten, Sport sei eine Garantie für längeres Leben, die anderen sagen: „Sport ist Mord". Beides ist übertrieben.

Tödliche Zwischenfälle sind bei Gesundheitssport, der nach den Vorsichtsregeln durchgeführt wird, nicht möglich. Auch kleinere Verletzungen lassen sich vermeiden, wenn man die individuellen Verhältnisse berücksichtigt.

Untrainierte sollten nie anstrengenden Gelegenheitssport betreiben, Volksläufe oder Sportabzeichenprüfungen mitmachen.

EMPFEHLUNG

Ausdauertraining ist – eine ärztliche Untersuchung vorausgesetzt – empfehlenswert. Es erhält gesund, hilft bei der Rehabilitation und hebt Lebensgefühl und Lebensqualität.

Mannschaftsspiele bergen eine Verletzungsgefahr und können nur für Trainierte empfohlen werden. Von Wettkampfspielen wird abgeraten.

KOSTEN

Die Krankenkassen übernehmen die Kosten von Ausdauertraining nur im Rahmen von Kuraufenthalten. Die Kosten für Lauftrainings, Wandern und Schwimmen sind gering. Bei den anderen Ausdauersportarten sind die Ausrüstungen preisgünstig. Wer sich der Wahl der Sportart nicht sicher ist, kann sich zum Ausprobieren Geräte leihen.

ADRESSEN

Die regionale Sektion des Deutschen Leichtathletikverbands gibt Auskunft darüber, wo „Lauftreffs" eingerichtet sind und informiert über Ausdauersportarten, Vorsichtsmaßnahmen und richtiges Trainieren.

Auskunft gibt auch der
„Deutsche Sportbund",
Abteilung „Breitensport"
Otto-Fleck-Schneise 12
W-6000 Frankfurt/M 71

Stretching

Jede Katze zeigt uns, wie man die richtige Spannkraft wiedergewinnt: Wenn sie sich eingerollt und tief geschlafen hat, dehnt und streckt sie sich beim Aufstehen so voll Genuß, daß ihre Haarspitzen zittern. Nach längerer Ruhe und einseitiger Haltung haben auch wir das Bedürfnis, unsere Glieder zu strecken. Diesem Impuls sollte man ruhig nachgeben – „Stretching" bringt die Muskelspannung ins Lot, macht gelenkig und die Bewegungen weich.

Regelmäßige Übungen können den gesamten Bewegungsapparat aktivieren, Verletzungen vorbeugen und sind ein ideales Programm zum Aufwärmen vor dem Sport und dem Ausdauertraining.

Da sitzende Arbeit sehr oft zur Verkürzung der Beinmuskeln führt und sich in der Folge Rückenschmerzen einstellen können, ist Stretching ein idealer Ausgleichssport für Büroarbeit.

Wie man's macht

□ Stretching braucht keine besonderen Vorbereitungen. Wer längere Zeit körperlich nicht aktiv war, Beschwerden am Bewegungsapparat hat, Gelenk- oder Muskelverletzungen hinter sich hat, sollte jedoch vor dem Beginn systematischer Übungen einen Arzt zu Rate ziehen.

□ Stimmen Sie Ihr Programm auf Ihre persönliche Leistungsfähigkeit ab. Hat sich Ihre Leistung gesteigert, können Sie die Übungen verstärken.

□ Dehnen Sie immer nur so lange, bis Sie den Schmerz gerade spüren, und verharren Sie in dieser Haltung etwa 20 bis 30 Sekunden. Nachher loslassen und lockern.

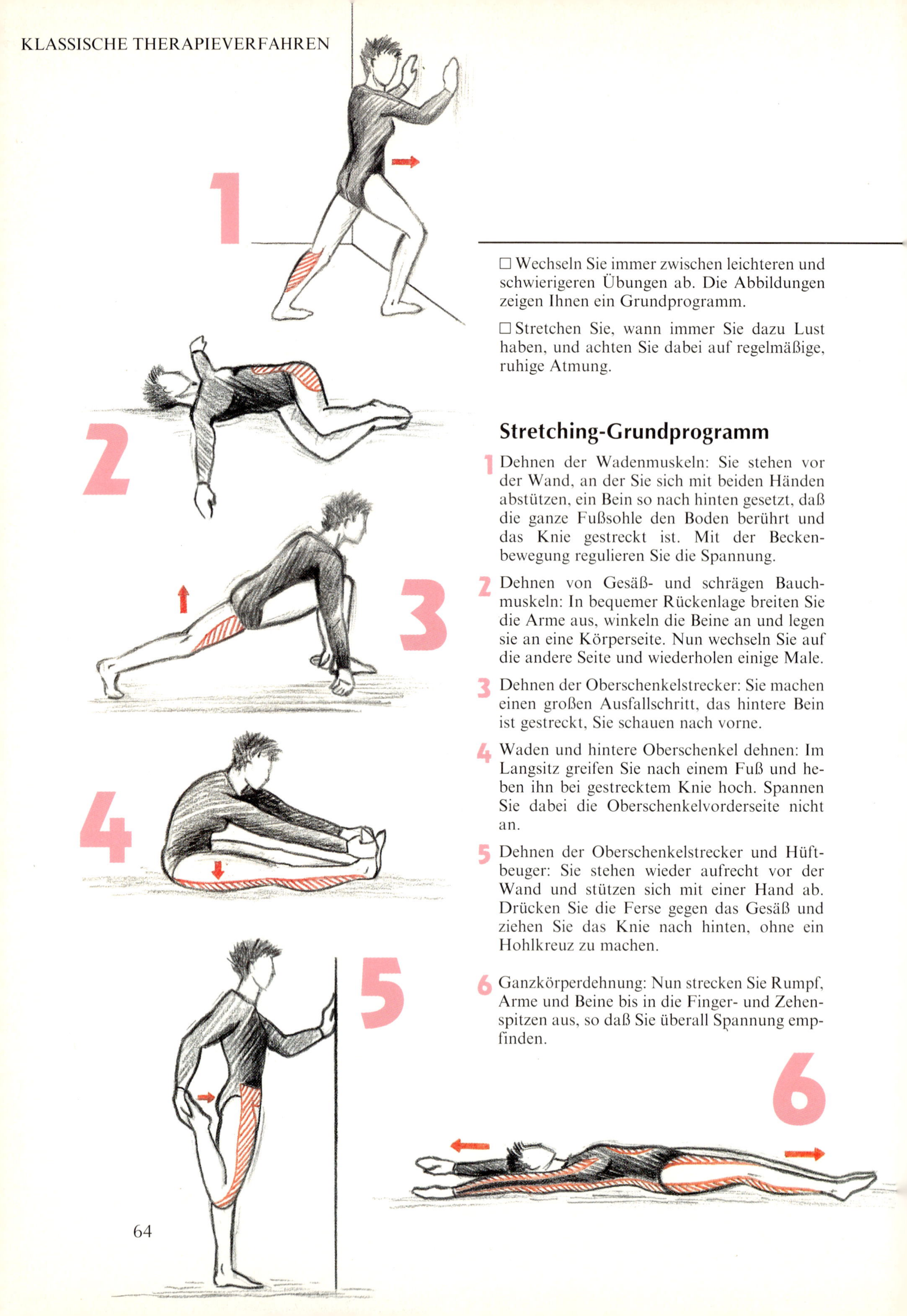

□ Wechseln Sie immer zwischen leichteren und schwierigeren Übungen ab. Die Abbildungen zeigen Ihnen ein Grundprogramm.

□ Stretchen Sie, wann immer Sie dazu Lust haben, und achten Sie dabei auf regelmäßige, ruhige Atmung.

Stretching-Grundprogramm

1 Dehnen der Wadenmuskeln: Sie stehen vor der Wand, an der Sie sich mit beiden Händen abstützen, ein Bein so nach hinten gesetzt, daß die ganze Fußsohle den Boden berührt und das Knie gestreckt ist. Mit der Beckenbewegung regulieren Sie die Spannung.

2 Dehnen von Gesäß- und schrägen Bauchmuskeln: In bequemer Rückenlage breiten Sie die Arme aus, winkeln die Beine an und legen sie an eine Körperseite. Nun wechseln Sie auf die andere Seite und wiederholen einige Male.

3 Dehnen der Oberschenkelstrecker: Sie machen einen großen Ausfallschritt, das hintere Bein ist gestreckt, Sie schauen nach vorne.

4 Waden und hintere Oberschenkel dehnen: Im Langsitz greifen Sie nach einem Fuß und heben ihn bei gestrecktem Knie hoch. Spannen Sie dabei die Oberschenkelvorderseite nicht an.

5 Dehnen der Oberschenkelstrecker und Hüftbeuger: Sie stehen wieder aufrecht vor der Wand und stützen sich mit einer Hand ab. Drücken Sie die Ferse gegen das Gesäß und ziehen Sie das Knie nach hinten, ohne ein Hohlkreuz zu machen.

6 Ganzkörperdehnung: Nun strecken Sie Rumpf, Arme und Beine bis in die Finger- und Zehenspitzen aus, so daß Sie überall Spannung empfinden.

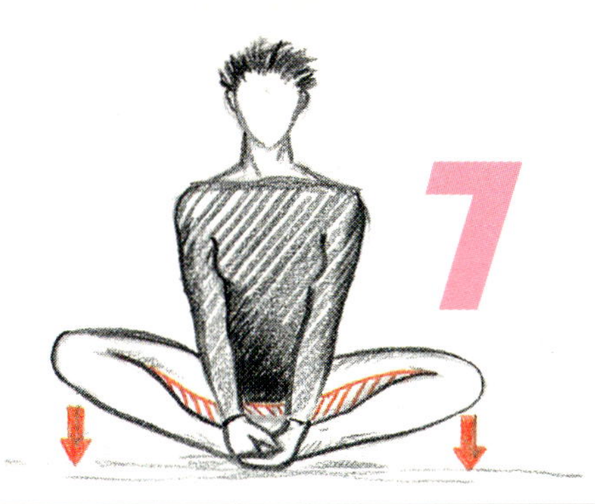

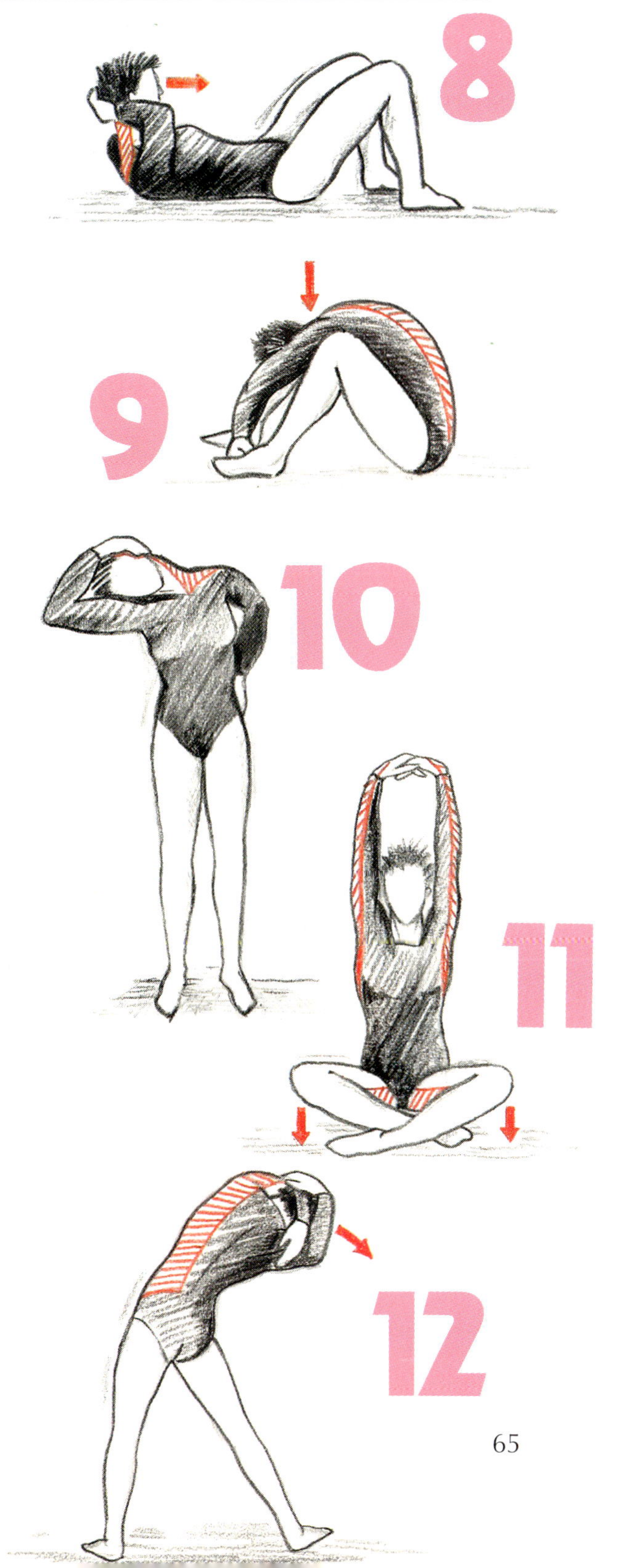

7 Dehnen der hinteren Oberschenkelmuskeln: Setzen Sie sich aufrecht, und ziehen Sie die Füße fest an den Körper. Nun lassen Sie die Knie entspannt fallen und atmen ruhig. Sie können die Dehnung verstärken, wenn Sie das Becken nach vorne kippen und den Oberkörper neigen.

8 Dehnen der Nackenmuskeln: Stellen Sie in Rückenlage die Füße etwa schulterbreit auf. Falten Sie die Hände am Hinterkopf, und drücken Sie den Kopf nach oben und vorne, bis der Nacken sich deutlich dehnt.

9 Dehnen der langen Rückenstrecker: Setzen Sie sich mit etwa schulterbreit und parallel aufgestellten Füßen, und lassen Sie die Knie nach außen fallen. Beugen Sie den Oberkörper nach vorn, senken Sie den Kopf tief. Druck gegen die Knie und Vorbeugen verstärken die Dehnung.

10 Dehnen der seitlichen Nackenmuskeln: Mit leicht gespreizten Beinen stehen Sie aufrecht und stützen einen Arm in die Hüfte. Fassen Sie mit der anderen Hand seitlich den Kopf und ziehen ihn an die Schulter.

11 Dehnen der inneren Oberschenkel-, der äußeren Oberarmmuskeln und des breiten Rückenmuskels: Im Schneidersitz ziehen Sie die Füße dicht an sich heran und spreizen die Oberschenkel. Der Rücken ist aufrecht, und Sie strecken die Arme so aufwärts, daß die Handflächen der verschränkten Hände nach oben weisen.

12 Dehnen der seitlichen Lenden- und Bauchmuskeln, des breiten Rückenmuskels und des Oberarmstreckers: Stehen Sie mit gespreizten Beinen aufrecht. Führen Sie den gebeugten Arm hinter den Kopf, und neigen Sie den Oberkörper weit zur Seite. Sie können die Dehnung verstärken, wenn Sie die Hüfte seitlich nach außen drücken.

Unter anderem nach: Blum, B., Wöllzenmüller, F., Stretching, Oberhaching 1985

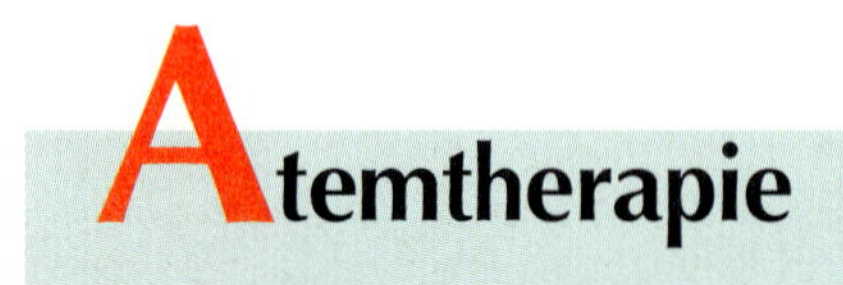

Atemtherapie

GESCHICHTE

Gott der Schöpfer haucht dem Wesen, das er mit seiner Hand geformt hat, seinen Atem ein – damit beginnt das Leben. Viele Schöpfungsmythen enthalten dieses Bild von der lebensspendenden Kraft jedes Atemzugs. Mehr als zweitausend Jahre alt ist das Wissen, daß richtiges Atmen die Voraussetzung ist für die körperliche, geistige und seelische Gesundheit. In Indien entwickelten sich mit dem Buddhismus Atemschulen der Yoga-Lehrer, in Japan entstanden im Zen Atempraktiken. Sie hatten die geistige und persönliche Reifung und religiöse Haltung zum Ziel.

Bewußte Atmung war das Ziel der Pneumaschulen in Vorderasien und Griechenland zu Beginn unserer Zeitrechnung. Vor hundert Jahren brachte *O. Hanisch* diese Atemübungen nach Mitteleuropa. Sie wurden von verschiedenen Fachleuten weiterentwickelt. Die Frauenbewegung, Tanz und Heilgymnastik sowie Psychotherapie und Psychosomatik haben die heutigen Methoden beeinflußt.

Die Situation heute

In Japan und China gehören Atem- und Bewegungsübungen heute zur täglich praktizierten Gesundheitsvorsorge (siehe Seite 139).

Im abendländischen Kulturkreis wird Atemtherapie überwiegend zur Behandlung von Erkrankungen von Bronchien und Lunge eingesetzt. Die für eine solche Behandlung notwendige Ausbildung haben alle staatlich geprüften Krankengymnasten. Allmählich gewinnt darüber hinaus die „Arbeit am Atem" als Mittel gegen Funktionsstörungen und verschüttete Gefühle an Bedeutung.

Derzeit gibt es in Deutschland etwa 1000 Atemtherapeuten. Eine geringe Zahl arbeitet in Krankenhäusern und Kliniken, Behinderteninstituten und Hochschulen für Stimmbildung, überwiegend sind sie jedoch freiberuflich, privat oder in Einrichtungen der Erwachsenenbildung tätig.

DIE IDEE DAHINTER

Atmen ist ein unbewußter Vorgang. Erst bei übergroßer Freude, bei seelischer Bedrängnis oder an den Grenzen der Leistungsfähigkeit macht sich der Atem bemerkbar. Wir können ihn auch willkürlich steuern: Man kann langsamer oder rascher, tief oder flach ein- und ausatmen. Instinktiv richtig atmet heute kaum noch jemand: Schon Kleinkinder sind häufig verspannt und atmen „flach", und Erwachsene führen oft ein Leben in „atemloser Spannung", arhythmisch und ohne Pause, das ihnen „die Luft nimmt". Einengende Kleidung, verkrampftes Sitzen und Fehlhaltungen, Bewegungsmangel und Übergewicht, Dauerspannung, Hektik und ungelöste Probleme schneiden vielen den Atem ab.

BEHANDLUNG UND DURCHFÜHRUNG

Menschen, die an Krankheiten der Atemwege leiden, müssen diese Organe besonders pflegen: Die Schleimhäute, mit denen sie ausgekleidet sind, sollten stets feucht gehalten werden. Das bedeutet: Rauchen einstellen, Räume gut durchlüftet halten, und durch die Nase atmen.

Am Beginn einer Atemtherapie spürt man dem Rhythmus des eigenen Atems, seinem Tempo und der Atembewegung nach. Unterschiedliche Methoden verbessern das Atemgeschehen:

Bewußte Atemlenkung: Die Aufmerksamkeit wird bewußt auf die Atemkorrektur gelenkt. Zuerst übt man das Ausatmen – dies regt das Atemzentrum an – und anschließend die richtige Atemform, die Bauch- und Zwerchfellatmung trainiert.

Diese Technik eignet sich vor allem für Sportler und Menschen, die an Erkrankungen der Atemwege leiden, die das Atmen beeinträchtigen.

Halbbewußte Atemlenkung: Man lernt beim Atmen durch die Empfehlungen des Therapeuten, den Atemablauf zu erspüren: den Atem „aufsteigen und gehen lassen und warten, bis er von selbst wiederkommt". Man lenkt Atem und Aufmerksamkeit in bestimmte Körperregionen und sammelt sie dort. Die Atmung weitet sich unwillkürlich, das Raumgefühl ändert sich. Man erlebt seinen Körper neu und „gelöst". Eine ausgeglichene äußere und innere Grundhaltung, ein neues „Wachbewußtsein" macht sich breit.

Eutonie (siehe Seite 130) und Funktionelle Entspannung (siehe Seite 129) beruhen auf halbbewußter Atemlenkung.

Diese Atem- und Entspannungstechniken wirken auf Körper und Seele gleichermaßen und eignen sich für leistungsorientierte, gestreßte Menschen und solche, die sich überfordert fühlen. Parallel zum „Muskelpanzer" lösen sich innere Verspannungen.

Unbewußter Atemablauf: Der Atemablauf wird indirekt beeinflußt

□ **durch den atemrhythmischen Einsatz der Stimme:** Nach diesen Methoden werden Sprecher und Sänger ausgebildet. Sein Empfinden mittels Stimmlage, Tonhöhe, Vibration und so weiter auszudrücken, spielt aber auch bei anderen übenden Atemtechniken eine Rolle;

□ **durch Bewegungs- und Haltungsübungen:** Im Dehnen und Gähnen, im Stehen, Sitzen und Liegen, im Schwingen und Beugen verändert sich die Atmung ganz von selbst. Gedankliche Besinnung vor und nach den Bewegungen und Zusammenarbeit mit Partnern oder einer Gruppe erhöhen den Effekt. Diese Methode ist geeignet bei Fehlhaltung, Fehlatmung und psychischer Hemmung;

□ **durch Motivieren des Verhaltens:** Mit sprachlichen Impulsen, mit Bewegungsübungen und Körperkontakt-Angeboten lockt der Therapeut seine Patienten „aus der Reserve", wobei er ihre „Atemsprache" richtig deuten und lenken muß.

Auch diese Vorgehensweise ist geeignet bei psychischen Hemmungen und körperlichen Fehlhaltungen.

Tanz, Partnerübungen und Gruppenspiele können bei den genannten Therapieformen die Anpassungsfähigkeit des Atems zusätzlich bessern.

Atemtherapie kann in Einzelstunden oder in Gruppen durchgeführt werden. Üblich ist das Training im Abstand von einer Woche und wiederholtes Üben einige Monate lang.

Manuelle Atemmassage: Mit Streichungen des Gewebes wird die Massage vorbereitet. Das Zwerchfell antwortet auf die schmerzhaften Reizgriffe mit erhöhter Aktivität. Nach dem Schmerz folgt Entspannung, und der Atem geht unwillkürlich rhythmisch. Haut-, Muskel- und Schmerzreize beeinflussen die Atmung über die Reflexe. Berührung und Zuwendung durch einen anderen Menschen haben ebenfalls einen Anteil an der entspannenden Tiefenwirkung.

Atemgymnastik: Vorgegebene Streckungen, Dehnungen und Gleichgewichtsübungen beeinflussen auf reflektorischem Weg die Atemform. Im Zeitlupentempo bewegt man sich aus der Entspannungslage in die Haltespannung, in der man so lange wie möglich atmend aushält, und anschließend wieder zurück. Mehrere tiefe Atemzüge nach der Übung zeigen an, daß man neue Atemmöglichkeiten gewonnen hat.

Personen mit chronischen Bronchialerkrankungen und Asthma sollten täglich regelmäßig die bei einem Physiotherapeuten erlernte Atemgymnastik durchführen. Sie erhöht die Lungenleistung und erleichtert die Beschwerden.

Ausbildung der Behandler

Atemgymnastik und -massage sind Teil der Ausbildung zum Krankengymnasten. Mehrere private Schulen bilden Atemtherapeuten aus. Die Interessenten dürfen erst mit 28 Jahren und nach einer Eignungsprüfung beginnen. Insgesamt dauert die Ausbildung vier Jahre und schließt mit einem staatlich nicht anerkannten Diplom ab.

ERKLÄRUNG DER WIRKUNG

Die Lungenoberfläche dehnt sich auf 80 bis 120 Quadratmeter aus. Bei einem Atemzug können wir fünf Liter und mehr Luft „holen". Ein Liter Restluft bleibt nach dem Ausatmen in der Lunge. Flache Atmung nützt die Kapazität nicht voll aus, der Körper wird zu wenig mit Sauerstoff versorgt. Das wiederum hat negativen Einfluß auf das gesamte Wohlbefinden. Ist die Lungenleistung durch Erkrankungen beeinträchtigt, hilft Atemtraining, die Restleistung zu erhalten und auszuweiten.

Durch gezielte Atemübungen und Erspüren des eigenen Körpers kann man die richtige unwillkürliche Atmung wiedergewinnen.

Bei der Atmung wirken vegetatives System, bewußtes Handeln und emotionaler Antrieb zusammen. Den Atem seinerseits beeinflussen körperliche und seelische Belastung. Atemübungen wirken auf drei Ebenen: Sie lassen das Lungengewebe sich besser entfalten, beeinflussen die biologische Atemsteuerung und können Muskelpanzer auflösen; sie ermöglichen, das eigene Körperschema neu zu erspüren; sie führen zu einem neuen Umgang mit sich selbst.

ANWENDUNGEN

Der Atem hat an allen Regelkreisen des Organismus teil. Deshalb kann Atemarbeit funktionelle Störungen der Stimme, des Herz-Kreislaufsystems und der Verdauung verbessern. Sie hilft bei der Krankheitsvorbeugung, bei psychosomatischen Erkrankungen, in der Rehabilitation und der Krebsnachsorge.

Atemgymnastik: Sie unterstützt Behandlungen von Krankheiten, die zu gestörter Atmung führen.

Atemmassage: Sie kann Fehlatmung bei Krankheiten der Atemwege, Störungen des Bewegungsapparates, vegetative Störungen der Herztätigkeit, des Verdauungstraktes und Blutdrucks bessern und leichte psychische Störungen lindern.

Arbeit am Atem: Sie dient der Streßbewältigung, kann das Gefühlsleben regulieren, Haltungsschäden und ihre schmerzhaften Folgen beeinflussen, Zwänge und Phobien lösen. Sie ist erfolgreich bei der Geburtsvorbereitung und kann Impulse geben zur bewußten Verhaltensänderung und zur Entfaltung der Ausdrucksfähigkeit.

Grenzen der Anwendung

Bei schwerer psychischer Störung darf keine Atemtherapie durchgeführt werden.

Der Erfolg einer Atemtherapie hängt immer von der Mitarbeit des Patienten beziehungsweise Klienten ab.

RISIKEN

Die Atemtherapie ist risikoarm. Es kann jedoch passieren, daß während der Therapie Gefühle und seelische Probleme aufbrechen. Ungenügend ausgebildete Therapeuten können das unter Umständen nicht auffangen. Bei diplomierten Krankengymnasten und bei Atemtherapeuten mit einem Diplom der Arbeits- und Forschungsgemeinschaft für Atempflege besteht dieses Risiko nicht.

Vorsicht bei Techniken wie dem Rebirthing, die Hyperventilation (rasches, starkes Atmen) einsetzen. Das kann für Asthmakranke lebensbedrohlich sein.

KRITIK

Über den Erfolg der Atemtherapie entscheidet nicht so sehr eine bestimmte Technik, sondern die Fähigkeit des Therapeuten, sich dem Patienten zuzuwenden.

EMPFEHLUNG

Atemtherapie ist empfehlenswert, um Atmungsorgane und -muskulatur zu kräftigen, als begleitende Behandlung von Atemweg- und psychosomatischen Erkrankungen und zur Vorbeugung und Rehabilitation von Fehlatmung und Fehlhaltung.

KOSTEN

Vom Arzt verordnete ambulante Behandlungen durch Krankengymnasten werden von den gesetzlichen und privaten Versicherungen zum Großteil bezahlt. Für private Einzelstunden muß man mit etwa 50 bis 80 DM rechnen, Gruppenstunden kosten etwa 10 bis 20 DM.

ADRESSEN

AFA – Arbeits- und Forschungsgemeinschaft für Atempflege e.V.
und Verband der Atempädagoginnen und Atemtherapeutinnen
Grabenstraße 39
W-1000 Berlin 45

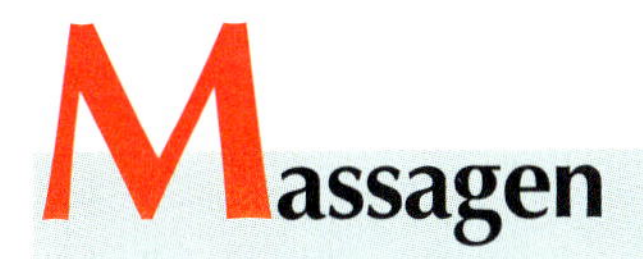

Massagen

GESCHICHTE

Berührung ist wohl die älteste Form des Heilens: Instinktiv greifen wir an eine schmerzende Stelle, drücken oder reiben sie. Aus Berührungen haben sich in allen Kulturen Heilmassagen entwickelt, die speziell auf bestimmte Beschwerden abgestimmt wurden und auch zur Geburtserleichterung dienten. Sie waren zugleich ein Versuch, krankmachende Dämonen auszutreiben. Deshalb wurden Heilmassagen ursprünglich von Medizinmännern und Heilerinnen gemeinsam mit magischen Handlungen durchgeführt.

Die ältesten schriftlichen Anweisungen für Heilmassagen entstanden vor viereinhalbtausend Jahren und stammen aus China.

Die Griechen befreiten die Massagen von magischem Zauber. Sie massierten Sportler und Kranke mit duftenden Ölen und Salben. Über die römischen Bäder wurde diese Therapie in arabischen Kulturen bekannt.

In der christlichen, körperfeindlichen Kultur ging das volksheilkundliche Wissen über Massagetechniken fast verloren. Es wurde erst im 17. Jahrhundert wiederbelebt.

Die Situation heute

Die Vielzahl verschiedener Massagearten, die auf dem Heilmarkt angeboten werden, ist verwirrend, und keineswegs ist alles Gold, was da glänzt. Nachweislich wirksam ist die

□ **klassische Massage.** Sie wurde im vorigen Jahrhundert vom schwedischen Heilgymnasten *Per Henrik Ling* und dem holländischen Arzt *J. Georg Metzger* zu der heute gültigen Form gebracht.

□ **Reflexzonenmassage,** bei der Handgriffe an bestimmten Hautzonen innere Organe (siehe Abbildung, Seite 73) beeinflussen können. Diese Techniken wurden erst in den letzten Jahrzehnten entwickelt und wissenschaftlich untersucht. Die Fußreflexzonen-Massage gehört nicht zu diesen Techniken, sie gilt als Außenseitermethode (siehe Seite 204).

Massagen zählen zu den ganzheitlichen Behandlungsformen, weil sie Körper und Seele gleichermaßen wohltun.

Die klassischen und die Reflexzonen-Massagearten werden von staatlich geprüften Masseuren, Krankengymnasten und Physiotherapeuten beherrscht.

Auf dem Markt der Heilmoden wird darüber hinaus eine Unzahl unkonventioneller Massagen angeboten. Es sind Mischformen aus der klassischen Massage und aus Massagetechniken fernöstlicher Tradition. Diese beruhen auf der Vorstellung von Energie, die im Körper zirkuliert und in Fluß gehalten werden muß (siehe Seite 139). Manche Massagespielarten sind versetzt mit magischen und esoterischen Ideen. Sie zielen meist auf die psychische Wirkung und erheben oft auch den Anspruch, „ganzheitliche Massagen" zu sein. Sie werden vor allem in privaten Instituten und New Age-Zentren durchgeführt und von ihnen verbreitet (siehe Seite 210).

Klassische Massagen

IDEE UND ERKLÄRUNG DER WIRKUNG

Massage ist eine Reiztherapie: Der gesamte Organismus reagiert dynamisch auf den Reiz von Massagen. Sie beleben alle seine Funktionen und Selbstheilungskräfte.

Die Massage beeinflußt die Nervenenden in Haut und Unterhaut. Diese leiten Empfindungen wie Wärme, Berührung, Druck, Zug, Streichen und Schmerz weiter. Schmerzhafte Griffe setzen einen „Gegenreiz", der bestehende Schmerzen für einige Zeit „auslöschen" kann. Anscheinend veranlaßt dieses Alarmsignal das Gehirn, Endorphine – das sind körpereigene, schmerzlindernde Stoffe – zu aktivieren. Mit Kneten und Reiben fördert der Masseur die Durchblutung, reguliert die Muskelspannung, regt den Lymphfluß und die Produktion von Gewebehormonen an. Über Reflexbahnen wirken Reibungswärme und Druckimpulse auch ausgleichend auf die Funktion der zugehörigen inneren Organe. Massageserien regulieren die inneren Drüsen und das vegetative System. Es wird vermutet, daß Massagen auch das Immunsystem positiv beeinflussen.

Menschen, deren Körpergefühl durch körperfeindliche Erziehung, verletzende Erfahrungen oder Vereinsamung gestört ist, können durch das Berühren und die Zuwendung des Behandlers neues Selbstvertrauen gewinnen.

DIE MITTEL

Massage ist die Sprache der Hände. Weil ein einfühlsamer Masseur geringste Störungen und Verspannungen erspürt, kann er die Massage individuell gestalten, die von ihm erfühlten Gewebeveränderungen unmittelbar mit entsprechenden Griffen beeinflussen. Außerdem kann er auf die Persönlichkeit des Patienten eingehen. Massagegeräte können die tastend-fühlende Hand und die Zuwendung eines Menschen nicht ersetzen.

Hautfreundliche Öle lassen die Hände auf der Haut besser gleiten. Ätherische Zusätze sind nicht sinnvoll, sie können unter Umständen die Haut reizen.

UNTERSUCHUNG UND BEHANDLUNG

Jeder Massage, die zu Heilzwecken durchgeführt wird, muß eine Untersuchung und Verschreibung vorangehen. Bei Sportmassagen und Massagen, die das Wohlbefinden steigern sollen, ist dies nicht vorgeschrieben.

Ruhe, Konzentration und Entspannung unterstützen den Erfolg jeder Massage. Der Raum soll ausreichend temperiert sein, und der Patient muß sich warm fühlen.

Die Klassische Massage besteht aus fünf verschiedenen Griffarten. Mit groß- und kleinflächigen Streichungen nimmt der Masseur Kontakt zum Patienten auf. Mit Hand und Knöcheln arbeitet er immer von den Randzonen zum Körperzentrum hin. Reibend erwärmt er die Haut. Kneten, Dehnen und Rollen arbeiten das Fettgewebe der Unterhaut und die Muskulatur durch. Streichungen schließen diese Phase ab. Nun folgen gezielt „eindringliche" Reibtechniken (Friktionen). Sie erreichen Muskeln, Sehnen und Bänder und lösen Verklebungen und narbige Verletzungsfolgen. Friktionen und Streichungen wechseln einander ab. Klopfen mit der Handkante, der hohlen Hand oder den Fingern regen das Gewebe an. Vibrationen mit der flachen Hand oder Schüttelungen runden die Massage eines Gebietes ab. Sie lindern Schmerzen bei überspannten Muskeln und beruhigen. Erst dann wird das nächste, dem Körperzentrum nähere Areal behandelt. Mit streichenden Griffen beendet der Masseur jede Massage.

Manche Massage, die helfen soll, kann bisweilen schmerzen und auch kleine blaue Flecke hervorrufen. Dosiert der Masseur seine Griffe jedoch entsprechend der Konstitution des Behandelten, werden diese Effekte im Verlauf einer Massageserie immer geringer werden.

Wohltuend kann es sein, wenn Patienten den Atem bewußt an jene schmerzende Körperstellen lenken, die der Masseur behandelt.

Massagen können andere Behandlungen – wie zum Beispiel Kuren, physikalische Therapien, Atemtherapie – unterstützen.

Zur Vorbereitung einer Massage sind wenig anstrengende Bewegungsübungen zu empfehlen. Beliebt sind jedoch Wärmebestrahlungen, heiße Packungen, Dampfbäder oder Saunabesuche. Das ist nicht sehr sinnvoll, weil sie die korrekte Massage erschweren und ihre Wirkung abschwächen. Dagegen fördern Wärmepackungen im Anschluß an die Massage ihren entspannenden Effekt.

Ausbildung der Behandler

Die Ausbildung zum staatlich geprüften Masseur dauert zweieinhalb Jahre. Sie wird mit einem Zertifikat abgeschlossen.

ANWENDUNGSBEREICHE

Die klassische Massage lindert Schmerzen bei rheumatischen Erkrankungen, Hexenschuß und tiefen Rückenschmerzen, löst Verspannungen und heilt narbige Muskelveränderungen. Sie beschleunigt die Rehabilitation nach Operationen und Verletzungen am Bewegungsapparat und bei Lähmungen. Massage bessert Fehlatmung, Herzleiden, Bluthochdruck, Migräne und fördert die körperliche Entwicklung bei Kindern. Sie führt zu intensiver Entspannung und seelischer Gelöstheit und kann psychisch bedingte Funktionsstörungen der Organe heilen.

Grenzen der Anwendung

Akute Schmerzzustände im Hals-Nackengebiet dürfen nicht kräftig und hart massiert, sondern müssen zart und vorsichtig behandelt werden.

Massage darf nicht erfolgen bei Fieber, Entzündungen, Geschwüren, Hauterkrankungen, Tumoren, Bluterkrankungen, bei Thrombosegefahr, frischem Herzinfarkt, ausgeprägter Herzschwäche, im Gebiet von Arterienverschlüssen und bei starker Arteriosklerose.

Bei Fasten- und Bewegungskuren kann Massage die Struktur des Gewebes verbessern. Masseure können jedoch – entgegen der verbreiteten Meinung – nicht die Fettpolster unter der Haut beseitigen.

VARIANTE: LYMPHDRAINAGE

Die Lymphdrainage ist eine Variante der klassischen Massage. Sie wird mit sanft kreisendem Druck durchgeführt und hat zum Ziel, gutartige Schwellungen (gestaute Lymphflüssigkeit) zu behandeln. Sie muß immer gemeinsam mit anderen physikalischen Entstauungsmethoden wie Bandagierungen, Hautpflege, aktiven Bewegungsübungen, entstauenden Lagerungen und anderem mehr eingesetzt werden. Besonders in der Nachsorge nach Brustoperationen kommt der Lymphdrainage eine wichtige Rolle zu.

Grenzen der Anwendung

Nicht angewendet werden darf die Lymphdrainage bei akuten Entzündungen, Thrombosen, Tuberkulosen und bösartigen Erkrankungen.

Lymphdrainage wird oft auch für eine Vielzahl anderer Erkrankungen wie etwa „Heufieber", Haarausfall, Ekzeme, Neuralgien, Osteoporose und anderes mehr angeraten. Bis jetzt fehlt allerdings der Nachweis, daß sie in diesen Fällen hilft.

VARIANTE: UNTERWASSER-DRUCKSTRAHLMASSAGE

Mit einem Druckstrahl aus einer Wasserdüse massiert der Behandler den Patienten, der entspannt im warmen Wasserbad liegt. Bei einem Druck von 0,5 bis 1,5 atü aus kleinen Düsen wirkt der Wasserstrahl in die Tiefe. Mit größerem Düsenquerschnitt bis zu zwölf Millimetern ist die Massage flächig und sanfter. Der Wasserstrahl wird von der Körperperipherie allmählich herzwärts geführt. Hartnäckige Muskelschmerzen und -verspannungen, verzögerte Heilung nach Unfällen und funktionelle Einschränkung der Bewegung werden mit dem Wasserstrahl wesentlich gebessert.

Grenzen der Anwendung

Bei Herzschwäche, deutlichem Bluthochdruck, Arteriosklerose, Krampfadern und Thrombosen eignet sich diese Therapie nicht.

Reflexzonenmassagen

IDEE UND ERKLÄRUNG DER WIRKUNG

1893 endeckte der englische Neurologe *Henry Head*, daß kranke Organe über den Weg von Nerven- und Blutbahnen Veränderungen an bestimmten Hautgebieten erzeugen. Diese klar umgrenzten Hautzonen, heute Headsche Zonen oder Dermatome genannt, schmerzen mehr als andere Hautareale. Nerven, die diese Headschen Zonen mit bestimmten inneren Organen verbinden, entspringen jeweils dem gleichen Abschnitt im Rückenmark. Behandelt oder reizt man die Headschen Zonen, beeinflußt man über diese Nervenverbindung die zugehörigen Organe. Reflexzonenmassagen nützen ebenso wie Kälte- und Wärmeanwendungen (siehe Seite 33) und Neuraltherapie (siehe Seite 198) diesen Zusammenhang. Auch die Akupunktur- (siehe Seite 142), Moxibustion- (siehe Seite 149), Akupressur- und Shiatsubehandlung (siehe Seite 152) aktiviert zum Teil solche Areale.

ANWENDUNGSBEREICHE

Bindegewebsmassage: Fährt man bei einem Menschen, der an Magengeschwüren, einer koronaren Herzkrankheit oder einer anderen Organerkrankung leidet, mit den Fingern über den Rumpf, so kann man – besonders am Rücken – bestimmte Zonen entdecken, die sich anders anfühlen als ihre Umgebung (siehe Abbildung, Seite 73). In diesen Bindegewebszonen sind Haut und Unterhaut fester miteinander verbunden, manchmal sogar „verbacken". Die Krankengymnastin *Elisabeth Dicke* hat das 1929 an sich selbst festgestellt, als sie an arteriellen Durchblutungsstörungen der Beine litt.

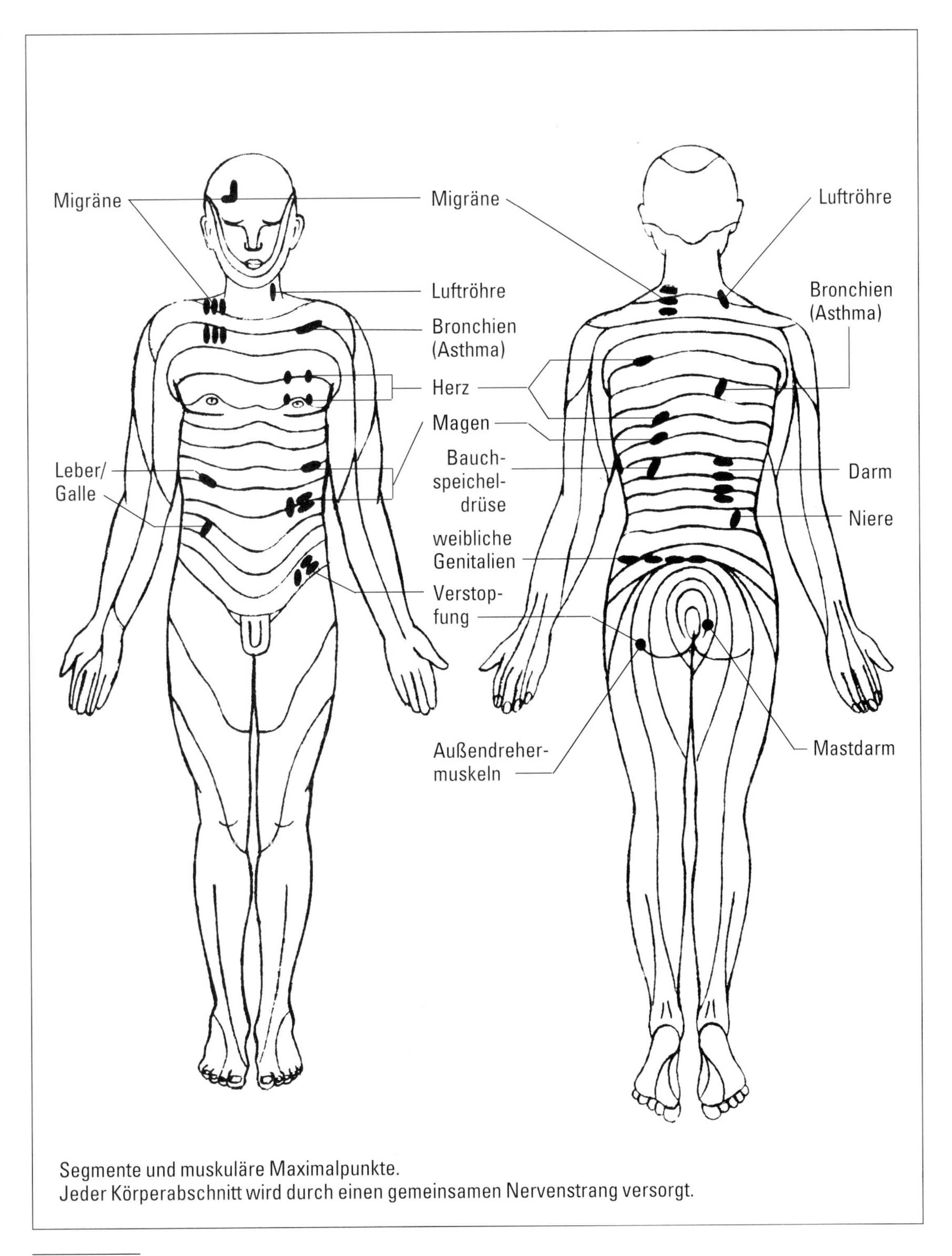

Segmente und muskuläre Maximalpunkte.
Jeder Körperabschnitt wird durch einen gemeinsamen Nervenstrang versorgt.

Nach: H.-D. Hentschel (Hrsg.), Naturheilverfahren in der ärztlichen Praxis, Köln 1991

Diese Entdeckung führte zur Entwicklung der Bindegewebsmassage. Typisch für diese Technik sind tiefe, ziehende Griffarten, die einen schneidenden Schmerz erzeugen. Die Massageserie beginnt stets in der Kreuzbeingegend, führt allmählich in Richtung Kopf und setzt sich schließlich vom Rumpf zu den Gliedmaßen fort. Wenn nach vier bis sechs Behandlungen keine Besserung erreicht ist, bringt die Bindegewebsmassage keinen Erfolg.

Sie eignet sich bei funktionellen Störungen innerer Organe und des Bewegungsapparats, bei Durchblutungs- oder Regelstörungen.

Grenzen der Anwendung

Nicht durchgeführt werden darf Bindegewebsmassage bei allen akuten Entzündungen, kurz nach einem Herzinfarkt, bei Tumoren und Psychosen.

Muskelreflexzonenmassage: Sie vereint die Bindegewebsmassage mit dem Massieren der mitbetroffenen verspannten Muskelpartien, den Maximalpunkten.

Periostmassage: Sie nutzt Reflexbahnen, die zwischen Organen und bestimmten Flächen auf der Knochenhaut (=Periost) bestehen. Der Behandler drückt diese Stellen mit dem Fingerknöchel mit rhythmisch an- und abschwellendem Druck drei Minuten lang. So können akute Schmerzen bei Arthrosen, allen möglichen Rückenschmerzen und bei Unterschenkelgeschwüren gelindert werden. Periostmassage eignet sich, um plötzliches Ertauben und Ohrgeräusche zu behandeln.

Grenzen der Anwendung

Bei Osteoporose und Tumorleiden ist Periostbehandlung fehl am Platz.

Kolonmassage: Im Rhythmus mit dem Atem des Kranken massiert der Behandler mit kreisender Bewegung fünf bestimmte Stellen des Dickdarms zwei bis vier Minuten lang. Diese Massage regt die Beweglichkeit des Darmes an und beeinflußt oftmals Verstopfung und Blähbauch günstig.

Grenzen der Anwendung

Nicht angezeigt ist die Kolonbehandlung bei Entzündungen im Darm oder Bauchraum, bei Tumoren und in der Schwangerschaft.

Welche Massage in welchen Fällen?

Störungen im Bereich von Muskeln, Sehnen, Bändern	▶ Klassische Massage
Lymphödeme	▶ Lymphdrainage
Vegetative Störungen	▶ Bindegewebsmassage
Funktionsstörung innerer Organe	▶ Reflexzonenmassage
Lokalisierte Schmerzen	▶ Periostbehandlung
Blähungsneigung, Verstopfung	▶ Kolonbehandlung
Erfrischung, Vorbeugung, Kopfweh, Muskelkater, geringe Organstörungen, Beschwerden bei Weichteilrheumatismus	▶ Klassische und fernöstliche Massagen (Akupressur, Shiatsu, siehe Seite 152)

BEHANDLUNG

Eine Teilmassage erkrankter Körperpartien sollte zwölf Minuten, eine Massage großer Körperpartien etwa 15 bis 20 Minuten dauern. Die gleiche Zeit lang sollte man nachher gut zugedeckt ruhen, damit sich die Wirkung richtig entfalten kann.

Bei Fehlhaltungen sind oft viele Partien des Körpers in Mitleidenschaft gezogen. In diesen Fällen sind Großmassagen angezeigt. Sie dauern etwa eine halbe bis dreiviertel Stunde, anschließend sollte man ebenfalls ruhen.

Massagen sind Reiztherapien, deshalb reicht eine einzelne Massage kaum für eine langanhaltende Wirkung. Sollen die Körperfunktionen nachhaltig reguliert werden, müssen zwei bis drei Massagen wöchentlich durchgeführt werden. Meist sind bei klassischen Massagen mindestens sechs, bei Lymphdrainage und Reflexzonenmassagen zwölf und mehr Behandlungen notwendig.

Bei einer Behandlungsserie kann es im Rhythmus von jeweils sieben Tagen zu „Krisen“ kommen – ähnlich der aus Kuren bekannten Badereaktion (siehe Seite 55).

EMPFEHLUNG

Medizinische Massagen sind – eine ärztliche Diagnose vorausgesetzt – empfehlenswert bei den oben genannten Beschwerden. Sie können bei Schmerzen mithelfen, den Bedarf an Medikamenten zu senken, sie regen den Körper zur Selbstheilung an. Der Genuß entspannender Massagen ist empfehlenswert als Vorbeugemaßnahme.

KOSTEN

Die Krankenkassen übernehmen nur die Kosten ärztlich verordneter Massagen zu Heilzwecken. Der Preis von Massagen bei niedergelassenen Fachkräften ist je nach Dauer und Angebot unterschiedlich. Richtpreis: 1 DM pro Minute. Sie müssen privat bezahlt werden (siehe Seite 20).

ADRESSEN

Verband Physikalische Therapie
Vereinigung für physiotherapeutische Berufe e. V.
Hofweg 15
W-2000 Hamburg 76

Chirotherapie (Osteopathie, Chiropraktik)

GESCHICHTE

Das Heilen mit dem Handgriff an Wirbelsäule und Gelenken ist aus vielen Kulturen bekannt. In der Volksheilkunst gaben und geben „Gliedersetzer“ und „Ziehleute“ ihr Wissen von einer zur anderen Generation weiter. In der medizinischen Literatur gehen Berichte über Grifftechniken bis in die chaldäische Kultur zurück.

Im vorigen Jahrhundert geriet die Kunst, mit Handgriffen zu heilen, in der europäischen Medizin in Vergessenheit. In den USA gründete nach Selbstversuchen der Arzt *Andrew Taylor Still* 1894 die Schule der Osteopathie. Die Lehre breitete sich rasch aus und wird inzwischen an acht Universitäten unterrichtet. Der osteopathische Doktorgrad (D. O.), den derzeit etwa 20 000 Personen tragen, ist in den USA dem der konventionellen Universitäten (M. D.) gleichgestellt.

Daneben entwickelte sich in den Vereinigten Staaten eine Handgrifftechnik nach Ideen des Gemischtwarenhändlers *D. Palmer*, die Chiropraktik. Diese Schule agierte sektenhaft und mit medizinisch unhaltbaren Vorstellungen vom „Einrenken“ fehlstehender Wirbel. Erst 1987, nach langen Kämpfen und Korrekturen ihrer Theorien, haben die Chiropraktoren – derzeit etwa 40 000 – in den USA ihre staatliche Anerkennung durchgesetzt.

Offensiv angeboten, konnte die Chiropraktik in Europa schneller Fuß fassen als die Osteopathie. Die Wirren des Zweiten Weltkrieges brachten Heilpraktiker aus Skandinavien und Deutschland, Osteopathen aus England und Chiropraktoren aus den USA mit deutschen Ärzten zusammen. Die manuelle Medizin verbreitete sich, und in den fünfziger Jahren gründeten sich in der Bundesrepublik zwei Vereine, die auch ostdeutsche Ärzte und Krankengymnastinnen ausbildeten. Sie favorisierten unterschiedliche Techniken und machten einander Konkurrenz. Das hat die wissenschaftliche Auseinandersetzung mit der manuellen Technik gefördert. 1958 schlossen sich die Vereine zu einer Dachorganisation zusammen. Man grenzte sich von Außenseitern ab, die Methode wurde allmählich in die wissenschaftliche Medizin integriert.

Die Situation heute

Manuelle Therapie hat sich in Europa als ein Zweig der Orthopädie oder der physikalischen Medizin etabliert. Seit 1973 wird sie an deutschen Hochschulen gelehrt, seit 1979 ist in Deutschland die Zusatzbezeichnung „Arzt für Chirotherapie" möglich. Die Chirotherapie breitet sich als eine Methode der Schmerzlinderung und Mobilisierung weiter aus und wird von etwa 4500 Therapeuten in Praxen und Kliniken im Westen und Osten Deutschlands angewendet.

DIE IDEE DAHINTER

Lange dachte man irrtümlich, daß Wirbel und Gelenke „ausgerenkt" oder „verschoben" seien, und daß sie mit bestimmten ruckartigen Griffen wieder in die richtige Position zu bringen wären. Heute erklärt man die Blockierung der Gelenke mit dem Bild einer Schublade, die „klemmt": Verspannte Muskeln halten die „Gelenkpartner" – die Knochen, die das Gelenk bilden – fest und behindern ihre Bewegung.

UNTERSUCHUNG UND BEHANDLUNG

Bevor der Arzt beziehungsweise Behandler „Hand anlegen" kann, muß er sich durch ein Röntgenbild über die Beschaffenheit der Gelenke informieren. Für die Untersuchung muß sich der Patient entkleiden: Die Haltung und Bewegungen des Körpers geben Auskunft über Gelenkblockaden, die der Untersucher

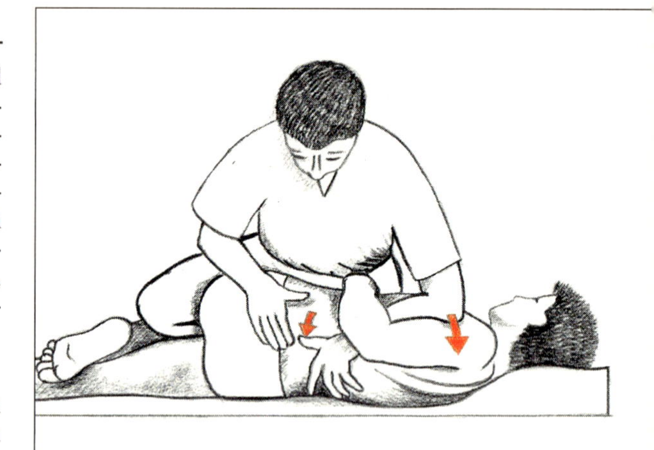

durch Abtasten genau diagnostizieren kann. Der Chirotherapeut kann verschiedene Behandlungstechniken wählen:

Weichteiltechniken (osteopathische Techniken): Sie werden mit dem Ziel angewendet, die verspannten Muskelgruppen zu entspannen. Dazu drückt der Behandler mit den Fingerkuppen eine Minute lang auf die tastbaren Muskelhärten – erst mit zunehmendem, dann wieder nachlassendem Druck. Zusätzlich dehnt er überspannte Muskeln längs und quer zu ihrer Faserrichtung.

Mobilisationen: Der Behandler bewegt Gelenke behutsam in ihre eingeschränkte Bewegungsrichtung. Dabei fixiert er einen Gelenkpartner und zieht die Gelenkflächen auseinander, bewegt sie parallel zueinander oder in ihrer normalerweise vorgesehenen Bewegungsweite. Dies geht langsam, rhythmisch und schmerzlos vor sich und wird so lange wiederholt, bis der „Spielraum" des Gelenks merkbar größer geworden ist. Diese Technik kann an allen Wirbelgelenken und Gelenken der Gliedmaßen durchgeführt werden.

Bei einer speziellen Technik, den Isometrics, wird der Muskel zehn Sekunden lang gegen Widerstand aktiviert und in der Entspannungsphase sanft gedehnt. Mehrmals wiederholt, beseitigt dies Hartspann und Bewegungseinschränkung. Zur Unterstützung können diese Übungen mit spezieller Atemtechnik kombiniert werden.

Isometrics kann man unter Anleitung des Arztes lernen und selbst anwenden.

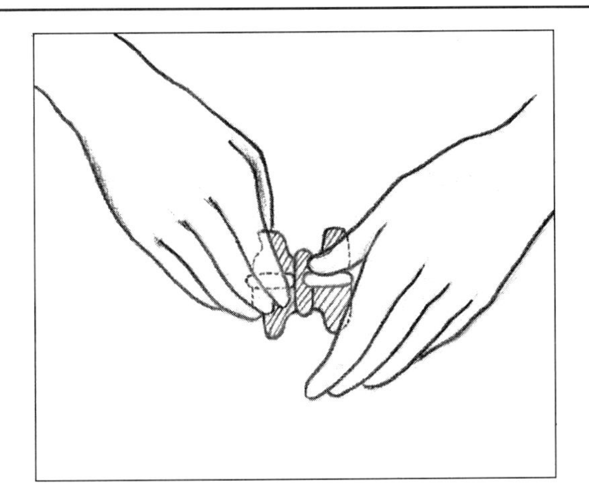

Manipulationen (chirotherapeutische Technik): Diese Methode ist am bekanntesten. Charakteristisch für diese Behandlung ist das hörbare „Knacksen", obwohl der Arzt nur geringe Kraft aufwendet. Er gibt mit kleiner Bewegung einen raschen Impuls an das Gelenk ab.

Der Impuls von nur etwa vier Kilopond Kraft wirkt auf die Nervenenden in Gelenk, Muskeln und Sehnen, unterbricht ihre durch die Schmerzen bedingte Übererregung und löst die Blockade. Damit durch die Manipulation nur das gestörte Gelenk und nicht die umliegenden, funktionierenden Gelenke mitbetroffen sind, müssen sie durch entsprechende Griffe „verriegelt" werden.

Wenn die Behandlung richtig durchgeführt wird, darf sie nicht schmerzen. Meist tritt die Erleichterung bald oder im Lauf eines Tages ein. Üblicherweise genügen eine bis zwei Behandlungen. Die chirotherapeutische Manipulation sollte höchstens viermal, jeweils im Abstand von einigen Tagen, wiederholt werden.

Ausbildung der Behandler

Die Deutsche Gesellschaft für Manuelle Medizin bildet Ärzte und Heilpraktiker sowie medizinische Hilfskräfte (Krankengymnastinnen) aus. Krankengymnastinnen, die ein Zertifikat erworben haben, dürfen auf ärztliche Verordnung manuelle Therapie anwenden, aber nicht eigenständig Manipulationsgriffe an der Wirbelsäule setzen. Heilpraktikern ist dieses erlaubt. Masseuren ist Chirotherapie verboten.

ERKLÄRUNG DER WIRKUNG

Gelenke und Sehnen werden von Muskeln bewegt. Sind diese übermäßig angespannt, ist das Gelenk blockiert. Die Spannung ist die Folge einer Übererregung des Sympathikusnerven. Mit dem kurzen Druck, Ruck oder Drehung wird die überschießende Nervenerregung abgestellt, die Spannung der Muskeln sinkt, das Gelenk wird frei.

Der chirotherapeutische Handgriff ist eine Art Startimpuls, der die Normalisierung anregt. Genauso wirken auch die Druckbehandlung und die sanfte Dehnung der Gelenke.

ANWENDUNGSBEREICHE

Chirotherapie kann Rückenschmerzen lindern und helfen, wenn die Beweglichkeit des Rükkens und der Glieder eingeschränkt ist. Sie kann Kopfschmerzen mildern, die von der Halswirbelsäule ausgehen.

Grenzen der Anwendung

Kann mit drei bis vier Eingriffen das Gelenk nicht deblockiert werden, sollte der Arzt die Behandlung abbrechen.

Nicht durchgeführt werden dürfen Manipulationen

- ☐ ohne vorhergehende Röntgenuntersuchung,
- ☐ wenn keine Blockierung besteht,
- ☐ wenn Gelenke krankhaft verändert, überbeweglich oder entzündet sind und hoch akut schmerzen,
- ☐ wenn Gelenke einer Verletzung ausgesetzt waren (zum Beispiel die Halswirbelsäule dem „Peitschenschlag" bei einem Auffahrunfall),
- ☐ bei psychisch bedingtem Leiden,
- ☐ bei Osteoporose,
- ☐ bei Tumoren und Rückenmarkmißbildung.
- ☐ Manipulationen an der Halswirbelsäule sind bei Personen über 60 Jahre risikoreich und daher bedenklich.

RISIKEN

Die Manipulationstechnik an der Halswirbelsäule bringt das Risiko mit sich, daß die Arterie vertebralis, die das Stammhirn versorgt, eingeengt und dieser Teil des Gehirns weniger durchblutet wird. In der Folge kann es zu Schwindel kommen, zu Seh-, Sprach- und Bewußtseinsstörungen, zu Lähmungen und Tod. Das Risiko schwerer Komplikationen liegt bei 1:400000, auf ein bis zwei Millionen Behandlungen kommt ein Todesfall. Die Dunkelziffer wird allerdings höher eingeschätzt. Bei Behandlung der übrigen Wirbelsäule treten seltener Probleme auf. Bekannt geworden sind Wirbelversetzung, -bruch, Bandscheibenvorfall, Querschnittslähmungen, Nervenlähmungen und Verschlimmerung bestehender Leiden.

Die Deutsche Gesellschaft für Manuelle Medizin hat 1979 Richtlinien zur Verhinderung von Zwischenfällen herausgegeben.

Weichteiltechniken und Mobilisierung sind risikoärmer als Manipulationen.

KRITIK

Daß viele Ärzte, Chiropraktiker, Masseure und Heilpraktiker Hand an Gelenke legen, ohne Röntgenbilder davon zu kennen oder sie richtig interpretieren zu können, erhöht das Risiko von Fehlbehandlungen.

EMPFEHLUNG

Die manuellen Therapien sind nur dann empfehlenswert, wenn vorher Röntgenaufnahmen gemacht wurden, eine ärztliche Diagnose erstellt wurde und mit den oben genannten Einschränkungen. In der Hand eines Arztes eignen sie sich, um die Gelenke der Wirbelsäule und Gliedmaßen wieder zu mobilisieren, die Muskeln zu entspannen und Schmerzen zu lindern.

Bei starker Verspannung sollten sie sinnvollerweise durch Massagen, physikalische Behandlungen, therapeutische Lokalanästhesie und Krankengymnastik ergänzt beziehungsweise ersetzt werden.

KOSTEN

Die Krankenkassen und privaten Versicherungen bezahlen chirotherapeutische Behandlung beim Arzt. Bei Heilpraktikern und niedergelassenen Physiotherapeuten muß man mit Kosten zwischen 30 und 37 DM pro Behandlung rechnen.

ADRESSEN

Deutsche Gesellschaft für
Manuelle Medizin
und Klinik für
Manuelle Therapie
Ostenallee 83
W-4700 Hamm 1

Dr. Karl Sell Ärzteseminar
Am Moos 3
W-7972 Isny

Ärztevereinigung
Manuelle Medizin e. V.
Ärzteseminar Berlin
Hansastraße 60
O-1120 Berlin

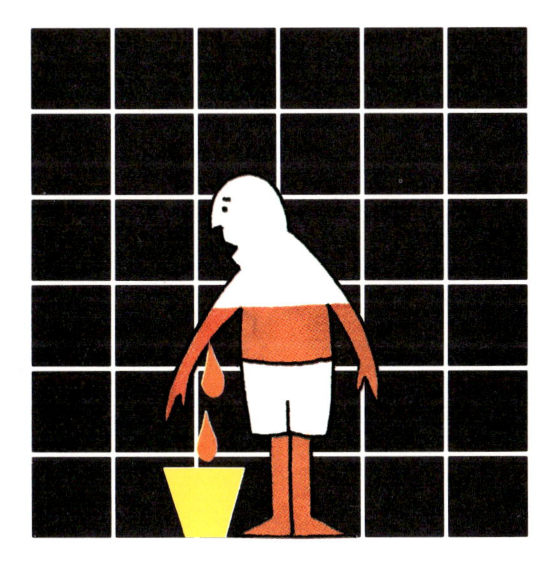

Der Wiener Gynäkologe und Kliniker *Bernhard Aschner* (1883–1960) hat die alten ausleitenden Verfahren in den zwanziger Jahren in seine Konstitutionstherapie übernommen und auch nach seiner Emigration nach Amerika in Arthritis-Polikliniken angewendet. Neben gängigen Methoden, die Darm und Blase leeren und den Schweiß anregen, empfahl er Behandlungen, die wie Bilder aus einer Gruselkammer erscheinen: gewaltsame Brechverfahren, die Einnahme giftiger Stoffe und das Setzen künstlicher Wunden.

Die Situation heute

Die Ärzte unter den vielen Anhängern Aschners verzichten meist auf Verfahren, die mit erheblichen Hautverletzungen arbeiten. Unter den Heilpraktikern sind sie nach wie vor verbreitet.

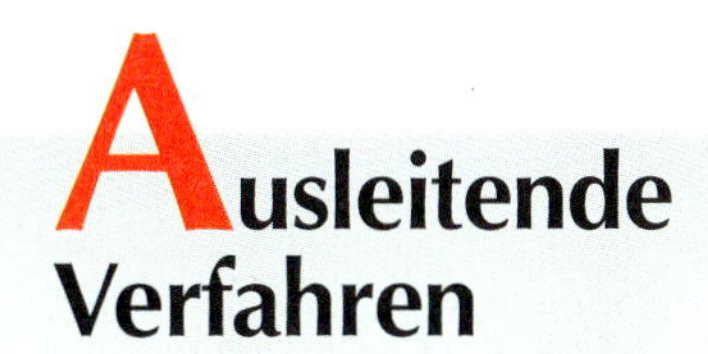

Ausleitende Verfahren

GESCHICHTE

Aus der Volksmedizin stammt die Vorstellung, daß bei Krankheiten „üble Säfte“ durch den Körper zirkulieren und daß sie den Körper verlassen müßten, damit er gesund werden kann. Seinen Ursprung hat dieser Gedanke in jahrtausendealten Versuchen, Krankheiten zu erklären: Sie wurden als Folge einer falschen Mischung der Körpersäfte (Dyskrasie) gesehen. Auch der große griechische Arzt *Hippokrates von Kos* (460–377 v. Chr.) war der Meinung, daß gesteigerte Ausscheidung den Krankheitsprozeß beendet. Im Schweiß, in der Stuhl- und Harnentleerung, in Auswurf, Blutungen, Eiter und Hautausschlägen sah er Mittel der Selbstheilung. Diese Vorstellung war die Grundlage aller abendländischen Krankheitslehren von der Antike bis in das 19. Jahrhundert, bis sie durch die neuen wissenschaftlichen Erkenntnisse Virchows abgelöst wurden.

DIE IDEE DAHINTER

Zivilisationsschäden sollen zur Folge haben, daß der Körper seinen natürlichen Ausscheidungsaufgaben nicht nachkommen kann, deshalb müßten sie gefördert werden. Wenn nicht anders möglich, müsse man den „üblen Säften“ eine künstliche Öffnung schaffen. Dann könne sich der Körper reinigen und seine innere Ordnung wiederherstellen.

ERKLÄRUNG DER WIRKUNG

Die Säftelehre gilt in der Medizin als überholt. Heute weiß man, daß viele der alten „ausleitenden Therapien“ auf anderen Wegen wirken, die zusammenfassend mit dem englischen Begriff „counterirritation“ bezeichnet werden:

□ Hautreize können über die Reflexbahnen (siehe Seite 73) auf innere Organe wirken. Dabei wird nicht, wie ursprünglich angenommen, Blut von den Organen „abgeleitet“, sondern im Gegenteil, es wird ihnen mehr Blut zugeleitet. Diese Wirkung machen sich Massagen (siehe Seite 69), Wärme- und Kältebehandlungen (siehe Seite 33) und alle in diesem Kapitel genannten Verfahren zunutze.

□ Künstliche Schmerzreize an der Haut (zum Beispiel Kratzen, Brandwunden, Hautstechen) können Schmerzen in anderen Bereichen „überlagern“ und damit für längere Zeit „löschen“. Wie diese zentrale Schmerzhemmung funktioniert, ist noch nicht in allen Details geklärt. Dieses Effekts bedienen sich viele Verfahren, zum Beispiel Akupunktur (siehe Seite 142), Moxibustion (siehe Seite 149) und Neuraltherapie (siehe Seite 198).

□ Künstlich erzeugte Entzündungen an der Haut können chronisch entzündliche Prozesse im Körper „unterbrechen“: Das Abwehrsystem kann sich sozusagen nicht beiden Krankheitsprozessen zugleich widmen und wendet sich dem „neuen“ zu.

□ Hautreize wirken als unspezifische Reiztherapie: Sie regen den Organismus zur Umstimmung an, das heißt, sie stimulieren das Immunsystem (siehe Seite 28). Dazu tragen auch die besonderen Gerüche der eingesetzten Einreibemittel bei.

□ Die Blutentziehung bei Aderlaß, Schröpfen und Blutegelbehandlung ist in diesem Sinn ebenfalls eine Reiztherapie (siehe Seite 25). Sie regt die Mikrozirkulation an und entlastet bei „überschießender Durchblutung“ im Bereich von Entzündungen.

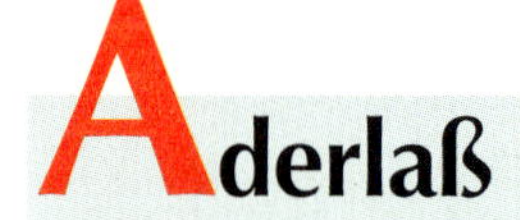

Aderlaß

GESCHICHTE

Schon die Ärzte der Antike und des indischen Kulturkreises haben ihren Patienten die Haut geritzt und sie „zur Ader gelassen“. Bis in das 18. Jahrhundert nahmen die Heilkundigen den Kranken recht wahllos und bei allen Erkrankungen Blut ab in der Vorstellung, mit dem Blut die krankmachenden Stoffe zu entfernen. Der französische Dichter Molière machte sich in seiner Komödie „Der eingebildete Kranke“ darüber lustig, daß Ärzte ihr blutiges Geschäft oft aus Ratlosigkeit betrieben.

Mit dem Fortschritt der Medizin wurden die Heilanzeigen des Aderlasses allmählich eingeengt.

UNTERSUCHUNG UND BEHANDLUNG

Beim Aderlaß setzt der Arzt eine Flügelkanüle an und läßt 50 bis maximal 500 Milliliter Blut in ein Meßgerät tropfen. Das dauert 15 bis 30 Minuten. Während dieser Zeit sollte man liegen. Anschließend wird die gleiche Menge physiologischer Kochsalzlösung infundiert. Nach einer Viertelstunde Ruhe kann man wieder den Geschäften nachgehen.

ANWENDUNGSBEREICHE

Heute wenden manche Therapeuten den Aderlaß bei Durchblutungsstörungen an, um die Mikrozirkulation des Blutes zu fördern. Er gilt als Reiztherapie bei Regelstörungen und Bluthochdruck. Bei akuten Entzündungen und Infekten soll die Blutabnahme antientzündlich wirken.

Grenzen der Anwendung

Bei Durchblutungsstörungen im Gehirn und Blutgerinnungsstörungen darf kein Aderlaß vorgenommen werden. Bei niedrigem Blutdruck, während der Menstruation oder bei Durchfällen, bei Herzrhythmusstörungen, Angina pectoris, Anämien und vegetativer Labilität kann er lebensgefährlich sein.

RISIKEN

Einige Therapeuten infundieren nach dem Aderlaß Plasmaersatz. Das ist nicht notwendig, aber gefährlich – es kann einen lebensgefährlichen allergischen Schock auslösen.

KRITIK

Medizinisch notwendig ist der Aderlaß nur bei zwei seltenen Blutkrankheiten (Polyzythämie mit Überzahl an roten Blutkörperchen und Eisenspeicherkrankheit), für die es noch keine andere wirksame Behandlung gibt.

EMPFEHLUNG

Der Aderlaß kann als allgemeine Reiztherapie nicht empfohlen werden. Hier sollten andere, weniger eingreifende Verfahren vorgezogen werden wie zum Beispiel Kneipptherapie, Massagen oder andere Methoden der Physikalischen Medizin.

Nur bei den beiden genannten seltenen Blutkrankheiten ist ein Aderlaß empfehlenswert.

KOSTEN

Die Krankenkassen bezahlen die Behandlung nur bei den unter Kritik genannten Krankheiten. Heilpraktiker können nach ihren Richtlinien für eine Aderlaßbehandlung bis 25 DM verlangen.

Blutegeltherapie

GESCHICHTE

Diese Methode ist ebenfalls sehr alt, im letzten Jahrhundert aus der Mode gekommen, wird aber seit einigen Jahren wieder beworben.

DIE MITTEL

Die medizinischen Blutegel (Hirudines) gehören zu den Ringelwürmern, die üblicherweise im Süßwasser leben. Sie tragen drei Kiefer im Schlund, die mit scharfen Zähnen besetzt sind und deren Biß eine Wunde in Form eines dreistrahligen Sterns erzeugt. Ihr Speichel enthält Hirudin. Es macht das Blut an der Saugwunde ungerinnbar.

Blutegel sind in Apotheken erhältlich. Man bewahrt sie in einem Glas mit kaltem Leitungswasser auf.

UNTERSUCHUNG UND BEHANDLUNG

Die ärztliche Diagnose sollte stets vorangehen.

Während der Behandlung muß man liegen. Die Blutegel werden mit den Kopfenden auf die Hautstellen gesetzt, die zuvor mit einem Skalpell angeritzt wurden. Egel können acht bis zehn Milliliter Blut saugen und fallen nach einer Stunde von selbst ab. Falls sich die Egel nicht lösen, bestreut man sie mit Salz. Zum Abtöten werden sie abschließend in Essig oder Salz gelegt.

Nach der Behandlung muß man Bettruhe wahren, denn die Wunde blutet noch etwa 24 Stunden lang nach. Dabei gehen weitere 40 Milliliter Blut verloren.

Meist werden bis zu zehn Blutegel angesetzt.

ERKLÄRUNG DER WIRKUNG

Anwender nennen die Egel „blutreinigend, entgiftend, entstauend, krampflösend und beruhigend".

Wahrscheinlich beruht die Wirkung der Egel darauf, daß die Stoffe, die das Blut an der Saugwunde ungerinnbar machen, mit dem Blut auch in den Körper eingetragen werden. Dadurch wird das Blut „dünnflüssiger" und die Gerinnungsneigung herabgesetzt. Außerdem hemmen die Egel Entzündungen.

ANWENDUNGSBEREICHE

Anwender raten zur Egeltherapie bei rheumatischen Entzündungen aller Art, Schwellungen, Venenentzündungen mit Thrombosen, Stauungen in Venen und Lymphgefäßen, Migräne und Nebenhöhlenentzündung. Die Egel werden an fast allen Körperstellen angesetzt.

Blutegel können dazu beitragen, den Einsatz gerinnungshemmender Mittel zu verringern.

Grenzen der Anwendung

Bei Bluterkrankungen, an Krampfaderknoten und Gangrän (= Wundbrand) darf kein Egel gesetzt werden.

RISIKEN

□ Blutegel können Krankheitskeime aufnehmen und übertragen. Sie dürfen deshalb nur einmal angesetzt werden.

□ Bei Personen, die an Gerinnungsstörungen leiden, besteht erhöhte Gefahr der Nachblutung.

□ Gelegentlich treten an den Bißstellen Allergien auf.

EMPFEHLUNG

Nur wenn andere Behandlungsmethoden nicht helfen, ist Blutegelbehandlung empfehlenswert.

KOSTEN

Die Krankenkassen bezahlen diese Behandlung. Heilpraktiker können nach ihren Richtlinien für das Setzen von Egeln 20 bis 60 DM verlangen.

Schröpfen

GESCHICHTE

Das Schröpfen war in früheren Zeiten eine typische ärztliche Handlung. Wie gebräuchlich sie war, zeigt sich daran, daß die Ärzte in ihrem Siegel einen Schröpfkopf trugen – und „Schröpfen" bedeutet schon lange, daß jemand für eine Leistung einen besonders hohen Preis bezahlen soll. Das Prinzip des Schröpfens wurde bereits vor 3000 Jahren in Mesopotamien beschrieben, es war im indischen Kulturkreis genauso gebräuchlich wie im alten Südamerika. Es wurden Schröpfköpfe aus Kuhhorn, Bronze, Silber und Glas benutzt. Blutiges Schröpfen wurde schon im Mittelalter als nicht der ärztlichen Ethik entsprechend betrachtet – damals haben Bader und Steinschneider ihre Kunden „geschröpft", und Paracelsus hat den Brauch kritisiert.

DIE MITTEL

Wenn Ärzte die Haut an vielen Stellen anritzen, nennt man das Skarifikation. Dementsprechend heißt das, was sie zum Ritzen der Haut vor dem blutigen Schröpfen gebrauchen, Skarifikationsapparat. Als Schröpfköpfe werden glockenförmige Glaskuppeln mit etwa sechs Zentimetern Durchmesser oder Plastikschröpfglocken eingesetzt, bei denen das Vakuum mit Hilfe einer Saugvorrichtung erzeugt wird (siehe Abbildung).

UNTERSUCHUNG UND BEHANDLUNG

Unblutiges Schröpfen: Vor der Behandlung wird die Haut des liegenden Patienten mit Rotlicht aufgewärmt. Dann werden auf seinem Rücken sechs bis zehn Schröpfköpfe aufgesetzt. Dabei erzeugt der Behandler durch Abbrennen eines benzingetränkten Wattebauschs oder mit einer Absaugvorrichtung ein Vakuum im Schröpfkopf. Durch den Sog auf die Haut weiten sich die feinen Kapillaren der Blutbahn, auf der Haut entstehen nach wenigen Minuten blaue Flecken und nach längerer Zeit erbsengroße Blasen. Die Behandlung dauert 10 bis 15 Minuten.

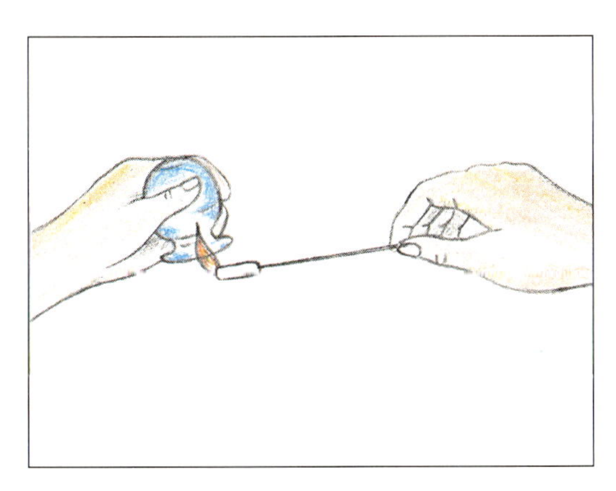

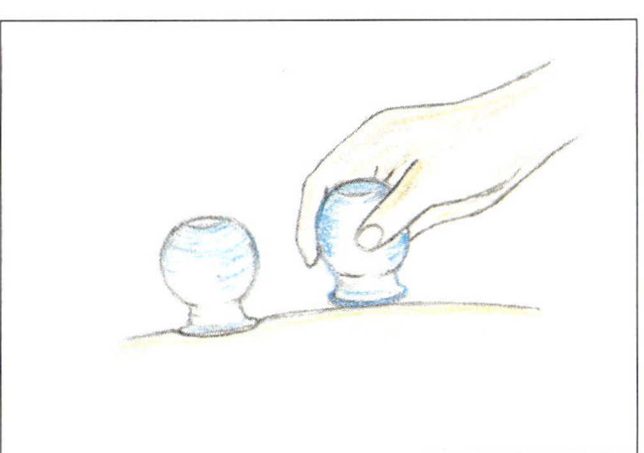

Saugmassage: Bei dieser Variante des unblutigen Schröpfens wird die Haut zunächst mit Öl eingefettet. Der Behandler verschiebt auf dieser Hautzone einige Minuten lang eine kleine Schröpfglocke mit Vakuum, bis sich ein Bluterguß bildet.

Blutiges Schröpfen: Die Haut wird kreuzförmig eingeritzt. Beim Aufsetzen füllen sich die Schröpfköpfe aus den etwa ein Zentimeter großen Schnitten mit Blut. Innerhalb von 10 bis 20 Minuten werden bis zu 300 Milliliter Blut abgeleitet. Die Behandlung ist schmerzhaft.

ANWENDUNGSBEREICHE

Unblutiges Schröpfen: Nach herkömmlicher Vorstellung wird dem Körper durch Schröpfen bei „Krankheiten der Leere“ angeblich „Blut, Wärme und Kraft“ zugefügt. Das soll gegen Durchblutungsstörungen und Verhärtungen in Haut und Unterhautgewebe, Muskelschmerzen, -verspannung und -knoten, bei chronischem Kopfweh, Rückenschmerzen, rheumatischen Schmerzen, bei Ohrenklingen, Ausbleiben der Regel, Asthma und Tuberkulose helfen.

Blutiges Schröpfen: Es soll angeblich „Blutfülle, Hitze und Schmutzstoffe“ innerer Organe bekämpfen.

Grenzen der Anwendung

Bei Nierenschwäche und über Wirbeln soll nie geschröpft werden.

RISIKEN

□ Wer an Erkrankungen mit Blutungsneigung leidet, darf nicht geschröpft werden.

□ Wenn der Apparat zum Ritzen der Haut nicht sorgfältig desinfiziert wird, besteht die Gefahr von Infektionen.

KRITIK

Die Anwender behaupten Beziehungen zwischen Hautzonen und inneren Organen, die über die Reflexzonen (siehe Seite 72) hinausgehen. Das ist ebenso umstritten wie der von manchen Anwendern behauptete Einfluß des Schröpfens auf den Druck der Gehirnflüssigkeit.

EMPFEHLUNG

Blutiges Schröpfen ist abzulehnen, weil die Haut ohne medizinische Notwendigkeit verletzt wird. Zur Linderung von Muskel- und Rückenschmerzen stehen heute mit Massagen und den verschiedenen Methoden der Physikalischen Medizin weniger eingreifende, wirksame Verfahren zur Verfügung.

Unblutiges Schröpfen kann als unspezifische Reiz- und Schmerztherapie nicht empfohlen werden. Andere, weniger eingreifende Reizmethoden wie Massagen sind vorzuziehen.

KOSTEN

Die Krankenkassen bezahlen diese Behandlung. Heilpraktiker können nach ihren Richtlinien bis 50 DM für die Saugmassage, bis 15 DM für trockenes und bis 40 DM für blutiges Schröpfen verlangen.

Baunscheidtieren

GESCHICHTE

Als „Erfinder der natürlichen Heilkunst und des Lebensweckers" bezeichnete sich *Carl Baunscheidt* (1809–1873), von Beruf Mechaniker. Durch falsche Ernährung hatte er sich ein Gichtleiden zugezogen, das seinen rechten Arm versteifte. Als ihn eines Tages Mücken an der rechten Hand stachen, rötete sich die Haut – und einige Tage später war der ganze Arm geheilt. Daraufhin erfand Baunscheidt 1848 ein Gerät, mit dem man die Haut ritzen konnte. Das Baunscheidt-Verfahren faßte an Universitäten Fuß und war als „Baunscheidtismus" bald auch in Laienkreisen in aller Welt bekannt. Napoleon III. war ein begeisterter Anhänger dieser Behandlung.

DIE MITTEL

Der Baunscheidt'sche Apparat ist ein Stichelgerät, das mit feinen Nadeln gespickt ist.

Das Rezept des Baunscheidt-Einreibemittels wurde früher geheimgehalten. Heute werden hautreizende Stoffe wie zum Beispiel Cantharidin, Wacholder- oder Senföl, Euphorbiumsaft und anderes benutzt.

UNTERSUCHUNG UND BEHANDLUNG

Der Behandler rollt den Baunscheidt'schen Apparat über mehrere Hautpartien des Patienten, wobei die Nadeln ein bis zwei Millimeter tief in die Haut eindringen. Meistens werden diese feinen Wunden mit hautreizenden Salben bestrichen.

Als Reaktion auf die Behandlung bilden sich eitrige Pusteln. Werden größere Hautregionen gestichelt, soll der Patient einen Tag Bettruhe halten, reichlich trinken und sich einige Tage nicht waschen. Die Behandlung ist schmerzhaft.

ANWENDUNGSBEREICHE

Hat man früher noch fast alle Leiden mit Baunscheidtieren behandelt, so gilt es heute bei seinen Anwendern als Verfahren für die „allgemeine Umstimmung", soll bei Nervenentzündungen, hormonellen Störungen, bei Erkrankungen des Bindegewebes und bei „schlaffen Organen" helfen.

Grenzen der Anwendung

Bei Hautentzündungen oder Neigung zu Allergien darf nicht gestichelt werden.

RISIKEN

☐ Die Behandlung kann auf der Haut Narben hinterlassen.

☐ Das Risiko von Infektionen ist groß. Behandlung in der Nähe von Gelenken und Wirbeln kann zu Komplikationen führen.

☐ Das von Baunscheidt ursprünglich verwendete Mittel enthielt Crotonöl. Crotonöl ist das stärkste Ko-Karzinogen, also ein Mittel, das die krebserregende Wirkung anderer Stoffe verstärkt. Da es rezeptpflichtig ist, dürfen Heilpraktiker es nicht anwenden.

☐ Nach Baunscheidt'scher Behandlung ist es durch Infektionen zu mehreren schweren Zwischenfällen und Todesfällen gekommen.

KRITIK

Die Vorstellung, daß durch die Bläschen „schlechte Stoffe" ausgeschieden würden, ist falsch. Das Verfahren ist eine unspezifische, aber risikoreiche Reiztherapie.

EMPFEHLUNG

Baunscheidt-Behandlung ist abzulehnen. 

KOSTEN

Die Krankenkassen bezahlen das Baunscheidtieren nicht. Selbstzahlern berechnet der Arzt seine Leistungen nach der Gebührenordnung für Ärzte (siehe Seite 20). Heilpraktiker können nach ihren Richtlinien für diese Behandlung bis 40 DM verlangen.

Cantharidinpflaster

GESCHICHTE

Der Volksmedizin galt und gilt bis heute die „Spanische Fliege" – zerrieben und als Pulver eingenommen – als Potenzmittel. Der Irrtum hat einige Menschen das Leben gekostet. Als erotisches Stimulans wurde auch die hautreizende Wirkung des Mittels genutzt. Die Naturmedizin setzt Cantharidin zur Behandlung schmerzender Entzündungen ein.

DIE IDEE DAHINTER

Hautreizende Pasten (Vesikanzien) rufen an der Hautoberfläche eine Entzündung hervor, die die Entzündung tiefergelegener Gelenke und Organe „ausleiten" soll. Dieser künstlich gesetzte Hautschaden soll den Körper „umstimmen".

DIE MITTEL

Cantharidin wird aus der getrockneten, pulverisierten Spanischen Fliege gewonnen; beim Cantharidinpflaster enthält die Auflage dieses hautreizende Mittel.

Andere, ebenfalls langsam wirkende hautreizende Mittel sind Capsicum und Terpentin. Senföl, Kampfer und Ameisenspiritus lösen dagegen rasch Hautreize aus. All diese Mittel sind in der Apotheke erhältlich.

UNTERSUCHUNG UND BEHANDLUNG

Der Arzt markiert eine Hautpartie von etwa fünf bis sechs Zentimetern Durchmesser, auf die das Cantharidinpflaster aufgelegt wird. Zunächst brennt es auf der Haut. Nach 24 Stunden entsteht eine hochgewölbte Blase. Der Arzt punktiert sie und entzieht ihr die Flüssigkeit, dann versorgt er die Stelle mit sterilem Verband. Nach 10 bis 14 Tagen heilt die Entzündung ab. Danach kann die Behandlung wiederholt werden.

Am ersten Tag schmerzt die Behandlung sehr. Anschließend steigt die Körpertemperatur, und man fühlt sich abgeschlagen. Dies ist die von den Anwendern positiv eingeschätzte „Umstimmungsreaktion".

Manche Anwender reinjizieren dem Patienten die entnommene Blasenflüssigkeit, um die Reaktion zu verstärken.

ERKLÄRUNG DER WIRKUNG

Hautreizende Mittel beeinflussen darunterliegendes Gewebe reflektorisch, regen die Durchblutung in den Kapillaren an, und die Entzündung an der Haut unterbricht den Ablauf der ursprünglichen Entzündung.

ANWENDUNGSBEREICHE

Cantharidinpflaster soll bei Rheuma, Gicht, Arthritis, chronischen Rückenschmerzen, Depressionen und Entzündungen helfen.

Grenzen der Anwendung

Bei Entzündung der harnableitenden Organe wird von der Behandlung abgeraten.

RISIKEN

□ Cantharidin ist ein Nierengift. Vier Tropfen, eingenommen, sind tödlich. Das Gift wirkt auch durch die Haut.

□ Cantharidin verstärkt die Wirkung von krebserregenden Stoffen. Nach der Behandlung können Pigmentflecken oder Narben zurückbleiben. Der Juckreiz verführt zum Kratzen.

KRITIK

Das Risiko dieser Behandlung ist weitaus größer als ihr Nutzen.

EMPFEHLUNG

Die Behandlung mit Cantharidin ist abzulehnen. Es gibt andere, ungefährlichere Verfahren.

KOSTEN

Die Krankenkassen bezahlen die Behandlung mit Cantharidinpflaster. Heilpraktiker können nach ihren Richtlinien bis 20 DM verlangen.

Fontanelle und Heilseil

GESCHICHTE

Diese gewaltsamen Verfahren gehen in die Frühzeit der Medizin zurück. Nur wenige Ärzte wenden diese Methoden heute noch an, aber die Fontanelle hat nach wie vor einen festen Platz in den Gebührenrichtlinien für Heilpraktiker.

IDEE UND ERKLÄRUNG DER WIRKUNG

Diese Behandlungsformen beruhen auf der Erfahrung, daß eine künstlich gesetzte Entzündung einen (chronisch) entzündlichen Prozeß eindämmen kann. Früher dachte man fälschlich, die Wirkung käme zustande, weil die Wundflüssigkeit üble Stoffe aus dem Körper ausschwemme.

UNTERSUCHUNG UND BEHANDLUNG

Fontanelle: Der Behandler legt für 24 Stunden ein Cantharidinpflaster auf die Haut. Die entstandene Blase wird abgetragen, die Haut unempfindlich gemacht und Salpetersäure aufgetragen. Daraufhin bildet sich ein Schorf, der wieder abfällt. In den Wundtrichter setzt der Behandler eine Erbse, eine Glaskugel oder einen Kieselstein, die er mit Klebeband befestigt. Der Fremdgegenstand bleibt einige Tage in der Wunde, deren Entzündung der Behandler so lange fördert, bis diese kleine „Quelle" (das bedeutet das Wort Fontanelle) eitrige Flüssigkeit absondert. Erst nach einigen Tagen wird die Wunde so versorgt, daß sie heilen kann. Empfohlen wird diese Behandlung von ihren Anwendern gegen „Schlacken, Stoffwechselentgleisungen" und „herdbedingte Erkrankungen".

Heilseil: Der Behandler zieht im Nacken des Patienten eine Hautfalte hoch und durchsticht sie nach vorheriger örtlicher Betäubung mit einer Dreikantnadel. Durch das Loch wird ein Faden oder Silberdraht gezogen. Dieses „Seil" soll wochenlang liegen bleiben und beim täglichen Verbandwechsel immer wieder bewegt werden, damit sich der Durchstich entzündet und Flüssigkeit absondert. Dadurch soll die Lymphe stärker fließen.

RISIKEN

Diese Verfahren bringen die Gefahr von Infektionen mit sich und widersprechen hygienischen und medizinischen Grundsätzen.

EMPFEHLUNG

Diese Methoden sind abzulehnen. Sie sind Relikte aus der mittelalterlichen „Dreckapotheke".

KOSTEN

Die Krankenkassen bezahlen eine solche Behandlung nicht. Beim Heilpraktiker kostet das Setzen künstlicher Eiterherde bis zu 30 DM.

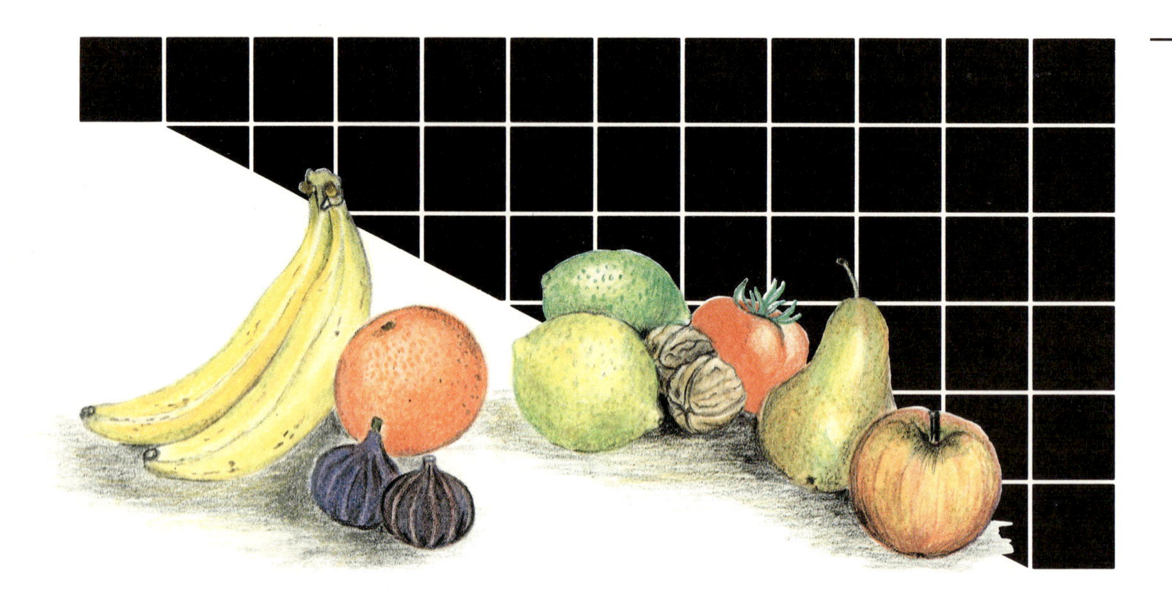

Ernährung

GESCHICHTE

„Richtige" Ernährung war und ist eine der Säulen aller Medizinsysteme – im Westen wie im Osten, im Mittelalter so wie heute. Und immer wird geraten, eine Behandlung mittels Ernährung mit Bewegungs- und Entspannungsübungen zu koppeln. Das bewußte Umgehen mit Körper, Geist und Seele soll letztlich zu innerer Ordnung – Gesundheit im allumfassenden Sinn – und äußerer Ordnung führen, dem Leben in Übereinstimmung mit der Umgebung. Das schließt sowohl Mitmenschen als auch die Natur ein.

Die Situation heute

Von der klassischen „Diaita" mit philosophischem Hintergrund hat sich die Diätetik, die heute als medizinisches Fachgebiet gelehrt wird, weit entfernt. Sie entwickelt vornehmlich Formen von Schon- und Krankenkost.

Daneben gibt es die Ernährungswissenschaft. Hier wird unter anderem erforscht, wie aus Speis und Trank Speckrollen werden und was das zum Beispiel mit Herzinfarkt und Diabetes zu tun hat. Was als „richtige" Ernährung gilt, ist das Produkt dieser Forschungen: eine Ernährung, die nach dem heutigen Stand des Wissens die Bedürfnisse von Körper und Psyche befriedigt, ohne Krankheiten zu begünstigen. Den Weg zu dieser „Vollwertkost" haben Männer wie *Kollath, Bircher-Benner* und *Schnitzer* gezeigt, deren Namen mit bestimmten Ernährungsformen verbunden sind.

„Vollwertkost", „vollwertige Ernährung", „Bio", „Öko" und ähnliche Begriffe haben sich zu einem anscheinend unüberschaubaren Durcheinander verwirrt. Es gibt eine ganze Reihe von vollwertorientierten Ernährungsformen, teilweise verbunden mit dem Namen desjenigen, der sie „erfunden" hat *(Bruker, Waerland, Anemueller, Evers)*. Auch die Deutsche Gesellschaft für Ernährung hat Richtlinien für eine „Vollwertige Ernährung" zusammengestellt. Im Unterschied zur „Vollwert-Ernährung" berücksichtigt sie jedoch nicht die ökologischen und sozialen Bedingungen, die sich mit dem Faktor Ernährung untrennbar verbinden. Doch es darf heutzutage niemandem mehr egal sein, ob das Nahrungsmittel, das den Eiweißbedarf großer Bevölkerungsgruppen deckt, über Tausende von Kilometern transportiert wird oder im Lande wächst. Ernährungsempfehlungen können auch die Antwort auf die Frage beeinflussen, ob bäuerliche Landwirtschaftsbetriebe weiterhin existieren können oder nicht.

Das in jeder Hinsicht umfassend ausgearbeitete Ernährungskonzept ist das der „Vollwert-Ernährung" nach *v. Koerber*, *Männle* und *Leitzmann*. Es ist die Grundlage für die nachfolgend genannten Ernährungsempfehlungen.

IDEE UND ERKLÄRUNG DER WIRKUNG

Richtige Ernährung erhält und stabilisiert Grundfunktionen des Körpers wie Stoffwechsel, Kreislauf und Abwehrsystem. Gegebenenfalls muß sie diese auch erst wieder voll funktionstüchtig machen.

Falsche Ernährung trägt viel zur Entstehung von Stoffwechsel- und Kreislaufstörungen bei. Bleibt die harmonische Ordnung im Stoffwechsel gestört, entstehen chronische Krankheiten.

Stoffwechselvorgänge bestimmen auch die Immunabwehr. Lange bevor Veränderungen im Körper meß-, spür- oder sichtbar werden, hat das Immunsystem bereits auf eine Ernährung reagiert, die in irgendeiner Weise minderwertig war. Welche bedeutende Rolle die Ernährung bei der Entstehung aller Krankheiten spielt, wird klar, wenn man sich vor Augen führt, daß Krankheiten nur Fuß fassen können, nachdem die körpereigene Immunabwehr überwunden ist.

Auch in einem weniger naturwissenschaftlichen Sinn kann man Sich-Ernähren als einen Beitrag zum Leben betrachten. Unveränderte Nahrungsmittel sind etwas Ganzes, Geordnetes, Gestaltetes. Es ist denkbar, daß sie auf den Organismus anders wirken, als ihre synthetisch nachgebildeten Inhaltsstoffe. Das ist vielleicht deshalb so, weil sie Substanzen enthalten, deren gesundheitsfördernde Eigenschaften noch nicht bekannt sind. Vielleicht bewirkt die Vielfalt von Substanzen, die ein Nahrungsmittel in sich vereinigt, auch anderes als einzelne Stoffe. Möglicherweise beeinflussen diese Stoffe den Menschen aber auch deshalb anders, weil sie dem Körper das „Prinzip Ordnung" zuführen, das er braucht, um seine eigene Ordnung aufrecht zu erhalten.

DURCHFÜHRUNG

„Vollwert-Ernährung" ist die Kost, die einen Durchschnittsbürger mit der Menge an Nährstoffen, Vitaminen und Spurenelementen versorgt, die er braucht, um gesund und leistungsfähig zu bleiben, ohne seine Gesundheit jedoch durch ein Zuviel zu gefährden. Im Idealfall stammen die Zutaten zur „Vollwert-Ernährung" aus ökologisch-kontrolliertem Anbau.

Bei der Zusammenstellung des täglichen Speiseplans hilft die auf Seite 90 abgedruckte Tabelle, die die üblichen Lebensmittel nach den Gesichtspunkten der „Vollwert-Ernährung" bewertet. Vollwertig essen bedeutet gleichzeitig: die richtige Menge. Die wiederum ist für jeden unterschiedlich und hängt vor allen Dingen von der körperlichen Belastung und dem Alter ab.

Bezogen auf die übliche Durchschnittsnahrung lesen sich diese Empfehlungen in Schlagzeilen so:

☐ Jeden Tag viel Rohkost: Obst, Gemüse, Salat.

☐ Getreide als Vollkornprodukte.

☐ Weniger Fleisch, Wurst und Eier.

☐ Weniger Fett.

☐ Weniger Alkohol.

☐ Weniger Süßes.

☐ Weniger Kochsalz.

☐ Überhaupt: weniger essen.

Etwa die Hälfte der Nahrungsmittel sollte in rohem Zustand verzehrt werden. Die andere so schonend wie möglich zubereitet.

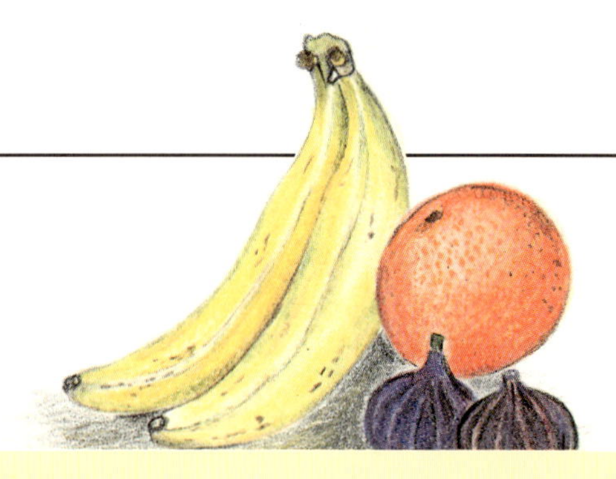

Einteilung von Lebensmitteln nach Wertstufen

Sehr empfehlenswert	**Empfehlenswert**	**Weniger empfehlenswert**	**Nicht empfehlenswert**
Etwa die Hälfte der Nahrung sollte aus diesen Lebensmitteln bestehen	Etwa die Hälfte der Nahrung sollte aus diesen Lebensmitteln bestehen	Nicht täglich verzehren	Möglichst vermeiden
Nicht erhitzte Lebensmittel	**Erhitzte Lebensmittel**	**Stark verarbeitete Lebensmittel**	**Isolierte Bestandteile von Lebensmitteln**
Gekeimtes Getreide, rohes Vollkornschrot (z. B. Frischkornmüsli)	Vollkornprodukte (z. B. Vollkornbrot, -gebäck, -nudeln)	Produkte aus Auszugsmehl (z. B. Weißbrot, Graubrot, Weißer Reis)	Stärke, Eiweißprodukte, isolierte Ballaststoffe
Rohes oder milchsaures Gemüse, rohes Obst, gekeimte Hülsenfrüchte	Erhitztes Gemüse, Gemüse- und Obstsäfte, Kartoffeln, erhitzte Hülsenfrüchte	Gemüse-, Obstkonserven, Nektare, Kartoffelprodukte	Zucker, Vitamine
Nüsse, Samen, kaltgepreßte, unraffinierte Öle, ungehärtetes Kokosfett	Ungehärtete Pflanzenmargarine mit hohem Anteil kaltgepreßter Öle	Extrahierte, raffinierte Fette und Öle	Süßigkeiten, Nährstoffpräparate, Schlankheitspräparate
Vorzugsmilch, Rohmilchprodukte	Pasteurisierte Milch (-produkte), Butter (mäßige Menge)	H-Milch, Milchpulver	Sterilmilch
	Fisch. Wenn Eier und Fleisch, dann mäßig	Fleisch-, Wurstwaren, Fleischkonserven	Innereien, Schweineschmalz
Natürliches Mineralwasser	Leitungswasser, Kräuter-, Früchtetee, Malz-, Getreidekaffee, ungezuckerter Kakao	Schwarzer Tee, Kaffee, Bier, Wein	Fruchtsaftgetränke, Limonaden, Cola-, Instant-Getränke, Spirituosen
Frische Kräuter und Samen, wenig jodiertes Meersalz	Erhitzte Kräuter und Samen, Meersalz, wenig jodiertes Kochsalz	Gewürzextrakte	Aromastoffe, Kochsalz
Rohes, süßes Obst, eingeweichtes Trockenobst	Verdünnt und in mäßiger Menge Honig, Apfel-, Birnendicksaft	Zuckerrübensirup, Melasse, Ahornsirup	Zucker, Süßstoffe

ANWENDUNGSBEREICHE

Vorbeugend: Eine vollwertige Kost beugt ernährungsbedingten Krankheiten vor. Dazu gehören: Übergewicht, Diabetes, Gicht, Nierensteine, Arterienverkalkung, Bluthochdruck, Erkrankungen der Verdauungsorgane, Karies.

Es gibt Hinweise, daß einige Krebsarten bei Menschen mit bestimmten Ernährungsgewohnheiten häufiger auftreten: Brust- und Darmkrebs bei fettreicher Ernährung; Darmkrebs bei ballaststoffarmer Ernährung.

In letzter Zeit mehren sich die Hinweise, daß eine ausreichende Versorgung mit den Vitaminen A, C und E einige an der Krebsentstehung unter anderem vielleicht auch beteiligte Effekte verhindern kann.

Therapeutisch: Für manche Krankheiten ist die „richtige" Ernährung die einzig sinnvolle, ursächliche Behandlung. Dazu gehören Gicht und Typ-II-(Alters)Diabetes. Speziell zusammengestellte Ernährungsformen sollen Verdauungsorgane, Stoffwechsel und Kreislauf entlasten – entweder indem sie bestimmte Nahrungsbestandteile vermeiden (zum Beispiel Fetthaltiges bei Arteriosklerose) oder indem sie einige gezielt einsetzen (zum Beispiel Ballaststoffhaltiges bei Verstopfung).

Besonders vom Fasten (siehe Seite 98) vermutet man, daß es das Immunsystem anregt. Menschen mit entzündlichem Rheuma profitieren davon, wenn sie eine Zeitlang fasten.

Eine „Krebsdiät" – welcher Art sie auch immer sein mag –, die als alleinige Maßnahme die Krankheit heilt, gibt es nicht.

RISIKEN

Schadstofffreie Nahrungsmittel gibt es nicht mehr. Aber durch die besonderen Bedingungen, denen sich die Produzenten in der ökologisch-kontrollierten Landwirtschaft unterwerfen, versuchen sie, die Belastung so gering wie möglich zu halten.

Folgende Maßnahmen verringern für den einzelnen die Belastung durch Schadstoffe:

- Jahreszeitenbezogen einkaufen, das heißt, Obst und Gemüse zu der Zeit essen, in der es im Land geerntet wird. Im Treibhaus gezogenen Produkten fehlt das Sonnenlicht, um möglichst viel Nitrat abzubauen.
- Nahrung stets abwechslungsreich zusammenstellen.
- Putzen, Waschen, Schaben und Schälen entfernen etwa 80 Prozent des auf der Oberfläche abgelagerten Bleis.
- Innereien möglichst selten essen. In ihnen speichern sich vor allem Kadmium und Blei.
- Möglichst wenig tierisches Fett essen. In ihm speichern sich die organischen Halogenverbindungen zum Beispiel aus Spritzmitteln.

EMPFEHLUNG

Eine „Vollwert-Ernährung" ist für jeden gesunden Erwachsenen empfehlenswert. Für Säuglinge, Kinder, Schwangere, Stillende und Kranke muß diese Kostform teilweise abgewandelt werden.

Der Weg zur Gesundheit führt nicht unbedingt durch die Apotheke, sondern häufig und oft sehr viel besser durch die Küche.

ADRESSEN

Deutsche Gesellschaft für Ernährung
Feldbergstraße 28
W-6000 Frankfurt 1

Ernährung nach Kollath

GESCHICHTE

„Laßt unsere Nahrung so natürlich wie möglich." Dieser Leitsatz stammt von dem Hygieniker und Mikrobiologen *Werner Kollath* (1892–1970). Er schuf sein Konzept einer gesunden Ernährung auf der Grundlage von Experimenten und wissenschaftlichen Untersuchungen. Es wurde von späteren Forschern bestätigt, weiterentwickelt und gilt als Basis der heutigen „Vollwert-Ernährung" (siehe Seite 89).

DIE IDEE DAHINTER

Kollath ging von der Voraussetzung aus, daß das ursprüngliche, unveränderte Produkt das Maximum an lebenswichtigen Bestandteilen enthalte. Dementsprechend teilte er Nahrungsmittel in sechs Wertstufen ein, je nachdem inwieweit sie naturbelassen oder durch Bearbeitung verändert sind. Aus dieser Einteilung ging die Tabelle auf Seite 90 hervor, die sich auf vier Wertstufen beschränkt.

DURCHFÜHRUNG

Kollath empfiehlt, für die tägliche Ernährung vorwiegend Lebensmittel der Wertstufen eins und zwei zu wählen.

EMPFEHLUNG

Eine Ernährung nach Kollath entspricht sowohl in der Auswahl als auch der Zusammensetzung der Nahrungsmittel der empfohlenen „Vollwert-Ernährung" (siehe Seite 89).

Bircher-Benner-Diät

GESCHICHTE

Maximilian Bircher-Benner (1867–1939) „erfand" das Wahrzeichen einer ganzen Generation: das Müsli. Das Rezept dazu entlieh der Arzt einem Senn der Schweizer Berge. Ein am eigenen Leib erlebter Heilerfolg brachte Bircher-Benner dazu, pflanzliche Rohkost als „Heilnahrung par excellence" anzusehen.

DIE IDEE DAHINTER

Bircher-Benner entwickelte ein Konzept, mit dem er Energie bewertete. Sonnenlicht stand dabei an oberster Stelle, Wärme aus verbrannten Kalorien an unterster. Für ihn stellte die frische Pflanze die wertvollste Nahrung dar, weil sie das Sonnenlicht am direktesten erfahren hat und noch am meisten davon in sich trägt. Von den tierischen Nahrungsmitteln gilt nur die Milch als besonders wertvoll, weil sie die Nachkommen nährt.

Bircher-Benner sah besonders in rohen Vegetabilien eine „Ordnungsnahrung", die zusammen mit einer insgesamt „geordneten" Lebensführung Krankheiten vorbeugen und heilen könne.

DURCHFÜHRUNG

Sie wird nach demselben Schema durchgeführt wie die „Vollwert-Ernährung" (siehe Seite 89).

KRITIK

Die Idee von der Sonnenenergie als wertgebendem Element für Nahrungsmittel ist heutzutage nicht mehr haltbar. Allerdings entwickelte Bircher-Benner seine Ideen, noch bevor die Vitamine bekannt waren.

Insgesamt sind die Ernährungsvorstellungen von Bircher-Benner eher von dem Gedanken „Natur ist gut“ getragen als von ernährungswissenschaftlichen Erkenntnissen.

EMPFEHLUNG

Die Ernährung nach Bircher-Benner entspricht sowohl in der Auswahl als auch der Zusammensetzung der Nahrungsmittel der empfohlenen „Vollwert-Ernährung“ (siehe Seite 89).

Schnitzerkost

GESCHICHTE

Als Zahnarzt bekam der 1930 in Deutschland geborene *Johann-Georg Schnitzer* aus erster Hand zu Gesicht, was falsche Ernährung anrichten kann. In einer Gegenreaktion entwickelte er zwei rein pflanzliche Kostformen: „Intensivkost“ und „Normalkost“.

DIE IDEE DAHINTER

Aus der Beschaffenheit des Kauapparats schloß Schnitzer, daß die „Urnahrung“ des Menschen pflanzlich gewesen sei. Also müsse auch heute noch eine rein pflanzliche Ernährungsweise die beste sein. Andere Produkte – allen voran das Fleisch – sollten die Ursache sämtlicher „Zivilisationskrankheiten“ sein.

DURCHFÜHRUNG

Bei der Schnitzerkost sollen grundsätzlich Nahrungsmittel aus ökologisch kontrolliertem Anbau bevorzugt werden.

Intensivkost: Kalorienreduzierte pflanzliche Rohkost – gar nichts Gekochtes, kein Brot, keine Milch. Stattdessen soll das Frühstücksmüsli mit einem Mineralstoffpulver angereichert werden.

Nach Schnitzer sollen alle Kranken mit Intensivkost ernährt werden. Diese Kost müssen die Patienten dann doppelt so lange beibehalten, wie sie brauchen, um völlig gesund zu werden. Schnitzer zufolge soll man von dieser Kost jahrelang leben können.

Normalkost: Wie Intensivkost, aber mit Vollkornbrot und -gebäck, Käse, Vorzugsmilch, daraus hergestellter Sauermilch, Eiern, Vollreis und Kartoffeln auf den normalen Kalorienbedarf erweitert. Nur in geringer Menge erlaubt, noch besser aber zu meiden sind Obst- und Gemüsesäfte und Milchprodukte, die nicht aus Vorzugsmilch hergestellt sind.

ANWENDUNGSBEREICHE

Schnitzer verspricht mit seiner Kost nicht nur Vorbeugung und Heilung bei sämtlichen „Zivilisationskrankheiten“ einschließlich insulinpflichtigem Diabetes, sondern auch Glück und Zufriedenheit.

RISIKEN UND KRITIK

□ Die Intensivkost birgt – auf Dauer gesehen – die typischen Risiken einseitiger Kost: Mangel an Eiweiß, Kalzium, Eisen, Jod, Vitamin B_{12}.

□ Es gibt keinen Nachweis dafür, daß ein Typ-I-Diabetiker auf sein Insulin verzichten kann, wenn er sich mit der Intensivkost ernährt. Im Gegenteil: Dieser Anspruch kann Diabetikern ausgesprochen gefährlich werden. Das gleiche gilt für ähnliche Heilversprechen bei schweren Krankheiten.

EMPFEHLUNG

Als Dauernahrung ist die Intensivkost abzulehnen. Die Normalkost hingegen ist eine „Vollwert-Ernährung“, wenn man auf Fleisch und Fisch entweder nicht komplett verzichtet oder die Nahrung sehr sorgfältig zusammenstellt (siehe Vegetarismus, Seite 95).

DURCHFÜHRUNG

Wie „Vollwert-Ernährung“ (siehe Seite 89), aber mit wesentlich strengeren Einschränkungen: Milch, ihre Produkte und Eier sollen nur beschränkt verzehrt werden. Verarbeitetes und Konserviertes sind zu meiden. Fett dagegen erscheint Bruker unbegrenzt zuträglich – wenn es nur das Richtige ist wie zum Beispiel Butter.

Bruker-Kost

GESCHICHTE

Der Internist *Max-Otto Bruker* propagiert eine Vollwertkost (siehe Seite 89), die er mit eigenen und zum Teil eigenwilligen Interpretationen seiner Meinung nach „zeitgemäß“ gestaltet hat.

Besonders bekannt geworden ist Bruker durch seine absolute Ablehnung des Zuckers.

DIE IDEE DAHINTER

Ähnlich der auf Seite 90 angegebenen Tabelle teilt auch Bruker Lebensmittel nach Wertstufen in drei Gruppen ein, allerdings nennt er sie anders. „Lebensmittel“ sind das, was ihm als lebendig und natürlich gilt und von ihm so genannte „Vitalstoffe“ enthält: Vitamine, Spurenelemente, Mineralien, Enzyme, hoch ungesättigte Fettsäuren, Ballaststoffe, Aromastoffe. „Nahrungsmittel“ und „Präparate“ enthalten ihm zufolge keine „Vitalstoffe“ mehr, sind „tot“ und gesundheitsschädlich.

ANWENDUNGSBEREICHE

Bruker führt eine Vielzahl von Krankheiten allein auf falsche Ernährung zurück und erhebt den Anspruch, allein seine Vollwertkost könne Übergewicht und Verstopfung beseitigen, Rheuma, Diabetes, Leber- und Gallenerkrankungen bessern, Herz-Kreislauferkrankungen und Allergie vermeiden.

RISIKEN UND KRITIK

- ☐ Es gibt keine „tote“ Nahrung. Lebensmittel, die für Bruker durch Bearbeitungsvorgänge als „tot“ gelten, sind bei Kollath teilweise in Wertstufe 2 eingeordnet (siehe Seite 90). Sie sind wichtige Bestandteile des Speiseplans. Für manche Menschen sind sie bekömmlicher als Rohprodukte.
- ☐ Ein Lebensmittel, das Brukers Maximalansprüchen nicht genügt (zum Beispiel H-Milch), ist noch lange nicht gesundheitsgefährdend. Das gilt auch für Zucker.
- ☐ Brukers Aussage „Fett macht nicht fett“ ist falsch. Die Menge macht's.
- ☐ Rohe Eier sind nicht gesünder als gekochte.
- ☐ Brukers Ablehnung aller Medikamente außer den „natürlichen“ kann die Menschen gefährden, die auf solche Arzneimittel angewiesen sind. Diabetiker, Hochdruckkranke und Asthmatiker sollten sich zum Beispiel nicht auf die Wirkung der Brukerschen Ernährung verlassen, sondern weiterhin ihre Medikamente nehmen.

□ Brukers Empfehlung, bei Zöliakie (eine Erkrankung, bei der der Darm auf einen bestimmten Getreideanteil allergisch reagiert) weiterhin Vollkornprodukte zu essen, gefährdet die Betroffenen.

EMPFEHLUNG

Die Ernährung nach Bruker ist empfehlenswert, wenn daraus eine ausgewogene „Vollwert-Ernährung“ resultiert (siehe Seite 89) und bei Krankheiten keine wirksamen Behandlungsmaßnahmen versäumt werden.

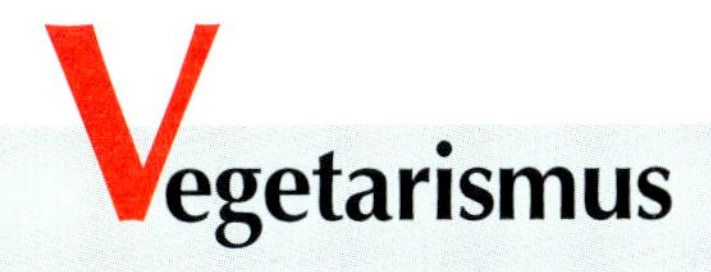

Vegetarismus

GESCHICHTE

Die Dreiecksberechnungen des griechischen Philosophen Pythagoras (6. Jh. v. Chr.) haben unsere Mathematikstunden angereichert. Den Speisezettel verkürzten seine Ideen hingegen eher. Er gilt als Begründer der vegetarischen Lebensweise.

DIE IDEE DAHINTER

Bisher waren es meist religiös-ethische Einstellungen, die Vegetarier veranlaßten, keine getöteten Tiere zu essen. Zunehmend häufiger kommen jetzt politische und ökologische Begründungen hinzu. Es mag nicht mehr jeder mitverantworten, daß die reichen Länder der Welt Unmengen pflanzlicher Nahrungsmittel an Tiere verfüttern, um sie dann in der „veredelten“ Form ausgesuchter Fleischstücke zu verzehren, während an anderen Stellen der Welt Menschen verhungern. Der Anbau von riesigen Mengen Futtermittel beansprucht Land, dessen Erträge sonst viel mehr Menschen satt machen könnten. Ausscheidungen (Gülle) und Darmgase (Ammoniak) der unübersehbaren Viehherden tragen das ihre zur Zerstörung unserer Lebensgrundlagen bei.

DURCHFÜHRUNG

Es gibt drei Grundformen von Vegetarismus:

Ovo-Lacto-Vegetarier essen kein Fleisch oder Fisch, aber Eier und Milch und damit oder daraus hergestellte Produkte.

Lacto-Vegetarier meiden außer Fleisch und Fisch auch Eier.

Veganer verzichten auf jedes von Tieren stammende Produkt, auch auf Butter und Honig.

ANWENDUNGSBEREICHE

Eine vegetarische Ernährung erhebt nicht den Anspruch, Krankheiten zu heilen. Doch es hat sich gezeigt, daß diese Art, sich zu ernähren, Risikofaktoren verringert.

□ Vegetarier haben gegenüber Fleischessern ein um 30 bis 70 Prozent verringertes Risiko, koronare Herzkrankheiten zu erleiden. Ihr Magen-Darm-Trakt ist weniger krankheitsanfällig, Gicht ist seltener, Nierenfunktionsstörungen kommen seltener vor, an Krebs sterben nur etwa die Hälfte bis ein Drittel Vegetarier im Vergleich zur sich anders ernährenden Bevölkerung.

□ Sie sind viel öfter idealgewichtig.

□ Ihre Blutdruckwerte sind auffallend niedriger.

□ Ihre Blutfettwerte sind niedriger.

□ Die Milch von Frauen, die jahrelang vegetarisch gelebt haben, ist erheblich weniger mit Schadstoffen belastet als die anderer Frauen.

RISIKEN UND KRITIK

Vegetarier – und noch erheblich stärker die Veganer – müssen den Nährstoffgehalt der einzelnen Lebensmittel gut kennen, um keinen Mangel zu riskieren. Schwangere, Stillende und Kleinkinder sollten nicht vollkommen auf tierisches Eiweiß verzichten. Für Heranwachsende ist eine ovo-lacto-vegetabile Ernährung nur dann unproblematisch, wenn der Speiseplan hinsichtlich des Nährstoffgehalts sorgfältig zusammengestellt wird.

☐ **Eiweiß:** Wer Eier und/oder Milch zu sich nimmt, deckt seinen Eiweißbedarf leicht. Vegetarier sollten öfter Hülsenfrüchte essen: Es sind die eiweißreichsten pflanzlichen Nahrungsmittel. Besonders Soja ist eine gute Eiweißquelle.

☐ **Eisen:** Das in Pflanzen vorkommende Eisen kann der Körper schlechter aufnehmen als das aus tierischen Produkten. Trotzdem haben Männer aufgrund ihrer vegetarischen Lebensweise normalerweise keinen Eisenmangel. Bei Frauen liegt der Eisengehalt des Blutes etwa zehn Prozent unter dem von Fleischesserinnen. Dennoch sind sie weniger anfällig für Krankheiten.

☐ **Kalzium:** Für Veganer kann die Kalziumversorgung kritisch werden.

☐ **Vitamin B_{12}:** Es ist nur in tierischen und milchsauren Produkten (zum Beispiel Sauerkraut) enthalten. Allerdings haben selbst Veganer nur selten Vitamin B_{12}-Mangel.

EMPFEHLUNG

Vegetarische Ernährung ist empfehlenswert, wenn die Nahrung mit Bedacht zusammengestellt wird.

Die veganische Ernährung kann risikoreich sein.

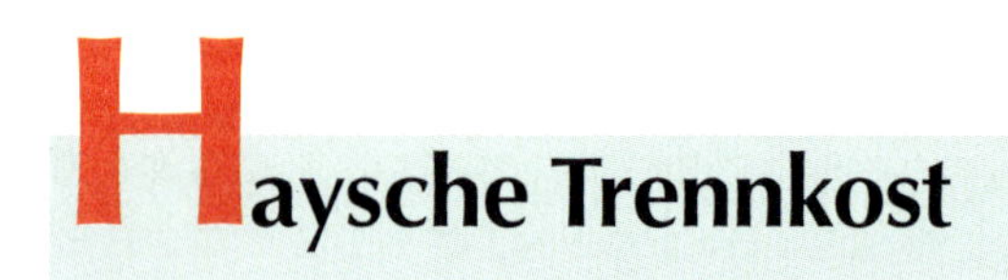

Haysche Trennkost

GESCHICHTE

Eine neue Gesundheitsära – das versprachen der Amerikaner *Howard Hay* und mit ihm sein deutscher Übersetzer *Ludwig Walb* mit ihrer Ende des 19. Jahrhunderts aufgestellten Ernährungstheorie.

IDEE UND ERKLÄRUNG DER WIRKUNG

Hay entwickelte seine eigenen „chemischen Verdauungsgesetze". Für ihn braucht Eiweiß saure Verdauungssäfte, Kohlenhydrate brauchen basische. Werden beide Nahrungsbestandteile gleichzeitig gegessen, sollen die Kohlenhydrate unverdaut bleiben und im Darm gären. Nach Hays Vorstellung entstehen dabei Säuren, und die sollen eine der wichtigsten Krankheitsursachen sein.

Fleisch, Fisch und Milch sind nach Hay konzentriert eiweißhaltige Nahrungsmittel. In diese Gruppe gehört seiner Meinung nach auch saures Obst. Konzentriert kohlenhydratreiche Nahrungsmittel sind Getreideprodukte, Kartoffeln, Zucker und zuckerhaltige Lebensmittel. Als „neutral" gelten Fette, viele Gemüse und Gewürze.

Hay unterteilt Lebensmittel zudem in „basenüberschüssige" (Obst, Gemüse, Milch, Buttermilch, Joghurt, Sahne) und „säureüberschüssige" (Käse, Quark, Fisch, Fleisch, Eier, Getreideprodukte). Er meint, nur eine Ernährung im Verhältnis 80 (basisch) zu 20 (sauer) sei „richtig".

DURCHFÜHRUNG

Nach Hay dürfen bei einer Mahlzeit entweder kohlenhydratreiche und neutrale oder eiweißreiche und neutrale Lebensmittel kombiniert werden. Keinesfalls dürfen konzentriert Kohlenhydrathaltiges und konzentriert Eiweißhaltiges gleichzeitig gegessen werden.

ANWENDUNGSBEREICHE

Hay versteht seine Trennkost als Krankheitsvorbeugung – auch gegen Krebs – und Heilnahrung für Kranke. Die Trennkost wird zudem als Diabetes-Therapie und für Kinder empfohlen.

RISIKEN UND KRITIK

□ Die von Hay postulierte Nährstofftrennung gibt es nur in seiner Theorie. Die Natur hält sich nicht daran. Sie mischt munter alle Nährstoffe. Der Trennungsgedanke wird eher nachvollziehbar, wenn man ihn auf Nahrungsmittel bezieht, in denen Kohlenhydrate oder Eiweiß ganz besonders konzentriert sind.

□ Was nach Hay nicht möglich ist, nämlich Eiweiß und Kohlenhydrate gleichzeitig zu verdauen, geschieht permanent im Magen-Darm-Trakt jedes Menschen.

□ Die Aussage, bestimmte Krankheiten allein mit Hayscher Trennkost heilen zu können, ist nicht haltbar.

EMPFEHLUNG

Die Haysche Trennkost kann nicht empfohlen werden, weil sie es kompliziert macht, sich zu ernähren, ohne daß die Mühe einen nachgewiesenen medizinischen Nutzen hätte. Eine ausgewogene „Vollwert-Ernährung" erhält die Gesundheit auf einfachere Weise (siehe Seite 89).

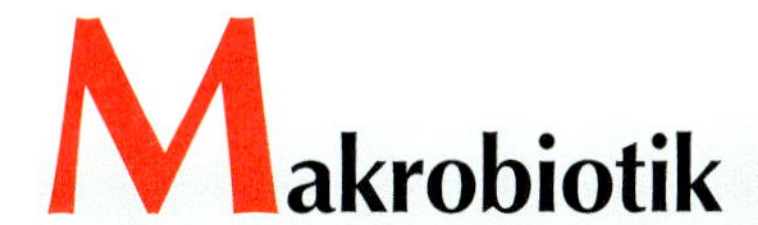

GESCHICHTE

Makrobiotik ist Weltanschauung. Sie basiert auf der Philosophie des Zen-Buddhismus, und der ist uralt. Bekannt wurde diese Ernährungsform im Westen durch die Japaner *George Ohsawa* (1893-1966) und *Michio Kushi.*

Ohsawa entlehnte Ideen aus der Lehre des Zen-Buddhismus. Die Ernährungsphilosophie ist jedoch seine eigene Erfindung. Die buddhistische Religion kennt derartiges nicht.

IDEE UND ERKLÄRUNG DER WIRKUNG

Zentrale Begriffe im Buddhismus sind Yin und Yang. Sie stehen für zwei einander entgegengesetze, doch voneinander abhängige Prinzipien der Welt. Erst beide gemeinsam machen das Ganze aus. Das dynamische Gleichgewicht zwischen Yin und Yang ist Harmonie, Glück, Frieden, Gesundheit.

Auch Nahrungsmittel werden nach ihrem Yin- oder Yang-Charakter eingeteilt. Entscheidend für die Zuordnung sollen ihr Gehalt an Kalium beziehungsweise Natrium, aber auch ihr Wassergehalt, Farbe und Form, Zeit und Geschwindigkeit des Wachstums und so weiter sein.

Für Makrobiotiker ist die Ernährung dann optimal zusammengestellt, wenn das Verhältnis von Yin zu Yang fünf zu eins beträgt. Vollkorngetreide soll dieses Verhältnis aufweisen und gilt darum als ideales Nahrungsmittel.

Die ursprüngliche Form der Makrobiotik Ohsawas gipfelte in der Forderung, sich ausschließlich von Getreide zu ernähren. Es ist das Verdienst seines Schülers Kushi, daß diese extreme Ernährung zugunsten einer ausgewogeneren Vollwertkost verlassen wurde.

DURCHFÜHRUNG

Die makrobiotische Standard-Ernährung nach Kushi ähnelt in ihrer mengenmäßigen Zusammensetzung der „Vollwert-Ernährung“ (siehe Seite 89). Allerdings lehnt Kushi viele Lebensmittel ab: Fleisch, Eier, Milch und ihre Produkte, Obst und Gemüse aus den Tropen und Subtropen, wozu auch Kartoffeln, Paprika, Auberginen und Tomaten zählen, Süßungsmittel. In der Makrobiotik gilt das Gebot: Nur bei Durst trinken. Die Lebensmittel sollen aus ökologisch kontrolliertem Anbau, möglichst aus der Umgebung stammen.

Zur makrobiotischen Ernährung von Säuglingen und Kleinkindern gibt es unter dem Namen „Kokoh“ ein Gemisch aus gemahlenem Getreide, Sesamsamen und Azukibohnen zu kaufen.

ANWENDUNGSBEREICHE

Makrobiotische Kost verspricht Gesundheit und ein langes Leben, Vorbeugung und Heilung aller Krankheiten, einschließlich Krebs.

RISIKEN UND KRITIK

□ Eine zu geringe Trinkmenge birgt die Gefahr von Nierenfunktionsstörungen.

□ Wird zugleich viel Kochsalz aufgenommen, kann das lebensgefährlich sein.

□ Die ausschließliche Ernährung mit „Kokoh“ bringt Säuglinge und Kleinkinder in Lebensgefahr.

Die Aussagen über Gesunderhaltung und Krankheitsbekämpfung sind unhaltbar:

□ Roher Reis vertreibt keine Parasiten.

□ Schimmelige Nahrungsmittel sind nicht günstig für den Magen, zumal sie einen der stärksten krebserregenden Stoffe enthalten können.

□ Makrobiotische Kost kann keinen Krebs heilen.

EMPFEHLUNG

Die makrobiotische Ernährung nach Kushi ist nur bedingt empfehlenswert. Eine „Vollwert-Ernährung“ ist nur möglich, wenn die Nahrung sehr sorgfältig zusammengestellt wird.

Für Kleinkinder ist die Kostform abzulehnen.

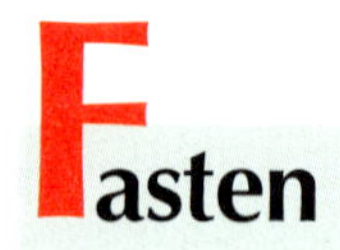

Fasten

GESCHICHTE

Manche Religionen kennen eine Fastenzeit. Mit diesen Gebräuchen wurde oft das Wissen, was Menschen guttut, zur religiösen Forderung erhoben.

Nach solchen Regeln leben heute nur noch wenige Europäer. Doch viele haben das Nicht-Essen als Methode wiederentdeckt, um schnell an Gewicht zu verlieren. Diese Null-Diät – noch dazu auf eigene Faust – hat mit gesundheitsbezogenem Fasten nur wenig gemeinsam. Beim Fasten für Gesunde steht der Gedanke der körperlichen Reinigung und Umstimmung im Vordergrund, der auch mit einer geistigen Neuorientierung verbunden sein sollte. Beim Heilfasten soll diese Umstimmung zusätzlich bestehende Krankheiten zumindest günstig beeinflussen, wenn nicht gar heilen.

Pionier des Heilfastens war der deutsche Arzt *Otto Buchinger* (1882–1970).

DIE IDEE DAHINTER

Fastenärzte sehen im Fasten eine biologische Entgiftung. Es soll den Effekt einer Operation haben, nur ohne Messer.

Eine der wichtigsten Grundideen für die Wirksamkeit des Fastens ist die der „Schlakken". Schulmediziner verweisen zwar immer wieder darauf, daß es keinen Nachweis für solche Ablagerungen gibt. Auch wenn sie im Mikroskop nicht sichtbar sind, so ist doch unstrittig, daß eine Fehlernährung im Körper Verhältnisse schafft, die ihm nicht guttun. In diesem Sinne bedeutet „Entschlackung", Körperzellen von einem Zuviel an Eiweiß, Wasser, Säure und Giftstoffen zu befreien.

Hinsichtlich der „Schlacken" stellen sich Naturheilärzte folgendes vor:

Den Raum zwischen den Organen füllt das „Grundgewebe" aus. Es ist ein zellreiches, weiches Bindegewebe, in dem der Austausch zwischen den kleinsten Blutgefäßen, den Kapillaren, den Nervenzellen und den Organzellen stattfindet. In diesem Fasernetz speichert der Körper alle übermäßig anfallenden Schadstoffe. Mit zunehmendem Alter wird die Grundsubstanz dann zu einer Stoffwechselmüll-Deponie. In diesen Ablagerungen sehen die Befürworter dieser Theorie die Ursache vieler chronischer Gelenk-, Gewebe- und Gefäßentzündungen.

Die Ablagerungen sollen die Transitstrekken zwischen Kapillaren und Zellen verlängern. Dadurch könnten Reaktionen häufiger werden, die sonst nicht auftreten. Möglicherweise begünstigt das Entstehung und Wachstum von Tumoren.

DURCHFÜHRUNG

Die Umstimmung ist am größten, wenn sich Fasten und Kureffekt paaren – raus aus dem Alltag, keine Arbeit, keine Familie, viel Beschäftigung mit sich selbst.

In Deutschland verlaufen Fastenkuren in etwa nach folgendem Schema:

Drei Übergangstage mit kalorienreduzierter Kost. Am 1. Fastentag „Darmreinigung", entweder mit einem Glaubersalz-Trunk oder als Kamillen-Einlauf. Das wiederholt sich jede Woche dreimal. Hungergefühle beruhen angeblich auf einem nicht komplett entleerten Darm. Außerdem soll das Abführen verhindern, daß der Körper verstärkt Darmgifte aufnimmt.

Zwei bis drei Liter kalorienfreie beziehungsweise -arme Flüssigkeit pro Fastentag müssen sein.

Nach den ersten Tagen der Eingewöhnung belebt sich der Tagesablauf durch Gymnastik, Wandern, Schwimmen und – je nach Bedarf – physikalische Anwendungen wie Massage, Wasseranwendungen, Elektrotherapie und so weiter. Mittags sind zwei Stunden Bettruhe Pflicht, möglichst mit heiß-feuchter Leibauflage, um die Entgiftungsarbeit der Leber zu unterstützen.

Therapeutisches Fasten soll etwa 21 Tage dauern. Übergewichtige können es erheblich länger ausdehnen. Ein normalgewichtiger Mensch überlebt ohne Nahrung etwa 60 Tage.

Unverzichtbar ist nach so langer Nahrungskarenz das Nachfasten. Am besten macht es noch einmal ein Drittel der Fastenzeit aus. In dieser Zeit wird in kleinen Schritten eine ausgewogene „Vollwert-Ernährung" aufgebaut.

Fastenärzte empfehlen, jährlich eine Fastenkur zu machen. Das kann in Kliniken geschehen oder zu Hause unter ambulanter Betreuung durch einen Fastenarzt.

ERKLÄRUNG DER WIRKUNG

Der Körper hat eine Art Notprogramm für nahrungslose Tage. Er stellt sich auf „innere Verdauung" um. Die Hauptarbeit leisten dabei Leber und Nieren. Aber auch das Hormonsystem paßt sich dem Motto „Energie sparen" an. Wenn die Kohlenhydratreserven verbraucht sind, greift der Körper auf sein Fett zurück. Weil sich das aber nur langsam mobilisieren läßt, müssen auch die Eiweißreserven den Energiebedarf decken. Die Gewichtsabnahme beträgt 350 bis 450 Gramm pro Tag.

Der Körper entnimmt seinen Geweben viel Flüssigkeit. Infolge der verringerten Flüssigkeitsmenge funktioniert der Kreislauf besser, das Herz hat leichtere Arbeit, und der Blutdruck sinkt. Der durch den leeren Magen geringere Druck erleichtert das Atmen.

Fasten soll aber auch den gesamten Raum des Grundgewebes „öffnen", so daß die darin abgelagerten Schlacken verdaut beziehungsweise ausgeschieden werden können.

Regelmäßiges Fasten soll die Lebenskräfte ökonomisieren und die Abwehrkräfte stärken.

ANWENDUNGSBEREICHE

„Angegessene" Risikofaktoren verringern sich und Krankheiten bessern sich beim Fasten, weil das nicht mehr einwirkt, was nicht gut tut. Erfolge durch Fasten wurden vermeldet bei Übergewicht, rheumatischen Krankheiten, degenerativen Gelenkerkrankungen, Bluthochdruck, Herz-Kreislauferkrankungen, erhöhten Blutfettwerten, Allergien, Typ-II-Diabetes (Altersdiabetes), Gicht, Hautkrankheiten.

Bei entzündlichem Rheuma überrascht der positive Effekt von Fastenkuren immer wieder Ärzte und Patienten – ohne daß es dafür eine wissenschaftlich zufriedenstellende Erklärung gäbe.

Das Selbstbewußtsein bekommt Auftrieb, wenn jemand erlebt, daß er sich über eine so lange Zeit unter Kontrolle haben kann. Die intensive Betreuung beim stationären Fasten tut das ihre dazu, um Fastende seelisch zu stabilisieren.

RISIKEN

Wer völlig kalorienfrei fastet, verliert in den ersten beiden Wochen erhebliche Mengen Eiweiß. Erst danach hat sich der Körper so umgestellt, daß er mehr Fett als Eiweiß abbaut. Über das Risiko, das die zum Teil erheblichen Eiweißverluste bedeuten können, sind sich die Mediziner nicht ganz einig.

Begleiterscheinungen beim Fasten sind:

- Alte Leiden und Beschwerden können wieder, bisher unbekannte Befindlichkeitsstörungen neu auftreten.
- Schlafstörungen gehören zum Fasten. Die oft beunruhigend intensiven Träume können ein begleitendes Gespräch notwendig machen.
- Die Konzentration der Harnsäure im Blut steigt an. Gichtanfälle sind dadurch möglich.
- Die Monatsblutung kann sich verzögern.

Es sollten nicht fasten

- Menschen mit Blutungsneigung,
- Menschen mit schweren Organerkrankungen,
- Menschen mit Schilddrüsenüberfunktion,
- Menschen mit Durchblutungsstörungen des Gehirns,
- Typ-I-(insulinpflichtige)Diabetiker,
- Krebskranke,
- Schwangere und stillende Frauen,
- Kinder unter zehn Jahren.

Ältere Menschen und Kinder, Menschen mit Organschäden, häufigen Infektionen und seelisch Belastete sollten besser eine der Fastenarten wählen, die unter „Varianten" aufgeführt sind.

KRITIK

- Fastenkuren machen aus Molligen nur selten Mannequinfiguren. Da man beim Nichtsessen nicht lernt, sich ausgewogen zu ernähren, sind Langzeiterfolge selten. Allzu Schwergewichtige kann der schnelle Gewichtsverlust allerdings zum Einstieg ins ernährungsbewußte Leben motivieren.
- Kritiker halten eine „Entschlackung" für unbewiesen, weil sich auch die „Schlacken" nicht auffinden ließen.
- Daß Fasten die körperlichen Abwehrkräfte steigert, ist nicht eindeutig nachgewiesen.
- Die „Darmreinigung" erscheint Fastenärzten in anderen Ländern unnütz. Eine „Selbst-

vergiftung" durch rückresorbierte Darmgifte ist nicht nachzuweisen. Manchen Kritikern scheint, daß dieses „außen und innen Rein-sein" neurotische Züge trägt.

□ Das mancherorts zum Abführen eingesetzte „Darmbad" birgt Gesundheitsrisiken.

EMPFEHLUNG

Fasten ist empfehlenswert. Gesunde können damit einige üppige Tage ausgleichen; unter ärztlicher Leitung kann man damit Risikofaktoren oder Krankheiten zu Leibe rücken.

Fasten ist nicht empfehlenswert, um schlank zu werden und es dauerhaft zu bleiben.

KOSTEN

Die Krankenkassen sind nicht verpflichtet, eine Fastenkur im Krankenhaus zu bezahlen - es sei denn, das Abnehmen müßte aus gesundheitlichen Gründen ganz besonders schnell geschehen.

Der Preis für den Aufenthalt in einer Fastenklinik richtet sich nach der Zimmerkategorie und den gewünschten Anwendungen. Pro Tag ist mit etwa 200 bis 300 DM zu rechnen.

ADRESSEN

Ärztlicher Arbeitskreis Heilfasten
Wilhelm-Beck-Straße 27
W-7770 Überlingen

VARIANTE: FASTEN NACH BUCHINGER

Beim Buchinger-Fasten trinkt man morgens ein bis zwei Tassen Kräutertee mit Honig oder milden Schwarztee mit Zitrone. Mittags gibt es einen Viertelliter Gemüsebrühe oder Gemüsesaft. Die Nachmittagsgetränke entsprechen denen vom Morgen. Abends gibt es wieder Gemüsebrühe oder Obstsaft.

Die Getränke sind nicht völlig kalorienfrei. Dadurch sind die Stoffwechselbelastungen nicht ganz so ausgeprägt wie beim totalen Fasten. Außerdem werden mit ihnen einige Vitamine und Mineralstoffe aufgenommen.

VARIANTE: SAFTFASTEN

Wie das Buchinger-Fasten, aber als Getränke kommen nur Obst- und Gemüsesäfte in Frage.

VARIANTE: EIWEISSERGÄNZTES FASTEN (MODIFIZIERTES FASTEN)

Beim Null-Kalorien-Fasten verliert der Organismus in den ersten beiden Wochen sehr viel Eiweiß. Das entstammt unter anderem Körpersubstanzen, die gar nicht verringert werden sollen. Besonders Kranke verkraften diesen Verlust nicht immer unbeschadet.

Das läßt sich vermeiden, indem der Fastende täglich ein Quantum Buttermilch oder ein extra dafür konzipiertes Eiweißkonzentrat trinkt (Ulmer Trunk).

Der tägliche Gewichtsverlust verringert sich dadurch kaum. Vielmehr hat modifiziertes Fasten einen erwünschten Effekt: das Defizit auf der Waage besteht zu einem größeren Teil aus abgebautem Fett als beim totalen Fasten.

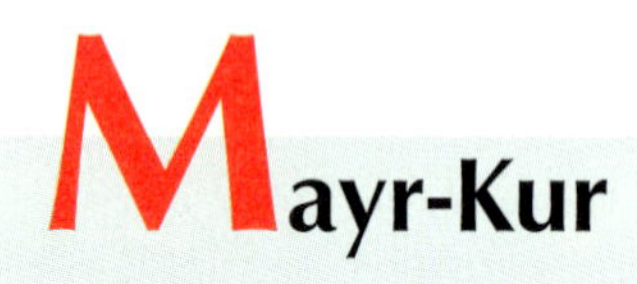

Mayr-Kur

GESCHICHTE

Der österreichische Arzt *Franz Xaver Mayr* (1875–1965) entwarf drei Arten von Regenerationskuren: Fasten nach Buchinger-Art (siehe Seite 101), Milchdiät und die milde Ableitungsdiät.

Prominentes Beispiel, wie schlank die Mayr-Kur macht und wie gesund sie erhält: Helmut Kohl. Er macht sie alle Jahre wieder.

DIE IDEE DAHINTER

Für Mayr lagen Gesundheit und Krankheit im Darm. Er fand, der moderne Mensch esse zuviel, zu oft, zu spät am Abend, der Nährstoffgehalt sei zu konzentriert, das Essen geschehe hastig, schlampig und ohne die nötige innere Sammlung.

Mayrs Meinung nach gärt zuviel Gegessenes im Darm. Daraus entstehen Alkohol und Säure. Der Alkohol soll wie beim Alkoholiker Leber, Gefäße und Nerven schädigen. Mayr meint, bei Vegetariern müßten sich Nase, Ohren, Hände und Füße blau-rot verfärben, weil der beim Vergären der reichlichen Rohkost entstehende Alkohol ihre Gefäße schädige. Mayr nannte solche Abstinenzler „endogene Alkoholiker".

Die Säure im Gewebe soll verantwortlich sein für Rheuma, Stoffwechselleiden, Gicht, Steinablagerungen und Arteriosklerose. Und wenn der Körper die Säuren durch Basen abpuffert, soll daraus ein Mineralmangel resultieren, der Karies, Osteoporose und Krampfadern nach sich ziehe.

„Fernsymptome" wie Müdigkeit, Depression, Erregbarkeit, Herz- und Kreislaufbeschwerden, Kopfschmerzen und Schwindel sollen Zeichen dafür sein, daß die Darmgifte die Leber überfordern. Schlacken sollen sich in Muskeln und Sehnen ablagern und die Ursache für rheumatische Krankheiten sein.

In welchem Stadium der „Selbstvergiftung" sich ein Mensch befindet, sieht ein Mayr-Arzt am Bauch. Mayr erkennt nur eine Bauchform als gesund an (siehe Seite 103). Alles, was davon abweicht, verrät ihm Gesundheitsmängel beziehungsweise Schäden. Auch die Haut soll sich eignen, um die verschiedenen Stadien der „Selbstvergiftung" abzulesen.

DURCHFÜHRUNG

Milchdiät: Der Tag des Kurenden beginnt mit einem Viertelliter lauwarmem Wasser mit Abführmittel. Zum Frühstück und mittags gibt es Brötchen. Aber altbacken müssen sie sein – drei bis fünf Tage an der Luft getrocknet. Jedes Brötchen muß ganz langsam gekaut werden. Ein Löffel Milch begleitet das Hinunterschlucken. Auf diese Weise „ißt" man bei beiden Mahlzeiten einen Viertelliter Milch. Abends gibt es keine solchen Leckereien, aber Wasser und dünner Kräutertee stehen reichlich zur Verfügung.

Täglich eine Bauchmassage, ein feucht-warmer Leberwickel zu Mittag, Spaziergänge und Gymnastik gehören zur Kur. Sie sollte vier Wochen dauern und in einer Kurklinik stattfinden.

Diese Diät entspricht einem eiweiß- und kohlenhydratangereicherten Fasten (siehe Seite 101).

Milde Ableitungsdiät: Sie ähnelt der Milchdiät, offeriert aber mittags ein kleines Stück mageres Fleisch oder Fisch mit fettfrei zubereitetem Gemüse. Eine gewisse Monotonie ist beabsichtigt und gilt als Schonfaktor.

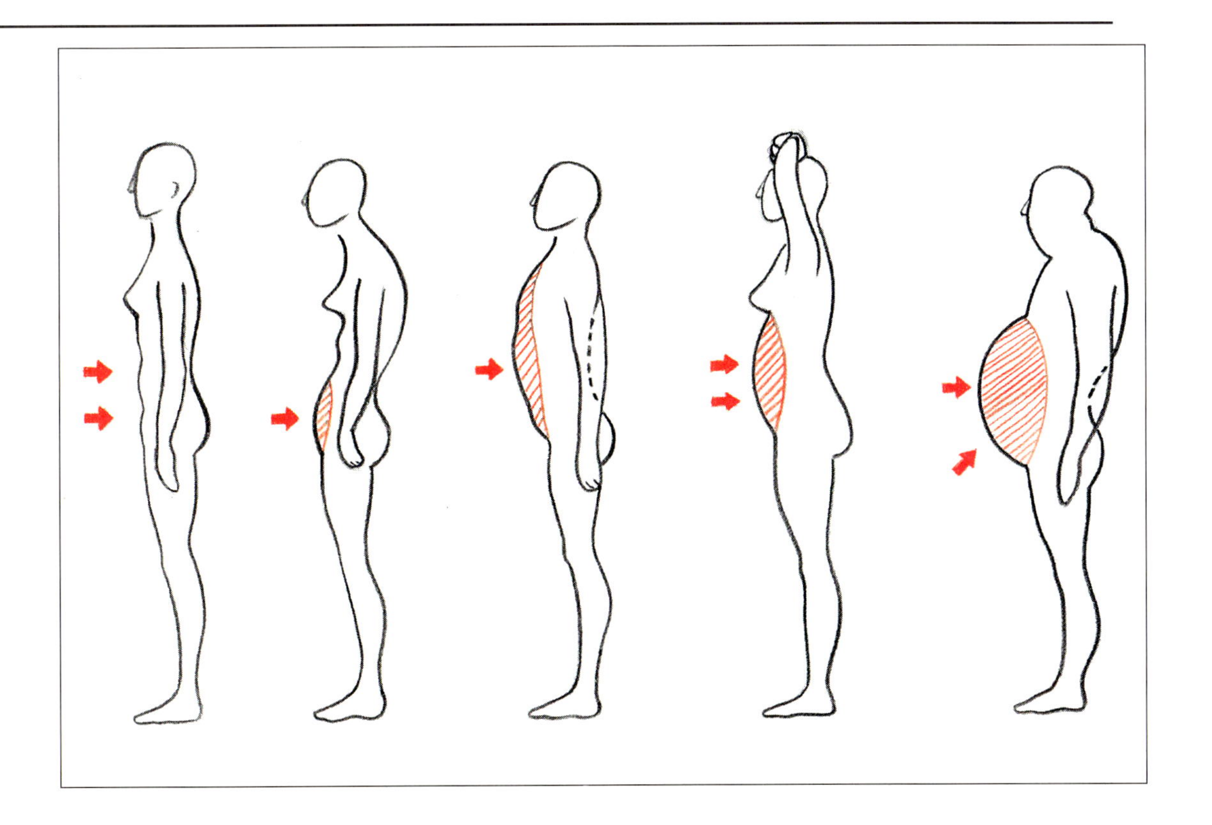

Die sich dann anschließende, nach Mayrs Auffassung „richtige" Ernährung besteht morgens aus einem Frühstück, eventuell mit einem Stück Obst. Das Mittagsmahl soll einfach sein, eventuell ein wenig Salat als Vorspeise. Abendessen entfällt oder ist ausgesprochen bescheiden.

Mayrs Gebote: wenig Rohkost, wenig Fett, wenig Süßes, kein Koffein, kein Alkohol, kein Nikotin, keine Zwischenmahlzeiten, aber morgens ein Glas Bittersalz-Wasser zum Abführen.

ERKLÄRUNG DER WIRKUNG

Bei den Diäten steht im Vordergrund, Essen wieder als bewußten Vorgang zu erlernen.

Die Dauerernährung stellt vor allem auf die Idee ab, ein Gleichgewicht zwischen „sauren" und „basischen" Nahrungsmitteln zu erzielen.

ANWENDUNGSBEREICHE

Chronische Erkrankungen der Verdauungsorgane Magen, Darm, Leber, Galle, Bauchspeicheldrüse. Übergewicht, Herz-Kreislauferkrankungen, zu hoher oder zu niedriger Blutdruck, Erkrankungen der Atmungsorgane, entzündliches und degeneratives Rheuma, Arthrose, Hauterkrankungen, Kopfschmerzen, Migräne.

RISIKEN

Die Nebenwirkungen sind geringer als beim totalen Fasten (siehe Seite 98), da die Mayr-Kur durch ihren Anteil an Kohlenhydraten und Eiweiß eine Art modifiziertes Fasten ist.

KRITIK

☐ Mayrs Vorstellung, was die bei der Verdauung entstehenden Säuren, Basen und der Alkohol im Körper anrichten, sind nicht zu belegen.

☐ Das Säure-Basen-Gleichgewicht in Blut und Harn stellt ein gesunder Körper selber her. Besondere Nahrungsmittel braucht er dafür nicht. Wie die Säure-Basen-Stoffwechselvorgänge in der einzelnen Zelle ablaufen, ist noch nicht letztgültig geklärt.

☐ Eine „Selbstvergiftung" durch Darmgifte ist nicht nachgewiesen.

☐ Aus Bauchform und Körperhaltung können Krankheiten nicht diagnostiziert werden.

EMPFEHLUNG

Die Mayr-Kur ist nur empfehlenswert als Abmagerungsdiät oder als modifiziertes Heilfasten. Sie ist aber nicht geeignet, um dauerhaft schlank zu werden. Als Dauerernährung entsprechen die Mayr-Ratschläge nicht den Empfehlungen einer „Vollwert-Ernährung".

ADRESSEN

Gesellschaft der Mayr-Ärzte
Postfach 10 28 40
W-6900 Heidelberg 1

Schroth-Kur

GESCHICHTE

Johannes Schroth (1800–1856) war Fuhrmann. Er beobachtete, daß Menschen weniger leistungsfähig waren, wenn sie viel tranken. Das animierte ihn, eine „Trockenkur" zu entwikkeln.

DIE IDEE DAHINTER

Die Schroth-Kur soll die Selbstheilungskräfte des Körpers anregen, ihn „entschlacken" und „entgiften".

DURCHFÜHRUNG

Drei „Trockentage" in der Woche: Reis-, Gries-, Haferspeisen; ungesalzene Brötchen aus Vollgetreide in unbegrenzter Menge; Trockenobst, Datteln, Feigen, Nüsse, Samen. Nicht mehr als ein Achtelliter Wein.

Zwei „kleine Trinktage": Ein halber Liter Wein.

Zwei „große Trinktage": Ein Liter Wein. Wasser und Fruchtsäfte sind verboten.

Während der Kur sollen feuchtwarme Wikkel den Körper über die Haut entschlacken.

ERKLÄRUNG DER WIRKUNG

Der Wein soll Heilmittel sein. Er spendet schnell Energie und soll die Psyche stabilisieren.

ANWENDUNGSBEREICHE

Stoffwechselkrankheiten, Gicht, Erkrankungen der Verdauungsorgane, Herz-Kreislauferkrankungen, rheumatische Krankheiten.

RISIKEN UND KRITIK

Die Schroth-Kur kombiniert – auf verschiedene Wochentage verteilt – totales und modifiziertes Fasten miteinander (siehe Seite 101).

□ Wird die Kur längere Zeit durchgeführt, müssen Vitamine und Mineralstoffe das Fehlende ergänzen – was Schroth verbietet.

□ Die geringe Flüssigkeitsmenge während der Trockentage belastet den Stoffwechsel. Der Harnsäuregehalt des Blutes kann so weit ansteigen, daß Gichtanfälle auftreten.

□ Alkohol kann während des Fastens zum Schock durch Unterzuckerung führen. Außerdem belastet er die auf Sparflamme arbeitende Leber erheblich.

Diese Kritikpunkte berücksichtigen Sanatorien und Kurkliniken heute oft, wenn sie eine Schroth-Kur anbieten. Sie geben dann an den Trinktagen ungezuckerten Kräutertee, Gemüsesäfte, -brühe und Trinkmolke und davon erheblich größere Mengen.

□ Kritiker meinen, daß die Packungen den Kreislauf belasten und ungeeignet seien für Menschen mit niedrigem Blutdruck.

EMPFEHLUNG

Die Schroth-Kur ist empfehlenswert, wenn sie in der dem heutigen Wissensstand angepaßten Form durchgeführt wird.

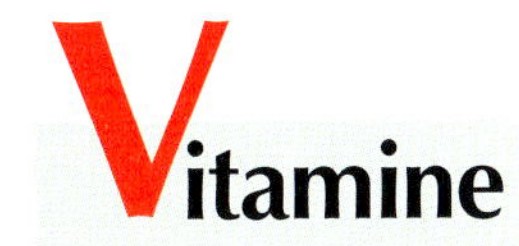

Linus Pauling ist zweifacher Nobelpreisträger. Das gibt seinen Aussagen besonderes Gewicht. Zudem ist er Jahrgang 1901 und damit ein lebendes Beispiel für Wirkung und Unschädlichkeit der von ihm propagierten „Megavitamintherapie“ oder „Orthomolekularen Medizin“. Allerdings sind das Beispiel einer Person und der allgemeingültige Nachweis verschiedenerlei.

IDEE UND ERKLÄRUNG DER WIRKUNG

Pauling meint, ein Mehr an Vitaminen sorge für bestmögliche Gesundheit und verhüte Krankheiten, weil nur große Vitaminmengen Stoffwechselprozesse maximal anregten.

Vitamine sollen das Immunsystem in Gang setzen und damit auch Krebs vorbeugen.

Möglicherweise haben Molekularbiologen schon eine genauere Erklärung für das gefunden, was dabei geschieht: Überall im Organismus entstehen immer wieder „freie Radikale“. Ihre Aggressivität dient dem Körper als Schutz, wenn sie zum Beispiel Krankheitserreger attackieren. Sie wird zum Problem, wenn die Radikale gesunde Zellen schädigen oder sogar zu Krebszellen machen. Gemeinsam mit verschiedenen Enzymen fungieren Vitamin C, E und Beta-Karotin als „Radikalfänger“.

DURCHFÜHRUNG

Pauling empfiehlt allen, was er selbst täglich tut: 12 Gramm Vitamin C, 1,6 Gramm Vitamin E und 15 Milligramm Vitamin A zu schlucken.

Zum Vergleich: Empfehlungen der Deutschen Gesellschaft für Ernährung für die tägliche Vitaminversorgung bei gesunden Erwachsenen

Vitamin A (Retinol)	1	mg
Vitamin B_1 (Thiamin)	1,3	mg
Vitamin B_2 (Riboflavin)	1,7	mg
Vitamin B_6 (Pyridoxin)	1,8	mg
Vitamin B_{12} (Cyanocobalamin)	5	Mikrogramm
Folsäure	400	Mikrogramm
Niacin (Nikotinsäure)	18	mg
Panthothensäure (Dexpanthenol)	8	mg
Vitamin C (Askorbinsäure)	75	mg
Vitamin D (Calciferol)	5	Mikrogramm
Vitamin E (Tokopherol)	12	mg

Nach dem derzeitigen Stand des Wissens sind diese Vitaminmengen ausreichend. Sie enthalten einen „Sicherheitszuschlag", der auch einen zeitweise erhöhten Bedarf abdeckt.

ANWENDUNGSBEREICHE

Vitamine sollen munter, streß- oder leistungsfähiger und Kinder intelligenter machen, Erkältungen und Krebs verhindern und die Jugendzeit verlängern. Sicher ist das nicht.

Untersuchungen der vergangenen Jahre legten allerdings die Möglichkeit nahe, es könne einen Zusammenhang geben zwischen einer Unterversorgung mit Vitamin A und Lungenkrebs, zwischen Vitamin E und Magen- und Bauchspeicheldrüsenkrebs und zwischen Vitamin C und Magenkrebs.

In der Orthomolekularen Psychiatrie, einem Teilbereich der Orthomolekularen Medizin, werden psychiatrische Krankheiten unter anderem mit hohen Dosen Vitaminen behandelt. Weil die Verfechter annehmen, daß solche Krankheiten rein organisch bedingt seien, lehnen sie psychotherapeutische Verfahren strikt ab. Die Befürworter dieser Therapie geben an, 90 von 100 akuten Schizophrenien innerhalb von zwei Jahren heilen zu können. Zwei Drittel der akut und chronisch Erkrankten zusammengenommen sollen nach fünf Jahren Megavitamintherapie gebessert oder geheilt sein.

RISIKEN UND KRITIK

Sich ein Vielfaches des täglichen Bedarfs an Vitaminen einzuverleiben, kann unerwünschte Wirkungen haben.

□ Vitamin A wird in der Leber gespeichert. Ab 7,5 Milligramm täglich kann es zu Vergiftungen kommen.

□ Paulings tägliche 1,6 Gramm Vitamin E sind etwa die 135fache Menge dessen, was die Deutsche Gesellschaft für Ernährung empfiehlt. Mehr als 670 Milligramm Vitamin E täglich können die Blutgerinnung und den Hormongehalt des Bluts beeinträchtigen. Was die jahrelange Einnahme so großer Mengen bewirkt, ist noch unbekannt.

□ Paulings Vitamin C-Tagesempfehlung liegt 160mal über der der Deutschen Gesellschaft für Ernährung. Soviel Vitamin C kann Auswirkungen auf die Funktion der roten und weißen Blutkörperchen haben und Nierensteine fördern.

□ Selbst die B-Vitamine, die bisher als harmlos galten, zeigen Nebenwirkungen, wenn sie in extremer Menge verabreicht werden.

□ Es gibt keinen Nachweis dafür, daß riesige Vitaminmengen die Reaktionen verbessern, für die sie im Körper gebraucht werden. Der wissenschaftliche Rat der amerikanischen medizinischen Gesellschaft stellt klar: „Mehr hilft mehr ist falsch".

□ Die Wirksamkeit der Megavitamintherapie bei Psychosen wurde nicht verläßlich nachgewiesen.

EMPFEHLUNG

Eine Megavitamintherapie ist abzulehnen. Ihr Nutzen ist nicht bewiesen, Nebenwirkungen sind wahrscheinlich.

KOSTEN

Megadosen an Vitaminen kann man nicht mehr mit der Nahrung aufnehmen. Man muß sie als Tabletten kaufen. Die Kosten in Höhe von etwa acht DM pro Tag übernehmen die Krankenkassen nicht.

ADRESSEN

Europäisches Institut für
Orthomolekulare Wissenschaft
Lindemannstraße 47
W-4000 Düsseldorf 1

Spurenelemente

Im Zuge der orthomolekularen Therapie (siehe Seite 105) richtete sich auch auf die „Spurenelemente" ein erhöhtes Interesse.

Besonders die Elemente Selen, Zink und Chrom kamen in den letzten Jahren ins Gespräch, weil man hofft, daß große Mengen davon Krankheiten vorbeugen können.

ERKLÄRUNG DER WIRKUNG

Viele der im menschlichen Körper nachgewiesenen Elemente kommen nur in Spuren vor. Von einigen ist bekannt, daß sie lebensnotwendig sind. Von anderen entdeckt man erst nach und nach, daß sie an biochemischen Reaktionen beteiligt sind. So scheint der Körper sogar Arsen in geringen Mengen zu brauchen, das als klassisches Mordgift vollkommen entbehrlich schien.

Alle bis jetzt bekannten Spurenelemente sind Bestandteil von Enzymen und Hormonen oder wirken über diese.

Für viele Elemente ist aus Tierversuchen bekannt, was ein Mangel bewirkt. Auch beim Menschen beobachtete man, daß manche Krankheiten mit geringen Blutkonzentrationen bestimmter Spurenelemente einhergehen. Inwieweit sich die Tierversuchsergebnisse jedoch auf Menschen übertragen lassen, ist oftmals fraglich. Und was bei den Beobachtungen am Menschen Ursache oder Wirkung ist, ist ebenfalls oft noch Spekulation.

DURCHFÜHRUNG

Es gibt durchaus Empfehlungen, täglich bestimmte Mengen Zink, Selen oder Chrom zu schlucken. Sie sind jedoch nicht durch verläßliche Forschungsergebnisse abgesichert. Bevor jemand Spurenelemente als Fertigpräparate schluckt, sollte der Mangel mittels Blutanalyse sicher nachgewiesen sein. Eine Bestimmung aus den Haaren (siehe Seite 256) reicht dafür nicht.

Mitteleuropäer, die sich ausgewogen ernähren, sind ausreichend mit Spurenelementen versorgt.

Zink: Dem Bericht der Deutschen Gesellschaft für Ernährung zufolge deckt die Durchschnittsnahrung nur etwa 60 Prozent des Zinkbedarfs des erwachsenen Deutschen. Mehr tierische Produkte mit wenig Fett oder Vollkornprodukte, kombiniert mit zum Beispiel Milch, können dem abhelfen.

Selen: Wieviel Selen jemand aufnimmt, hängt davon ab, wo die Lebensmittel, die er verzehrt, gewachsen sind. Der Selengehalt der Böden ist regional sehr unterschiedlich. Bis heute ist nicht klar, welches die optimale Selenmenge ist.

Chrom: Dieses Element ist ein Beispiel dafür, daß sich auch „die Wissenschaft" irren kann: 1978 stellte sich heraus, daß man sich bei Chrombestimmungen jahrzehntelang um ganze Größenordnungen vermessen hatte. Welche Chrommenge der Mensch braucht und welche Menge ihm schadet, muß erst noch ermittelt werden.

RISIKEN

Welche Menge welchen Elements für Gesundheit und Wohlbefinden notwendig ist, ist nicht immer eindeutig festzulegen. Sicher ist allerdings: Jedes Element ist bei einem Überangebot giftig.

KRITIK

Zink: Es gibt noch keine klinischen Untersuchungen darüber, ob eine über den normalen Bedarf hinausgehende Zinkzufuhr Krankheiten vorbeugen kann.

Selen: Selen kann offensichtlich vor Zellveränderungen schützen. Es kann aber auch die Immunabwehr schwächen. In einigen Tiermodellen hemmt Selen das Wachstum von Tumoren, in anderen treten Tumore vermehrt auf. Was diese Widersprüche für Menschen praktisch bedeuten, ist noch unklar.

Die Spanne zwischen zuwenig und zuviel Selen ist gering. Es wurden sowohl akute als auch chronische Selenvergiftungen beobachtet, an denen bereits Menschen starben.

Chrom: Der Zusammenhang zwischen Chrom und Blutzuckerspiegel ist heute immer noch nicht eindeutig geklärt. Die Bedeutung des „Ultra-Spurenelements" Chrom für den Menschen harrt noch der Klärung.

EMPFEHLUNG

Es ist nicht empfehlenswert, Spurenelemente zur Krankheitsvorbeugung als Medikament zu schlucken. Eine „Vollwert-Ernährung" versorgt jeden ausreichend mit Spurenelementen.

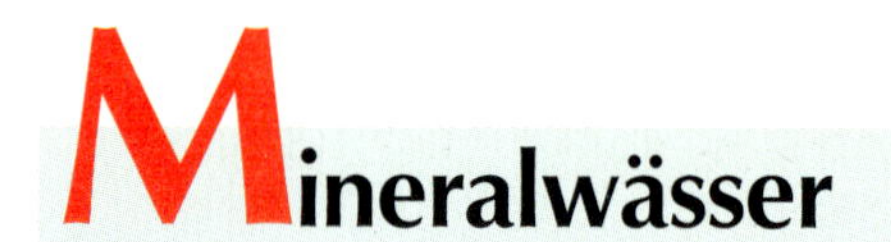

Mineralwässer

Wer seinem Körper Mineralien in größerer Menge zuführen möchte, kann ein Mineralwasser als tägliches Getränk wählen, das besonders viel von dem Gewünschten enthält. Diese Mineralwässer sind im Getränkehandel, manche auch in Apotheken erhältlich.

Besonders salzreiche Wässer mit definierten Heilanzeigen müssen wie ein Arzneimittel vom Bundesgesundheitsamt zugelassen werden. Diese kann man nur über Apotheken beziehen.

EISENreiche Wässer
(mehr als fünf Milligramm pro Liter):
Schwollener Sprudel (M)
Dunarisbrunnen (H)
Bad Wildunger Helenenquelle (H)
Bad Driburger Bitterwasser (H)
Bad Neuenahrer Heilwasser (H)
Bad Wildunger Georg-Viktor-Quelle (H)
Bad Kissinger Rakoczy (H)
Bad Mergentheimer Albertquelle (H)
Bad Kissinger Luitpoldsprudel (H)
Thaum Eisen-Heilquelle (H)
Lamscheider Stahlbrunnen (H)

JODreiche Wässer
(mehr als 0,1 Milligramm pro Liter):
Rogaska Quell (H)
Bad Kissinger Rakoczy (H)
Radenska (M)
Bad Mergentheimer Albertquelle (H)
Aqui (M)
Bad Kissinger Maxbrunnen (H)
Nürtinger Heinrichsquelle (H)
Zwestener Löwenquelle Heilwasser (H)
Bad Tönissteiner Heilbrunnen (H)
Hunyadi Janos (H)

MAGNESIUMreiche Wässer
(mehr als 135 Milligramm pro Liter):
Bad Tönissteiner Heilbrunnen (H)
Tönissteiner Römerfüllung (M)
Bad Honnefer (M)
Bad Kissinger Luitpoldsprudel (H)
Heppinger (H)
Bad Hersfelder Vitalisbrunnen (H)
Dauner (M)
Bad Kissinger Maxbrunnen (H)
Bad Driburger Bitterwasser (H)
Rhodius Fellbuhr Quelle (M)
Bad Kissinger Rakoczy (H)
Bad Wildunger Helenenquelle (H)
Bad Mergentheimer Karlsquelle (H)
Nürburg-Quelle (M)
Bad Mergentheimer Albertquelle (H)
Rogaska-Quell (H)
Hunyadi Janos (H)

KALZIUMreiche Wässer
(mehr als 500 Milligramm pro Liter):
Germeta Quelle (M)
Breisgauer (M)
Förstina (M)
Selzer (M)
Imnauer Apollo (M)
Adelbodner (M)
Bad Kissinger Maxbrunnen (H)
Rietenauer Heiligenthalquelle (M)
Bad Kissinger Rakoczy (H)
Teusser (M)
Marco Mineralquelle (M)
Marco Quelle Heilwasser (H)
Fontanis (M)
Bad Windsheimer St.-Kiliani Heilquelle (H)
Bad Windsheimer Residenz-Quelle (M)
Rohrauer Sprudel (M)
Steinsieker (M)
Bad Windsheimer Schönthal Quelle (M)
Stephensbrunnen (M)
Kloster-Quelle (M)
Filippo (M)
Meister-Perle (M)
Rangau-Quelle (M)
Obernauer Löwensprudel (M)
Knetzgauer Steigerwald (M)
Bad Driburger Bitterwasser (H)
Bad Hersfelder Vitalisbrunnen (H)
Bad Mergentheimer Karlsquelle (H)
Bad Mergentheimer Albertquelle (H)

KALIUMreiche Wässer
(mehr als zehn Milligramm pro Liter bei gleichzeitig geringerem Anteil an Natrium):
Rhön Sprudel (M)
Weyherser Mineralbrunnen (M)
Rogaska Quell (H)
Ferrarelle (M)

Die Buchstaben in Klammern bedeuten:
M = Mineralwasser
H = Heilwasser
Die Reihenfolge entspricht einem zunehmenden Gehalt. Die exakten Gehaltsangaben müssen Sie dem Flaschenetikett entnehmen.

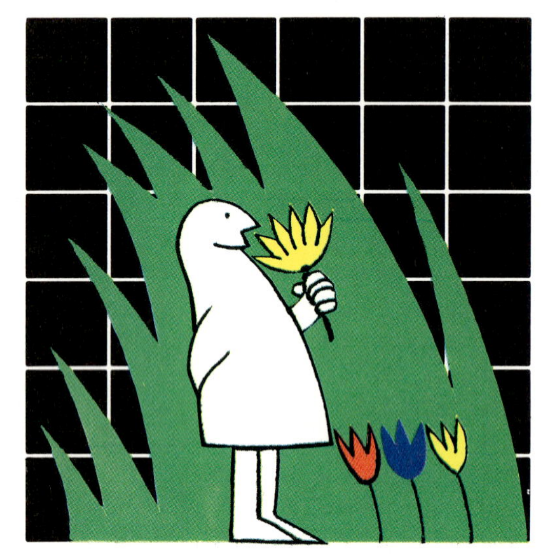

Pflanzenheilkunde (Phytotherapie)

GESCHICHTE

Die Kräuterapotheke der Natur steht nicht nur Menschen offen. Wild lebende Schimpansen nehmen bestimmte Pflanzen als Medizin in geringer Menge und bedächtig kauend zu sich, wenn sie Durchfall haben oder Würmer ihr Innenleben durcheinanderbringen.

Auch Menschen fanden die ersten Arzneimittel, mit denen sie sich behandelten, hinter der Hütte, im Wald, am Fluß. Das größte Problem dabei war, durch entsprechende Dosierung die giftige Wirkung von der heilenden zu unterscheiden.

Mit dem Nachdenken über Ursprung und Sinn des Seins und damit auch der Krankheiten, kamen übergeordnete Mächte ins Spiel – je nach Epoche als Geister, Dämonen, Götter oder als christlicher Gott. Pflanzenheilkunde vermischte sich mit Magie, Mythos und Glauben. Solche „Zaubertrank"-Eigenschaften mögen auch heute noch der Ursprung sein für Wirkungen, die die Überlieferung manchen Kräutern zutraut.

Mit dem 19. Jahrhundert begann die Ära pharmakologischer Wirkungsnachweise. Dann erst gelang es der Chemie, Pflanzenwirkstoffe zu isolieren und die in der Volksmedizin beobachtete Wirkung von Pflanzenteilen einzelnen Inhaltsstoffen zuzuordnen.

Daraus erwuchs eine pharmazeutische Industrie, deren Ziel es anfänglich war, Medizinern rein hergestellte Pflanzeninhaltsstoffe zur Verfügung zu stellen.

Zu Beginn des 20. Jahrhunderts wurde klar, daß die Wirkung der ganzen Pflanze mehr sein kann als die Summe ihrer Teile. Es begann sich die Phytotherapie zu entwickeln, die wir heute kennen.

Die Situation heute

Die Möglichkeiten, Heilpflanzen zu verwenden, sind sehr vielschichtig geworden. Da sind einmal Pflanzen oder ihre Teile, die getrocknet als „Drogen" verkauft werden. Und es gibt fertige Pflanzenmittel, die die Industrie herstellt, und die man wie ein Arzneimittel einnimmt.

Solche „Phytopharmaka" werden vornehmlich von den etwa 15 000 „Ärzten für Naturheilverfahren" (siehe Seite 16) und Heilpraktikern verordnet. Doch auch fast drei Viertel der praktischen Ärzte schreiben ihren Patienten pflanzliche Heilmittel auf. Die Kliniker hat die Phytotherapie bisher noch am wenigsten von ihrem Nutzen überzeugen können.

DIE IDEE DAHINTER

Wie man erkennt, welches Kraut welche Krankheit kuriert, dazu lehrten die Heilkundigen jeder Epoche etwas anderes.

Lange Zeit bestimmte die „Viersäftelehre" der Antike die Pflanzenheilkunde. Ihr zufolge entsprechen den vier Grundphänomenen Erde, Feuer, Wasser und Luft im menschlichen Körper die Schwarze und die Gelbe Galle, Schleim und Blut. Sie werden mit den Qualitäten trocken, warm, feucht und kalt identifiziert. Auch Pflanzen sollen diese Qualitäten enthalten.

Gleichgewicht der Säfte bedeutete Gesundheit, Störungen der Balance Krankheit. Heilpflanzen sollten Gegensätze ausgleichen und die Harmonie wiederherstellen.

Die christliche Religion fügte dem noch die „Signaturenlehre" hinzu. Man ging davon aus, daß Gott den Pflanzen durch Form und Farbe ein geheimes Zeichen mitgegeben habe, welche Krankheiten sie heilen können. So sollte zum Beispiel die Walnuß Kopfschmerzen beseitigen, weil die Furchungen der Nußhälfte denen des Gehirns ähneln.

Heute kennen Fachleute von vielen Heilkräutern zumindest die Träger ihrer Hauptwirkung. Trotzdem gibt es eine ganze Reihe von Pflanzen – darunter so bekannte wie Baldrian –, bei denen man immer noch nicht sicher weiß, warum sie seit Jahrhunderten unbestritten wirken. Und es gibt das im Einzelfall immer noch ungeklärte Phänomen, daß isolierte Substanzen anders wirken als ein Auszug aus der ganzen Pflanze.

Zu Behandlungsverfahren mit Heilpflanzen aus anderen Kulturkreisen siehe Ayurveda, Seite 155 und Traditionelle Chinesische Medizin, Seite 139.

DIE MITTEL

Manche traditionelle Arten, Heilpflanzen zu gebrauchen, sind auch heute noch üblich:

□ **Wässriger Auszug:** Man übergießt die getrocknete Pflanze oder ihre Teile mit Wasser und trinkt den Tee, legt den Auszug als Kompresse auf, verwendet ihn als Badezusatz oder inhaliert den Dampf.

□ **Alkoholischer Auszug:** Ihn kann man als Extrakt oder Tinktur in Apotheken und Drogerien kaufen (Beispiel: Baldriantropfen).

Für mehr als 250 Heilpflanzen hat die für Phytotherapie zuständige Kommission des Bundesgesundheitsamtes positiv wertende Charakteristiken erstellt. Sie sollen die Qualität der Pflanzen sichern, und sie beschreiben Wirkungen, Nebenwirkungen, Anwendungsgebiete und Kontraindikationen.

Beim Nachweis von Wirkung und Unbedenklichkeit dürfen die Sachverständigen auch andere als rein naturwissenschaftliche Prüfergebnisse anerkennen, also zum Beispiel die mit diesen Pflanzen seit langem gemachte Erfahrung. Das unterscheidet Pflanzenmittel von anderen Arzneimitteln.

Industriell hergestellte Phytopharmaka sind Kunstprodukte aus natürlichen Ausgangsmaterialien, die die überlieferten Wirkungen nicht ohne weiteres für sich beanspruchen können. Je nach Verfahren werden die Pflanzen mit Wasser, Alkohol oder anderen Lösungsmitteln extrahiert, teilweise konzentriert, getrocknet oder sonstwie verarbeitet. Ob und wie sie wirken und welche unerwünschten Wirkungen sie haben, müssen die Hersteller nachweisen, damit das Bundesgesundheitsamt ihre Produkte als Arzneimittel zuläßt.

Wie die gesetzliche Regelung im Rahmen des europäischen Binnenmarktes aussehen wird, war 1992 noch offen. Texte, wie sie die deutsche Kommission erarbeitet hat, sind auf europäischer Ebene erst noch im Werden. Es zeichnet sich aber ab, daß die in der Erfahrungsmedizin bewährten Pflanzen weiterhin gebraucht werden können, wenn sich ihre Anwendung nicht durch Risiken verbietet.

Fertigtees

Teefilterbeutel: Sie enthalten die für eine Tasse Tee richtige Menge Droge. Weil sie aber sehr stark zerkleinert ist, kann sich ein Großteil der ätherischen Öle verflüchtigt haben. Außerdem kann der Hersteller in den Beuteln schlechte Drogenqualität verstecken. Die Formel „gutes Geld = gute Qualität" gilt nicht immer.

Instanttees: Sie sind schnell zubereitet, aber nicht unbedingt so zusammengesetzt wie selbst aufgebrühter Tee. Bei der Herstellung können Inhaltsstoffe der Droge verlorengehen. Andere werden hinzugefügt, damit ein dosierbares Teepulver entsteht. Teegranulat kann bis zu 97 Prozent aus Zucker bestehen.

Instanttees ziehen leicht Feuchtigkeit an und klumpen dann.

Die Qualität von Fertigtees ist für den Laien schwer zu unterscheiden. Steht auf der Verpackung zum Beispiel eines Fencheltees „Zur Schleimlösung bei Husten, besonders bei Kleinkindern und Säuglingen", ist das eine gesundheitsbezogene Angabe. Dann muß der

Inhalt gesetzlichen Standards wie dem Deutschen Arzneibuch (DAB 10) oder den Texten des Bundesgesundheitsamtes entsprechen. Das sichert eine gewisse Qualität.

Der Aufdruck „Besonders in der Erkältungszeit für Kinder geeignet" ist keine solche Angabe. Der Packungsinhalt kann ein Lebensmittel sein. Das sichert zwar auch Qualität, aber was das ätherische Öl, den wertgebenden Inhaltsstoff des Fenchels betrifft, muß nur die Hälfte im Vergleich zur arzneilichen Ware enthalten sein.

BEHANDLUNG UND SELBSTBEHANDLUNG

Zu Heilpflanzen und ihren Produkten greifen viele Menschen, wenn sie sich selbst behandeln wollen.

Ärzte und Heilpraktiker verordnen sie als nebenwirkungsarme Behandlung bei Befindlichkeitsstörungen und leichten Krankheiten.

ERKLÄRUNG DER WIRKUNG

Die Wirkung von Heilpflanzen mit definierten Inhaltsstoffen erklärt man naturwissenschaftlich mit dem, was diese Stoffe im Körper bewirken. Kamille zum Beispiel lindert die Schmerzen einer Magenschleimhautentzündung, weil ihr ätherisches Öl die entzündungshemmenden Stoffe Bisabolol und Chamazulen enthält. Bei vielen anderen Pflanzen stößt die naturwissenschaftliche Forschung jedoch noch immer an ihre Grenzen.

Möglicherweise spielt bei der Wirksamkeit vieler Pflanzenzubereitungen auch ihr Geruch eine Rolle. Viele Menschen riechen instinktiv an Medizin, bevor sie sie einnehmen. Dann würde sich zum Beispiel die beruhigende Wirkung von Baldriantropfen durch eine Assoziationskette erklären. Die Nase vermeldet „Baldrian"; das Gedächtnis steuert das Wissen bei, das die Kultur uns überliefert hat: Baldrian = beruhigend (siehe Aromatherapie, Seite 194).

ANWENDUNGSBEREICHE

Die Überprüfung seit altersher behaupteter Pflanzenwirkungen aus der Sicht der heutigen Medizin erbrachte unterschiedliche Ergebnisse: Bei manchen Pflanzen wurde die Wirksamkeit bestätigt, bei manchen fand man sie plausibel. In diesen Fällen ist die Phytotherapie ein geeignetes Mittel, um leichte und vorübergehende Störungen, chronische, psychosomatische und funktionelle Erkrankungen zu behandeln. Es ist keine Placebotherapie (siehe Seite 12). Solche Kräuterzubereitungen können helfen, andere Arzneimittel einzusparen, oder sie lindern deren unvermeidliche Nebenwirkungen.

Bei einem Teil der Pflanzen versteht man aber immer noch nicht, warum sie früher bei Krankheiten verwendet wurden.

Für die auf Seite 114 und 115 genannten Beschwerden und Krankheiten hat die zuständige Kommission des Bundesgesundheitsamtes die Wirkung der dort genannten Pflanzen anerkannt.

Besonderheiten der Anwendung

☐ Von wenigen Ausnahmen abgesehen bedeutet Tee „kochen": Die vorgeschriebene Menge Kräuter mit heißem Wasser übergießen und etwa zehn Minuten ziehen lassen. Nicht kochen!

☐ Rinden- und Wurzeldrogen (ausgenommen Eibisch) müssen hingegen etwa zehn Minuten kochen.

☐ Tee langsam und schluckweise trinken.

☐ Ätherische Öle lösen sich kaum in Wasser. Ein Zucker- oder Honigzusatz kann das verbessern.

☐ Heilpflanzen lassen sich mit anderen therapeutischen Verfahren kombinieren. Ausnahme: Drogen mit ätherischem Öl beeinträchtigen die Wirkung homöopathischer Medikamente.

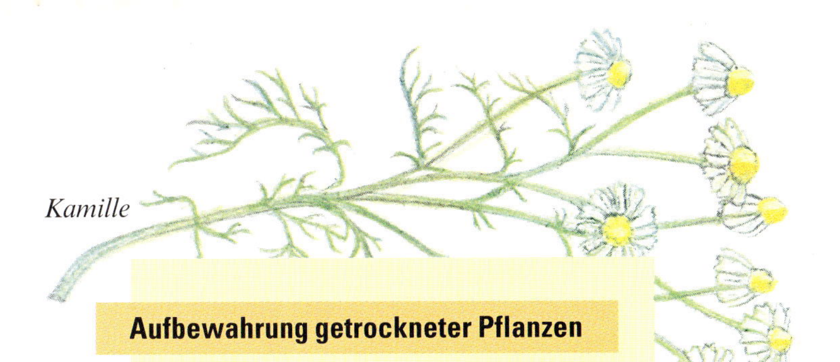
Kamille

Aufbewahrung getrockneter Pflanzen

□ In lichtundurchlässigen Gefäßen (Porzellan, Glas, Weißblech).

□ Mit fest schließendem Deckel, um Käfer und Motten auszusperren.

□ Vor Feuchtigkeit geschützt, weil getrocknete, aber feucht gewordene Pflanzen ein guter Nährboden für Bakterien und Pilze sind.

Grenzen der Anwendung

Stark wirkende Arzneipflanzen, deren Grenze zwischen heilsamer und schädlicher Dosis schmal ist, gehören in die Hand des Arztes. Darum sind sie auch nur auf Rezept erhältlich.

Wenn Erkrankungen oder Beschwerden auf die Selbstbehandlung mit pflanzlichen Produkten nicht ausreichend ansprechen, sollten Sie einen Arzt zu Rate ziehen.

RISIKEN

□ Pflanzen richtig anzuwenden bedeutet auch: zeitlich beschränkt. Bei manchen Arzneidrogen ist bekannt, daß eine Langzeit- oder gar Daueranwendung erhebliche Nebenwirkungen nach sich ziehen kann, bei den meisten ist das allerdings nicht erforscht.

□ Aloe, Besenginster, Poleiminze und Teufelskralle dürfen nicht während der Schwangerschaft eingenommen werden.

□ Für Pflanzen, die Pyrrolizidinalkaloide (PA) enthalten, hat das Bundesgesundheitsamt Anwendungsbeschränkungen verfügt. Diese Stoffe schädigen nachweislich die Leber und können Krebs auslösen. Sie sind unter anderem in Beinwell, Boretsch, Huflattich, Kreuzkraut und Pestwurz enthalten.

□ Um pflanzliche Abführmittel schließt sich eine immer dichtere Indizienkette, daß sie bei Dauergebrauch die Entstehung von Dickdarmkrebs begünstigen können.

□ Die Abbauprodukte der Inhaltsstoffe indischen und mexikanischen Baldrians zeigten im Versuch erbgutverändernde Eigenschaften. Inwieweit das auf Menschen übertragbar ist, ist derzeit noch unklar.

□ Pflanzen können Allergien auslösen (siehe „Alternative“ Allergien, Seite 282). Frischpflanzen stärker als getrocknete, äußerlich angewandt eher als innerlich. Die Allergie kann sich als Hautausschlag zeigen, der schnell wieder abklingt. Er kann aber auch chronisch werden. Wer einmal auf eine Pflanze allergisch reagiert hat, muß immer wieder auf ähnliche Reaktionen gefaßt sein.

Manche Drogen können durch das Einatmen ihres Staubs Asthmaanfälle auslösen.

□ Wie alles natürlich Gewachsene sind auch Arzneidrogen mit Schadstoffen belastet. Das Arzneibuch schreibt dafür noch keine Höchstmengen vor, deren Einhaltung geprüft werden müßte. Im allgemeinen orientiert man sich an den Grenzwerten, die für Lebensmittel gelten. Eine Höchstmengen-Empfehlung hat das Gesundheitsministerium erst Anfang 1992 entworfen.
Untersuchungen von Wissenschaftlern ergaben, daß der noch vor Jahren bedenkliche Pestizidanteil, von dem sich allerdings nur etwa ein Viertel im Tee wiederfindet, kontinuierlich zurückgeht. Die Belastung mit den Schwermetallen Blei, Kadmium und Quecksilber ist in den letzten Jahren weitgehend gleichgeblieben. Ihre Menge liegt unter den Grenzwerten, die die Weltgesundheitsorganisation bei einer kurzzeitigen Einnahme für tolerierbar hält.

□ Immer wieder animieren Kräuterbücher dazu, sich seine Medizin in Feld und Flur selbst zu sammeln. Von dem, was Unkundige damit anrichten, wissen die Vergiftungszentralen ein Lied zu singen. Naturschützer sehen solche Freizeitbeschäftigungen ebenfalls ungern, weil unachtsame Sammler oft geschützte Pflanzen mitnehmen oder beschädigen.

Über die Schadstoffbelastung von Boden und Luft an der Sammelstelle wissen die Hobbybiologen nichts.

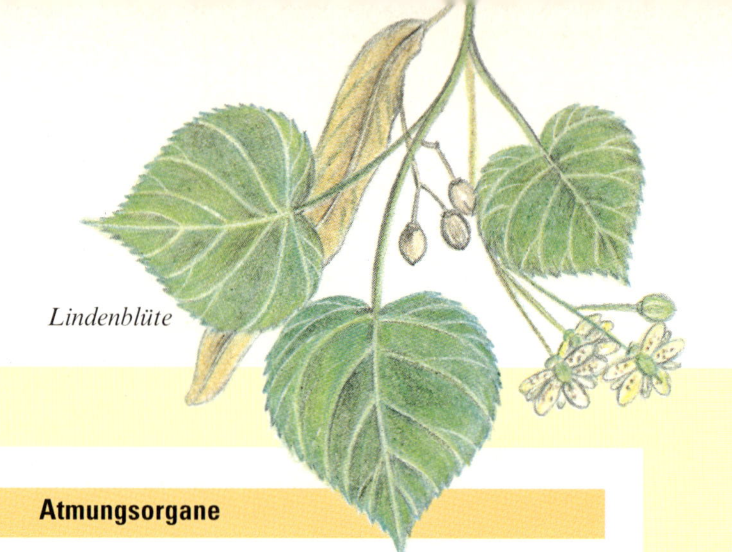
Lindenblüte

Atmungsorgane

Erkältung
- Holunderblüten,
- Lindenblüten,
- Mädesüßblüten

Hustenreiz dämpfen
- Efeublätter,
- Lindenblüten,
- Sonnentaukraut

Krampfhusten
- Ammi-visnaga-Früchte,
- Efeublätter,
- Sonnentaukraut

Hustenreiz lindern
- Eibischwurzel,
- Isländisches Moos,
- Malvenblätter,
- Malvenblüten,
- Spitzwegerichkraut,
- Süßholzwurzel,
- Wollblumen

Schleim lösen
- Anis/Sternanis,
- Fenchelfrüchte,
- Hohlzahnkraut,
- Kiefernsprossen,
- Lärchenterpentin,
- Minzöl,
- Primelwurzel,
- Quendelkraut,
- Schlüsselblumenblüten,
- Seifenrinde,
- Seifenwurzel,
- Senegawurzel,
- Thymiankraut,
- Vogelknöterichkraut

Verdauungsorgane

Appetitlosigkeit, zu wenig Magensaft
- Benediktenkraut,
- Bitterholz,
- Enzianwurzel,
- Fieberkleeblätter,
- Kardobenediktenkraut,
- Kondurangorinde,
- Pomeranzenschalen,
- Tausengüldenkraut,
- Wermutkraut

Magenschleimhautentzündung
- Kamillenblüten,
- Pfefferminzblätter

Zwölffingerdarmgeschwür
- Süßholzwurzel

Blähungen
- Angelikawurzel,
- Anis,
- Fenchel,
- Römische Kamille,
- Koriander,
- Kreuzkümmel,
- Kümmel

Durchfall
- Heidelbeeren,
- Johannisbrotsamen,
- Kolombowurzel,
- Tormentillwurzelstock,
- Uzarawurzel

Verstopfung
- Aloe,
- Cascararinde,
- Faulbaumrinde,
- Flohsamen, -schale,
- Leinsamen,
- Rhabarberwurzel,
- Sennesblätter,
- Sennesfrüchte,
- Weizenkleie

Reisekrankheit
- Ingwerwurzelstock

Lebererkrankungen
- Mariendistelfrüchte

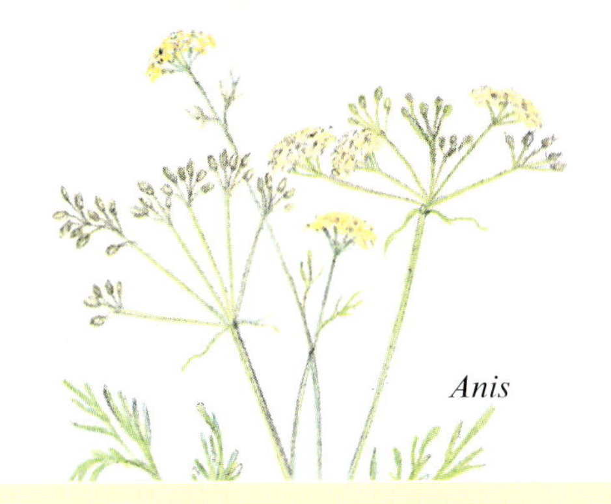
Anis

Herz und Kreislauf

Herzbeschwerden
- Herzgespannkraut, Weißdorn

Schwache Herzleistung (leichte Herzinsuffizienz)
- Adoniskraut, Maiglöckchenkraut, Meerzwiebel, Weißdorn

Kreislaufschwäche
- Lavendelblüten, Rosmarinblätter

Zur Arteriosklerose-Vorbeugung (in Verbindung mit Diät)
- Knoblauch, Küchenzwiebel

Bewegungsapparat

Prellungen, Verstauchungen, blaue Flecken
- Arnikablüten

„Rheumatische" Schmerzen (nicht bei entzündlichem Rheuma)
- Arnikablüten, Brennesselkraut, Guajakholz, Heublumen, Kiefernsprossen, Paprikafrüchte, Weidenrinde

Psyche

Schlafstörung
- Baldrianwurzel, Hopfenzapfen, Melissenblätter, Passionsblumenkraut

Angst, depressive Verstimmung
- Kawa-Kawa-Wurzelstock, Johanniskraut

Haut

Herpes simplex
- Melissenblätter, Sonnenhutwurzel

Leichte Hautentzündungen
- Eichenrinde, Hamamelisrinde, Spitzwegerichkraut, Weiße Taubnesselblüten

Wundheilung fördern
- Kamillenblüten, Ringelblumenblüten, Sonnenhutwurzel

Mundschleimhautentzündung
- Arnikablüten, Eichenrinde, Myrrhe, Odermennigkraut, Ratanhiawurzel, Ringelblumenblüten, Salbeiblätter, Spitzwegerichkraut, Syzygiumrinde, Tormentillwurzelstock, Vogelknöterichkraut

Harnwege

Durchspülung bei Harnwegerkrankungen
- Birkenblätter, Brennesselkraut, Goldrute, Hauhechelwurzel, Orthosiphonblätter, Schachtelhalmkraut, Wacholderbeeren, Weißes Sandelholz

Harnwegentzündung
- Bärentraubenblätter

Reizblase, Prostatabeschwerden
- Brennesselwurzel, Kürbissamen, Sägezahnpalmenfrüchte

Vorbeugung bei Nierensteien
- Goldrute, Hauhechelwurzel Orthosiphonblätter

Hormonhaushalt

Schilddrüsenüberfunktion (leichte Form)
- Wolfstrappkraut

Regelschmerzen Schmerzen vor der Regel
- Keuschlammfrüchte (=Mönchspfeffer)

Klimakterische Beschwerden
- Cimicifugawurzelstock, Keuschlammfrüchte

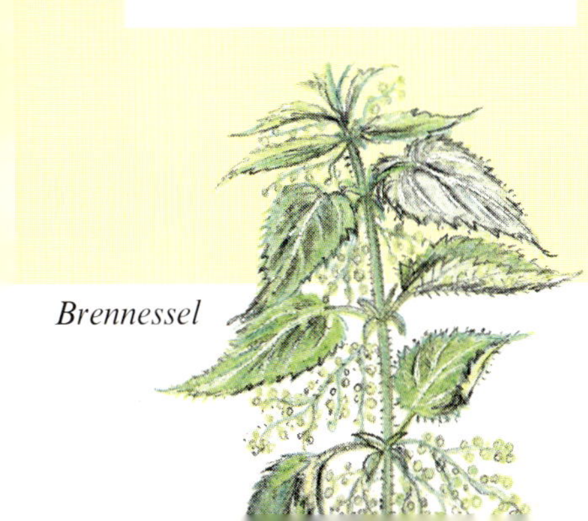
Brennessel

Mariendiestel

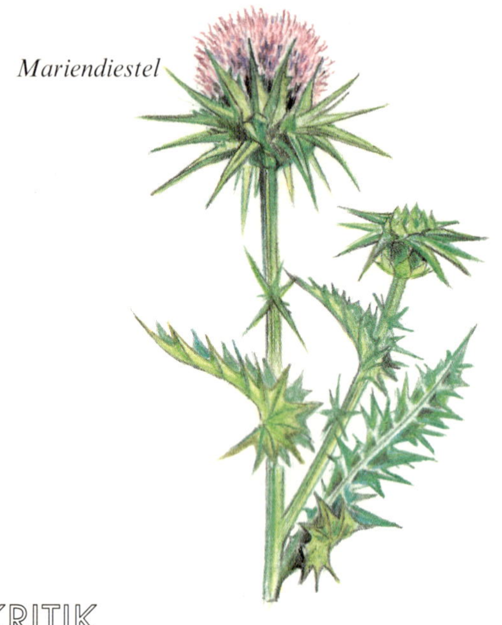

KRITIK

Zwischen der Behandlung mit Heilpflanzen und der mit Phytopharmaka muß man sehr genau unterscheiden.

□ Die überlieferte Erfahrung über die Heilkraft von Pflanzen gilt nur für die damals gebräuchliche Zubereitungsform, meist also den Tee. Industriell hergestellte Phytopharmaka mögen aus den gleichen Drogen stammen – dieselbe Wirkung können sie nicht ohne weiteres für sich beanspruchen. Durch die andere Zubereitung entstand ein anderes Medikament. Wenn zwei Firmen zum Beispiel Baldrianextrakt auf unterschiedliche Weise herstellen, muß nicht dasselbe dabei herauskommen. Beide können, müssen aber nicht in gleicher Stärke wirken.

□ Um zum Beispiel die Menge Baldrian einzunehmen, die die Volksmedizin zur Teezubereitung empfiehlt, müßte man von Fertigpräparaten – je nach Produkt – zwischen sieben und 100 Dragees schlucken.

□ Phytotherapeuten fordern, Fertigprodukte sollten möglichst standardisiert sein. Das heißt, sie sollen zumindest von ihrem Hauptwirkstoff eine garantierte Menge enthalten. Das geschieht jedoch noch längst nicht bei allen Drogenextrakten, bei denen es möglich wäre.

□ Auch für die Behandlung mit Pflanzen gilt das in der Medizin geforderte Prinzip, sich möglichst auf ein Mittel zu beschränken. Die Kombination verschiedener Arzneidrogen in einem Teegemisch ist nur sinnvoll, wenn sich die Einzelbestandteile in ihrer Wirkung ergänzen oder verstärken.

Aus mehreren Pflanzenextrakten zusammenkomponierte Fertigarzneimittel haben viele Nachteile:

□ Es ist praktisch unmöglich, zum Beispiel in einer Tablette die wirksame Dosierung von mehreren Pflanzen unterzubringen. Sie müßte dann vielleicht die Größe eines Tischtennisballs haben – oder man müßte immer eine ganze Handvoll davon schlucken.

□ Die Reaktionen der verschiedenen Extrakte miteinander in dem Produkt sind unübersehbar.

□ Das Risiko unerwünschter Wirkungen steigt.

□ Die Zusammensetzung der Mischung ist nur schwer zu kontrollieren.

□ Das Mittel wird unnötig teuer.

Eine Kombination von Pflanzenauszügen mit Homöopathika oder synthetischen Arzneistoffen ist abzulehnen.

Manche Behandler preisen die Wirkung von Heilpflanzen, mit denen Heiler an anderen Stellen der Erde jahrhundertelange Erfahrungen haben. Traditionelle Erfahrung ist jedoch an die Pflanzen aus dem jeweiligen Kulturkreis gebunden. Es ist keineswegs sicher, daß sich mit hiesigen Gewächsen die Wirkung zum Beispiel asiatischer Kräutertherapien erzielen läßt. Dafür gibt es verschiedene Gründe:

□ Die in Asien wachsende Pflanze muß nicht der gleichen Rasse angehören wie die europäische. Biologische Varianten können jedoch verschiedene Inhaltsstoffe haben.

□ Durch unterschiedliche Herkunftsgebiete und

□ unterschiedliche Erntezeiten kann das Mischungsverhältnis der Pflanzeninhaltsstoffe sehr variieren.

□ Unterschiedliche Zubereitungsverfahren befördern unterschiedliche Stoffe in die Arznei.

Johanniskraut

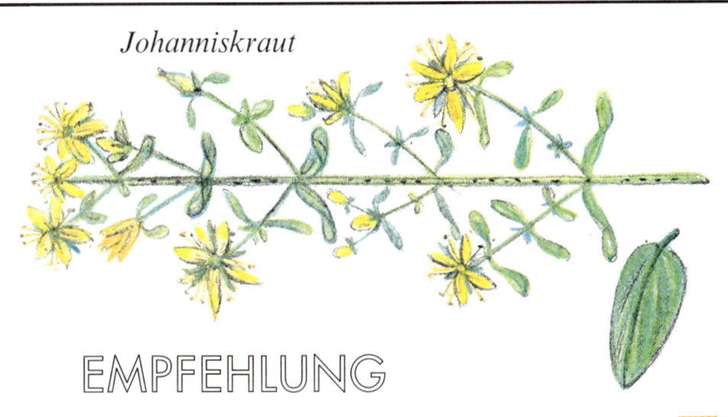

EMPFEHLUNG

Die Behandlung mit Heilpflanzen ist empfehlenswert, um Beschwerden zu lindern, bei funktionellen Störungen und chronischen Erkrankungen. Sie können helfen, Arzneimittel einzusparen, oder lindern deren unvermeidliche Nebenwirkungen.

Geben Sie selbst zubereitetem Tee oder ähnlichem den Vorzug vor industriellen Fertigprodukten.

KOSTEN

Die Krankenkassen bezahlen Heilpflanzen oder Fertigprodukte aus Pflanzen, wenn ein Arzt sie verordnet.

Lose Tees kosten – je nach Sorte – Pfennige oder wenige DM. Die Preise von Fertigtees und der Phytopharmaka sind nach der Arzneitaxe festgelegt.

VARIANTE: MARIA TREBEN

Selbsternannte Kräuterheiler und -heilerinnen verbreiten in millionenfach verkauften Büchern Rezepte zum Gesundwerden. Maria Treben war nur eine von ihnen, wenngleich wohl die bekannteste.

Frau Treben verknüpfte volkstümliches Heilpflanzenwissen mit Überliefertem aus der Vergangenheit und möglicherweise eigenen Erfahrungen und Interpretationen. Was dabei herauskam, sind einerseits belächelnswerte Naivität, andererseits lebensgefährliche Behandlungsratschläge. Zur Kritik im einzelnen:

- ☐ Frau Treben riet zur Behandlung von lebensbedrohlichen Krankheiten (Bluterkrankheit, Krebs, Darmverschluß und so weiter) mit Pflanzen, deren Wirksamkeit für diese Krankheiten niemals nachgewiesen wurde.
- ☐ Ihre Erklärung von Krankheitsursachen stimmt mit der Realität nicht überein. Ein Beispiel: „Bei Darmverschluß handelt es sich um eine Verkrampfung des Schließmuskels nach innen."
- ☐ Vielerlei Beispiele belegen, daß Frau Treben grundlegende Fachkenntnisse fehlten. Dadurch kommt es zu Fehlschlüssen wie diesem: Sie verwechselte Inulin, einen Zucker, mit Insulin, dem Hormon. Folglich empfahl sie den inulinhaltigen Löwenzahn gegen Diabetes.
- ☐ Das Risiko von Nebenwirkungen oder der Giftigkeit von Pflanzen schätzte Frau Treben vielfach anders ein, als es die wissenschaftliche Literatur seit langem belegt. Ihr Schöllkrautrezept gegen Leber- und Gallenleiden ist eine Anleitung zur Vergiftung. Der Ratschlag, Ohnmächtigen einen Eßlöffel Schwedenbitter einzuflößen, ist lebensgefährlich.

Die in seriösen Büchern genannten, allgemein akzeptierten Anwendungsbereiche für Heilpflanzen geben genügend Hinweise, um Krankheiten „rein pflanzlich" zu behandeln. Wer sich auf die Trebenschen Rezepte verläßt, kann nicht nur eine rechtzeitige fachkundige Behandlung versäumen, sondern gefährdet möglicherweise seine Gesundheit.

„MODE"DROGEN
Ginseng

Die südostasiatische Medizin vertraut seit mehr als zweitausend Jahren der Wirksamkeit der Ginsengwurzel. Sie verwendet die Wurzel nicht als spezifisches Mittel gegen bestimmte Krankheiten, sondern als allgemeines Vorbeugemittel und um eine gezielte Therapie zu unterstützen.

Ein solches „Allheilmittel" ist westlichen Forschern immer zunächst einmal suspekt, den vermarktenden Pharmafirmen dagegen höchst willkommen.

Wenn Ginseng wirkt, dann sind die Ginsenoside der Grund dafür. Die naturwissenschaftliche Forschung hat diese Inhaltsstoffe isoliert und ihre Wirksamkeit in vielen Tierversuchen geprüft. Die Ergebnisse bestätigten teilweise die erfahrungsheilkundlichen Aussagen. Inwieweit sich diese tierexperimentellen Ergebnisse jedoch auf den Menschen übertragen lassen, ist fraglich.

Übereinstimmend lassen Naturwissenschaftler gelten, daß Ginseng die Fähigkeit steigern kann, belastende Situationen besser zu bewältigen, den Körper gegen Infekte widerstandsfähiger macht und hilft, Krankheiten, Müdigkeit und Schwächezustände schneller zu überwinden. Es ist also eine Art „Abhärtungsmittel zum Schlucken".

Diese positive Aussage gilt allerdings nur für Ginsenoside beziehungsweise reinen Ginsengextrakt. Dabei ist es gleichgültig, ob er – bedingt durch unterschiedliche Trocknungsvorgänge – von roter oder weißer Farbe ist. In den Fertigprodukten ist Ginsengextrakt oft mit anderen Stoffen vermischt.

Die Stiftung Warentest überprüfte 1985 Ginseng-Fertigprodukte auf ihren Gehalt an Ginsenosiden. Das Ergebnis resümiert sie so: „In den meisten Präparaten stecken nur relativ geringe Mengen an angeblich wirksamen Ginseng-Stoffen. Viele enthalten noch weniger – und einige fast nichts."

Wer täglich nicht mehr als die bei Fertigprodukten empfohlene Dosierung (200 bis 400 Milligramm Ginsengextrakt beziehungsweise 25 bis 30 Milligramm Ginsenoside) einnimmt, braucht sich vor unerwünschten Wirkungen nicht zu fürchten. Größere Mengen können übererregbar machen. Schlaflosigkeit und Nervosität sind die Folge. Dasselbe und noch verschiedene andere Symptome treten auf, wenn man Ginseng mit Koffein kombiniert. In Ostasien wendet man Ginseng bei Menschen mit zu hohem Blutdruck nicht an.

In unvernünftig überhöhter Dosierung kann die hormonähnliche Wirkung des Ginseng zum Tragen kommen. Bei Frauen kann das außerplanmäßige Blutungen bedeuten. In einem Fall endete eine Schwangerschaft durch zuviel Ginseng vorzeitig. Bei Männern gibt es Hinweise darauf, daß Ginseng ähnlich wirkt wie das Sexualhormon Testosteron.

Eleutherokokk

Als Eleutherokokk wird ein Extrakt aus der „Taiga-Wurzel" beziehungsweise dem „Sibirischen Ginseng" bezeichnet. Die Pflanze wächst in Sibirien und dem nördlichen China.

Der alkoholische Extrakt soll die Widerstandskraft des Körpers gegen Belastungen steigern, ihn allgemein streßfähiger machen. Hierzu liegt allerdings erst eine wissenschaftliche Arbeit vor.

Die ostasiatische Volksheilkunde verwendet Eleutherokokk bei Arteriosklerose, Schlaflosigkeit, Bluthochdruck, Rheuma, chronischer Bronchitis und Krebs. Im Gegensatz dazu schreiben deutsche Lehrbücher, daß Eleutherokokk bei Fieber und Bluthochdruck nicht eingenommen werden soll. In der UdSSR gehört der Extrakt zu den Basismitteln bei der schulmedizinischen Behandlung schwerer Krankheiten.

Eleutherokokk soll kurmäßig eingenommen werden, wobei auf jede Einnahmewoche eine Pause folgen muß.

Kombucha

Als Kombucha bezeichnet man ein trübes, leicht moussierendes, schwach alkoholisches Getränk. Es entsteht, indem man den Teepilz – ein weiches, sich vergrößerndes Gebilde – in gesüßten Tee gibt, den der Pilz in zwei bis vier Tagen vergärt. Der Teepilz ist eine feste Gemeinschaft von Bakterien und Hefepilzen. Läßt man den Pilz längere Zeit in dem Tee stehen, entsteht Essig.

Die angepriesenen Heilwirkungen beruhen auf Überlieferungen aus der Volksmedizin oder auf älteren Veröffentlichungen. Neuere Untersuchungen, die derartige Wirkungen bestätigen, gibt es nicht. Von allen dem Kombucha nachgesagten Wohltaten lassen die nachgewiesenen Inhaltsstoffe am ehesten eine leicht abführende und desinfizierende Wirkung plausibel erscheinen. Ihn als Krebsmittel auszugeben, ist unverantwortlich. Für eine solche Wirksamkeit gibt es nicht die geringsten Anhaltspunkte, geschweige denn klinische Erfahrungen.

Als Erfrischungsgetränk sind Kombucha-Zubereitungen akzeptabel, solange man auf Hygiene bedacht bleibt. Das Bundesgesundheitsamt hat allerdings Zweifel an der diesbezüglichen Qualität.

Nachtkerzenöl

Das Öl der Samen der Nachtkerze, in Kapseln zum Schlucken verpackt, diente bislang als „Stoffwechsel-Aktivator", der die meisten Alterungsvorgänge aufhalten könne. Neuerdings soll es leidgeplagten Menschen mit Neurodermitis zu glatter Haut verhelfen, die nicht mehr juckt. Nimmt eine zu Allergien neigende Frau das Öl während der Schwangerschaft ein und reichert sie die Nahrung ihres Neugeborenen damit weiterhin an, kann sie vielleicht verhindern, daß ihr Kind eine Allergieneigung und damit eine Neurodermitis entwickelt. Soweit die Behauptungen.

Eine Analyse der Studien, die diese Ansprüche belegen sollen, bestätigte, daß das Nachtkerzenöl rauhe Haut weicher macht. Die juckreizlindernde Wirkung beurteilten die Kontrolleure bestenfalls als mäßig. Im Vergleich zu den schulmedizinisch angebotenen Behandlungen hat es weniger Nebenwirkungen, lindert die akuten Beschwerden aber auch weniger effektiv. Es gibt eine ganze Reihe von Nachtkerzenölpräparaten als Arzneimittel zur Behandlung von Neurodermitis.

Erfolgreich war hingegen die Prüfung von Nachtkerzenölkapseln bei Frauen, die heftig unter zyklusabhängigen Brustschmerzen litten. Kritische Forscher halten weitergehende Prüfungen des Nachtkerzenöls für sinnvoll. Seine Effektivität können sie bisher jedoch nicht bestätigen.

Der Vorbeugegedanke entstand aus theoretischen Überlegungen über den Zusammenhang, den der Hauptinhaltsstoff des Nachtkerzenöls, Gamma-Linolensäure, zum Immunsystem haben soll.

Knoblauch

Die Volksmedizin nutzt vor allem die gegen Bakterien und Pilze gerichtete Wirkung des Knoblauchs. Sie setzt ihn bei Erkältungen, Blähungen und Magen- und Darmbeschwerden ein. Der antibakteriellen Wirkung stimmt die naturwissenschaftliche Forschung zu.

Bestätigen konnte sie ferner, daß Knoblauch erhöhte Blutfettwerte senkt. Dazu muß man ihn mindestens vier Monate lang einnehmen. In Verbindung mit einer entsprechenden Diät kann Knoblauch damit einer Arteriosklerose vorbeugen. Verschiedene andere Wirkungen machen Knoblauch zu einem Vorbeugemittel gegen altersbedingte Gefäßveränderungen.

Um diese Effekte zu erzielen, sind etwa vier Gramm frischer Knoblauch (= eineinhalb bis zwei Zehen) täglich nötig. Unter Umständen ist aber auch das zu wenig, denn der Anteil an Wirkkomponenten kann von Zehe zu Zehe um das Dreizehnfache variieren.

Frischer Knoblauch kann nicht bedenkenlos durch ein Fertigprodukt ersetzt werden. Verschiedene Herstellungsverfahren führen zu Knoblauchpräparaten mit völlig verschiedenen Inhaltsstoffen. Dadurch ist nicht bekannt, wieviel Dragees, Perlen, Pillen, Ölkapseln oder Saft vier Gramm frischem Knoblauch entsprechen. Weil der Wirkstoffgehalt des Ausgangsmaterials so unterschiedlich ist, hilft es auch nicht weiter, wenn ein Hersteller angibt, wieviel frischen Knoblauch er verarbeitet hat.

Frischer Knoblauch kann Allergien hervorrufen. Manche Menschen, die Knoblauch-Präparate einnehmen, verspüren Übelkeit, Erbrechen und/oder Durchfall. Kinder dürfen keine Knoblauchzubereitungen bekommen.

Der unangenehme Knoblauchgeruch umweht jeden, der mehr als zwei Gramm Knoblauch pro Tag zu sich nimmt. Das ist durch nichts zu vermeiden, nicht durch Chlorophyll-Zusätze und nicht durch magensaftresistente Kapseln. Generell gilt: Nur wenn's riecht, wirkt es auch. Das kann allerdings die schwerwiegendste Nebenwirkung der Knoblaucheinnahme nach sich ziehen: Knoblauch kann einsam machen.

Knoblauch

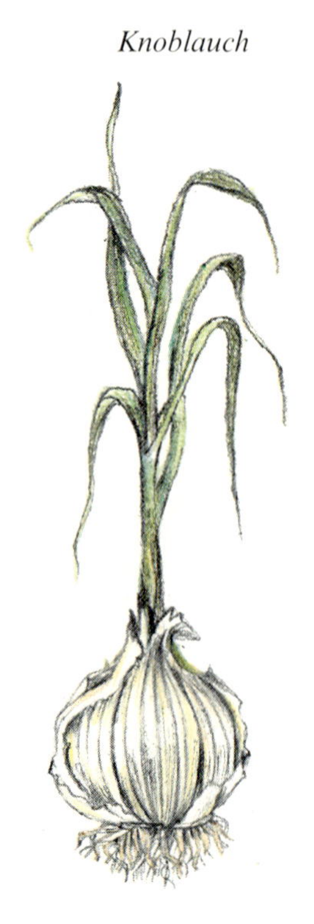

PFLANZLICHE IMMUNSTIMULANTIEN

DIE MITTEL

Pflanzliche Immunstimulantien gibt es zum Einnehmen, teilweise zur äußerlichen Anwendung und zum Spritzen.

Die „Rote Liste", das von Ärzten wohl meist gebrauchte deutsche Arzneimittelverzeichnis, nennt etwa 100 pflanzliche Produkte, die den Anspruch erheben, die Abwehrkräfte des Körpers zu steigern. Die meisten Mittel sind aus vier bis zwölf Pflanzenextrakten kombiniert. Es gibt auch solche mit homöopathischen Ingredienzien. Wirkungsträger ist der Sonnenhutextrakt (Echinacea), oft gemischt mit dem vom Lebensbaum (Thuja) und wildem Indigo (Baptisia). Es gibt aber auch Produkte, die mit Pflanzenextrakten ohne immunstimulierende Eigenschaften kombiniert sind. Einzelmittel gibt es nur aus Sonnenhut (Echinacea) und Mistel (Viscum), wobei Mistelpräparate vornehmlich in der Krebstherapie eingesezt werden (siehe Seite 274).

Umstimmungsmittel sind bei Ärzten und Patienten gleichermaßen beliebt. 1989 verordneten Ärzte sie 4,7 Millionen Mal. Die Krankenkassen bezahlten dafür 88,7 Millionen DM. Der tatsächliche Umsatz ist noch erheblich höher, denn auch Heilpraktiker verordnen diese Mittel, und viele Menschen versorgen sich damit auf eigene Kosten.

ERKLÄRUNG DER WIRKUNG

Pflanzliche Immunstimulantien regen das unspezifische Abwehrsystem an. Das ist aber nur bei einem funktionstüchtigen System möglich. Eine krankhafte Immunschwäche können sie nicht überwinden.

Eine naturwissenschaftlich akzeptierte, theoretische Erklärung, warum diese Mittel wirken, gibt es bisher nicht.

ANWENDUNGSBEREICHE

Pflanzliche Immunstimulantien einzunehmen, soll vor Infektionskrankheiten, namentlich Erkältungen, schützen. In diesen Situationen werden sie mit der Hoffnung angewandt, sie könnten das Abwehrsystem so funktionieren lassen, wie man sich das wünscht.

Doch das Immunsystem derjenigen, die häufig krank sind, braucht nicht notwendigerweise Ermunterung. Kleinkinder sind deshalb so oft krank, weil ihr Immunsystem den Umgang mit Keimen gerade erst „lernt". Immunstimulantien können diesen Prozeß stören. Das Abwehrsystem alter Menschen wird altersbedingt langsam schwächer. Nach häufigen oder langdauernden Krankheiten muß sich das System erst wieder erholen.

In solchen Situationen ist es sinnvoller, dem Körper für seine natürlichen Vorgänge Zeit zu geben, anstatt ihn Immunstimulantien auszusetzen.

Grenzen der Anwendung

Bei Infektionen mit hohem Fieber arbeitet das Abwehrsystem bereits auf Hochtouren. Immunstimulantien könnten es dann bremsen. Immunstimulantien sollen nicht angewendet werden bei

□ Tuberkulose, Krankheiten des blutbildenden Systems, multipler Sklerose und allen Autoimmunkrankheiten wie zum Beispiel Typ-I-Diabetes oder rheumatoider Arthritis.

Die Injektion verbietet sich

□ bei Neigung zu Allergien,

□ in der Schwangerschaft.

Besonderheiten der Anwendung

Eine Behandlung mit Pausen ist effektiver als eine Dauertherapie.

□ Zur Vorbeugung: Fünf bis sechs Tage lang einnehmen, dann drei bis vier Tage Pause. Wenn nötig, vier bis fünf Wochen lang fortsetzen.

□ Zur Behandlung: Fünf bis sechs Tage lang eine etwas höhere Dosis einnehmen, dann drei Tage Pause. Nicht länger als drei Wochen durchführen.

□ Eine geringe Dosis regt ein geschwächtes Abwehrsystem besser an als eine höhere.

□ Die flüssigen Mittel können viel Alkohol enthalten. Vorsicht bei Kleinkindern.

RISIKEN

Nach der Injektion von Pflanzenextrakten kann die Körpertemperatur um 0,5 bis 1,5 Grad ansteigen. Übelkeit und Erbrechen sind möglich. Befürwortern gilt das als normale Reaktion. Kritiker sehen darin eine mögliche Sensibilisierung und berichten von heftigen allergischen Reaktionen oder Autoimmunkrankheiten nach solchen Injektionen. Diese gefährlichen Nebenwirkungen wurden auch schon nach dem Schlucken von Echinacea-Präparaten beobachtet.

Menschen zum Fiebern zu bringen – sei es durch die Injektion von Milch, dem eigenen Blut, Schwefel oder Bakterienstoffen –, war bis vor wenigen Jahren eine naturwissenschaftlich anerkannte Methode, um die Selbstheilungskräfte des Körpers anzuregen. Möglicherweise beruht die beobachtete immunstimulierende Wirkung der Injektion von Echinacin- und Mistelpräparaten auf diesem Effekt. Da die Bandbreite zwischen heilend und gefährlich aber nur sehr gering ist, verzichtet man heute lieber auf die Fieberprovokation.

KRITIK

Selbst Wissenschaftler, die die Wirksamkeit pflanzlicher Immunstimulantien für zunehmend besser belegt halten, üben Kritik:

□ Die Zusammensetzung der Sonnenhut-Präparate weicht deutlich voneinander ab, je nachdem, aus welcher Pflanzenart und mit welcher Methode der Extrakt gewonnen wurde.

□ Der Wirkstoffgehalt von Mistelpräparaten ist nicht festgelegt.

Ärzte, die diese Mittel ablehnen, gehen in ihrer Kritik erheblich weiter:

□ Manche klinische Studien mit diesen Mitteln sind mangelhaft.

□ Daß Pflanzenextrakte meßbare Parameter des Immunsystems verändern, ist nicht verwunderlich. Ob das aber den Verlauf der Krankheit, für die sie empfohlen werden, oder das Befinden der Patienten positiv verändert, ist oft nicht belegt.

□ Befürworter nehmen die meßbare Vermehrung der Abwehrzellen im Blut von Testpersonen als Beleg für die Wirksamkeit. Möglicherweise ist es aber genau das Gegenteil: das Zeichen für eine krebsfördernde Wirkung. Diesen Gedanken leiten Kritiker aus der Erfahrung mit Osterluzei her, einem Pflanzenmittel, das ebenfalls die Abwehrkräfte stärken sollte, dessen Wirkstoff sich aber eindeutig als krebsfördernd entpuppte.

EMPFEHLUNG

Eingenommene pflanzliche Immunstimulantien sind empfehlenswert zur Vorbeugung und unterstützenden Behandlung immer wiederkehrender Atem- und Harnweginfektionen. Sie unterstützen die Behandlung chronisch entzündlicher Erkrankungen.

Injizierte Präparate sind abzulehnen, weil das Risiko den möglichen Nutzen überwiegt.

KOSTEN

Die Krankenkassen bezahlen pflanzliche Immunstimulantien.

Sonnenhut (Echinacea)

Befürworter des Sonnenhuts und der Hersteller des Extrakts sagen, Echinacea hilft bei akuten und chronischen Infektionen der Atmungsorgane, Harnweg- und Pilzinfektionen, schlecht heilenden Wunden, verschiedenen Hauterkrankungen, eitrigen Entzündungen der Nebenhöhlen und des Ohrs.

Im Laborversuch verändert Sonnenhutextrakt allerlei Meßbares im Immunsystem. Ob und wie das jedoch für den kranken Menschen nutzbar ist, ist naturwissenschaftlich betrachtet immer noch offen.

Das Bundesgesundheitsamt hat Sonnenhutextrakt zugelassen zur unterstützenden Behandlung von Krankheiten im Hals-, Nasen- und Rachenraum im Rahmen von Erkältungen. Damit trug es der langjährigen praktischen Erfahrung Rechnung, die die Anwender mit Sonnenhutwurzeln gemacht haben.

Um diese Wirkung zu erzielen, hält es das Bundesgesundheitsamt für erforderlich, mehrmals täglich den Tee aus einem Gramm Sonnenhutwurzel zu trinken. Diese Dosierung gelingt jedoch mit den handelsüblichen Tropfen und Tabletten kaum. Sie enthalten in einem Gramm Lösung oder Tablette nur den zehnten bis hundertsten Teil der notwendigen Dosierung. Ein Beispiel: Knapp ein Gramm Droge entsprechen bei Echinacea-Ratiopharm Tropfen zehn Milliliter = einem Fünftel des Flascheninhalts.

Auf das Mittel Echinacin trifft das oben Gesagte nicht zu, weil es statt eines Extraktes aus der Wurzel den ausgepreßten Saft des ganzen, frischen Sonnenhuts enthält. Damit dieses Mittel die Behandlung von Erkältungskrankheiten oder Harnweginfektionen wirkungsvoll unterstützen kann, hält es das Bundesgesundheitsamt für erforderlich, täglich sechs bis neun Milliliter davon einzunehmen.

Normalerweise stehen Fachleute fixen Arzneimittelkombinationen skeptisch gegenüber. Für Mischungen mit Echinacea gilt das jedoch nur bedingt. Das bisher geprüfte Kombinationspräparat von Echinacea, Baptisia und Thuja (Präparat: Esberitox N) wirkte besser als reine Echinaceamittel. Positive Ergebnisse werden berichtet bei Atemweginfektionen mit und ohne Antibiotikabehandlung, bakteriellen

Hautinfektionen und Herpes simplex. Außerdem verbesserte das Präparat das weiße Blutbild bei Krebspatienten nach einer Strahlenbehandlung. Eine krebshemmende Wirkung ist jedoch nicht nachgewiesen (siehe Seite 276).

Lebensbaum (Thuja)

Zur Zeit läuft ein intensives Forschungsprogramm, um die Wirkung von Thuja-Inhaltsstoffen auf das Abwehrsystem zu prüfen. Daß sie die T-Helferzellen, eine für die Immunabwehr wichtige Unterart der weißen Blutkörperchen, aktivieren, hat sich bestätigt. Inwieweit Thuja geeignet ist, Krankheiten zu beeinflussen, wird die weitere Forschung zeigen müssen.

Mistel (Viscum)

Nach neuesten Untersuchungen ist es wenig wahrscheinlich, daß stark verdünnter Mistelextrakt direkt das Wachstum von Tumoren hemmt. Sicher ist aber, daß er die Abwehrzellen anregt, die ihrerseits gegen Tumorzellen vorgehen (siehe Krebstherapien, Seite 274).

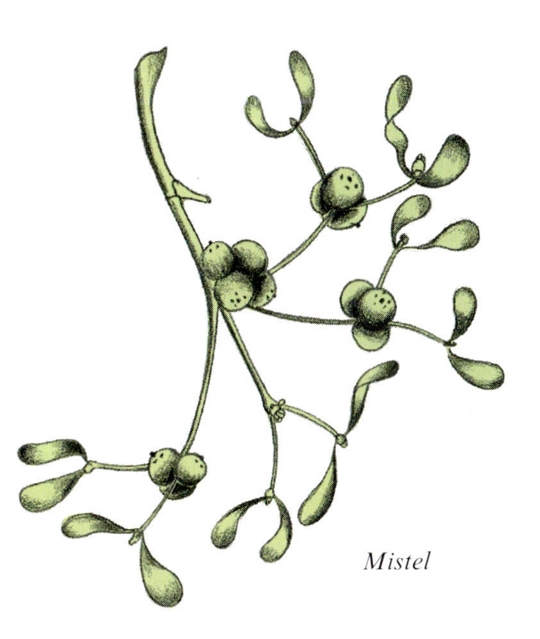

Mistel

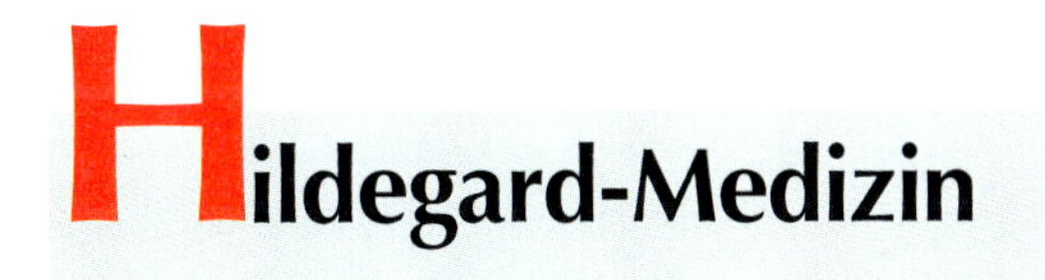

Hildegard-Medizin

GESCHICHTE

Hildegard von Bingen lebte von 1098 bis 1179. Mit acht Jahren gaben ihre Eltern sie ins Kloster. Sie wurde Nonne und gründete zwei Frauenklöster. Obwohl sie von der Kirche niemals heilig gesprochen wurde, wird sie „Äbtissin“ und „Heilige“ genannt.

Von Kindheit an besaß sie die Sehergabe, doch erst mit 42 Jahren folgte sie der inneren Stimme und schrieb ihre Visionen auf. Ihr Ansehen und Einfluß waren so groß, daß Kaiser und Päpste bei ihr Rat und Hilfe suchten.

Hildegard schrieb viele Bücher. Neben denen theologischen Inhalts, die von ihren Visionen geprägt waren, gab es zwei Werke, die sich mit Heilkunde beschäftigten. In der „Physika“ (Naturkunde) benannte sie die Heilkräfte, die gemäß dem Verständnis ihrer Zeit Pflanzen, Tieren, Mineralien und Elementen innewohnen. Sie beschrieb ausführlich, wie aus ihnen Arzneien herzustellen und anzuwenden sind. Die zweite Schrift „Causae et curae“ (Heilkunde) gibt unter anderem Auskunft über Hildegards Vorstellung von Gesundsein und Krankwerden. Anders als ihre theologischen Schriften sind die naturkundlichen und medizinischen keine visionären Schriften, sondern geben das konkrete Wissen Hildegards und ihrer Zeit wieder.

Hildegard äußerte sich zu manchen im Mittelalter hoch geschätzten medizinischen Techniken wie Aderlaß und Hautversengen kritisch. Sie mahnte vielmehr zu maßvoller Lebensführung und Körperhygiene wie zum Beispiel zu regelmäßiger Zahnpflege. Von den vielen Anwendungen, die im Mittelalter für Pflanzen gebräuchlich waren, gibt sie nur die an, deren Erfolg sie offensichtlich selbst erlebt hat.

Die Situation heute

Seit 1970 propagieren der österreichische Arzt *Gottfried Hertzka* und der Heilpraktiker *Wighard Strehlow* in den deutschsprachigen Ländern die „Hildegard-Medizin". Sie basiert auf der „Physika", der Hertzka kurzerhand „göttlichen Ursprung" zuschrieb. Hertzka begründet seine Meinung, Hildegard habe darin nicht selbst Erarbeitetes wiedergegeben, so: „Wer wie Hildegard als Sekretärin jahrzehntelanges Schreiben der Geheimnisse Gottes als Beruf hat, kann unmöglich gleichzeitig den Beruf des Forschers haben."

Die Schweizer Vertriebsorganisation, die Hildegard AG, versorgt im Versandhandel Interessenten mit Pflanzenzubereitungen, Edelsteinen, Nahrungsmitteln, Kosmetika, Kleidung, Büchern, Schlafzubehör und Bedarfsgegenständen aus Naturmaterialien.

DIE IDEE DAHINTER

Für Hildegard ist Gesundheit das gelungene Zusammenspiel vieler voneinander abhängiger Kräfte. Krankheit ist das gestörte Gleichgewicht der Einheit von Körper und Seele, aber auch immer die Folge sündhaften Lebens. Dementsprechend gibt es für sie nur ein Heilmittel: den Glauben. Ohne ihn bleibt jede Heilkunst erfolglos.

DIE MITTEL

Als Medizin werden Pflanzen und ihre Zubereitungen und Edelsteine verkauft. Auch diversen Dinkelprodukten werden Heilwirkungen zugeschrieben.

Es gibt keine zugelassenen Arzneimittel der „Hildegard-Medizin".

SELBSTBEHANDLUNG

Hertzka propagiert die „Hildegard-Medizin" als Medizin für jedermann. Theoretische Kenntnisse erscheinen ihm dafür unnötig.

ERKLÄRUNG DER WIRKUNG

Hertzka braucht für die Wirksamkeit seiner „Hildegard-Medizin" weder Erklärung noch Nachweis, da Göttliches darüber erhaben sei.

ANWENDUNGSBEREICHE

Hertzka teilt mit Paracelsus die Meinung, daß alle Krankheiten heilbar sein müssen, und mit Hildegard die, daß nicht Krebs, sondern Migräne und Asthma am schwersten zu heilen seien. Dementsprechend gibt es in den Büchern der „Hildegard-Medizin" Hinweise zur Behandlung praktisch aller Krankheiten. Auch Krebs fehlt in dieser Aufzählung nicht.

RISIKEN

Eine Medizin, die den Anspruch erhebt, eine göttliche Offenbarung zu sein, schließt Kritik von vornherein aus. Wer Hertzkas Buchtitel „So heilt Gott" vertraut und sich ausschließlich der „Hildegard-Medizin" überantwortet, gefährdet unter Umständen sein Leben. So zum Beispiel indem er Hertzkas Meinung folgt und auf jede medizinische Diagnose verzichtet, oder wenn Diabetiker der Empfehlung folgen, ihr Hungergefühl mit einem Diamanten zu lenken.

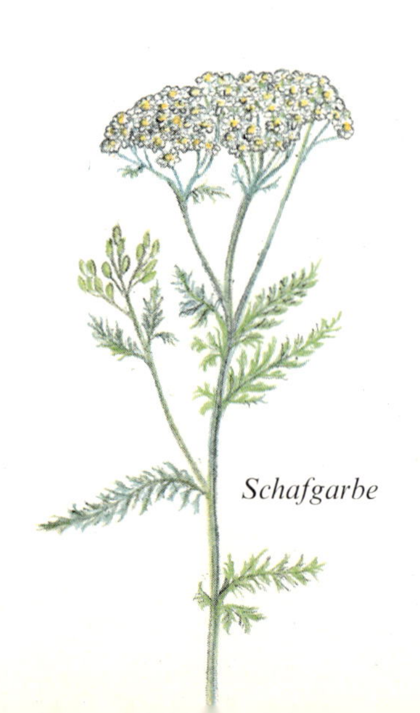

Schafgarbe

KRITIK

Hildegard hat ein erstaunlich schlüssiges Bild dessen gezeichnet, was wir heute psychosoziale Krankheitsursachen und -behandlung nennen würden. Dieses ist jedoch untrennbar mit ihrem religiös-mystischen Weltbild verbunden.

□ Unser Weltbild hat sich seit dem Mittelalter beträchtlich verändert. Ohne den religiös-mystischen Hintergrund sind aber die Heilungen, wie Hildegard sie beschreibt, nicht denkbar.

□ Die mittelalterlichen Namen für Krankheiten und Pflanzen waren vage Umschreibungen. Man kann sie nur selten einer heute gebräuchlichen Bezeichnung sicher zuordnen. Dementsprechend lassen sich Hildegards medizinische Empfehlungen und ihre Rezepturen kaum auf die heutige Zeit übertragen.

□ Eingehende wissenschaftliche Untersuchungen über Wirksamkeit und therapeutische Eigenschaften der bei Hildegard angeführten Pflanzen fehlen.

□ Die Edelstein-Medizin entstammt dem magisch-okkulten Bereich. Sie entbehrt jeder rationalen Grundlage.

□ Hertzka schreibt, daß er bei schweren Krankheiten moderne Heilmethoden nicht verdrängen oder ersetzen möchte, zählt aber zum Beispiel Epilepsie, Lungenabszeß, Herzklappenentzündung, Krebs und Querschnittslähmung offenbar nicht zu den schweren Krankheiten.

□ Die von Hertzka dem Dinkel zugeschriebenen wundersamen Wirkungen gehören ins Reich der Fabel. Schon seine botanischen und geschichtlichen Begründungen für den Wert dieses Getreides haben mit der erforschten Wirklichkeit nichts gemein.

Eine Wissenschaftlerin faßt die Vielzahl der Kritikpunkte zusammen: „Es gibt keine 'Hildegard-Medizin', sondern diese werbewirksame Bezeichnung ist das Kunstprodukt einer kleinen Gruppe."

EMPFEHLUNG

Die „Edelstein-Medizin" ist abzulehnen. Die pflanzliche „Hildegard-Medizin" kann nicht empfohlen werden zur gezielten Behandlung von Krankheiten, weil es dafür keinen Wirkungsnachweis gibt. Sie erscheint aber harmlos, solange keine wirksamen Behandlungen versäumt werden.

Als Alternative bietet die Phytotherapie ausreichende Möglichkeiten (siehe Seite 110).

KOSTEN

Die Krankenkassen bezahlen die „Hildegard-Medizin" nicht.

Die Steine zur Edelstein-Medizin wurden 1991 für 138 DM angeboten (ohne Diamant). Die Bücher kosteten um 40 DM. 100 Gramm Pflanzenprodukte kosteten zwischen 1,40 DM (Leinsamen) und 91,20 DM (Ringelblumenblüten).

Vor dem Einkauf: Preisvergleich

Die meisten „Hildegard-Pflanzen" gibt es ohne den Zusatz „Hildegard" in geprüfter Qualität in Apotheken zu kaufen – zu einem Bruchteil der „Hildegard-Preise". 100 Gramm Ringelblumenblüten kosten dann beispielsweise etwa 6 DM!

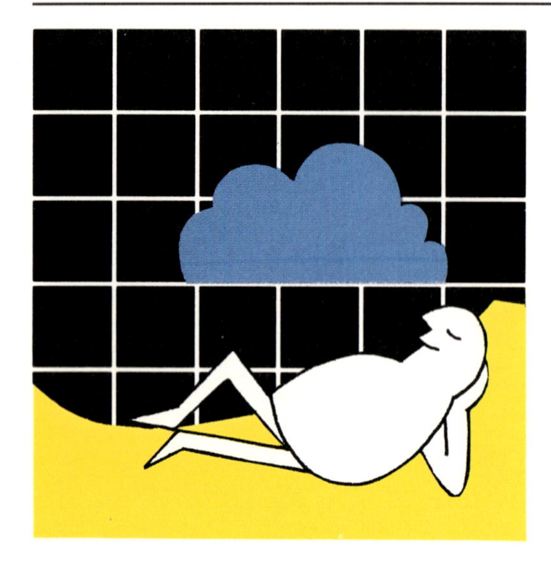

Ordnungstherapie

GESCHICHTE

Der Schweizer Arzt *Maximilian Oskar Bircher-Benner* hat uns vor einem halben Jahrhundert nicht nur das Müsli beschert (siehe Seite 92), sondern auch den Begriff der Ordnungstherapie geprägt. Dieser beruht auf der antiken Idee der „Diaita", aus dem sich das Wort „Diät" entwickelt hat, und auf Gedanken von *Sebastian Kneipp* (siehe Seite 40). Ordnung in diesem Sinne heißt: eine gesunde Lebensführung in allen Bereichen.

Dazu gehört der maßvolle und kluge Gebrauch von Speise und Trank (siehe Seite 88). Die Haut soll Sonnenlicht aufnehmen und von wechselnden Temperaturen „umfächelt" sein, die Lunge mit frischer Luft gefüllt werden. Es ist die Aufgabe des Menschen, auf die eigene „innere Uhr" Rücksicht zu nehmen, und mit Arbeit und Freizeit, Anstrengung und Ruhe, Schlafen und Wachen im naturgemäßen Rhythmus zu leben. Der Mangel an körperlichen Reizen und Bewegungsarmut soll durch körperliche Belastung ausgeglichen werden (siehe Seite 59).

Bircher-Benner war davon überzeugt, wer die Ordnungsgesetze „liebend und freudig befolgt", wird eine gesunde Seele haben und die Gemütsbewegungen beherrschen.

Öfter als man üblicherweise annimmt, kann man belastende Lebensumstände ändern oder lernen, sie leichter zu ertragen. Die Ordnungstherapie hilft auch, eingefahrene, krankmachende Verhaltensmuster zu verändern.

Verschiedene Wege können zu diesem Ziel führen: Entspannungstechniken (siehe Seite 127) und Atemtherapie (siehe Seite 66), in beschränktem Ausmaß Hypnose (siehe Seite 133), unter besonderen Umständen Meditation (siehe Seite 160), Kunst und künstlerischer Ausdruck (siehe Anthroposophische Medizin, Seite 167 und Musiktherapie, Seite 136).

Voraussetzung für das Gelingen der Entspannung ist, daß man motiviert ist und ausreichend Ausdauer aufbringt. Und daß der Behandler seinen Patienten dazu ermutigt, das Übungsprogramm durchzuhalten und ihn auf dem Weg mit Anteilnahme begleitet.

Grenzen der Ordnungstherapie

☐ Die Ordnungstherapie legt den Grundstein für ein Leben, das für das körperliche und seelische Befinden gesund und wohltuend ist. Sie kann Erkrankungen vorbeugen, Beschwerden lindern und nach überstandenen Krankheiten stärken.

☐ Sie kann aber bestehende Krankheiten nicht heilen.

☐ Nach dem Motto: Der Lebensstil bestimmt Gesundheit und Lebenserwartung, haben Naturheiler aller Epochen das ausgeglichene, „gesunde Leben" propagiert. Diese Lehren lassen jedoch außer acht, daß auch soziale, politische und ökologische Umstände die Gesundheit mitbestimmen – Schichtarbeit, Gifte, Lärm und Hektik in Arbeitswelt und Umwelt, Schicksalsschläge, Beziehungsprobleme. All dies macht ebenfalls krank. Nicht alle diese Belastungen kann man leicht selbst beeinflussen.

DIE IDEE DAHINTER

Vegetatives System und psychischer Zustand bedingen einander im Wechselspiel. Wissenschaftliche Belege verdichten sich, daß die Emotionen sogar Nerven, Hormone und Abwehrkräfte beeinflussen (siehe Immunmodulation, Seite 28).

Verstand und Gefühl stehen zueinander in einem Spannungsverhältnis, ähnlich wie das sympathische und parasympathische Nervensystem. Viele Impulse für das Denken, Erleben und Verhalten des Menschen kommen aus dem Unterbewußtsein, denn dorthin wird im Laufe der Lebensgeschichte ein Teil des Gefühls und der Triebregungen abgedrängt. Dies ist für das psychische „Überleben" notwendig. Es kann jedoch zu Blockaden, zu Gefühlsstau und zu einer Trennung der bewußten und der unbewußten Gefühlswelt kommen. Dies kann zu Störungen des Vegetativums, zu Verkrampfungen, neurotischen Zwängen, Körperfehlhaltungen oder zu psychosomatischen Erkrankungen führen.

Ordnungstherapie hilft, das Tor zum Unbewußten zu öffnen. Kann das zugeschüttet geglaubte Gefühl wieder „fließen", können sich Blockaden und damit verknüpfte Ängste und Störungen auflösen. Ist die Besinnung auf sich selbst, der Weg zum eigenen ruhenden Pol einmal gefunden, kann man ihn immer wieder gehen. Das Ziel der Ordnungstherapie heißt „Selbstvertrauen" und „Selbsterkenntnis": Die neuen Erfahrungen lassen eine veränderte Sichtweise von sich selbst und der Welt zu, und man kann zur Bewältigung der Beschwernisse und Belastungen des Alltags besser auf die eigenen Ressourcen zurückgreifen.

ERKLÄRUNG DER WIRKUNG

Jeder Mensch hat prinzipiell von sich aus die Möglichkeit, außer Wachen, Schlafen und Träumen auch andere Bewußtseinszustände zu erleben. Jede Kultur hat eigene Methoden entwickelt, die das „Heraustreten aus sich selbst", die Ekstase, möglich machen. Sie sind normalerweise in bestimmte Sitten, Gebräuche und Rituale eingebettet.

In asiatischen Kulturen gehört Meditation zum Alltag, in den traditionellen Kulturen Afrikas, Amerikas, aber auch Sibiriens ist die Trance üblich. Meditation, Trance und auch Hypnose sind in unserer Kultur nicht integriert. Allerdings kennen wir das „Hypnoid", die faszinierte Aufmerksamkeit: Sie macht die Umwelt vergessen. Wir können es unter anderem beim Orgasmus erleben oder beim Lesen eines spannenden Krimis.

Solche Entspannung kann man mit dem EEG (Elektroenzephalogramm) sichtbar machen: Bei verschiedenen Bewußtseinszuständen sind die Wellenmuster der Gehirnströme in charakteristischer Weise verändert.

Bei jedem Bewußtseinszustand ändert sich auch die Zusammenarbeit der beiden Gehirnhälften.

Entspannungstechniken

GESCHICHTE

Der Nervenarzt *J. H. Schultz* hat das Autogene Training entwickelt und selbst erprobt, als er in den Schützengräben des Ersten Weltkriegs seine Angst überwinden wollte. Diese Entspannungstechnik beruht auf Selbstsuggestion und hat sich sehr rasch durchgesetzt, weil sie wirksam, in relativ kurzer Zeit erlernbar und selbständig durchführbar ist.

Im Laufe der Zeit sind weitere Verfahren entwickelt worden und Techniken auch aus anderen Kulturen in Westeuropa in Mode gekommen.

Die Situation heute

Im westlichen Kulturkreis sind entspannende Techniken jeweils dort populär, wo sie entstanden sind: In Frankreich ist die Hypnose bekannter, in den USA die vom Amerikaner

Jacobson entwickelte Technik, in Deutschland das Autogene Training. Entspannungstechniken haben ihren festen Platz als begleitende Behandlung in Kliniken – zum Beispiel zur Operationsvorbereitung – und im Sport. Spitzenleistungen wären kaum möglich, wenn Sportler nicht zwischen den aktiven Phasen Entspannungstechniken anwendeten.

Auf dem „Selbsthilfe-Markt" etablieren sich neben klinisch erfolgreichen Techniken immer neue Methoden, deren Ziel Entspannung und Aufarbeitung von Problemen aus der Vergangenheit ist. Das Angebot der psychotherapeutischen und der esoterischen Subkultur ist vielfältig, aber es fehlt der Nachweis, welche Technik überhaupt und in welchem Umfang wirksam ist. Viele Angebote mischen unter der fälschlichen Bezeichnung „Meditation" Elemente aus verschiedenen Kulturkreisen und Methoden und versprechen, den Weg zur Entspannung und zur „eigenen Mitte" zu weisen.

Kennzeichen seriöser Angebote

- □ Inserate und Anbieter machen keine Versprechungen, sondern weisen nur auf Möglichkeiten der Entwicklung oder Prozesse der Erkenntnis hin.
- □ Sie versprechen keine Heilung, sondern bieten Hilfe, Linderung und Trost an.
- □ Sie werben nicht mit sensationellen Erfolgen in kurzer Zeit – zum Beispiel mit „Instant Enlightment": so schnell erreichbar wie Instant-Kaffee löslich ist.

Informationen über die angebotenen Verfahren erhält man bei einer Psychotherapeutischen Vereinigung.

In fernöstlichen Ländern sind Meditationen in philosophische und religiöse Systeme eingebunden und Teil der seelischen Hygiene. Sie sollen den Geist reinigen und das Vordringen zu höheren Bewußtseinsschichten ermöglichen. Losgelöst vom ursprünglichen Zusammenhang, werden sie im Westen vielfach als „seelische Turnübungen" angewendet und dadurch verwässert. Da sie oft nicht in der richtigen Form gelehrt und nicht mit notwendiger Achtung und Verständnis für die dahinterliegende Kultur durchgeführt werden, können sie nicht wie erhofft wirken.

Im folgenden werden einige Entspannungstechniken beschrieben, deren Wirksamkeit nachgewiesen ist. Der anschließenden Checkliste (siehe Seite 131) können Sie entnehmen, wann es sinnvoll ist, eine Entspannungstechnik zu erlernen, und welche Technik wann für wen vorteilhaft ist.

DURCHFÜHRUNG

Autogenes Training: Vor den Übungen fragt der Behandler jeden Teilnehmer nach seiner Motivation und individuellen Problemen.

Die Übenden nehmen eine entspannte Sitzhaltung ein oder liegen auf dem Rücken. Der Trainer gibt an, auf welchen Körperteil die Übenden ihre Vorstellung konzentrieren und welche Vorstellungen sie sich vorsagen sollen, zum Beispiel:

- □ Der rechte Arm wird schwer.
- □ Der rechte Arm wird warm.
- □ Der rechte Arm wird warm und schwer.

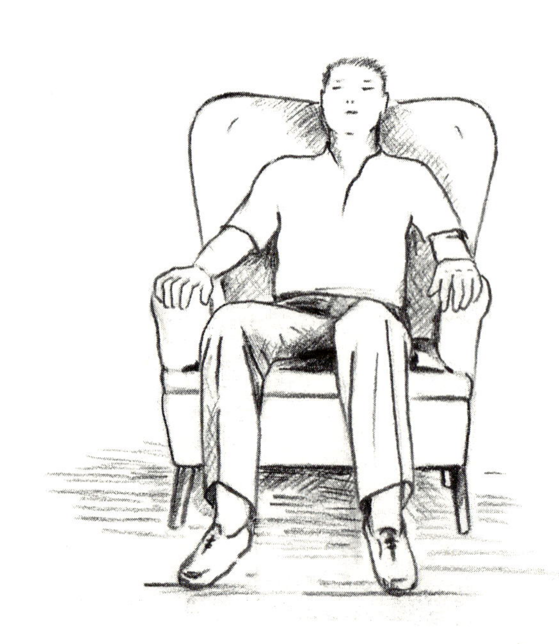

Durch die Selbstsuggestion stellen sich diese Gefühle tatsächlich ein. Schrittweise wendet man sich anderen Körperbereichen zu und lernt, die Muskelentspannung im ganzen Körper zu erreichen. Man erlebt sie als Wärme und Schwere.

Am Ende jeder Übung wird die Entspannung „zurückgenommen": Die Übenden winkeln auf Aufforderung des Trainers die Arme fest an und atmen bewußt durch.

Beherrscht man die Grundübung, kann man das vegetative System bewußt steuern: den Herzschlag verändern, die Atmung und andere Organfunktionen lenken.

Die Oberstufe des Autogenen Trainings befaßt sich zusätzlich mit seelischen Vorgängen und dem Erleben von inneren Bildern.

Übung

Das Training sollte in Gruppen von höchstens fünfzehn Personen durchgeführt werden.

Einmal pro Woche, etwa sieben bis acht Wochen lang, ist die Übung in der Gruppe notwendig, dann beherrscht man die Technik. Sie sollte während des Kurses jeden Tag ein- bis dreimal für etwa 15 Minuten geübt und später regelmäßig einmal täglich durchgeführt werden. Dann genügen drei bis fünf Minuten, um sich tief zu entspannen.

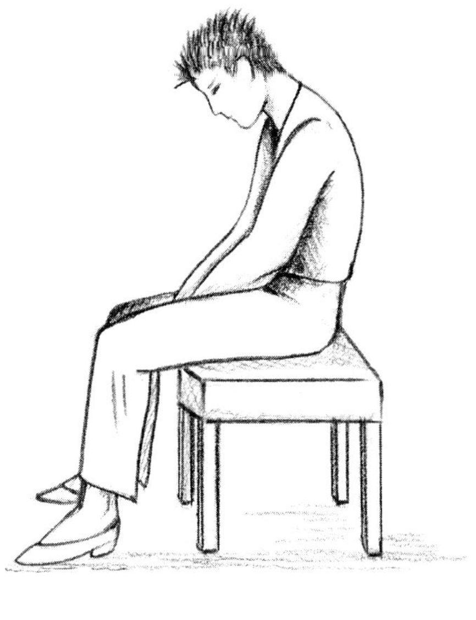

Muskelentspannung (Relaxation) nach Jacobson: In entspannter Rückenlage oder in Entspannungsstühlen halb sitzend lernen Übende, bestimmte Muskelgruppen zuerst stark anzuspannen, dann wieder locker zu lassen. Man ballt zum Beispiel die Faust einige Sekunden lang und läßt anschließend wieder locker. So wird die Stirn gerunzelt, der Arm fest gebeugt, werden die Bauchmuskeln angespannt und wieder gelockert. Anschließend folgen Oberschenkel, Unterschenkel, Füße. Durch den Wechsel erlebt man die Entspannung intensiv und kommt in einen Zustand von Ruhe und Gelassenheit.

Übung

Erlernen läßt sich diese Technik am besten in der Gruppe, durchführen kann man sie allein täglich oder bei Bedarf.

Funktionelle Entspannung nach Fuchs: Der Übende liegt in Ruhelage, der Therapeut gibt ihm Anweisungen wie etwa „Lassen Sie sich los; geben Sie sich ab an die eigene Körpermitte" und legt manchmal seine Hand auf den Brustkorb des Patienten. Bei diesen Übungen erlebt man den Körper neu und bewußt: „Es atmet mich". Die Konzentration wird auf die Wahrnehmung der eigenen Gestalt gelenkt. Man entdeckt die Störquellen dort, wo sie im Korper wirken. Die Atmung wird trainiert, Verkrampfungen und Verspannungen lösen sich. Im Körper erspürt man die eigene Lebens- und Leidensgeschichte. So kann manchmal auch Unbewußtes aufgedeckt werden. In welchem Tempo das geschieht, bestimmt man selbst.

Übung

Erlernen mit dem Therapeuten in Einzelstunden, seltener in Gruppen. Anschließend genügt es, alleine morgens und abends im Liegen einige Minuten zu üben.

Konzentrative Bewegungstherapie (KBT): Bei der KBT dient das bewußte Wahrnehmen von Bewegungsabläufen als Grundlage dafür, sich selbst und die eigene Lebenshaltung sowie das eigene Handeln bewußter zu erleben. Mit geschlossenen Augen lernt man, sich konzentriert dem Körper zuzuwenden. Das führt allmählich dazu, daß man „die Welt gelassen an sich herankommen" läßt und sich ihr gewachsen fühlt. Im Gegensatz zu den autosuggestiven Techniken kommt es hier nicht zu einer Senkung, sondern Erweiterung des Bewußtseins in Richtung „Bereitsein". KBT ist nicht nur eine Entspannungstechnik, sondern auch eine tiefenpsychologisch fundierte Psychotherapie.

Die Übungen zur körperlichen Wahrnehmung werden zum Teil mit Gegenständen, zum Teil gemeinsam mit anderen Übenden der Gruppe durchgeführt.

Die Methode eignet sich besonders bei funktionellen Störungen, psychosozial mitbedingten Krankheiten, Kontaktstörungen, Neurosen, Störungen des Lebensrhythmus und Reifungskrisen.

Übung

Erlernen kann man KBT mit ausgebildeten Psychotherapeuten in Einzelarbeit, besser in Gruppen.

Eutonie: Die Physikotherapeutin *Gerda Alexander* hat diese Technik vor drei Jahrzehnten aus der Erfahrung entwickelt, daß jeder Mensch seinen eigenen Rhythmus finden muß, um größtmögliche Ausgeglichenheit zu erreichen. Dies kann man erlernen, wenn man Bewegungsabläufe nicht wie sonst üblich automatisch und mechanisch, sondern bewußt durchführt. Falsch eingeübte Sitzhaltung, schlechte „Gewohnheiten" in der Bewegung, blockierende Muskelverkrampfungen werden zuerst aufgespürt, dann können sie mit Übungen abgebaut und wegtrainiert werden. Dadurch entsteht ein neues Körperbewußtsein, aber man entdeckt auch, wie man mit Gedanken und Gefühlen umgeht und wie das auf die Körperhaltung zurückwirkt. So lernt man die eigenen Bedürfnisse kennen und berücksichtigen.

Eutonie versteht sich nicht als Therapie, sondern eher als Pädagogik.

Übung

Erlernt wird die Methode in der Gruppe, trainieren kann man allein, täglich eine Viertelstunde.

ANWENDUNGSBEREICHE

von Entspannungsübungen: Sinnvoll ist das Erlernen entspannender Techniken

□ bei krampfhaft gespannter innerer Unruhe. Sie verursacht Schlaflosigkeit, Appetitstörungen, vegetative Störungen, Herzklopfen, Muskelverspannungen, Beschwerden des Bewegungsapparats und so weiter,

□ bei psychosomatischen Krankheiten wie Magen- und Zwölffingerdarmgeschwür, Asthma, Neurodermitis, Migräne, Herzneurose und Regelschmerzen,

□ bei organisch bedingten Krampfzuständen (außer Epilepsie),

□ bei Konflikten am Arbeitsplatz, bei Beziehungsproblemen und bei Trennungsschmerz (Tod, Heimatverlust).

□ Entspannung kann den Bedarf an Medikamenten senken (zum Beispiel bei Bluthochdruck).

Man sollte die Übung fest eingebaut im Tagesablauf und regelmäßig durchführen und sich dazu in einen ruhigen Raum zurückziehen. Das Erlernen einer Entspannungstechnik kann Wochen oder Monate dauern. Später kann man es „automatisch", und die Fertigkeit geht nie mehr ganz verloren.

□ KBT eignet sich ebenso wie Autogenes Training und Funktionelle Entspannung zur Einleitung einer psychotherapeutischen Behandlung.

Grenzen der Anwendung

Wer Schmerzreize nicht beachtet oder wem die Motivation fehlt, wirklich an sich selbst etwas zu ändern, wird keinen Erfolg beim Training haben.

In Krisenzeiten dauert es länger, Entspannungstechniken zu erlernen.

Personen mit schweren Angstneurosen, Selbstwertproblemen, Hypochondrie, schweren Depressionen und Selbstmordgedanken sollten keine Entspannungstechniken üben. Suchtkranke sollten nur während eines Krankenhausaufenthaltes trainieren.

RISIKEN

Entspannung löst keine Probleme. Man kann die „selige Entspannung" als Flucht vor sich selbst und Ablenkung mißbrauchen. In diesem Fall lähmt Entspannung die Initiative.

ANWENDUNGEN

Es ist wichtig, sich vor Erlernen einer Methode klar zu werden, was die Verspannung auslöst. Ein Gespräch mit einer psychotherapeutisch geschulten Fachkraft kann dabei helfen.

Hat man Entspannung eingeübt, kann man gezielt die willkürliche Körpermuskulatur und die hautnahen Blutgefäße entspannen, unwillkürliche Körperfunktionen wie Herz-Kreislauf, Atmungs- und Verdauungssystem beeinflussen und Schmerzen lindern. Man kann besser schlafen, die Leistung von Konzentration und Gedächtnis steigern, Beruhigung erreichen, Ängste abbauen und Gelassenheit gegenüber Alltagsbelastungen erwerben.

Es gibt keinen Menschen, der genau in eine der im Kasten genannten Gruppe „paßt", die meisten Menschen sind Mischtypen. Lassen Sie sich von Ihren Empfindungen leiten, wenn Sie eine Technik ausprobieren. Scheuen Sie sich nicht, den Trainer zu wechseln – Erfolg stellt sich nur ein, wenn Sie einen „Draht" zueinander finden. Geben Sie nicht gleich zu Beginn auf, vielleicht braucht es etwas Zeit, bis Sie sich mit der gewählten Methode wohl fühlen. Vielleicht ist aber eine andere Methode für Sie richtiger. Ein weiterer Versuch kann sich lohnen.

Fragen Sie den Trainer, ob er mit Supervision arbeitet – gute Trainer nützen diese Möglichkeit, die eigene Arbeit zu kontrollieren und eventuell auftauchende Probleme zu klären.

Wie man die richtige Entspannungsmethode findet

Es ist wichtig, sich selbst zu kennen, um die passende Methode zu finden.

- Sind Sie eher ein Mensch, der sich durch Regeln nicht eingeengt fühlt und der sich gerne und vertrauensvoll an Vorgegebenes hält? Dann eignen sich Methoden, die fixe Anleitungen vorgeben wie

☐ Autogenes Training, Grundstufe (siehe Seite 128),

☐ Muskelentspannung nach Jacobson (siehe Seite 129),

☐ Qigong (siehe Seite 154).

- Gehören Sie eher zu den Menschen, die sich von Regeln eingeengt fühlen, die lieber selbst Verantwortung übernehmen, den eigenen Kopf durchsetzen und auf das eigene Gefühl vertrauen? Dann eignen sich

☐ Feldenkrais Gruppenarbeit (siehe Seite 202),

☐ Konzentrative Bewegungstherapie (siehe Seite 130),

☐ Funktionelle Entspannung nach Fuchs (siehe Seite 129),

☐ Eutonie (siehe Seite 130).

- Sind Sie gar nicht gern aktiv und lassen sich lieber verwöhnen und versorgen? Wollten Sie immer schon die Kontrolle aus der Hand geben und sich voll Vertrauen einem Behandler überantworten? Dann sind günstig

☐ Massagen (siehe Seite 69),

☐ Feldenkrais Einzelbehandlung (siehe Seite 202).

- Sind Sie ein Suchender, ein stiller Rebell, der noch in extremen Situationen Verantwortung übernimmt? Dann eignen sich

☐ Autogenes Training, Oberstufe (siehe Seite 128),

☐ Yoga (siehe Seite 160),

☐ Meditative Techniken (siehe Seite 160).

Allen Methoden übergeordnet, ergänzend und für alle geeignet ist Atemtherapie (siehe Seite 66).

Entspannungstechniken und Meditation im Vergleich

ENTSPANNUNGSTECHNIKEN

Haltung

Sie ist gelöst und bequem. Entweder liegt man auf dem Rücken, sitzt halbliegend oder in der Droschkenkutscherhaltung.

Durchführung

Man konzentriert sich auf den Körper allgemein, auf einzelne Körperteile oder auf die Atmung. Man beeinflußt die Atmung. Man geht schrittweise nach vorgegebenen Regeln vor.

Bewußtsein

Das Bewußtsein ist gedämpft. Dabei kann man auch einfache, sanfte Bilder imaginieren – wie zum Beispiel den Mondschein über dem Meer, eine Blumenwiese und ähnliches.

Ziel

Das Ziel der Entspannungstechniken ist die körperliche und seelische Entspannung. Sie bleibt an der Oberfläche und führt nicht zur Bewußtseinserweiterung.

Wirkung

Diese Techniken wirken auf das vegetative System, das von Sympathikus auf Parasympathikus umschaltet: auf Regenerieren. Manche Menschen bekommen in der Tiefenentspannung unvermutet Zugang zu inneren Bildern, die sie in der Hektik des Alltags nie erleben würden – so gelingt der Zugang zur „inneren Mitte".

Übung

Man kann die Techniken in Kursen, in Gruppen und allein lernen und üben. Es dauert nur wenige Wochen beziehungsweise Monate, bis man sie beherrscht.

MEDITATION

Haltung

Sie ist gelöst und gespannt zugleich, also nicht bequem. Wichtig ist eine gerade, aufrechte Haltung der Wirbelsäule, die Stellung von Armen und Beinen ist je nach Tradition verschieden.

Durchführung

Mit verschiedenen Hilfstechniken kann man den erstrebten Wachheitszustand erreichen: Augen auf Kerzenflamme oder Punkt im Zentrum eines Mandalas richten; ein Mantra wiederholen – das sind Silben, deren Klang auf die Schwingungen des Gehirns wirkt; den Atem beobachten, ihn aber nicht beeinflussen. Diese Konzentrationshilfen „machen den Geist leer". Das Ziel ist, daß man ohne sie auskommt und doch diese Leere erreicht. Dieser Zustand soll – je nach Schule – eine bestimmte Zeit durchgehalten werden.
Wenn die Gedanken schweifen, wird die Aufmerksamkeit wieder sanft auf den Konzentrationspunkt gelenkt.

Bewußtsein

Das Bewußtsein ist in einem Zustand der besonderen Wachheit und Aufmerksamkeit.

Ziel

Das Ziel der Meditation ist die religiöse Erfahrung der „Leere" oder der Gottesnähe. Als Nebeneffekt gewinnt man größere Ruhe, mehr Selbstvertrauen und Gelassenheit.

Wirkung

Der Prozeß geht in die Tiefe des seelischen Erlebens. Das bringt sekundär auch körperliche Entspannung und die Fähigkeit, aus dem Getriebe des Alltags auszusteigen.

Übung

Man muß sich einem seriösen Lehrer anvertrauen. Üben kann man in der Gruppe und allein. Meditation ist kein Schnellverfahren, es kann Jahre dauern, bis man sie beherrscht.

EMPFEHLUNG

Entspannungstechniken sind empfehlenswert bei Störungen der Organfunktionen und Verspannungen. Richtig durchgeführte Meditation ist empfehlenswert zur Bewußtseinserweiterung.

Grundsätzlich kann man nur dann Erfolge erwarten, wenn man die Methoden unter Führung gut ausgebildeter Fachkräfte lernt und ausdauernd einübt.

KOSTEN

Die Kassen übernehmen die Kosten im Rahmen einer psychotherapeutischen Behandlung. Für Selbstzahler berechnet der Arzt die Kosten nach der Gebührenordnung für Ärzte (GOÄ). Je nachdem, ob Entspannungstechniken von Psychotherapeuten oder Pädagogen gelehrt werden, ist der Preis unterschiedlich hoch.

Nicht alle Techniken gelten als Heilverfahren. Erkundigen Sie sich vor dem Training, welche Kosten Sie erwarten und bei Ihrer Kasse, ob sie die Kosten übernimmt.

ADRESSEN

Informationen darüber, wer die Methoden lehrt, erhalten Sie in Ambulanzen von Psychosomatischen Krankenhäusern und von Psychiatrischen Kliniken, in Arztpraxen, in psychologischen oder Ehe- und Familien-Beratungsstellen, bei Psychotherapeutischen Vereinigungen und bei Einrichtungen der Erwachsenenbildung.

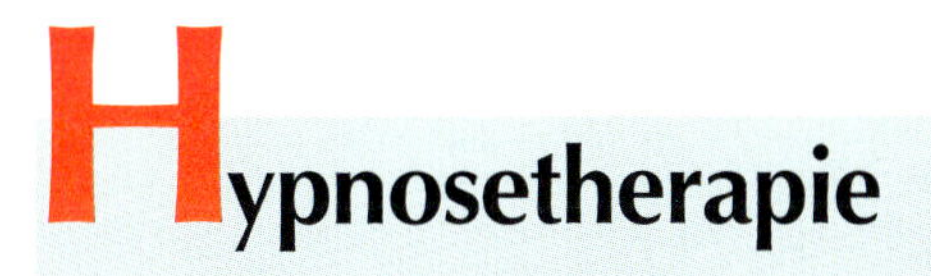

Hypnosetherapie

GESCHICHTE

Die Hypnose ist das älteste Verfahren der Psychotherapie. Darstellungen einer Hypnosesitzung fanden sich aus einer Zeit um 6000 Jahre vor unserer Zeitrechnung in Ägypten und Babylon, und der erste schriftliche Bericht ist bereits 4000 Jahre alt. Hypnose spielte in der Kunst des Heilens immer eine Rolle. Im 19. Jahrhundert erlebte die Hypnose eine Hochblüte in Frankreich. Sigmund Freud und seine Mitarbeiter haben vor der Ausarbeitung der Psychoanalyse Hypnose betrieben.

Die Situation heute

In den neuen Bundesländern ist die Hypnose noch nicht etabliert, in den alten verbreitet. Ärzte, Psychotherapeuten und Heilpraktiker wenden sie in freier Praxis und in Kliniken an.

IDEE UND ERKLÄRUNG DER WIRKUNG

In der veränderten Bewußtseinslage der Hypnose (siehe Seite 132), die einem teilweisen Schlaf ähnelt, ist man aufnahmefähig für den Willen des Hypnotiseurs. Die Wirkung der Suggestion ist so mächtig, daß sie nach der Hypnose Gedanken und Handlungen veranlassen und körperliche Zustände beeinflussen kann.

Während der Hypnose normalisieren sich Blutdruck, Herzleistung, Kreislauf und Stoffwechsel und das vegetative Nervensystem. Atem und Darmtätigkeit verlangsamen sich und Schmerzen gehen zurück.

DIE MITTEL

Der Behandlungsraum muß völlig ruhig und vor unerwarteten Geräuschen abgeschirmt sein.

Voraussetzung für das Gelingen einer Hypnose ist tiefes Vertrauen des Patienten in den Behandler und die emotionale Hinwendung des Behandlers zum Patienten. Das wirksame Mittel der Hypnose ist der eigene gelöste Zustand.

Blinde kann man kaum, Gehörlose gar nicht hypnotisieren. Auch Kleinkinder sind nicht hypnotisierbar.

Etwa ein Fünftel der Bevölkerung verfügt selbst über ausgezeichnete hypnotische Begabung, zwei Drittel über mittlere bis schwache, der Rest hat diese Fähigkeit nicht. Diese Menschen sprechen – im Unterschied zu den anderen – auch nicht auf Hypnose an.

UNTERSUCHUNG UND BEHANDLUNG

Eine ärztliche Diagnose sollte der Hypnose vorangehen.

Die Behandlung erfolgt in vier Stufen:

□ Der Patient liegt bequem und fixiert einen kleinen Gegenstand, wie zum Beispiel eine Bleistiftspitze, eine Kerze, besser noch die Augen des Arztes. Dieser suggeriert ihm mit ruhiger, langsamer Stimme Ermüdung, Schwere und Gelöstheit. Meist schließen sich dann die Augen des Kranken von selbst.

□ Die Suggestion verstärkt nun das Gelöstsein. Jetzt schwinden die Gedanken.

□ Der Behandler verstärkt mit formelhaften Worten innere Ausgewogenheit, Selbstvertrauen, Gelassenheit. Oft spüren Hypnotisierte dann tiefe Entspannung. Für den Erfolg der Hypnose ist das nicht maßgebend.

□ In diesem entspannten Zustand bleibt man eine halbe bis eine Stunde für sich allein liegen. Der Behandler kann in dieser Zeit Symptome ansprechen und heilsame Formeln im Unbewußten des Kranken verankern, zum Beispiel kann er bei Übernervösen mehrmals den Satz wiederholen: „Immer, wenn ich die Hände in den Schoß lege, bin ich ganz ruhig und gelassen". Bei Asthmatikern zum Beispiel: „Die Atmung ist gelöst, die Bronchien sind warm durchströmt". Oder er kann einem Schlafgestörten den Auftrag erteilen, zu bestimmter Zeit einzuschlafen und nach gelöstem Schlaf zu bestimmter Zeit aufzuwachen. Die Wirkung solcher Aufträge hält einige Zeit an und kann durch neuerliche Hypnose wiederholt beziehungsweise aufgehoben werden.

□ Zuletzt erteilt der Behandler den Auftrag, sich wieder wach und frisch zu fühlen.

Es kann vorteilhaft sein, wenn Patient und Behandler anschließend über das Bilderleben während der Hypnose sprechen.

Üblicherweise wird die Hypnose zweimal wiederholt, nach wenigen Wochen wird auf einmal wöchentlich und weniger reduziert, bis die Behandlung – je nach individuellem Bedarf – ausklingt.

Autogenes Training (siehe Seite 128) kann die Hypnose unterstützen.

Ausbildung der Behandler

Im Rahmen einer psychotherapeutischen Ausbildung oder bei der Arbeitsgemeinschaft für Hypnosetherapie kann man die Technik der Hypnose erlernen. Ein Diplom bescheinigt die Ausbildung.

ANWENDUNGSBEREICHE

Hypnose kann erfolgreich sein bei akuter Angst und Unruhe, bei anfallartigen Schmerzen und zur Vorbereitung auf Operationen. Sie hilft, Narkosemittel einzusparen, und kann Migräne, Kopfschmerzen, allergische Erkrankungen, Schlaf- und Eßstörungen, entzündliche Darmerkrankungen, Wundheilung und psychogen bedingtes Bronchialasthma positiv beeinflussen. Sie ist geeignet zur Begleitung von Krebsbehandlungen. Bei Kindern lindert sie Unruhe, Bettnässen, Nachtangst, Konzentrationsstörungen, Stottern und Minderwertigkeitsgefühle.

Grenzen der Anwendung

Hypnose darf nicht bei Geisteskranken und bei Menschen durchgeführt werden, die sich nicht mehr konzentrieren können, zum Beispiel bei sklerotischen Gehirnveränderungen. Nicht behandelt werden sollten Menschen mit psychiatrischen Krankheiten und vegetativ sehr Labile.

RISIKEN

□ Menschen, die stark zur Passivität und Entschlußlosigkeit neigen, können von Hypnosetherapie abhängig werden. Zu häufige Hypnosen setzen die Schwelle gegenüber suggestiven Einflüssen – zum Beispiel Werbung – grundsätzlich herab.

□ Gefährlich ist das abrupte Beenden der Hypnose. Dann können Übelkeit, Schwindel, Kreislaufkollaps, Müdigkeit, Benommenheit, Störung von Willen, Bewußtsein und Konzentration auftreten. Auch Angst, Unruhe, Depression, Halluzinationen können die Folge sein.

Seriöse Hypnotiseure halten sich streng an die vor der Behandlung vereinbarten Themen. Wer sich nicht getraut, sich einem anderen Menschen völlig auszuliefern, kann zur Behandlung eine Begleitperson mitnehmen.

KRITIK

□ Hypnosetherapie kann bei einigen Menschen Störungen und Beschwerden beseitigen, doch sehr oft läßt ihre Wirkung nach kurzer Zeit wieder nach. Falsche Suggestionen können Krankheiten verschlimmern.

□ Hypnose sollte nie in spielerischer Absicht durchgeführt werden.

EMPFEHLUNG

Hypnose ist – eine ärztliche Diagnose vorausgesetzt – empfehlenswert bei den oben angegebenen Krankheiten. Sie sollte aber nur nach Abwägen anderer Heilverfahren von einer psychotherapeutisch ausgebildeten Fachkraft durchgeführt werden.

KOSTEN

Die Krankenkassen bezahlen die Hypnosebehandlung. Für eine halbstündige Hypnosesitzung kann der Heilpraktiker nach seinen Richtlinien bis 50 DM verrechnen.

ADRESSEN

Arbeitsgemeinschaft für
Hypnosetherapie (AH Psy) e. V.
Johannes-Müller-Straße 50
W-5000 Köln 60

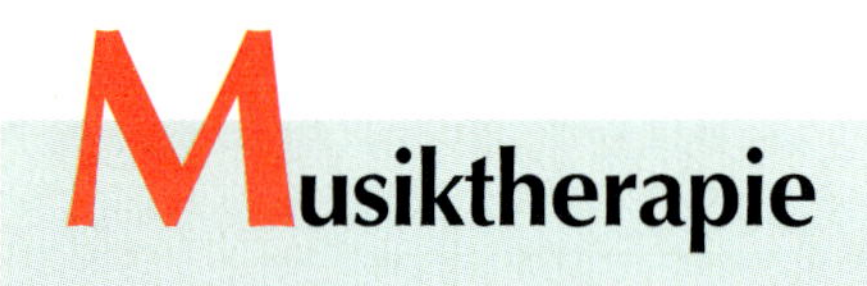

Musiktherapie

GESCHICHTE

Ein Wiegenlied hilft dem Kind in den Schlaf, bei leiser Musik kommen sich die Liebenden näher, beim rauschenden Fest lockt die Musik zum Tanz, ruhige Klänge geleiten den Trauerzug – Musik begleitet das Leben der Menschen in jeder Gesellschaft, von der Wiege bis zur Bahre. Die Nationalhymne ist Ausdruck der Identität eines Volkes, gemeinsamer Gesang einigendes Element. Und wir alle existieren vor dem Hintergrund fortlaufender Musik-„berieselung" durch Radio und Fernsehen.

Die Situation heute

Als therapeutisches Instrument wurde die Musiktherapie zwar schon länger genutzt, doch erst seit 1981 gibt es in Deutschland ein eigenständiges musiktherapeutisches Studium.

DIE IDEE DAHINTER

Musiktherapie ist eine Form der Psychotherapie. Musik gilt als „Sprache der Gefühle". Mit ihr läßt sich ausdrücken, was sonst nicht aussprechbar scheint. Melodien oder das In-die-Hand-nehmen von Instrumenten können tief verborgene Emotionen anrühren. Musik kann ins Bewußtsein heben, was im Dunklen zerstörerisch wirkt, und kann es einer Veränderung zugänglich machen.

Die musiktherapeutische Behandlung kann sich ganz auf den nonverbalen Prozeß beschränken, sie kann in dem Patienten aber auch die Bereitschaft wecken, seine Probleme anschließend mit einer anderen Form der Psychotherapie in Worten zu bearbeiten.

DIE MITTEL

Das Instrumentarium, das der Musiktherapeut seinen Patienten in die Hand gibt, besteht meist aus Orff-Instrumenten, Rhythmus- und Schlaginstrumenten, oftmals erweitert durch das Klavier. Die Stimme wird nur selten eingesetzt.

BEHANDLUNG

Ob sich jemand einer Psychotherapie – und damit auch einer Musiktherapie – unterzieht, entscheidet der Betroffene zunächst einmal selbst: Ist sein „Leidensdruck" so groß, daß er bereit ist, für Veränderungen an sich zu arbeiten, wird er sich früher oder später entsprechende Hilfe holen.

Musiktherapeuten findet man vornehmlich in psychiatrischen und psychosomatischen Kliniken, Sonderschulen und -kindergärten und heilpädagogischen Einrichtungen, weniger in der freien Praxis. Die Therapie findet in aller Regel auf Verordnung eines Arztes statt. Musiktherapeutische Behandlung kann aktiv oder passiv sein: Entweder die Patienten werden aufgefordert, mit den Instrumenten Töne, Klänge, Rhythmen oder Melodien zu improvisieren, oder sie nehmen die Musik, die ihnen vorgespielt wird, nur auf. In diesem Fall muß der Therapeut mit dem arbeiten, was die Musik in dem Patienten anregt.

Musiktherapie kann Einzel- oder Gruppentherapie sein. Die Abstände zwischen den Behandlungen können ein oder mehrere Tage betragen.

Ausbildung der Musiktherapeuten

An vier Orten Deutschlands werden Musiktherapeuten in Universitäten und Fachhochschulen ausgebildet. Die Ausbildung in Heidelberg führt zu einem bundesweit anerkannten Abschluß „Diplom-Musiktherapeut/in (FH)".

ERKLÄRUNG DER WIRKUNG

Musik wirkt über ein ganzes Bündel von Effekten, die aber letztlich alle im Psychischen gründen.

Musik löst gleichermaßen Spannungen in Körper und Seele und kann verschüttet geglaubte Kräfte der Selbstheilung wiederbeleben. Durch die Notwendigkeit zuzuhören, verbessert sie die Konzentration. Musik reizt zu Bewegungen und macht damit auch Widerstrebende einer Bewegungstherapie zugänglich. Über die Musik können Menschen miteinander kommunizieren, die keine anderen Ausdrucksmöglichkeiten haben oder sich nicht trauen, über Belastendes zu reden. So können Themen bearbeitet werden, die sonst nicht zugänglich sind. Bei der Gruppenarbeit bekommen Patienten die Chance, ihre Wahrnehmungsfähigkeit zu verbessern und neues Verhalten zu üben.

ANWENDUNGSBEREICHE

Das Ziel jeder psychotherapeutischen Arbeit ist, das Erleben und Verhalten des Patienten konstruktiv zu verändern, damit er seine Persönlichkeit besser entfalten kann.

Die Erfahrung lehrt, daß Musiktherapie eine erfolgreiche psychotherapeutische Methode ist. Die intensive wissenschaftliche Überprüfung, inwieweit sie welche Krankheiten effizient beeinflußt, steht jedoch noch aus.

Musiktherapie wird in erster Linie bei Verhaltensstörungen und dort wieder besonders bei Kindern und Jugendlichen eingesetzt. Eine weitere Domäne sind psychiatrische Störungen wie Neurosen, Psychosen, organische Hirnstörungen und psychosomatische Erkrankungen. Bei geistig Behinderten ist Musiktherapie ein heilpädagogisches Element.

EMPFEHLUNG

Musiktherapie ist eine empfehlenswerte Behandlung im Rahmen einer Psychotherapie.

KOSTEN

Eine ärztlich verordnete musiktherapeutische Behandlung bezahlen die Krankenkassen im Rahmen einer Psychotherapie.

ADRESSEN

Deutsche Gesellschaft für Musiktherapie
Postfach 10 07 38
W-6800 Mannheim 1

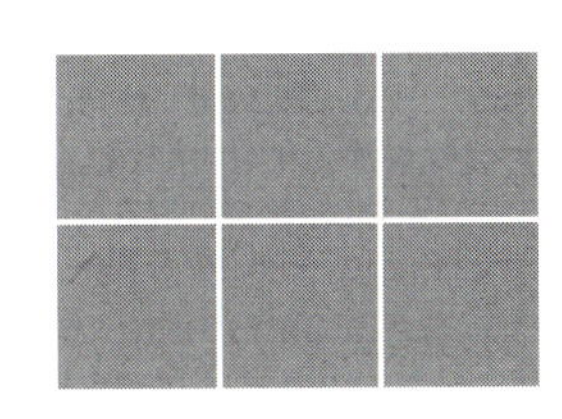

FREMDE

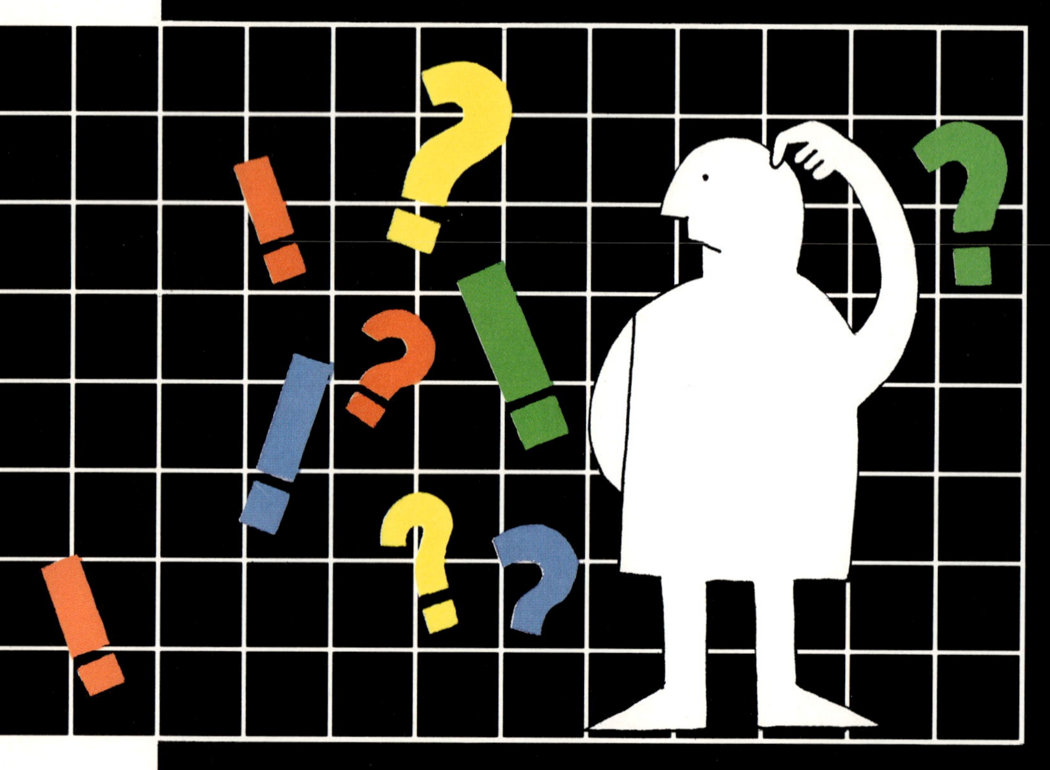

MEDIZIN-SYSTEME

Traditionelle Chinesische Medizin

GESCHICHTE

Die Traditionelle Chinesische Medizin, TCM, ist eingebettet in den Konfuzianismus und den Taoismus. Beide Philosophien streben als Ideal die körperlich-geistige Harmonie an: Konfuzius durch moralisch korrektes Leben nach der Staatsräson, die Taoisten durch harmonische Beziehung zwischen Mensch und Natur. Erst in der Ära um den Beginn unserer Zeitrechnung wurden diese Ideen auf die Medizin übertragen und durch den Buddhismus unterstützt, der die Überwindung körperlicher Bedürfnisse lehrt.

In der chinesischen Gesellschaft sollte Gesundheit durch Beherrschung der Gefühle und Einordnung in die soziale Umwelt erlangt werden. Psychisch Kranke waren immer geächtet. Noch in den siebziger Jahren galt in der Volksrepublik China Kranksein als „Falsches Denken".

Schriftliche Aufzeichnungen zur Medizin reichen in China mehr als drei Jahrtausende zurück – es sind literarische Versuche von Gelehrten, den reichen Erfahrungsschatz der Praktiker in eine philosophische Theorie zu fassen. Die Medizintheoretiker haben selbst nicht behandelt. Die verschiedenen Theorie-Schulen lieferten einander im Laufe der Geschichte erbitterte Kämpfe.

Die Praktiker waren gesellschaftlich wenig geachtete Leute.

Die traditionelle Medizin war bei vielen Leiden erfolgreich, konnte aber gegen die verbreiteten Epidemien nichts ausrichten und kannte keine Operationen. Deshalb verlor sie im vorigen Jahrhundert an Bedeutung, und die westliche Medizin gewann immer mehr Einfluß. Erst in den fünfziger Jahren unseres Jahrhunderts griff die kommunistische Regierung, die jedes nationale Kulturgut förderte, auch auf TCM zurück, propagierte die alte Heilkunst und gründete Institute zur „Verbesserung ihres Standards".

Die Traditionelle Chinesische Medizin ist immer nur ein Teil des Heilsystems in China gewesen. Neben der Medizin gab es die Volksheilkunst, die Kräuterkundige, Knochenrichter (Chiropraktiker), Masseure und „Energie"-Heiler kennt. Das Wissen um richtige Ernährung, spezielle Diätkost und die Wirkung von Heilkräutern war und ist im Volk weit verbreitet.

Meditationstechniken, die in der westlichen Welt bekanntgeworden sind, wie das „Schattenboxen" (Taijiquan) und das neuere Qigong (siehe Seite 154), entstanden ebenfalls außerhalb des Medizinsystems als Mittel der Selbstbehandlung.

Die Situation heute

Heute wird die TCM in China neben der naturwissenschaftlich orientierten westlichen Medizin gelehrt. Versuche, beide Medizinsysteme miteinander zu verbinden, sind an der Unvereinbarkeit ihrer Erklärungskonzepte gescheitert. Nur etwa ein Zehntel aller medizinischen Einrichtungen in China sind traditioneller Art.

In Deutschland beherrschen etwa 100 Ärzte die alte chinesische Heilkunst. Auch in den neuen Bundesländern werden Ärzte darin ausgebildet. In Kötzting in Bayern hat 1991 die erste Klinik für TCM eröffnet, in der Ärzte der westlichen und der chinesischen Medizin gemeinsam arbeiten wollen.

DIE IDEE DAHINTER

Sezieren und Obduzieren waren in China tabu. Es gab nur eine ungefähre anatomische Vorstellung von den Organlagen und ihren Funktionen, vom Blutgefäßsystem und anderen Systemen im Körper.

Die Begriffe, mit denen die TCM Gesundheit und Krankheit beschreibt, sind im Westen schwer verständlich. Gesundsein bedeutet ihr, daß die Gegensätze „Yin" und „Yang" in einem ausgeglichenen Wechselspiel zusammenwirken. Sie bringen die Lebensenergie „Qi" hervor. Yang steht für männlich, verkörpert

Symbol für Yin und Yang

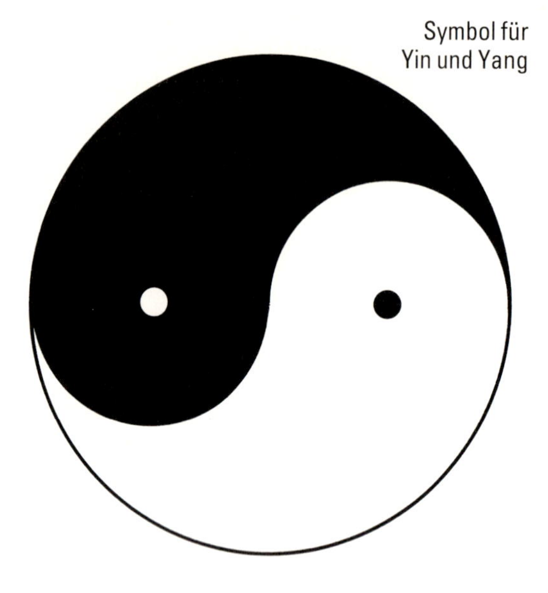

die Dynamik, das Aktive, die Wärme und so weiter. Yin ist das weibliche Prinzip, verkörpert die Substanz, das Passive, die Kälte und so fort.

Fünf der „Organe" des menschlichen Körpers sind dem Yin zugeordnet, sechs dem Yang. Der Begriff „Organ" ist aber irreführend. Er bezeichnet immer einen ganzen Funktionskreis. So bedeutet „Lunge" die gesamte Atemfunktion einschließlich der Riechorgane. Organe sind aber – der chinesischen Philosophie entsprechend – auch anderen Körperstrukturen und Naturerscheinungen in den „fünf Wandlungsphasen" zugeordnet. Und sie beeinflussen einander gegenseitig.

Ein Beispiel soll diese Vorstellungen illustrieren: Das Yin-Organ Leber hat eine Beziehung zum Yang-Organ Gallenblase. Sie wird durch die Emotionen Wut und Ärger beeinflußt, „öffnet" sich im Auge (das bei Gelbsucht gelb wird), ihr Funktionieren ist verantwortlich für die Beschaffenheit der Sehnen, und sie speichert das Blut. Sie zeigt ihre Ausgeglichenheit in den Fingernägeln.

Die Leber hat aber auch eine Beziehung zum Makrokosmos: Sie ist dem Element Holz, der Jahreszeit Frühling, dem Wetterfaktor Wind, der Himmelsrichtung Osten, der Farbe grün/blau und dem Geschmack sauer zugeordnet.

In diesem komplizierten System entstehen fremdartige Krankheitsbegriffe, zum Beispiel bedeutet „Ganfeng" etwa „Leberwind": Wie die Wut steigt er rasch hoch. Der Begriff beschreibt Symptome wie Kopfschmerzen, Migräne, Augenflimmern, Schwindel und enthält auch psychosomatische Gedanken.

Äußere und innere Ursachen können nach dieser Lehre Krankheiten auslösen:

□ Von außen wirken Wind, Kälte, Sommerhitze, Feuchtigkeit, Trockenheit, Glut.

□ Von innen machen Lust, Zorn, Sorge, Grübeln, Trauer, Furcht oder Schreck krank.

□ Darüber hinaus gelten Überanstrengung, Ernährungsfehler, Verletzungen und sexuelle Exzesse als Krankheitsursachen.

Dann ist der normale „Fluß" der Lebensenergie „Qi" gestört, es soll zu Stauungen und Überfluß oder zu Leere im Yin oder Yang kommen.

DIE MITTEL

Zur Behandlung dienen hauptsächlich Mixturen aus bis zu zwölf verschiedenen Kräutern. Heute werden in China Pflanzenextrakte häufig injiziert.

Arzneimittel der TCM sind in Deutschland – außer in der TCM-Klinik Kötzting – nicht zugelassen, da sie nicht nach hiesigen wissenschaftlichen Maßstäben beurteilt werden können. Sie können aber einzeln auf Rezept aus der Schweiz importiert werden.

„Chinesische Medizin", die in den Apotheken angeboten wird – wie zum Beispiel „Chinese black pills"–, hat mit der traditionellen chinesischen Arzneitherapie nichts zu tun. Diese Mittel enthalten neben Naturprodukten meist auch stark wirkende Pharmazeutika wie Kortisone oder Barbiturate.

UNTERSUCHUNG UND BEHANDLUNG

Die Diagnose erstellt der TCM-Arzt, der sich an die klassischen Regeln hält, durch Betrachten, Hören, Riechen, Betasten und Fragen. Die Fragen überwiegen, beziehen sich aber nicht auf die Krankheitsgeschichte, nicht auf Gefühle oder auf soziale Probleme, sondern nur auf das Befinden, auf körperliche Beschwerden und auf Gewohnheiten und Vorlieben. Der Arzt diagnostiziert nicht eine Krankheit, sondern ein „Bild vom Kranksein".

Diagnose

Die Chinesische Medizin hat zwei besondere Diagnosemethoden entwickelt.

Zungendiagnose: Sie schließt aus Form, Farbe und Beschaffenheit des Zungenkörpers (zum Beispiel rot, dick, mit Zahnabdrücken) und Art und Farbe des Zungenbelags (zum Beispiel gelblich oder zäh) auf die Erkrankung. Bestimmte Areale der Zungenoberfläche werden bestimmten Organen zugeordnet.

Pulsdiagnose: Zeige-, Mittel- und Ringfinger drücken drei verschiedene Positionen an der Arterie der Handgelenke und fühlen den Puls in verschiedenen Tiefen. Es werden bis zu 28 unterschiedliche Pulsqualitäten genannt (kraftlos, schnell, fein und so weiter).

Behandlung

Im Mittelpunkt der Behandlung steht die Arznei. Sie wird durch Massagen (Akupressur, siehe Seite 152) Moxibustion (siehe Seite 149) und Akupunktur (siehe Seite 142) ergänzt. Meist werden mehrere Methoden gleichzeitig angewendet.

Ausbildung der Behandler

Die Ausbildung in Traditioneller Chinesischer Medizin mit Zertifikat kann in Deutschland bei zwei Gesellschaften absolviert werden, die nur Ärzte unterrichten. Allerdings hat der „Heilertourismus" nach Ostasien dazu geführt, daß auch Nichtärzte Methoden der TCM anbieten und durchführen.

ERKLÄRUNG DER WIRKUNG

In der Vorstellung der TCM bringt die Behandlung das gestaute „Qi" wieder zum Fließen und stellt das Gleichgewicht der Organsysteme wieder her. Dann gehen die Krankheitszeichen zurück, das Herz erlangt wieder die Kontrolle über die Gefühle.

ANWENDUNGSBEREICHE

Die Traditionelle Chinesische Medizin wurde und wird bei allen Krankheiten eingesetzt. Heute existieren in China neben Kliniken und Ambulanzen der westlichen Medizin, die etwa 90 Prozent ausmachen, auch Einrichtungen, die nach traditionellen Methoden arbeiten. Die Patienten können frei wählen, wie sie behandelt werden wollen. Sie wenden sich hauptsächlich bei banalen Beschwerden, funktionellen Störungen und bei chronischen Krankheiten der TCM zu. Und sie greifen nach traditionellen Arzneimitteln zur Unterstützung bei chronischen Krankheiten und als Ergänzung von westlicher Medizin bei schweren Organerkrankungen.

In Deutschland werden hauptsächlich chronische Leiden und funktionelle Erkrankungen, einschließlich aller Formen von Schmerzen behandelt.

Ihre Anwender geben an, daß TCM sogar in der Notfallmedizin eingesetzt werden kann.

RISIKEN

Diagnose mit Traditioneller Chinesischer Medizin bringt das Risiko mit sich, daß Organveränderungen oder Krebs nicht rechtzeitig erkannt und nicht fachgerecht behandelt werden.

KRITIK

- Die Theorien der TCM sind vorwissenschaftliche Erklärungsversuche von Krankheiten. Sie widersprechen zum Teil naturwissenschaftlichen Erkenntnissen und sind dem europäischen Denken fremd.
- Die komplexe TCM-Diagnose kann Funktionsstörungen gut, krankhafte Veränderung von Organen, wie zum Beispiel Krebs, jedoch kaum erkennen.
- TCM ist keine „Ganzheitsmedizin". Sie erkennt zwar – wie die psychosomatische Medizin – emotionale Belastungen als Krankheitsursache an, kennt aber keine „seelischen" Krankheiten. Auch bei psychischen Störungen werden nur die Körpersymptome behandelt.

☐ TCM behandelt nur die Symptome und zielt nicht auf die Veränderung krankmachender Probleme ab.

☐ Es ist fraglich, ob das geschlossene Medizinsystem einer fremden Kultur verpflanzbar ist.

EMPFEHLUNG

TCM-Diagnostik ist abzulehnen, weil sie keine genauen Aussagen machen kann.

TCM-Behandlung ist – eine ärztliche Diagnose vorausgesetzt – empfehlenswert, um bei funktionellen Störungen oder chronischen Erkrankungen Beschwerden zu lindern. Als Akutbehandlung ist TCM abzulehnen.

KOSTEN

Die Krankenkassen bezahlen TCM-Behandlungen nur in Bayern. Für Selbstzahler berechnet der Arzt die Kosten nach der Gebührenordnung für Ärzte (GOÄ).

Behandlung in der TCM-Klinik Kötzting aufgrund ärztlicher Einweisung wird von den gesetzlichen Krankenkassen bezahlt. Private Kassen tragen die Kosten nicht; der Tagessatz für den Aufenthalt beträgt 270 DM.

ADRESSEN

SMS, Internationale Gesellschaft
für chinesische Medizin e. V.
Leopoldstraße 17
W-8000 München 40

Deutsches Forschungsinstitut
für Chinesische Medizin
Silberbachstraße 10
W-7800 Freiburg im Breisgau

Akupunktur

GESCHICHTE

Die älteste Beschreibung der Akupunktur stammt aus dem Jahr 1127 vor unserer Zeitrechnung. Damals ritzten Schamanen mit Steinsplittern die Haut, um aus dem kranken Körper Dämonen auszutreiben. Erst später wurde die Vorstellung der Traditionellen Chinesischen Medizin von der Heilung durch Wiederherstellung des Gleichgewichtes zwischen Yin- und Yang-Kräften (siehe Seite 139) auf die Akupunktur übertragen.

Im 17. Jahrhundert wurde Akupunktur in Europa Mode, war bald wieder vergessen und erlebte um 1800 wieder eine kurze Renaissance.

Die Situation heute

Die meisten europäischen Akupunkteure haben sich nach 1972 der Akupunktur zugewandt, nachdem in China eine Blinddarmoperation an einem amerikanischen Journalisten weltweit Aufsehen erregte: Er war mit Akupunktur schmerzfrei operiert worden. Während die Entwicklung der Akupunktur in der Volksrepublik China selbst stagnierte, ist sie im Westen weiterentwickelt worden.

Akupunktur hat im Medizinsystem Chinas immer eine untergeordnete Rolle gespielt. Sie wird als begleitende Therapie eingesetzt und macht auch heute nur etwa ein Sechstel der medizinischen Behandlungen aus.

In Deutschland wenden einige tausend Ärzte, Heilpraktiker und Vertreter anderer medizinischer Berufe Akupunktur an.

DIE IDEE DAHINTER

Ursprünglich wurde die Behandlung mit Nadeln nur an wenigen Körperstellen vorgenommen. Später hat sich die Vorstellung von den

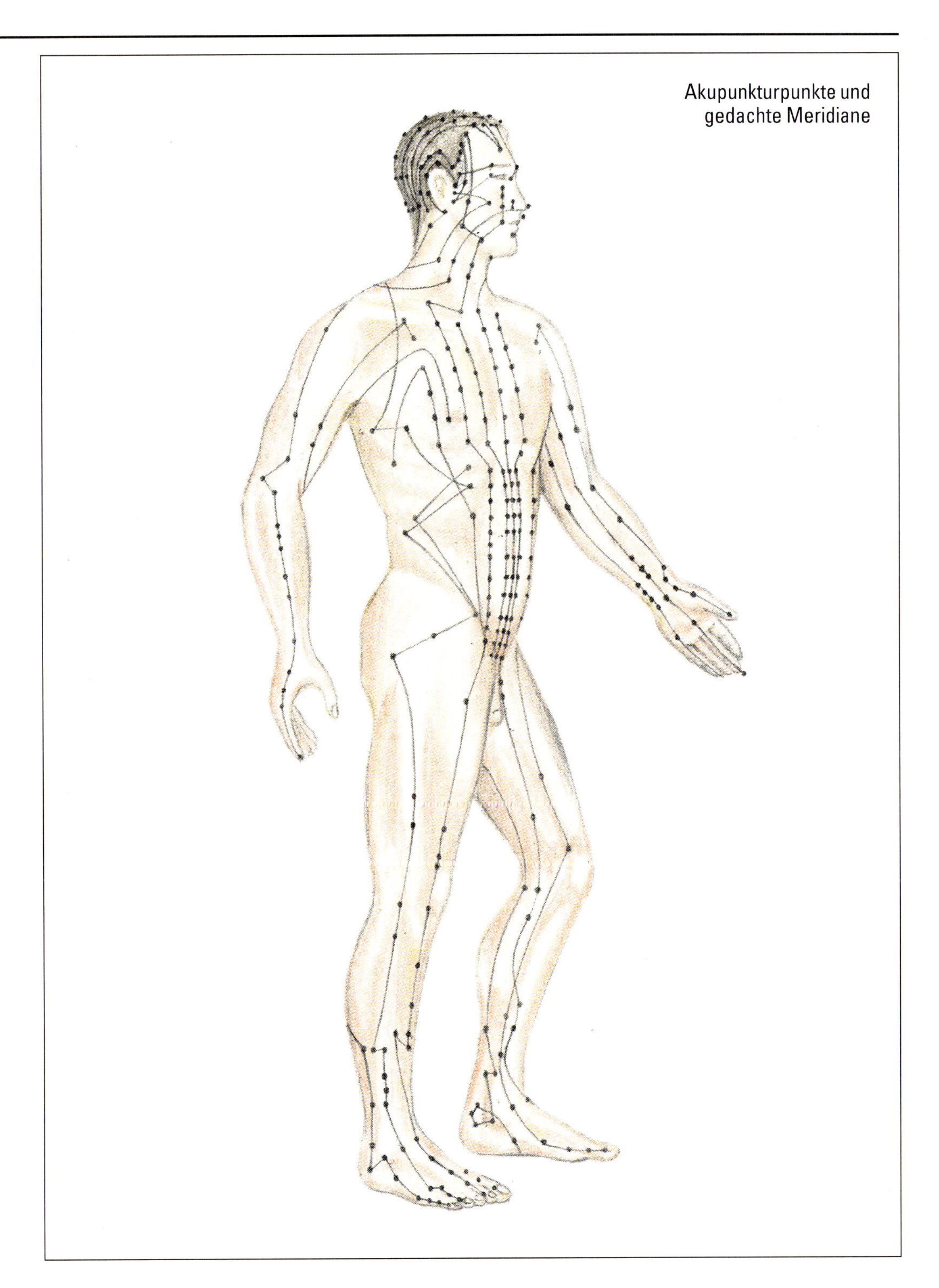

Akupunkturpunkte und gedachte Meridiane

zwölf paarigen Meridianen gebildet, in denen „Qi" fließen soll (siehe TCM, Seite 139) und auf denen die etwa 361 Akupunkte liegen. Dies sind Vorstellungen aus der Zahlenmagie, die den zwölf Monaten und den Tagen des Jahres entsprechen. Später wurde die Zahl der Meridiane um zwei Bahnen erweitert, die an der Mittellinie der vorderen und hinteren Körperseite verlaufen. Zu jedem Meridian soll ein Organ-Funktionskreis in Beziehung stehen.
Durch die Behandlung wird – so die chinesische Vorstellung – der in den Organen gestaute Energiefluß normalisiert und Leere und Überfülle in Yin und Yang wieder ausgeglichen.

DIE MITTEL

In China waren früher goldene und silberne Nadeln verbreitet. Den Edelmetallen wurden unterschiedliche – anregende beziehungsweise beruhigende – Wirkung zugeschrieben. Europäische Ärzte setzen heute meistens biegsame Stahlnadeln ein (Ausnahme: Ohrakupunktur, Seite 150). Die Nadeldicke schwankt zwischen zwei und vier Zehntel Millimeter, die Nadellänge zwischen einem und zwanzig Zentimetern.

Die Nadeln müssen gewissenhaft sterilisiert werden. Wegen der Infektionsgefahr gibt es heute auch Einmalnadeln, die nach dem Gebrauch weggeworfen werden.

Manche Akupunkteure verwenden überdies Druckkügelchen, Glasstäbe oder Klammern, mit denen sie die Akupunkte reizen. Andere wollen die Wirkung mit „schwarzen Magnethämmerchen" verstärken.

Elektroakupunktur (Elektrostimulationsanalgesie): Die Akupunktreizung kann durch Strom verstärkt werden: Nachdem der Behandler die Nadeln eingestochen hat, klemmt er Elektroden darauf, über die schwache elektrische Impulse eingeleitet werden. Diese Methode der Elektrostimulation wurde im Zusammenhang mit der Betäubung für Operationen entwickelt und wird heute bei starken chronischen Schmerzen angewendet. Der elektrische Impuls wirkt nicht nur im Akupunkt. Seine flächige Wirkung ist abhängig von der Nervenversorgung im Schmerzgebiet. (Elektroakupunktur nach Voll siehe Seite 258).

Laserakupunktur: Bei Kindern und empfindlichen Erwachsenen werden die Nadeln manchmal durch den „sanften Laserstrahl" ersetzt (siehe Seite 238).

BEHANDLUNG

Der Behandlung muß eine medizinische Diagnose vorausgehen. Der Behandler muß über die möglicherweise auftretenden Schmerzen und das Risiko informieren.

□ Während der Behandlung sollte man ruhig liegen. Man kann auch sitzen oder – in Ausnahmefällen – stehen. Wichtig ist eine stabile, entspannte Position.

□ Der Behandler sticht Punkte direkt am erkrankten Areal, aber auch Punkte mit Fernwirkung an Körperstellen, die vom Krankheitsgeschehen weit entfernt sind.

□ Beim Einstich empfindet man geringen Schmerz. Durch Muskelbewegungen während der Behandlung können ebenfalls Schmerzen entstehen. Darüber hinaus gibt es auch sehr schmerzhafte Stichtechniken.

□ Die Nadeln werden je nach Hautareal und Akupunktur-Schule drei bis achtzig Millimeter tief eingestochen. Je nachdem, ob sie anregend oder beruhigend wirken sollen, werden sie – die verschiedenen Schulen lehren dies unterschiedlich – senkrecht zum Meridian oder schräg nach oben oder unten in seiner Fließrichtung eingestochen.

□ Zur Stimulation dreht der Behandler die Nadeln mit den Fingern.

□ Werden die Nadeln mit Schwachstrom stimuliert, handelt es sich eigentlich nicht um Akupunktur, sondern um eine Schwachstrom-Behandlung.

□ Manche Behandler im Westen injizieren an den Akupunkten – zur Schmerzdämpfung oder zur Immunstimulation – verschiedene Mittel und Arzneien. Die Palette ist groß – sie reicht von schmerzlindernden Arzneien bis zu Eigenurin.

□ Bei einer richtig durchgeführten Behandlung kann das „De-Qi"-Gefühl entstehen:

Man empfindet Wärme, Kälte, Kribbeln, Druck, Taubheit oder Schwere um die Nadel, manchmal entlang des Meridians.

☐ Unterschiedliche Schulen verwenden eine unterschiedliche Anzahl von Nadeln. Die Nadeln bleiben meist etwa 10 bis 30 Minuten an der Einstichstelle. Die Akupunktur wird ein- bis dreimal wöchentlich, zehn- bis zwanzigmal hintereinander durchgeführt. Die Behandlung wird individuell und je nach Beschwerdeverlauf variiert.

☐ Es gibt auch Dauernadeln mit Widerhaken, die eingestochen, mit Heftpflaster fixiert, tagelang getragen und zwischendurch öfter gedreht werden sollen.

Ausbildung der Behandler

Die Ausbildung ist in Deutschland nicht geregelt und von sehr unterschiedlicher Qualität. Ausbildungskurse werden von mehreren Akupunkturgesellschaften abgehalten. Manche Institute bilden nur Ärzte aus, manche Anwender unterweisen aber auch Interessenten anderer Medizinberufe in dieser Methode. Heilpraktiker können Akupunktur in ihren Schulen erlernen.

ERKLÄRUNG DER WIRKUNG

In China: Durch die Nadelung der Punkte soll der Stau des „Qi" aufgelöst werden und die Lebensenergie über die Meridiane wieder fließen. Dann arbeiten die Organe wieder harmonisch zusammen, die Krankheitserscheinungen gehen zurück.

Im Westen: Diese Vorstellung vom harmonischen Ausgleich zwischen polaren Gegensätzen und von der energetischen Vitalität, die auf bestimmten Bahnen den Körper durchfließt, fasziniert viele Menschen, entspricht jedoch nicht dem heutigen Wissen über normale und krankhafte Vorgänge im Körper. Sie ist ein vorwissenschaftlicher Erklärungsversuch.

Deshalb versuchte man, die spezielle Eigenschaft der Akupunkte und Meridiane wissenschaftlich zu erklären. Bis heute ist das nicht gelungen, es gibt verschiedene Theorien:

☐ Es heißt, die Akupunkte lägen an „Trigger-Punkten", also an besonderen Schmerzpunkten der Muskulatur,

☐ oder an speziellen Durchtrittsstellen von Nerven-, Gefäß- und Muskelendpunkten an der Haut. Im Vergleich zu anderen Hautarealen sollen sich diese Stellen anders anfühlen. Der Behandler erkennt sie durch Fingerdruck. Der Reiz an dieser Stelle soll die „Schmerzpforte" im Stammhirn verschließen, so daß die später eintreffenden Schmerzimpulse der Erkrankung nicht mehr ankommen können (Gate control theory).

☐ Durch den Nadelstich werden in den Akupunkten vermehrt körpereigene, schmerzlindernde Endorphine produziert. Dies gilt aber auch für die Nadelung anderer Stellen an der Haut.

☐ Es wird behauptet, daß Akupunkte einen anderen elektrischen Widerstand haben. Das ist widerlegt (siehe Seite 147).

ANWENDUNGSBEREICHE

In China wurde und wird Akupunktur nicht als alleinige Behandlungsform eingesetzt.

Im Westen ist die Domäne der Akupunktur die Schmerzbehandlung. Vor allem Migräne, Kopfschmerzen, Schmerzen des Rückens und Bewegungsapparates, Erkrankungen des rheumatischen Formenkreises, Neuralgien, Gesichtsschmerzen und vegetative Störungen werden behandelt. Dazu kommen funktionelle Störungen der Atmung und der Verdauung.

Die Weltgesundheitsorganisation empfiehlt Akupunktur darüber hinaus bei akuten Schmerzen im Mund- und Rachenraum, bei immer wiederkehrenden Erkältungskrankheiten, Bronchitis und Asthma, bei chronischen Entzündungen der Bindehaut der Augen, immer wiederkehrenden Krämpfen der Speiseröhre, Gastritis, chronischem Magen- und Zwölffingerdarmgeschwür, Darmentzündung, Verstopfung, Lähmungen, Schwindel, Bettnässen.

Wissenschaftler halten diese Empfehlung wegen mangelnder Erfolge nicht für gerechtfertigt.

Grenzen der Anwendung

Manche Anwender der traditionellen Akupunktur setzen sich kaum Grenzen. Bei der Erprobung der Methode in Kliniken wurden folgende Einschränkungen festgelegt:

□ Hat die Akupunktur nach drei bis längstens fünf Sitzungen keinen spürbaren Erfolg gebracht, sollte sie abgebrochen werden.

□ Akupunktur darf nicht angewendet werden bei Tumorschmerzen, schweren neurologischen und psychiatrischen Erkrankungen und bei Erkrankung der Haut rund um Nadelungspunkte. Während der Menstruation und während der Schwangerschaft sollte nicht genadelt werden.

□ Wissenschaftler warnen vor der von der WHO empfohlenen Behandlung von Kurzsichtigkeit bei Kindern, zentraler Netzhautentzündung, grünem Star, Shigellose und Darmverschluß.

Auch der Einsatz gegen Infektionskrankheiten (Malaria, Keuchhusten, Influenza) und Schizophrenie ist abzulehnen.

□ Als Narkosemethode bei Operationen hat sich Akupunktur nicht bewährt, weil nur sechs von zehn Behandelten darauf ansprechen und eine Not-Narkose während eines Eingriffs Gefahren in sich birgt.

□ Elektrostimulierte Nadeln dürfen bei Patienten mit einem Herzschrittmacher, bei Herzrhythmusstörungen, bei Epileptikern, bei Schockzuständen und Fieber und bei Schwangeren nicht angewendet werden.

RISIKEN

□ Als Komplikation können bei Kreislaufschwachen Ohnmacht oder Kollaps eintreten, deshalb empfiehlt sich eine Behandlung im Liegen.

□ Akute entzündliche Krankheiten und Rheuma können sich verschlimmern. Die Einstichstellen können sich infizieren.

□ Bei unsachgemäßer Anwendung können Akupunktur-Nadeln brechen und müssen womöglich chirurgisch entfernt werden. Auch Verletzungen von Herz, Blase, Lunge, Auge, Rückenmark, Nervenleitungen und Gefäßen sind dokumentiert, mehrere Todesfälle nach Akupunktur sind bekannt.

□ Mangelhaft desinfizierte Nadeln können Infektionskrankeiten wie zum Beispiel Hepatitis übertragen. Man schätzt, daß zehn Prozent der Gelbsuchtfälle auf Akupunktur zurückgehen. Manche Akupunkteure behaupten trotz der berichteten Zwischenfälle, ein Akupunkt könne sich durch den Einstich nicht infizieren.

□ Dauernadeln können zu Infektionen an der Einstichstelle führen. Dies ist besonders gefährlich an der Ohrmuschel, wo sie vorwiegend eingesetzt werden.

□ Elektroakupunktur kann Kreislaufkomplikationen wie Blutdruckabfall und Ohnmacht hervorrufen. Bei zu hoher Stromstärke können Herzrhythmusstörungen auftreten.

KRITIK

Gegen die Schlüssigkeit der Lehre von den Akupunkten und Meridianen wenden Wissenschaftler ein:

□ Die Akupunktur hat eine Unzahl von Varianten hervorgebracht, einzelne Schulen bekämpfen einander. Dies spricht gegen die Stichhaltigkeit des Grundkonzepts.

□ In China und in westlichen Ländern machen die Anwender sehr abweichende Angaben über die Anzahl der Nadel-Punkte: 200, 360, 533, 695, 750, 1054 und so weiter bis zu mehreren tausend. Die einzelnen Lehrbücher nennen die Punkte an unterschiedlichen Stellen. Die einen behaupten, Akupunkte seien gegenüber dem umgebenden Hautareal erhaben, die anderen, sie lägen tiefer als das Hautniveau. Die einen stellen fest, der elektrische Widerstand an Akupunkten sei größer, die anderen meinen, er sei kleiner als der der umgebenden Haut (siehe Seite 258).

Ein Teil der Akupunkteure behauptet, die Temperatur sei in den Akupunkten erhöht, andere wollen das Gegenteil festgestellt haben. Die Angaben über die notwendige Stichtiefe variieren bei den verschiedenen Schulen um das Zehnfache: zwei bis acht Millimeter oder ein bis acht Zentimeter und mehr.

□ Auch über Anzahl und Verlauf der Meridiane sind sich die verschiedenen Lehrbücher uneins: Vielfach werden 12, 14, 28, 30, 32 „Gefäße" angegeben. Darüber hinaus liegen Punkte auch außerhalb von Meridianen. Auch über Organbeziehung und Punktekombination herrscht bei einzelnen Schulen Uneinigkeit. Und auch darüber, wie viele Nadeln Behandler höchstens einstechen sollen, sind sie sich nicht einig: 16 oder 25 und viel mehr werden als Obergrenze genannt.

□ Die Wirkung von Akupunktur kann nur zum Teil der Reizung der Nervenbahnen zugeschrieben und über die Reflexzonenlehre erklärt werden (siehe Neuraltherapie, Seite 198). Versuche mit Markern, die radioaktiv strahlen und deren Weg man am Röntgenschirm verfolgen kann, konnten belegen, daß das „Qi"-Gefühl nicht über gedachte Meridiane, sondern über Blutgefäße weitergeleitet wird.

□ Akupunktur hilft nicht jedem Menschen. Die dokumentierten Erfolge sind sehr unterschiedlich. Sogar bei den am meisten verbreiteten Anwendungen – Schmerzzuständen und funktionellen Beschwerden – fühlen nur ein Drittel bis drei Viertel der Behandelten Besserung. Das bedeutet, daß Akupunktur nicht mehr Erfolg hat als Placebo-Nadelungen (siehe Seite 12) oder andere Methoden, die auf Suggestion und Hypnose beruhen. Wiederholt haben dies internationale klinische Studien, Experimente und neuere Vergleiche aller Dokumentationen bestätigt.

□ Zur Behandlung von Alkoholkranken, bei der Raucherentwöhnung und gegen Eßsucht ist Akupunktur – entgegen vielfacher Behauptung – anderen Methoden wie Verhaltenstraining unterlegen.

□ Ein anhaltender Erfolg bei chronischen Erkrankungen wird nach eingehenden Kontrollstudien als zweifelhaft bezeichnet. Dies gilt allerdings auch für andere Möglichkeiten der Schmerzlinderung.

□ Tierärzte wenden Akupunktur bei Rindern, Pferden und Hunden teilweise erfolgreich zur Schmerzlinderung und gegen Funktionsstörungen an. Doch auch bei Tieren ist die Wirkung von Placebos nachgewiesen.

□ Krankheiten, die bereits zu Organveränderungen geführt haben, können mit Akupunktur nicht geheilt werden.

□ Akupunktur ist nicht zur Selbstbehandlung geeignet. Das gilt auch für die Akupunktur mit dem Laser. Auf dem Markt werden jedoch etliche Geräte für den „Hausgebrauch" angeboten. Laserakupunktur erreicht keinen besseren Heilerfolg als Placebomaßnahmen (siehe Seite 12).

Die Naturwissenschaft bezweifelt, daß Akupunktur eine „Harmonisierung" bewirkt. Sie nennt die Akupunktur eine durch den Nadelreiz unterstützte Suggestivtherapie zur Unterdrückung von Schmerzen. Die Persönlichkeit des Behandlers spielt offenbar eine ebenso große Rolle für den Erfolg wie die Erwartung der Patienten.

Es gibt einige Spielarten der Akupunktur: Kopfakupunktur, Nasenakupunktur, Handakupunktur, Mundakupunktur und Odontone-Akupunktur (Stichtechnik an Kieferabschnitten), Vaginalakupunktur: Sie alle gehen von der Idee aus, daß ein Körperteil den ganzen Körper repräsentieren, das heißt spiegeln kann. Diese Vorstellung des „pars pro toto" stammt aus dem magischen Denken. Von dem einen Teil aus wird der ganze Körper behandelt.

Allerdings gibt es keine anatomischen Strukturen, die die Nadelung eines Körperteils tatsächlich heilend auf weit entfernte Körperpartien wirken lassen könnten. Deshalb erkennt die Wissenschaft diese Behandlungen nicht an. Sie erklärt die von den Behandlern ausgelösten Wirkungen als Reiz- und Placeboeffekte (siehe Seite 12).

Am meisten verbreitet ist die Ohrakupunktur (siehe Seite 150) und Moxa (Moxibustion, siehe Seite 149). Als verwandt mit der Akupunktur gelten die Akupressur und Shiatsu (siehe Seite 152).

Die Elektroakupunktur nach Voll ist ein eigenes Verfahren (siehe Seite 258).

EMPFEHLUNG

Akupunktur ist – eine ärztliche Diagnose vorausgesetzt und nur in der Hand eines Arztes – empfehlenswert bei Kopfschmerzen, Schmerzen des Bewegungsapparates, Schmerzen bei der Geburt und bei funktionellen und psychosomatischen Erkrankungen.

Nur in Ausnahmen sollte der Arzt tiefer als in die Unterhaut stechen.

Bei anderen Krankheiten kann Akupunktur nicht empfohlen werden, weil ihre Wirksamkeit nicht ausreichend nachgewiesen ist.

Laserakupunktur kann nicht empfohlen werden, weil sie sich als gezielte Behandlung nicht eignet, aber sie erscheint harmlos.

KOSTEN

Die gesetzlichen Krankenkassen sind nicht verpflichtet, Akupunktur zu bezahlen. Nach Überprüfung des Einzelfalles übernehmen sie die Kosten manchmal ganz oder teilweise. Derzeit (1992) wird die Erstattung von Akupunkturbehandlungen bei Schmerzen in konkret abgegrenzten Fällen diskutiert. Für Selbstzahler berechnet der Arzt die Kosten nach der Gebührenordnung für Ärzte (GOÄ). Das sind bis 55 DM pro Sitzung.

Heilpraktiker können pro Sitzung bis 50 DM berechnen.

ADRESSEN

Deutsche Ärztegesellschaft
für Akupunktur e. V.
Zweibrückenstraße 2
W-8000 München 2

Deutsche Akupunktur Gesellschaft
Düsseldorf
Goltsteinstraße 26
W-4000 Düsseldorf 1

Forschungsinstitut für chinesische Medizin
Silberbachstraße 10
W-7800 Freiburg im Breisgau

Arbeitsgemeinschaft für Klassische
Akupunktur und Traditionelle Chinesische
Medizin e. V.
Steiermarkstraße 13
W-8000 München 60

Deutsche Gesellschaft für Akupunktur und
Neuraltherapie e. V.
Kreiskrankenhaus
Straße der Jugend 1
O-1720 Ludwigsfelde

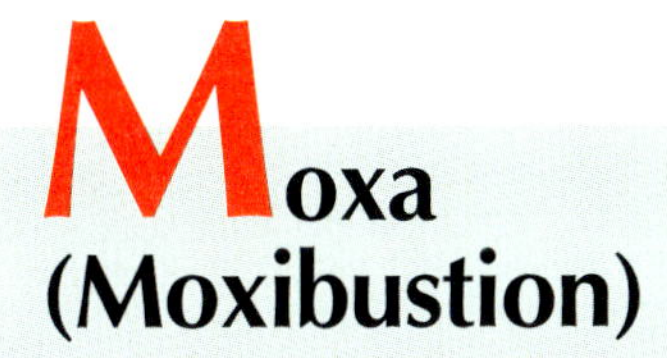

Moxa (Moxibustion)

GESCHICHTE

Moxa ist im kalten Norden Chinas als spezielle Spielart der Akupunktur entstanden.

Sie wird von den Akupunkturgesellschaften gelehrt. Sie ist eine Domäne der Heilpraktiker.

IDEE UND ERKRLÄRUNG DER WIRKUNG

Bei Moxa soll die Hitze eine heilende Reizwirkung auf den Meridianen entfalten. Moxa gilt in China ebenso wie Akupunktur als Begleittherapie.

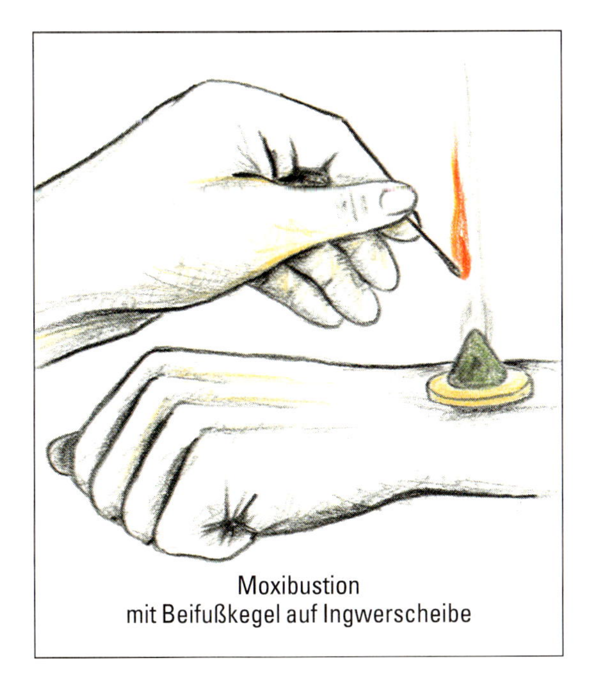

Moxibustion
mit Beifußkegel auf Ingwerscheibe

BEHANDLUNG UND MITTEL

Es gibt mehrere Methoden der Moxa.

Mit Moxazigarren: Der Behandler entzündet eine Moxazigarre und nähert sich mit ihr den Akupunkten auf einen halben Zentimeter, bis der Patient ein deutliches Hitzegefühl spürt. Dann entfernt er sie wieder kurz, nähert sich und wiederholt dieses, bis der Hautpunkt deutlich gerötet ist.

Mit Beifußkegeln: Der Therapeut legt Ingwerscheiben auf die Akupunkte und setzt darauf kleine Kegel aus getrocknetem Beifußkraut, die er entzündet. Sie brennen langsam ab. Wenn der Patient Hitzegefühl im Akupunkt spürt, schiebt der Behandler die Kegel zum nächsten Punkt. Jeder Punkt wird mehrmals erhitzt, bis die Haut deutlich gerötet ist.

Moxazigarren und Beifußkegel sind in chinesischen Läden erhältlich. Sie riechen unangenehm, deshalb wenden manche Behandler spezielle angeheizte Nadeln oder Wärme aus einem Infrarotstab an.

ANWENDUNGSBEREICHE

In China wird Moxa bei „Schwächestörungen“ und „Kältekrankheiten“ eingesetzt, auch bei westlichen Anwendern gilt sie als wirksame Reiztherapie (siehe Seite 25) bei Erschöpfungszuständen, bei Depression und bei chronischen Krankheiten der Atemwege.

RISIKEN

□ Moxa soll nicht angewendet werden bei Fieber, akuten Infektionen und Entzündungen, Hochdruck, übermäßiger Nervosität und Schlaflosigkeit, Blutungen und während der Menstruation.

□ Moxa kann zu Brandwunden führen.

KRITIK

Wissenschaftler lehnen die traditionelle chinesische Erklärung, Moxa wirke über Meridiane energieausgleichend, ab. Ihnen gilt diese Methode als unspezifische Reizbehandlung.

EMPFEHLUNG

Moxa ist nur empfehlenswert als unspezifische Reiztherapie bei Störungen des Wohlbefindens.

KOSTEN

Moxa kostet gleichviel wie Akupunktur. Die Krankenkassen bezahlen sie derzeit (1991) nicht. Der Arzt berechnet die Kosten nach der Gebührenordnung für Ärzte, Heilpraktiker können nach ihren Richtlinien 2 bis 30 DM verlangen.

ADRESSEN

Wie bei Akupunktur.

Ohrakupunktur (Aurikulotherapie)

GESCHICHTE

Die Akupunktur am Ohr wurde in China durchgeführt und ist auch Teil der westlichen Akupunktur.

Die Aurikulotherapie ist eine Spielart der Ohrakupunktur: Sie wurde 1956 von dem französischen Arzt *Paul F. M. Nogier* begründet und hat sich weltweit, auch nach China, verbreitet. Sie gilt heute nicht mehr als integrierter Bestandteil der Akupunktur, sondern hat sich als eigenes abgeschlossenes System verselbständigt.

DIE IDEE DAHINTER

Die Ohrakupunktur beruht nicht auf der Vorstellung von Meridianen. Sie setzt voraus, daß sich das Schema des menschlichen Körpers auf der Ohrmuschel vorstellen läßt: Kopfüber und in Hockstellung, ähnlich wie ein Embryo im Mutterleib (siehe Abbildung). Der Gedanke scheint einem anderen Schema entlehnt: Auf der Großhirnrinde kann man tatsächlich – gleichsam wie auf einer „Landkarte" – jene Areale bestimmen, die nervlich mit den Sinnesorganen und Körperteilen verbunden sind. Mit Phantasie kann man in diesem „Abbild" den menschlichen Körper erkennen (siehe Abbildung Seite 151).

Nogier ordnete die einzelnen Körperpartien bestimmten Stellen an der Ohrmuschel zu und entwickelte ein System von insgesamt 108 Punkten, die gestochen werden und von wo aus der ganze Körper behandelt werden soll.

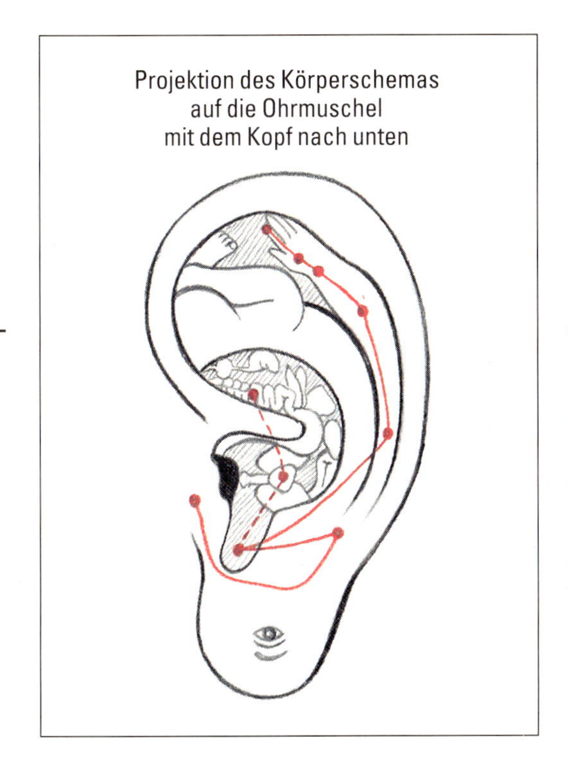

BEHANDLUNG UND MITTEL

Für die Ohrakupunktur gelten dieselben Grundregeln wie für die Körperakupunktur.

Mit einem speziellen Gerät, das den Hautwiderstand mißt, werden die Akupunkte gesucht (siehe Seite 258) – bei Rechtshändern am linken Ohr, bei Linkshändern am rechten. Anschließend werden bei entspannter Sitzhaltung oder im Liegen die Nadeln in dieses Ohr eingestochen. Pro Sitzung sind das gewöhnlich nur drei bis vier Nadeln.

Eventuell können stattdessen Druckkügelchen oder ein Glasstab eingesetzt werden. Manche Behandler reiben diese Punkte auch mit den Fingern.

Die Ohrakupunktur wird meist im Abstand von wenigen Tagen einige Male wiederholt. Oder es wird eine Dauernadel angelegt, die mehrere Tage an der Einstichstelle bleibt. Sie hat Widerhaken und sieht einer Reißzwecke ähnlich.

ERKLÄRUNG DER WIRKUNG

Anwender der Ohrakupunktur vertreten die Theorie, daß der Stichreiz auf reflektorischem Weg durch ein unbekanntes nervliches Zwischenglied zum Sympathikusnerven weitergeleitet wird. Eine schlüssige Erklärung, warum die Punktsuche so wichtig ist und nicht das ganze Ohr einem heilsamen Reiz ausgesetzt werden kann, gibt es nicht.

ANWENDUNGSBEREICHE

Ohrakupunktur soll Schmerzen und Verspannungen nach Knochenbrüchen, Verletzungen und Operationen, rheumatische Beschwerden, Nervenschmerzen und Phantomschmerzen (an amputierten Gliedmaßen) lindern, Durchblutungsstörungen beheben, das vegetative System regulieren und anderes mehr. Auch bei seelischen und Suchtproblemen soll sie helfen.

RISIKEN

Für die Ohrakupunktur gelten die gleichen Einschränkungen wie für Akupunktur. Auch mit ähnlichen unerwünschten Wirkungen – Kreislaufkollaps, Herzattacke – muß man rechnen.

Die Nadelungen am Ohr sind schmerzhafter als am Körper, die Verletzungsgefahr ist größer, das Ohr ist infektionsgefährdeter. Dauernadeln rufen besonders oft Entzündungen hervor.

Durch eine Infektion kann der Ohrknorpel einschmelzen.

KRITIK

Die Kritik dieser Behandlungsmethode setzt an mehreren Punkten an:

☐ Wissenschaftlich ist die Idee der Projektion des Körpers auf dem Ohr nicht haltbar.

☐ Die verschiedenen Vertreter der Theorie beschreiben die Korrespondenzpunkte an unterschiedlichen Stellen – des einen Fuß ist des anderen Gebärmutter, das Gehirn kann wahlweise gegen Zunge, Mandeln oder Nase ausgetauscht werden.

☐ Ohrakupunktur soll besonders wirksam sein in der Suchtentwöhnung. Untersuchungen ergaben, daß nur fünf bis 15 Prozent von Rauchern die Zigarette nach Ohrakupunktur aufgaben. Zudem war kein Unterschied zwischen angeblich wirksamen und anderen Punkten zu erkennen.

Nach: Schimmel, K.C., Lehrbuch der Naturheilverfahren, Stuttgart 1990/Bd. 2

□ Aurikulotherapie gegen funktionelle Störungen ist nicht erfolgreicher als Placebobehandlungen (siehe Seite 12).

Die Ohrakupunktur wirkt unspezifisch. Ihre Wirkung ist eine Reaktion auf den Schmerzreiz, der von den bestehenden Schmerzen ablenkt (siehe Seite 145). Sie kann starke Schmerzen bei Migräne und rheumatischen Erkrankungen lindern und funktionelle Störungen beeinflussen. Die Behandlung kann beruhigende, aber auch anregende Wirkung haben.

Ohrakupunktur wirkt nicht so lange wie Körperakupunktur. Sie wird hauptsächlich als Begleittherapie angesehen.

Es sollte keine Dauernadel gesetzt werden.

EMPFEHLUNG

Die Ohrakupunktur kann nicht empfohlen werden, weil sie risikoreicher ist als Akupunktur.

KOSTEN

Die gesetzlichen Krankenkassen bezahlen diese Behandlung üblicherweise nicht. Für Selbstzahler berechnet der Arzt die Kosten nach der Gebührenordnung für Ärzte (GOÄ). Die Kosten entsprechen denen der Akupunktur, beim Heilpraktiker bis 50 DM, beim Arzt bis zu 55 DM.

ADRESSEN

Deutsche Akademie für Akupunktur
und Aurikulomedizin e. V.
Conollystraße 26
W-8000 München 40

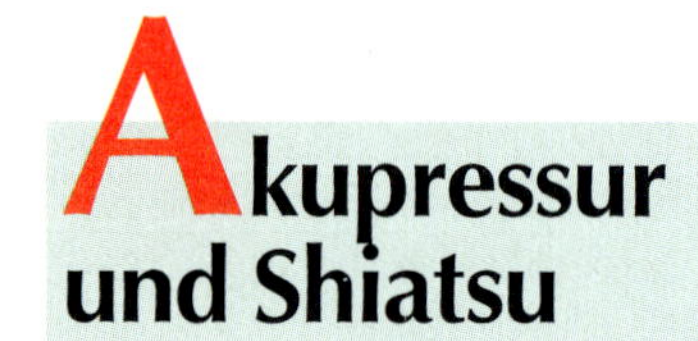

GESCHICHTE

Akupressur ist eine Variante der Tuina-Therapie: eine einfache, auch chiropraktische Handgriffe umfassende Massagetechnik, die einen festen Platz im chinesischen Medizinsystem einnimmt und nur von Ärzten durchgeführt wird.

Akupressur wird im zeitgenössischen China dagegen zur Selbstbehandlung empfohlen – zum Beispiel bei Ermüdung, gegen Verspannungen, zur Vorbeugung von Krankheiten.

Dies gilt auch für Shiatsu, die japanische Variante der Akupunktur. Im westlichen Einfluß sind diese Druckmassagen erweitert worden: Sie werden nun nicht nur an bestimmten Punkten an Meridianen, sondern auch an Schmerzpunkten durchgeführt.

DIE IDEE DAHINTER

Akupressur und Shiatsu haben den gleichen Erklärungshintergrund wie die Akupunktur (siehe Seite 142): Streß, Schwäche, unmäßiger Lebensstil und anderes mehr stören den Fluß der Lebensenergie in den Meridianen. Die Massage soll die Stauungen auflösen.

DIE MITTEL

Der Behandler arbeitet mit den Fingerkuppen, manchmal mit dem Fingernagel. Bei Shiatsu wird auch mit Händen, Ellbogen und Füßen gedrückt. Manche Behandler reiben an den Druckstellen Pflanzenöle ein.

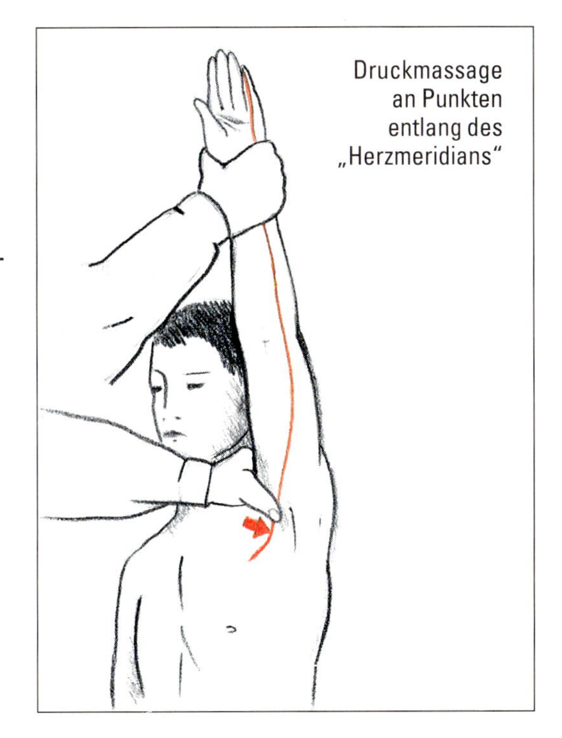

BEHANDLUNG UND SELBSTBEHANDLUNG

Eine genaue Diagnose vor der Behandlung ist unentbehrlich.

Der Behandler drückt oder massiert mit kreisenden Bewegungen Areale rund um Schmerz- und Akupunkte oder entlang der Meridiane. Massiert wird jeder Punkt zwischen fünf Sekunden und zwei Minuten lang:

- Kräftiger Druck soll beruhigen,
- zarte Handgriffe sollen anregen,
- mittelstarke Handgriffe haben das Ziel, den Körper zu kräftigen.

Bei der Shiatsu-Technik wird darüber hinaus auch starker Druck angewendet. Das kann sehr schmerzhaft sein.

Eine Behandlung dauert etwa 30 Minuten. Sie wird üblicherweise im Abstand einiger Tage mehrmals wiederholt.

Zwischen den Sitzungen kann sich der Kranke zusätzlich noch selbst mit Akupressur behandeln.

Ausbildung der Behandler

Ausbildung in Akupressur wird in Vereinen für TCM oder Akupunktur (siehe Seite 148) und in Einrichtungen der Erwachsenenbildung angeboten. Akupressur wird meist von Heilpraktikern und Masseuren durchgeführt. Es gibt keine Qualitätskontrolle.

ERKLÄRUNG DER WIRKUNG

Wie bei der Akupunktur (siehe Seite 145).

ANWENDUNGSBEREICHE

Akupressur wird meist gegen Schmerzen im Gesicht, am Kopf, im Nacken und am Rücken eingesetzt. Sie kann gegen kleine Alltagsbeschwerden wie Kopfweh, Schmerzen bei Weichteilrheumatismus und bei funktionellen Störungen helfen.

Die traditionelle chinesische Massage (Tuina) wird auch gegen akute Erkrankungen wie Grippe oder Durchfall eingesetzt.

Grenzen der Anwendung

Akupressur oder Shiatsu darf nicht an erkrankten oder entzündeten Hautstellen ausgeführt werden. Ungeeignet ist diese Massagetechnik bei schweren Herz-Kreislauf-Leiden, bei Krebskranken und während der Schwangerschaft an Punkten, die den Unterleib beeinflussen.

RISIKEN

Die Methoden werden zur Selbstbehandlung oder Partnermassage empfohlen. Werden sie gewohnheitsmäßig durchgeführt, können wichtige Krankheitssignale ausgeschaltet werden. Ohne vorherige ärztliche Diagnose sollte daher keine Akupressur beziehungsweise kein Shiatsu durchgeführt werden, um eine notwendige Behandlung nicht zu versäumen.

KRITIK

Die Wirkung über Meridiane wird von Wissenschaftlern wie bei der Akupunktur bezweifelt. Die Reize auf den massierten Hautzonen wirken auf das sympathische Nervensystem.

EMPFEHLUNG

Die Druckmassage ist empfehlenswert, sie ist risikoärmer als Akupunktur. Sie kann erfrischen, entspannen und Schmerzen lindern. Sie eignet sich als Selbstbehandlung oder Partnermassage.

KOSTEN

Die Krankenkassen bezahlen die Akupressur nicht. Ihre Kosten sind je nach Behandler unterschiedlich hoch und richten sich nach dem Zeitaufwand. Als Richtzahl gilt 1 DM pro Minute.

Qigong (Taijiquan)

GESCHICHTE

Qigong ist eine alte Meditations- und Therapietechnik der chinesischen Volksheilkunst. Entsprechend den herrschenden kulturellen Normen von Ruhe und Anpassung entwickelten sich in den letzten Jahrhunderten verschiedene Schulen, besonders aber Qigong-Formen, die beruhigend wirken.

Die Situation heute

Während der Kulturrevolution war Qigong verboten, nach 1980 hat es in China einen ungeheuren Aufschwung genommen: Viele Menschen trainieren auf öffentlichen Plätzen, Betriebe regen ihre Mitarbeiter an, sich mit Qigong fit zu halten. Die jüngste Form, das Kranich-Qigong, bei dem heftige Bewegungen gemacht und entlastende Schreie ausgestoßen werden, war bald verpönt. Die beruhigenden Formen werden an Universitäten gelehrt. Qigong ist für Chinesen die einzig legitime Technik, um an ihren Emotionen zu arbeiten. In China gibt es Qigong-Heiler, die angeben, das Qi in ihrem Körper zu aktivieren und es ohne Berührung über die Fingerspitzen auf den Patienten überfließen zu lassen. Die Patienten haben unerschütterliches Vertrauen in die Qigong-Therapie, die ihnen bei funktionellen Störungen hilft und als Begleitung bei chronischen und unheilbaren Krankheiten das Leben erleichtert.

In Deutschland hat sich diese Methode im letzten Jahrzehnt ebenfalls als Entspannungstechnik verbreitet und wird überwiegend in Einrichtungen der Erwachsenenbildung gelehrt.

IDEE UND ERKLÄRUNG DER WIRKUNG

Hinter dieser Technik steht die Idee, das kosmische Qi durch die Atmung in den Körper zu lenken und „durchgängig" zu machen.

Die Schulmedizin erklärt die Wirkung mit der Versenkung (siehe Seite 127), die es dem Übenden möglich macht, mit seinen Emotionen besser umzugehen. Die Wirkung der Qigong-Heiler beruht wahrscheinlich auf dem Glauben an ihre Fähigkeiten (siehe Placebo, Seite 12).

DURCHFÜHRUNG

Qigong besteht aus drei Elementen: der Atmung, der Bewegung und der Lenkung der Vorstellungskraft. Je nach der Qigong-Schule ist ihr Verhältnis zueinander unterschiedlich. Es gibt auch äußerlich regungslose Versenkungsübungen im Stehen.

Geübt wird in einer Gruppe mit einem Lehrer, der den Ablauf bestimmter Bewegungen und Atemvorgänge vorzeigt. Die Bewegungen sind langsam und ruhig, manchmal von Meditationsmusik begleitet. Dabei richtet sich die

Konzentration auf die Atmung, auf bestimmte Körperbereiche oder Organe, ähnlich wie beim Autogenen Training (siehe Seite 127). Die Übungen können auf nur einem Quadratmeter Platz durchgeführt werden und sollten täglich etwa zehn Minuten lang trainiert werden.

ANWENDUNGSBEREICHE

Die Meditations-, Bewegungs- und Atemtechnik Qigong, regelmäßig ausgeführt, wirkt regulierend auf das vegetative System und gegen funktionelle Störungen (siehe Meditation, Seite 160).

EMPFEHLUNG

Qigong ist empfehlenswert zur Entspannung, Erhaltung der Beweglichkeit und Rehabilitation.

KOSTEN

Die Krankenkassen bezahlen die Kosten von Qigong üblicherweise nicht. Die Kosten sind je nach der Trainingseinrichtung und Kursdauer verschieden hoch. Für einen Kurs muß man mit 100 bis 300 DM rechnen.

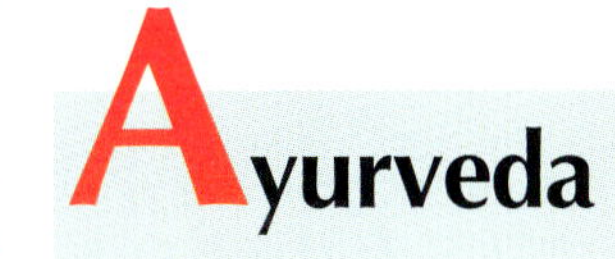

Ayurveda

GESCHICHTE

Ayurveda ist das 3500 Jahre alte, schriftlich überlieferte Gesundheitssystem Indiens. Es ist ein Lebenskonzept mit moralischen Kategorien, ein System, das auch eine möglichst umfassende und zugleich einfache Antwort auf die Frage nach dem Sinn des Lebens zu geben versucht.

Die Regeln dafür gaben die Götter den Menschen in die Hand – damit umschrieb man in der damaligen Zeit, daß das Wissen aus dem geistigen Bereich stammt. Die klassischen Texte beschrieben acht eigenständige Medizinbereiche: Innere Medizin, Frauen- und Kinderheilkunde, Hals-Nasen-Ohren- und Augenheilkunde, Geisteskrankheiten, Chirurgie, Toxikologie, Gesundheitsförderung und Revitalisierung, Sexualmedizin.

Die kontinuierliche Weiterentwicklung des Ayurveda litt sehr unter den fremden Herrschern des indischen Subkontinents. Die Engländer legten ihren besonderen Ehrgeiz darein, alle Zweige einheimischen Wissens systematisch zu unterdrücken. Trotzdem blieb der Ayurveda lebendig. Ayurvedisten versorgen heute zwei Drittel der 700 Millionen Inder.

Die Situation heute

Die indische Regierung akzeptiert und unterstützt den Medizinaspekt des Ayurveda. Im ganzen Land gibt es Ausbildungsstätten. Eine Universität wurde gegründet, um Ayurveda zu lehren. In Benares ist das Zentrum für ayurvedische Forschung und Lehre. Das Bemühen, Ayurveda mit westlicher Medizin zu einem neuen Ganzen zu verquicken, blieb bisher allerdings erfolglos.

Den riesigen Schatz ayurvedischen Heilpflanzenwissens versuchen pharmazeutische Firmen zu heben, indem sie die Pflanzen systematisch überprüfen.

Maharishi Ayur-Veda: In den westlichen Staaten hat sich Ayurveda vornehmlich in Form des Maharishi Ayur-Veda etabliert. Maharishi Mahesh Yogi, als Guru der Beatles durch die Medien gegangen, erhob in den letzten Jahrzehnten gemeinsam mit indischen Ärzten den Anspruch, „den Ayur-Veda in seiner Ganzheit wiederzubeleben". Der Guru investierte Millionen in diese Idee. Vieles, was im Westen unter dem Namen Ayurveda angeboten wird, gehört heute zum Maharishi Ayur-Veda.

DIE IDEE DAHINTER

Ayurveda ist die „Wissenschaft vom gesunden Leben". Seiner Definition zufolge fühlt sich ein Mensch gesund, wohl und sicher, wenn Bewußtsein und Körperfunktionen in sich stimmig sind und der Kontakt zwischen dem einzelnen Menschen und der ihn umgebenden Welt ausgewogen und befriedigend ist.

Ayurveda sieht den Menschen als Mikrokosmos und Abbild des ihn umgebenden Makrokosmos: Wie alles Lebendige bestehend aus den Prinzipien Feuer, Wasser, Erde, Luft und Raum. Diesen „Elementen" entsprechen die fünf Sinne Sehen, Schmecken, Riechen, Fühlen, Hören.

Für Ayurveda gründet sich menschliches Leben auf die Komponenten Körper, Sinnesorgane, Geist und Seele. Der Körper existiert als sichtbarer Leib, der über die Sinnesorgane mit der Außenwelt in Verbindung steht. Als inneres Organ ist auch der Geist auf die Informationen der Sinnesorgane angewiesen. Die Seele schließlich prägt sich durch den Geist und das, was die Sinne aufnehmen.

Wie alles zusammenwirkt, beschreibt der Ayurveda mit dem Konzept der drei „Doshas" Vata, Pitta, Kapha. Auch deren Qualitäten sind vom Mischungsverhältnis von Feuer, Wasser, Erde, Luft und Raum bestimmt. Die Doshas charakterisieren die fundamentalen Regulationssysteme des Körpers. Auf die Körperebene bezogen ist in moderner Sprache Vata das, was sich aus der Aktivität des Nervensystems ergibt, die Ursache von Bewegung und Aktivität. Pitta steht für wärmesteuernde, enzymatische Abläufe. Es soll den Hormonhaushalt regulieren und an der Bildung von Geweben und dem Stoffwechsel beteiligt sein. Kapha umschreibt Funktionen des Immunsystems und steht für alles, was in und durch Körperflüssigkeiten geschieht.

Die drei Doshas bestimmen auch die Eigenschaften von Menschen. Das Verhältnis der Anteile von Vata, Pitta oder Kapha zueinander macht den Menschen- oder Konstitutionstyp aus. Die Konstitution erklärt die Stärke eines Menschen und seine Schwachstellen, seine Krankheitsbereitschaft, die Wechselwirkungen zwischen Psyche und Körper, Reaktionen auf Ernährung, Medikamente, Sinneseindrücke, Klima und so weiter.

Nach ayurvedischer Vorstellung ist jeder Mensch bemüht, das System seines Lebens und das zu seiner Umwelt in stabilem Gleichgewicht zu halten. Ein gesunder Körper paßt sich in seinen Aktivitäten auch den tages-, monats- und jahreszeitlichen Rhythmen an. Ist die Balance gestört, sendet der Körper Signale aus. Verhallen die Signale ungehört, werden sie zu Symptomen einer Krankheit.

Für Ayurveda ist selbst die kleinste Veränderung an Zellen oder Geweben nicht der Beginn einer Krankheit, sondern bereits ihr Ausdruck.

Eine gesunde Lebensführung und ayurvedische Heilbehandlungen dienen dazu, Harmonie, Kraft und Stärke wiederzuerlangen.

Auf seine Weise drückte Ayurveda schon vor Tausenden von Jahren aus, was heute Sozialmediziner, Psychosomatiker und Chronobiologen erarbeiten. Für sie alle stehen Fragen der Krankheitsentstehung im Vordergrund, um wirksame Konzepte zur Krankheitsvorbeugung zu entwickeln.

DIE MITTEL

Wann Substanzen arzneilich wirksam sind, definiert Ayurveda anders als die naturwissenschaftliche Pharmakologie. Im Ayurveda ist die Wirkung bestimmt durch

- die Fähigkeit, im Empfänger Assoziationen, Stimmungen oder sonstige Reaktionen auszulösen und

□ ihren Einfluß auf die Doshas.

Ein ayurvedisches Arzneimittel soll wirken durch

□ den Geschmack. Süß Schmeckendes gleicht zum Beispiel zuviel Bitteres im Körper aus,

□ seine physikalischen Eigenschaften. Etwas Schweres erhöht das Körpergewicht,

□ das, was während des Verdauungsprozesses aus ihm wird,

□ seine innere Kraft,

□ die spezielle Wirkstoffzusammensetzung.

Ayurvedische Arzneimittel sind meist aus vielen Bestandteilen kombiniert.

Maharishi Ayur-Veda: Er empfiehlt als Mittel zum Einnehmen vornehmlich Rasayanas, pflanzliche Mittel, die Gesundheit und Vitalität (sprich Sexualkraft) fördern sollen. Sie sind in Deutschland nicht zugelassen, weil sich das Bundesgesundheitsamt nicht in der Lage sah, Mittel aus einem, dem unseren so fremden Medizinsystem zu bewerten.

In der Schweiz ist ein ayurvedisches Medikament gegen chronische Lebererkrankungen zugelassen.

Der Produktehandel des Maharishi Ayur-Veda verkauft Gewürzmischungen, Körperpflegeartikel, Delikatessen (Kaffee-Surrogat, Mandel-Mix, Rosen-Dessert), Musikkassetten und Bücher.

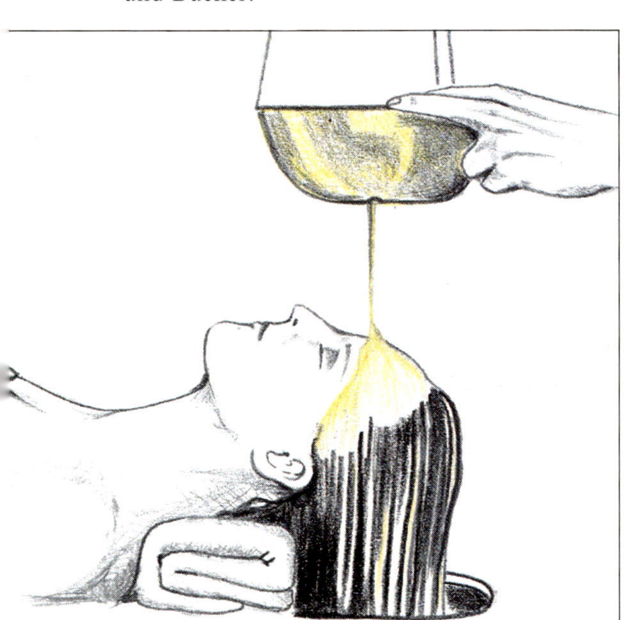

UNTERSUCHUNG UND BEHANDLUNG

Ziel ayurvedischer Medizin ist es, die Ursachen genau zu ermitteln und dann zu beseitigen, die den Menschen aus seinem inneren Gleichgewicht gebracht haben.

Diagnose: Ayurveda braucht zwei Diagnosen: die der Krankheit und die des Patienten. Die klassischen Methoden dafür sind Sehen, Fragen, Hören, Riechen und Tasten.

Ein ayurvedischer Arzt drückt körperliche Veränderungen in den Begriffen der Doshas aus. Wenn ein Dosha krankhaft dominiert oder geschwächt ist, führt das zu typischen Symptomen, die durch Gegenmaßnahmen ausgeglichen werden müssen.

Pulsdiagnose: Sie berücksichtigt viele verschiedene Pulsqualitäten (stark, schwach, drängend, flüchtig und so weiter). Der Puls wird mit drei Fingern gefühlt. Daraus kann der ayurvedische Arzt Rückschlüsse ziehen auf den Zustand der Doshas. Wenn der Ayurvedist durch Meditation seine intuitiven Fähigkeiten geschult hat, soll er sich mit seiner Vorstellung im Körper des Gegenüber bewegen können. Angeblich verfeinert und erweitert das die Möglichkeiten der Pulsdiagnose.

Prakriti-Analyse: Das ist die Bestimmung der „Natur des Menschen". Die Prakriti ist mit der Geburt festgesetzt und bleibt das Leben hindurch bestehen. Ihre Ausprägung erhält sie durch astrologische Konstellationen, durch die Bedingungen während Zeugung und Schwangerschaft und vielerlei andere Komponenten.

Heute können die Methoden westlicher Medizin die ayurvedische Krankheitsdiagnose ergänzen.

Behandlung: Um die Doshas wieder in ihr ursprüngliches Gleichgewicht zurückzuführen, werden meist verschiedene Methoden miteinander kombiniert:

□ **Ernährung:** Ayurveda vertraut der Intelligenz des Körpers, der durch Vorlieben und Abneigungen kundtut, was er braucht. Da Lebensmittel und Gewürze auf die Doshas wirken, können sie ein Ungleichgewicht ausgleichen. Gekochte Nahrung gilt als bekömmlicher als Rohkost.

□ **Reinigung (Panchakarma-Kur):** Stoffwechselschlacken, von denen der Ayurveda meint, daß sie sich infolge der gestörten Doshas angesammelt haben, sollen gelöst und ausgeschieden werden. Dazu dienen das Fasten, Ganzkörperölmassagen, Wärmedampfbäder, Einläufe, das Auslösen von Erbrechen oder Niesen und der Aderlaß. Allmählich wird auf eine bekömmlichere Ernährung umgestellt. Auch Yoga-Übungen gehören zur Behandlung.

□ **Pflanzen:** Der Ayurveda gebraucht etwa 5000 Pflanzen in unterschiedlichen Zubereitungsformen. Die Übergänge von Nahrungsmittel, Gewürz und Heilpflanze sind fließend.

□ **Mineralien und Metalle:** Sie werden meist gemeinsam mit Pflanzen in langwierigen Prozessen zu Arzneien verarbeitet.

□ **Meditation:** Körper- und Atemübungen, Übungen zur inneren Sammlung und Versenkung – alles zusammen unter dem Begriff „Yoga" (siehe Seite 160) – waren seit jeher Bestandteil des Ayurveda.

□ **Farb-, Aroma- und Musiktherapie:** Vom Konstitutionstyp eines Menschen hängt es ab, welche Sinne besonders ansprechbar sind. Die Anregung der Sinne soll die Doshas harmonisieren.

Maharishi Ayur-Veda propagiert zu allem anderen die Transzendentale Meditation (TM). Sie soll eine geeignete Entspannungstechnik sein, um Angst und Spannung abzubauen.

Ausbildung der Behandler

In Indien werden Ayurvedaärzte in zwölf Semestern an den Universitäten ausgebildet. Ein erfolgreicher Studienabschluß und eine staatliche Genehmigung sind die Voraussetzung, um praktizieren zu dürfen.

Westlichen Ärzten bietet Maharishi Ayur-Veda an, sich in einem einwöchigen Kurs die Grundzüge des Ayurveda anzueignen. In Deutschland hat der Maharishi Ayur-Veda auch etwa 200 nichtärztliche Gesundheitsberater ausgebildet.

ERKLÄRUNG DER WIRKUNG

Die Stärkung eines schwachen Doshas und die Abschwächung eines zu stark dominierenden soll die Lebenskräfte wieder ins Gleichgewicht bringen.

ANWENDUNGSBEREICHE

Westliche Anwender sehen die Stärke ayurvedischer Medizin in der Frühbehandlung bei Befindlichkeitsstörungen. Die Therapien versprechen aber auch Linderung und Besserung bei chronischen Krankheiten und funktionellen Beschwerden.

Einige ayurvedische Medikamente haben sich bei Krankheiten wie Gelenkentzündungen und Leberzirrhose, bei denen die Schulmedizin immer noch relativ hilflos ist, bewährt. Für die Anwendung bei anderen Krankheiten fehlen aber noch Studien, die auch Zweifler von der Wirksamkeit überzeugen.

Die Maharishi Ayur-Veda-Organisation hat viel Geld in Forschungsaufträge, Stiftungen und eine eigene Privatuniversität investiert, um die Wirksamkeit der Behandlungsmethoden – besonders in Kombination mit Transzendentaler Meditation – wissenschaftlich nachzuweisen. Positiv waren die Ergebnisse, die von Anhängern dieser Medizinrichtung erarbeitet wurden, bei folgenden Krankheiten: chronische Lebererkrankungen, Erhöhung des Cholesterinspiegels, Bluthochdruck, Angina pectoris, Herzrhythmusstörungen, Verdauungsbeschwerden, Asthma, Nasennebenhöhlenentzündung, Migräne, Schlafstörungen, vegetative Dystonie, Depressionen, Brandwunden, rheumatische Erkrankungen, Lähmungen.

Im Tierversuch soll es bei Dickdarm-, Brust- und Lungenkrebs positive Ergebnisse gegeben haben. Das Behandlungsprogramm soll Alterungsvorgänge bremsen und alle Krankheiten günstig beeinflussen, die auf einem geschwächten Immunsystem beruhen. Die Versuche bei Aids-Patienten wurden als hoffnungsvoll beschrieben.

Grenzen der Anwendung

Westliche ayurvedische Ärzte überlassen die Behandlung von akuten und psychiatrischen Krankheiten der Schulmedizin.

Die Panchakarma-Kur soll nicht angewandt werden bei extrem geschwächten oder akut erkrankten Patienten und nicht während der Schwangerschaft.

Maharishi Ayur-Veda empfiehlt bei einigen seiner Präparate, sie nicht während der Schwangerschaft einzunehmen. Für die von ihm propagierten „Bewußtseinstechnologien“ gibt er an, daß sie für psychisch auffällige Personen nur in Frage kommen, wenn fachliche Betreuung gewährleistet ist.

RISIKEN UND KRITIK

☐ Das Konzept der ayurvedischen Medizin ist geprägt vom Denken der Zeit, in der dieses Medizinsystem entstanden ist, und hat sich kaum weiterentwickelt. Die Erklärungen, wie Krankheiten entstehen und wie sie zu beeinflussen sind, müssen vor diesem Hintergrund gesehen und können nicht ohne weiteres auf unser heutiges Denken übertragen werden.

☐ Die Medikamente sind Mischungen von Pflanzen, Mineralien und Metallen, unter anderem auch mit Quecksilber. Ayurvedisten behaupten zwar, daß das giftige Quecksilber bei der besonderen Herstellung zu einer ungiftigen Verbindung wird, doch gibt es keine naturwissenschaftlichen Untersuchungen, die das bestätigen. Auch die Langzeitwirkungen dieser Mittel sind nicht getestet. Diese Mittel sind in Deutschland nicht im Handel.

☐ Rasayana ist eine Behandlungsmethode zur Verjüngung. Doch ist das nicht körperlich im Sinne von „faltenfrei“ zu verstehen. Die vielen kombiniert durchzuführenden Maßnahmen sollen einen inneren Prozeß in Gang setzen, der konstruktive Lebenskräfte freimacht. Wer passiv nur die Pflanzenmittel der Rasayanas schluckt, kann nicht den Effekt erwarten, den jemand erzielt, der aktiv an sich arbeitet.

☐ Kritiker zweifeln die Glaubwürdigkeit der wissenschaftlichen Untersuchungen an, die der Maharishi Ayur-Veda in Auftrag gegeben hat.

EMPFEHLUNG

Das Lebenskonzept des Ayurveda ist nicht zu beurteilen, weil es einer fremden Kultur entstammt.

In den Händen eines Arztes ist ayurvedische Behandlung empfehlenswert, um Beschwerden zu lindern. Bei funktionellen Störungen und chronischen Erkrankungen kann ayurvedische Behandlung die schulmedizinische unterstützen und ergänzen.

Die mit dem Maharishi Ayur-Veda verknüpften „Bewußtseinstechnologien“ der Transzendentalen Meditation sind abzulehnen (siehe Seite 160).

KOSTEN

Die gesetzlichen Krankenkassen bezahlen eine ayurvedische Behandlung üblicherweise nicht (siehe Seite 20).

Für Selbstzahler berechnet der Arzt die Kosten nach der Gebührenordnung für Ärzte (siehe Seite 20).

Eine zweiwöchige Behandlung in einem Maharishi Ayur-Veda Gesundheitszentrum kostet – je nach Behandlungsintensität und Zimmerkategorie – etwa um 5000 DM.

ADRESSEN

Maharishi Ayur-Veda unterhält in Deutschland vier „Gesundheitszentren“ mit insgesamt etwa 160 Betten. Informationen:

Deutsche Gesellschaft für Ayurveda
Am Berg 5a
W-4516 Bissendorf 2

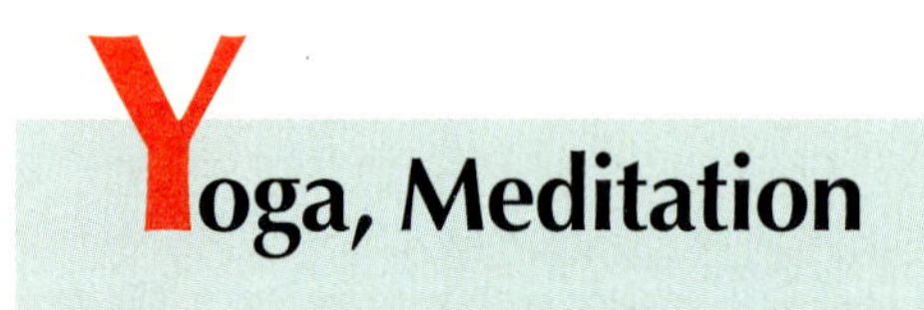

Yoga, Meditation

GESCHICHTE

Antistreß-Programm, Entspannungsübung, Beweglichkeitstraining – die Zwecke, für die Yoga heute eingesetzt wird, muten an wie kümmerliche Zweige eines starken Baumes, der seit Jahrtausenden in der indischen Kultur wurzelt. Eigentlich ist Yoga ein Selbsterfahrungssystem, das in seiner klassischen Form auf einem achtgliedrigen Pfad zur „erlösenden Erleuchtung" führen soll.

Die ersten beiden Stufen beschreiben Verhaltensweisen, die die Beziehung des Menschen zu sich selbst und mit seinem sozialen Umfeld regeln. Die Stufen drei und vier bestehen aus Körper- und Atemübungen. Die Glieder fünf bis acht sind Anweisungen zur inneren Versenkung und Konzentration, die man im allgemeinen Sprachgebrauch als „Meditation" bezeichnet.

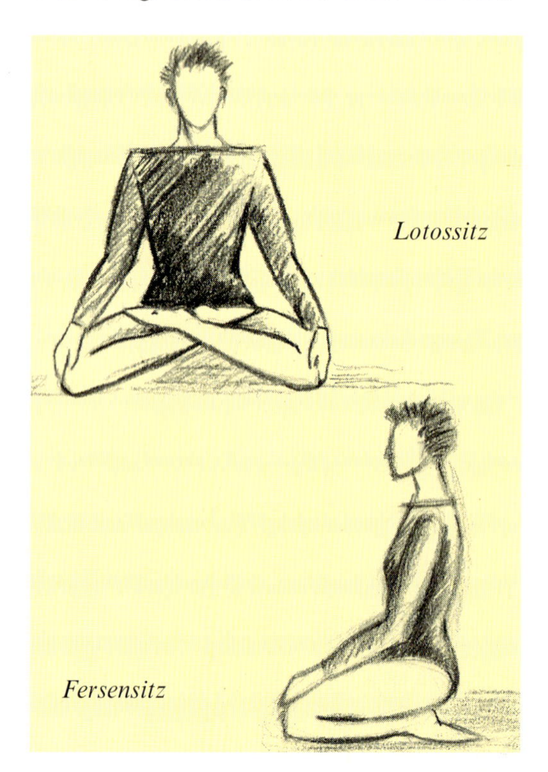

Schon im frühen Mittelalter entstanden viele Unterarten und Varianten des Yoga. In Europa ist davon vor allem Hatha-Yoga, der Yoga der Körperbeherrschung, bekanntgeworden.

Die Situation heute

In Indien wird das klassische achtgliedrige Yoga-System heute noch praktiziert. In Europa beschränkt man sich meist auf die Körper- und Atemübungen. Neben dem kommerziellen Selbsthilfeangebot gibt es viele Ansätze, Yoga in Psychotherapie und Physiotherapie zu nutzen.

DURCHFÜHRUNG

Der Lotossitz zeigt das populärste Bild des Hatha-Yoga. Doch er ist nur eine von vielen Asanas, den Yoga-Haltungen. Gebräuchlich sind 25 bis 30, beschrieben schon über 300.

Die Haltungen werden so langsam wie möglich eingenommen. Man verharrt mehrere Minuten lang ruhig in jeder Haltung und entspannt die Muskeln, die nicht an der Halteübung beteiligt sind. Die Aufmerksamkeit konzentriert sich auf das körperliche Empfinden.

Zum Yoga gehören Pranayamas, Übungen, um den Atem zu regulieren.

Die innere Sammlung und Versenkung bei der Meditation wird eingeleitet, indem man sich zum Beispiel auf Sinnesempfindungen konzentriert. Das können ein Bild oder Satz sein (Mantra), das Hören monotoner Geräusche, aber auch das Empfinden der Wärme des Bauchs.

Im allgemeinen wird empfohlen, zweimal täglich 20 bis 30 Minuten Yoga zu machen oder zu meditieren.

Ausbildung der Behandler

„Yoga-Lehrer" ist keine geschützte Berufsbezeichnung. Die Lehrer dieser Methode können für ihr Tun also ganz unterschiedlich qualifiziert sein.

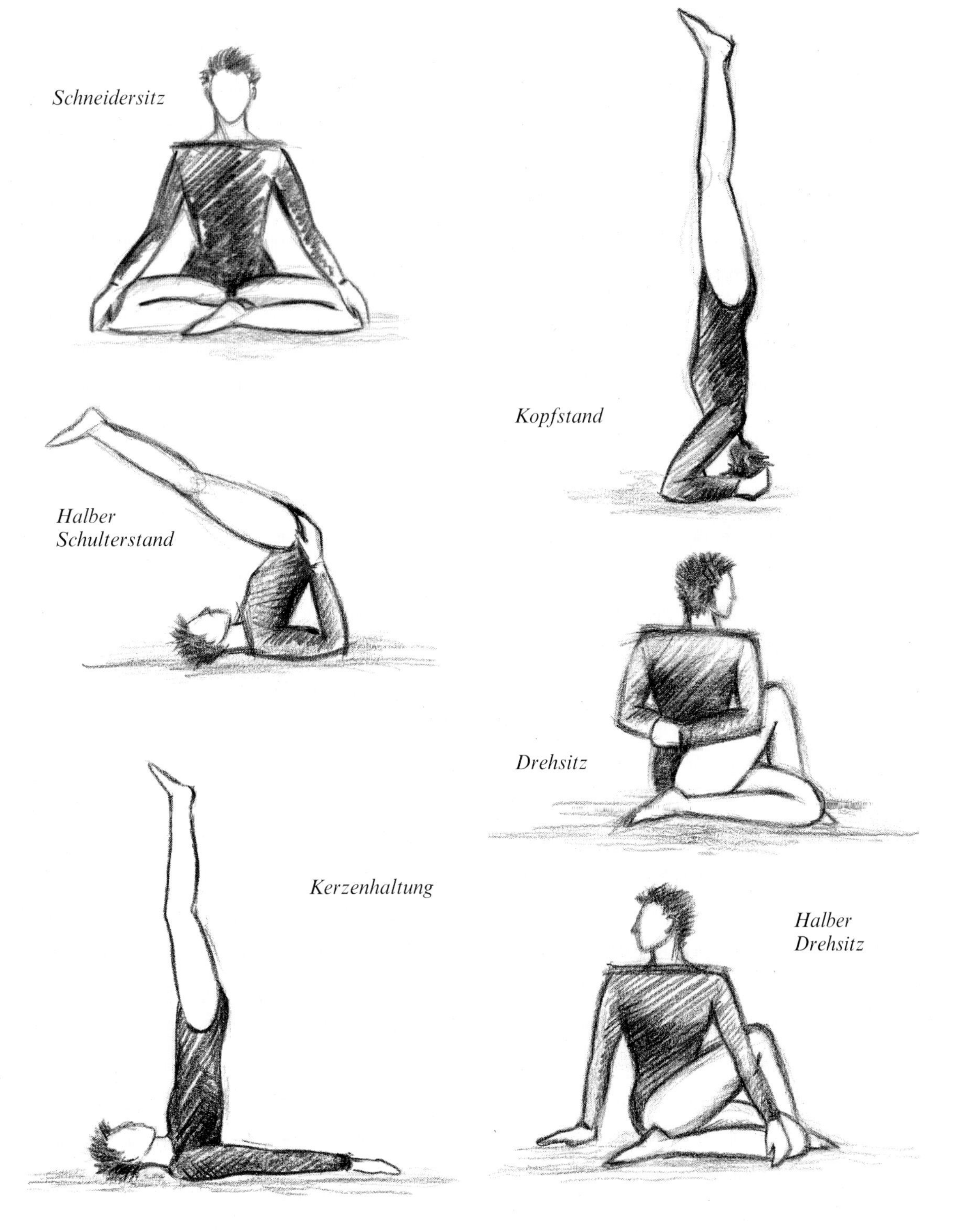
Schneidersitz
Kopfstand
Halber Schulterstand
Drehsitz
Kerzenhaltung
Halber Drehsitz

ERKLÄRUNG DER WIRKUNG

Die oft sonderbar anmutenden Asanas haben verschiedene Folgen:

□ Bei jedem durchschnittlichen Yoga-Programm werden alle Gelenke wenigstens einmal in jeder Richtung beansprucht. Das weckt die „Tiefensensibilität".

□ Yoga reizt viele Hautareale, so daß man Reaktionen wie bei der Reflexzonenmassage annehmen kann (siehe Seite 72).

□ Die Haltungen verändern die Druck- und Durchblutungsverhältnisse im Körper. Körperliche und psychische Prozesse können dadurch angeregt oder eingeleitet werden.

□ Die Atemübungen beeinflussen das vegetative, also nicht willentlich steuerbare Nervensystem und damit alle Vorgänge, für die dieses Nervensystem verantwortlich ist.

□ Yogaübungen verlangsamen Atmung und Puls, senken den Blutdruck und den Gehalt an Streßhormonen im Blut.

□ Bewußtes Atmen und konzentriertes Entspannen verändern die Blutversorgung im Gehirn. Das Elektroenzephalogramm, die aufgezeichnete Gehirnstromkurve, zeigt, daß das die Gehirnaktivität im Sinne einer gesteigerten Wachheit verändert.

□ Meditation beeinflußt die geistige Verfassung, die wiederum auf das Immunsystem zurückwirkt.

Selbstdisziplin und Konsequenz sind Voraussetzungen, ohne die regelmäßiges Yoga oder Meditieren nicht denkbar sind. Sich diesen Anforderungen zu beugen, setzt eine bestimmte geistige Einstellung des Übenden voraus, beziehungsweise der Übende lernt sie im Laufe der Zeit.

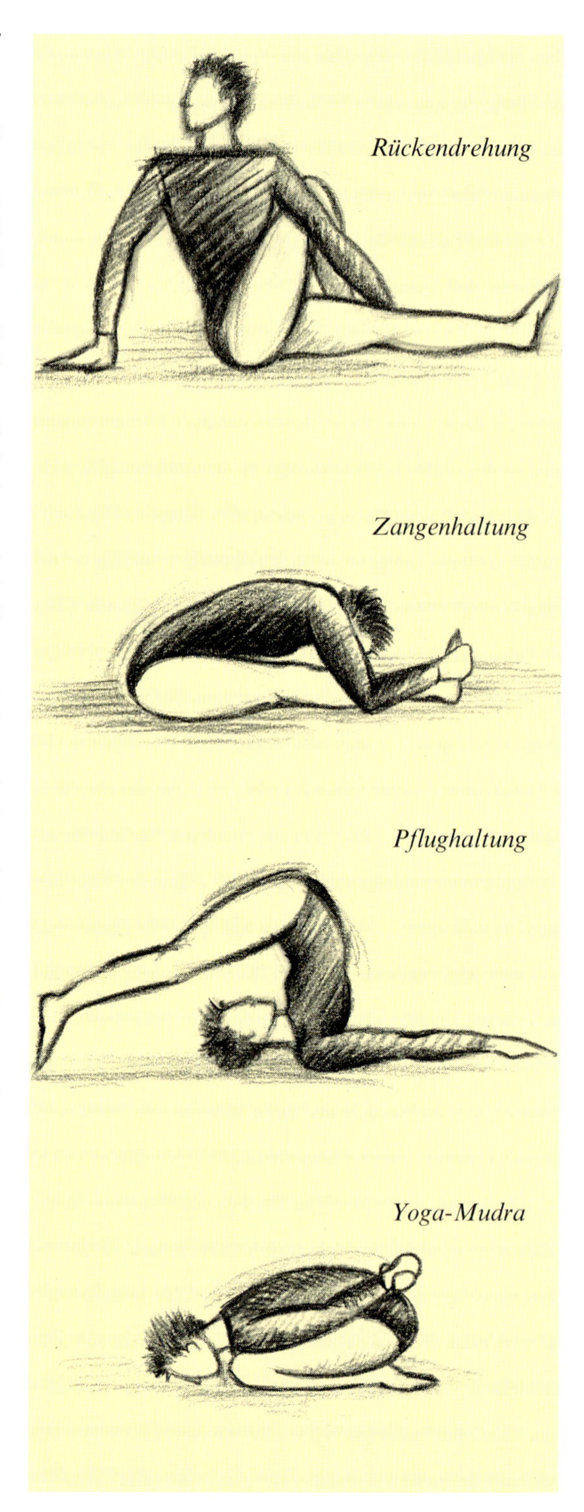

Rückendrehung

Zangenhaltung

Pflughaltung

Yoga-Mudra

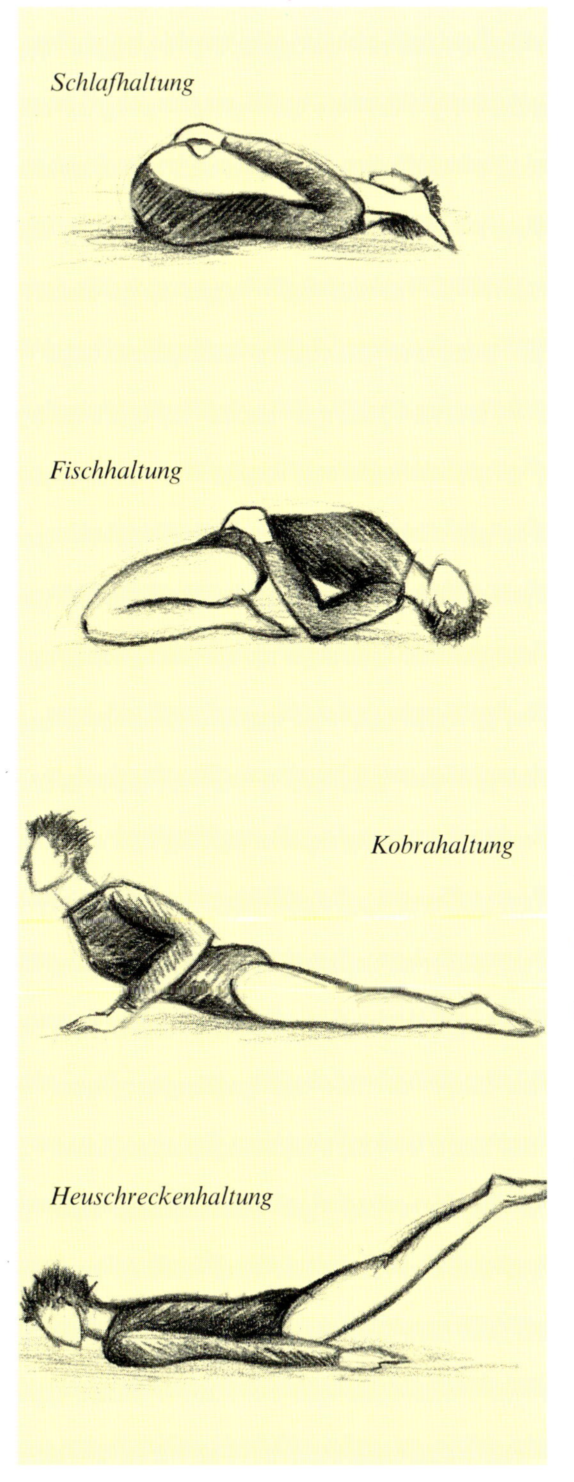

ANWENDUNGSBEREICHE

Yoga ist eine Lernmethode, um sein Bewußtsein zu verändern.

Als Entspannungstechnik angewandt, beeinflußt er vor allem Erkrankungen, bei denen der Zusammenhang von Psyche und Körper eindeutig ist. Das Übungsprogramm wird so zusammengestellt wie es für die spezielle Krankheit sinnvoll erscheint.

Eine Studie aus 1991, die naturwissenschaftlichen Ansprüchen genügt, bestätigt, daß Pranayamas die Atemtätigkeit so verbessern, daß Asthmakranke davon profitieren.

Die vom Maharishi Ayur-Veda propagierte Transzendentale Meditation (siehe Seite 165) soll eine geeignete Methode sein, um Angst und Neurosen, Aggression und Feindseligkeit abzubauen. Maharishi Ayur-Veda behauptet, damit auch Gefangene und Süchtige zu „verbessertem sozialem Verhalten" bringen zu können.

Grenzen der Anwendung

Indische Yogis schicken Schüler wieder fort, die ihnen geistig oder körperlich für die Übungen nicht geeignet erscheinen. Westliche Mediziner formulieren Anwendungsbeschränkungen so:

□ Niemand soll sich zu Yoga-Haltungen zwingen, die ihm weh tun.

□ Vor intensiven Asanas sollte ein Arzt den Zustand der Wirbelsäule beurteilen.

□ Menschen mit Bluthochdruck dürfen keine Haltungen einnehmen, die den Blutdruck noch weiter steigern, zum Beispiel solche, bei denen der Kopf tiefer liegt als der übrige Körper.

□ Wer lernen möchte, seine Atmung immer mehr zu verlangsamen, sollte vorher einen Arzt beurteilen lassen, ob der Stoffwechsel ganz intakt ist.

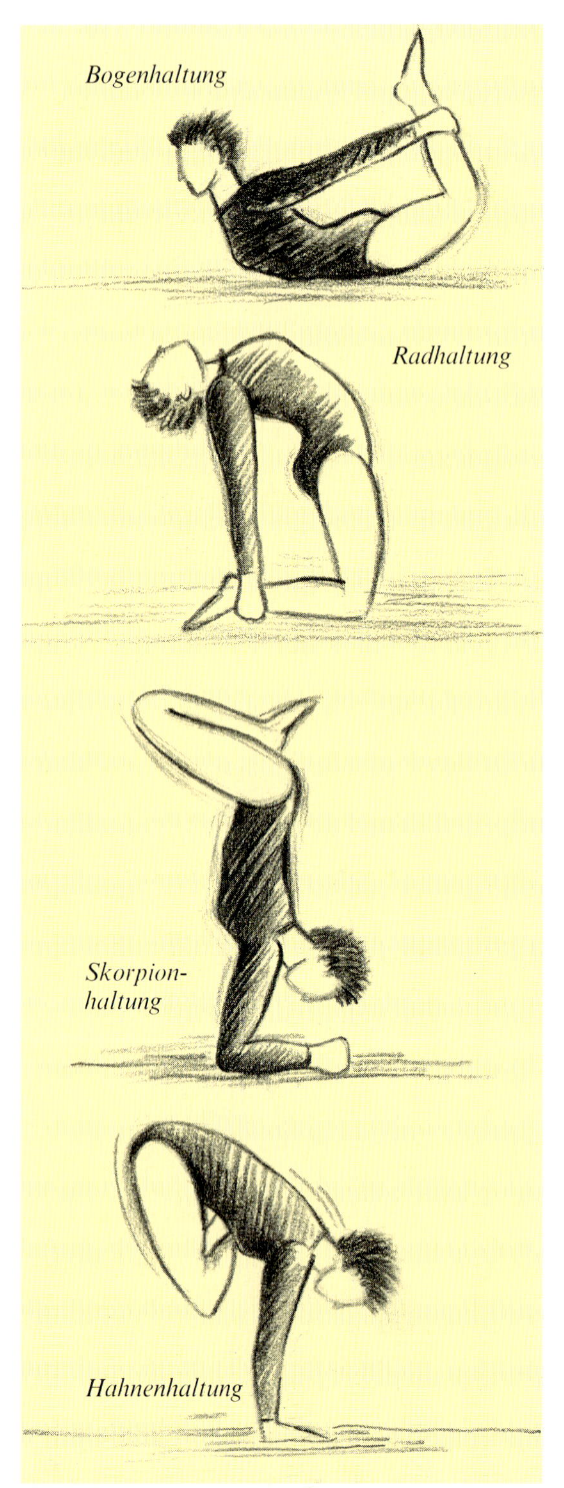
Bogenhaltung
Radhaltung
Skorpion-haltung
Hahnenhaltung

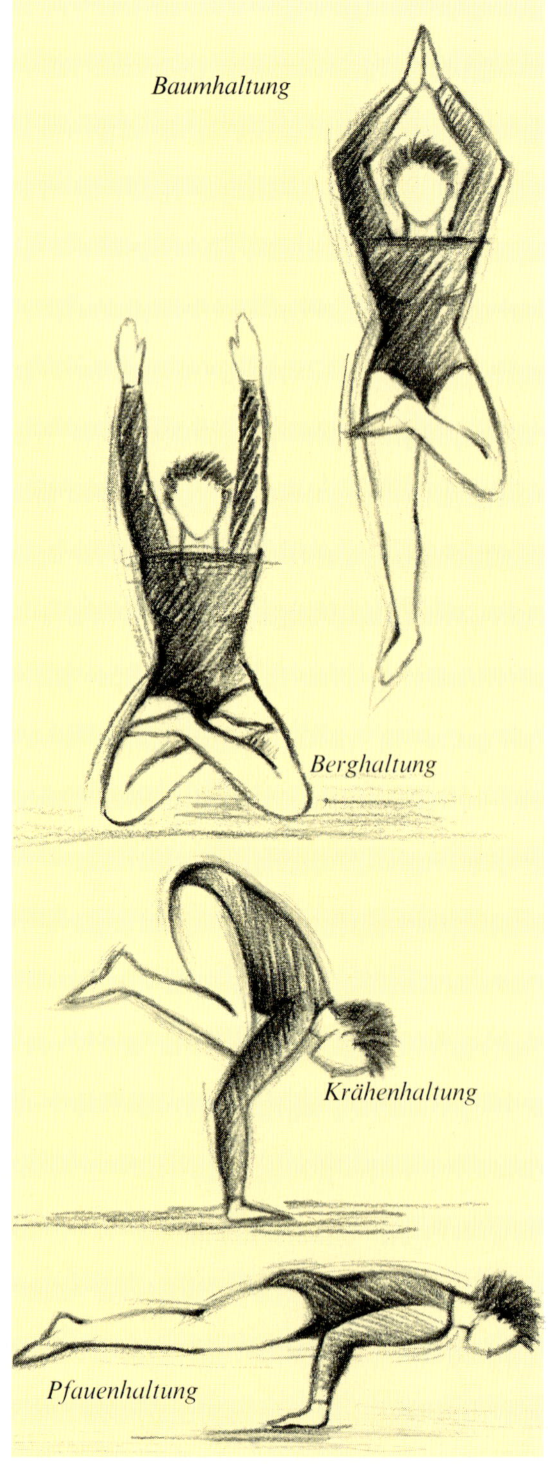
Baumhaltung
Berghaltung
Krähenhaltung
Pfauenhaltung

RISIKEN

□ Wer bei intensivem Yoga-Training die Grenzen nicht anerkennt, die sein Gesundheitszustand ihm setzt, kann Muskeln, Sehnen und Bänder überbeanspruchen.

□ Hochdruckkranke laufen Gefahr, ihren Blutdruck in krisenhafte Höhen hineinzutreiben oder einen Gehirnschlag zu erleiden.

□ Bei psychisch labilen Menschen oder bei unerkannter Neigung zu psychischen Störungen soll Meditieren schlimme Folgen, bis hin zur Geisteskrankheit, haben können. Mögliche psychische Krisen können Meditationslehrer nicht immer sicher auffangen, weil sie nur selten psychiatrisch oder psychologisch ausgebildet sind.

Transzendentale Meditation: Die Bundesregierung warnte vor Transzendentaler Meditation (TM) als Jugendsekte und Jugendreligion und stufte sie als pseudoreligiöse Weltanschauung ein, weil Meditation bei TM eingebettet ist in ein „totales Programm zur Rettung der Welt", formuliert vom „göttlichen Meister". 1975 verkündete Maharishi Mahesh Yogi die „Weltregierung des Zeitalters der Erleuchtung". Er versprach, das volle geistige Potential der Menschen zu entwickeln und unter anderem auch, sie fliegen zu lehren. Diese Versprechungen wurden in letzter Zeit nicht mehr geäußert. Allerdings wurden sie auch nicht widerrufen.

KRITIK

□ Yoga oder Meditation als Technik zu erlernen, ist kein garantierter Schutz vor körperlichen Krankheiten oder psychischen Störungen.

□ TM-Anhänger behaupten, die Kriminalitätsrate nehme ab, wenn ein Prozent der Menschen einer Region meditierten. Kritiker überprüften die Aussagen und fanden sie unhaltbar.

□ TM-Anhänger beziehen sich immer wieder auf eine amerikanische Untersuchung, derzufolge Menschen, die regelmäßig TM praktizierten, ihre Krankenkasse weniger in Anspruch nahmen. Dieses war jedoch eine Personengruppe, deren Lebensweise sich auf europäische „Durchschnitts-Krankenversicherte" nicht übertragen läßt.

□ Entgegen anderslautenden Aussagen gibt es in Deutschland keine Krankenversicherung, die regelmäßig meditierenden Mitgliedern Rabatte gewährt.

EMPFEHLUNG

Yoga und Meditation sind empfehlenswert, um sich zu entspannen. Eine positive Wirkung ist aber nur zu erwarten, wenn man regelmäßig übt.

Meditation sollte in langsamen Schritten und nur unter fachkundiger Anleitung erlernt werden.

Zum Unterschied zwischen Meditation und anderen Entspannungstechniken siehe Seite 132.

KOSTEN

Yoga oder meditieren zu lernen, bezahlen die gesetzlichen Krankenkassen nicht. Die Kurskosten in Volkshochschulen oder bei privaten Lehrern sind sehr unterschiedlich.

ADRESSEN

Berufsverbad Deutscher Yoga-Lehrer
Riemenschneiderstraße 4
W-8702 Erlabrunn

UNKONVENTIONELLE

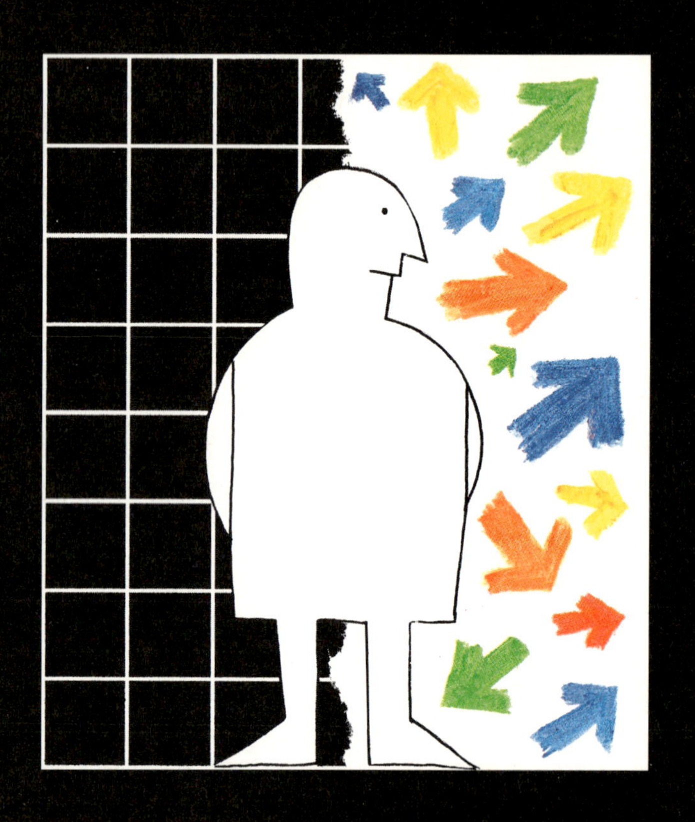

VERFAHREN

Anthroposophische Medizin

GESCHICHTE

Waldorfschulen kennen viele. Die dahinter stehende Anthroposophie *Rudolf Steiners* (1861–1925) kaum jemand. Sie ist mit Steiners Worten „ein Erkenntnisweg, der das Geistige im Menschenwesen zum Geistigen im Weltall führen möchte“. So schwer faßbar wie dieser Satz ist Steiners gesamte Lehre, ein Konglomerat aus Philosophie, mystischer Religion und einer Naturwissenschaft auf der Basis von Goethes Erkenntnissen.

An Konkretem sind von Steiners Ideen außer der Waldorfpädagogik noch die biologisch-dynamische Landwirtschaftsweise geblieben und seine anthroposophische Heilkunst, die er gemeinsam mit der holländischen Ärztin *Ita Wegman* entwickelte (1876–1943). Steiner verstand seine Heilkunst nicht als Gegensatz, sondern als Erweiterung der Schulmedizin, und zwar in Richtung auf andere Geistesebenen hin.

Daraus ergibt sich, daß die anthroposophische Medizin Ärzten vorbehalten ist, die sich zusätzlich zur Medizin noch mit der anthroposophischen Geisteswissenschaft beschäftigt haben.

Die Situation heute

In Deutschland arbeiten etwa 6000 Ärzte und sieben Krankenhäuser beziehungsweise Abteilungen nach anthroposophischen Gesichtspunkten. Auch der „uneingeweihte“ Besucher spürt dort sofort die im Vergleich zu sonst üblichen Krankenhäusern humanere Atmosphäre. Sie zeigt sich im äußeren Bild, im Umgang mit den Patienten, im Umgang des Personals miteinander und in der Klinikorganisation.

Das Gemeinschaftskrankenhaus Herdecke ist gleichzeitig Klinikum für die medizinische Abteilung der ersten deutschen Privatuniversität in Witten/Herdecke.

Von den fünf Betrieben, die anthroposophische Heilmittel, Kosmetika und Diätetika herstellen, ist die Firma Weleda, die auch international agiert, die wohl bekannteste. Der Name einer anderen Firma, Wala, beruht auf einer speziell anthroposophischen, rhythmischen Herstellungsmethode. „Wala“ steht für Wärme-Asche- und Licht-Asche-Verfahren.

DIE IDEE DAHINTER

Elemente uralten, traditionellen Gedankenguts aus Ost und West finden sich in Steiners Vorstellung von Gesundheit und Krankheit wieder. Er erkannte im Menschen vier „Wesensglieder“ und beschrieb mit ihnen alle Gesetzmäßigkeiten und Zusammenhänge des Lebens. Der „Physische Leib“ ist der sichtbare Körper, mit dem wir agieren. Der „Ätherleib“ ist die Summe der den Körper belebenden Lebenskräfte. Mit dem Ausdruck „Astralleib“ beschreibt Steiner das, was Empfindung und Bewußtsein ermöglichen. Lust, Instinkt, Leidenschaft sind Begriffe des Astralleibs. Aber auch das Bewußtsein, Teil eines kosmischen Ganzen zu sein, gehört zum Astralleib. Das Zentrum der Persönlichkeit, das Bewußtsein des Menschen von sich selbst, nennt Steiner „Das Ich“. Die Kräfte dieser vier Leiber sind unsichtbar, ihre Auswirkungen aber spürbar und erlebbar.

Gesundheit und Krankheit erklären die Anthroposophen ausschließlich mit dem Konzept dieser vier Leiber. Je nachdem, welches Wesensglied dominiert, ordnen sie sämtliche auftretenden Krankheiten vier Typen zu: skleroseartige, geschwulstartige, entzündungsartige und lähmungsbedingte.

Ein Ätherleib beispielsweise, der so dominiert, daß Ich-Organisation und Astralleib ihn nicht mehr bändigen können, zerstört ihrer Definition zufolge „wuchernd“ das ganze System. Die Folge: Es entsteht Krebs. Als Präkanzerose bezeichnen Anthroposophen den Zustand des Körpers auf dem Weg zur Krebsentwicklung. In dieser Zeit sollen abbauende und gestaltende Kräfte möglicherweise noch stark genug sein, das Wachstum einzudämmen. Genauso erklären sie Geisteskrankheiten: So wie sich Zellen aus dem Verband des Körpergewebes lösen und wuchern können, soll das auch dem Denken, Fühlen und Wollen möglich sein. Im anthroposophischen Sinn bedeutet medizinisch tätig zu werden, das Ungleichgewicht im Organismus wieder auszubalancieren.

Die Anthroposophen betrachten Kranksein als positive Möglichkeit für Körper, Seele und Geist, durch ihre Überwindung zu lernen und somit zu neuen Kräften und Fähigkeiten zu gelangen.

DIE MITTEL

Grundlage anthroposophischer Therapie sind ihre Medikamente. Es sind teilweise homöopathisch potenzierte Einzelmittel (siehe Seite 173), in speziellen Verfahren gewonnene Pflanzenmittel und aus verschiedenen Komponenten zusammengesetzte Mittel.

Metalle haben in der anthroposophischen Medizin einen besonderen Stellenwert. Sie werden unter anderem als „vegetabilisierte" Metalle eingesetzt. Dazu wird eine Zubereitung des Metallsalzes dem Boden zugesetzt, in dem die „wesensmäßig zu dem Metall passende" Pflanzenart drei Jahre lang wächst. In den Jahren, in denen die Pflanzen nicht zwecks Medikamentengewinnung geerntet werden, dient ihr Kompost der nächsten Pflanzengeneration als Dünger. Nach drei Jahren sollen die Pflanzen ganz „vom Metallprozeß durchdrungen sein".

Die bekannteste Arzneipflanze der Anthroposophen ist die Mistel. Mittlerweile spritzen dieses Krebstherapeutikum (siehe Seite 274) mindestens 4500 Ärzte in Deutschland – ohne Anhänger der Anthroposophie zu sein.

Die Wahl der Heilmittel und die Erklärung ihrer Wirkung folgen anthroposophischen, nicht homöopathischen Prinzipien.

Was bei anderen Therapierichtungen meist verpönt ist – die Kombination verschiedener Stoffe in einem Arzneimittel –, sieht die anthroposophische Medizin für bestimmte Anwendungsgebiete als durchaus sinnvoll an. Sie spricht darum auch lieber von „Kompositionen".

Wala-Arzneimittel sind alkoholfrei. Auch Weleda versucht, möglichst viele Produkte alkoholfrei herzustellen.

Anthroposophische Heilmittel werden als „Arzneimittel einer besonderen Therapierichtung" beim Bundesgesundheitsamt zugelassen, das heißt, daß die Hersteller die Wirksamkeit nicht nach denselben naturwissenschaftlichen Kriterien nachweisen müssen, die für andere Arzneimittel gelten.

Die klinischen Prüfungen lehnen Anthroposophen aus prinzipiellen Gründen ab. Es wird jedoch an einer Methodik für den Wirksamkeitsnachweis gearbeitet, die dieser anderen Form von Medizin gerecht wird und trotzdem die Wissenschaftlichkeitsansprüche nicht anthroposophisch orientierter Mediziner befriedigt.

UNTERSUCHUNG UND BEHANDLUNG

Idealerweise berücksichtigt eine anthroposophische Behandlung neben den objektivierbaren Befunden auch die Befindlichkeit des kranken Menschen. Dazu gehören seine Lebens- und Leidensgeschichte, sein Charakter, die soziale und kulturelle Umgebung. Dementsprechend spielt sich die Behandlung auf drei Ebenen ab:

□ Die medikamentöse Behandlung: Akute Situationen, bei denen nicht anzunehmen ist, daß der Körper seine Ordnung aus eigener Kraft wiederherstellen kann, behandelt auch ein anthroposophisch orientierter Arzt mit schulmedizinischen Methoden. Das gleiche gilt für Mangelkrankheiten, bei denen der Körper das Fehlende als Medikament erhalten muß (Diabetes–Insulin). Andere Krankheiten werden dann anthroposophisch behandelt, wenn der Kranke sich beziehungsweise wenn der Arzt dem Körper genügend Selbstheilungskraft zutraut.

□ Zur anthroposophischen Therapie gehört oft eine entsprechende Ernährungsweise. Es ist im Prinzip eine ovo-lakto-vegetabile Kost (siehe Seite 95), die individuell zusammengesetzt wird.

□ Künstlerische Heilweisen wie Malen, Modellieren, Musik- und Sprachtherapie aktivieren die Patientenseele und fordern den Kranken heraus, an seinem Gesundwerden selbst mitzuarbeiten. Eine Art Körpertherapie ist die Heileurythmie, die Gestaltung von Lauten mit Bewegungen des gesamten Körpers.

□ Die Behandlung des Geistes geschieht im Verlauf der intensiven Gespräche zwischen Patient und Behandler.

Diagnostik

Steiners Schüler *Pfeiffer* entwickelte ein den anthroposophischen Denkkategorien entsprechendes Diagnosesystem, ein „Bild-schaffendes Verfahren". Beim Blutkristallisationstest wird Blut mit einer wässrigen Kupferchlorid-Lösung gemischt; die Lösung soll dann auskristallisieren. Die Anordnung der Kristalle auf der runden Platte nehmen einige Ärzte als „Bild" der Organe über ihren Kräftezustand.

Beim kapillar-dynamischen Bluttest nach *Kaelin* läßt man verdünntes Blut von Filterpapier aufsaugen. Die sich an der Verlaufszone ergebenden Muster werden als Krankheitszeichen interpretiert.

Anthroposophische Ärzte bedienen sich dieser Tests allenfalls noch zusätzlich zu den sonst üblichen Diagnosemethoden.

ERKLÄRUNG DER WIRKUNG

Die gewohnt naturwissenschaftlichen Termini taugen nicht, um die Wirksamkeit anthroposophischer Heilmittel zu erklären. Ihre „therapeutische Wirksamkeit soll das Wesensgliedergefüge des Menschen zur Neuordnung aufrufen und die Selbstheilungskräfte im Ätherleib anregen."

Arzneisubstanzen sollen zu den vier Wesensgliedern unterschiedliche Affinitäten haben. Die Anthroposophen sagen: Pflanzliche Stoffe eignen sich vorwiegend für den astralen Bereich; tierische Substanzen beeinflussen besonders das Ätherische, Mineralien und Metalle die Ich-Organisation. Bei der Auswahl der Arzneimittel spielen zusätzlich noch die überlieferten Beziehungen zwischen den Planeten und bestimmten Metallen eine Rolle.

In der Mistel sehen Anthroposophen einen Gegenpol zum Krebsgeschehen. Unter anderem deshalb, weil sie zeitlich und räumlich den anderen Pflanzen genau entgegengesetzt wächst. Naturwissenschaftler haben sich indessen forschend mit der Mistel beschäftigt und nennen als Wirkprinzip den Inhaltsstoff Mistellektin.

ANWENDUNGSBEREICHE

Als komplettes Medizinsystem kennt das Konzept der anthroposophischen Medizin für jedes Ungleichgewicht eine ausgleichende Komponente.

Besonders in der Kinderheilkunde berichten anthroposophische Ärzte über erstaunliche Erfolge.

Grenzen der Anwendung

Anthroposophen behandeln selbst da weiter, wo nach üblichem medizinischem Ermessen nichts mehr zu erreichen ist, der Patient aber Hilfe braucht.

RISIKEN

□ Die anthroposophische Arzneitherapie verwendet unter anderem Metalle. Blei und Quecksilber können – über längere Zeit und in Tiefpotenzen gegeben – den Körper chronisch vergiften. Ihre Wirkung addiert sich zur Belastung durch die uns umgebenden Umweltgifte („Alternative Gifte" siehe Seite 288).

□ Die speziellen anthroposophischen Diagnose-Verfahren nennen sehr oft als Ergebnis „Präkanzerosen", also Vorstadien eines Krebses. Vorsorglich werden dann Mistelinjektionen empfohlen. Die Mitteilung „Präkanzerose" kann Menschen in lebensgefährdende Ängste stürzen. Das ist um so verantwortungsloser, als diese „Diagnostik" oft aus unbewiesenen Behauptungen besteht. Was jahrelang wiederholte Mistelinjektionen bewirken, ist nicht bekannt.

KRITIK

Dem „Normal-Mediziner" fällt das Denken in anthroposophischen Kategorien schwer. Einige Kritiker wollen bei Steiner sogar schizophrene Symptome ausgemacht haben. Sein geisteswissenschaftliches Gebäude halten sie für die Produkte eines Geisteskranken. Sachlicher ist die Kritik anderer:

□ Die Sprache der Anthroposophen ist so weit vom Allgemeinmedizinischen entfernt, daß eine Art „Geheimwissenschaft" zu entstehen scheint.

□ Die anthroposophische Arzneitherapie beruht auf Erfahrungsberichten, nicht auf den für Arzneimittel sonst üblichen naturwissenschaftlichen Untersuchungen.

□ Die Zuordnung, welche Präparate bei welchen Krankheiten angewandt werden, ist nur innerhalb des anthroposophischen Systems erklärbar, aber nicht rational nachvollziehbar.

□ Dem Kristallisationstest und der Diagnostik mittels Saugpapier gelingen bestenfalls Zufallstreffer. Beide Tests werden mit der Leberschau bei antiken Opferritualen verglichen.

□ Nach neuesten Untersuchungen ist es wenig wahrscheinlich, daß stark verdünnter Mistelextrakt direkt das Wachstum von Tumoren hemmt. Sicher ist aber, daß er die Abwehrzellen anregt (siehe Seite 122). Trotzdem waren die Ergebnisse der klinischen Versuche mit Mistelextrakt so widersprüchlich, daß sowohl die Amerikanische als auch die Schweizerische Krebsgesellschaft von Mistelinjektionen abraten (siehe Krebsbehandlung, Seite 275).

Wenn Kritiker an den Grundgedanken der Anthroposophie, ihrer Arzneitherapie und allemal den Diagnosetechniken auch kein gutes Haar lassen – sie müssen anerkennen, daß die besondere Zuwendung der Therapeuten zu den Kranken deren Befinden und Verhalten günstig beeinflußt.

EMPFEHLUNG

Anthroposophische Behandlung ist empfehlenswert, wenn der Arzt vorher eine schulmedizinische Diagnose erstellt und keine wirksamen Behandlungen versäumt werden.

Wichtig für die Selbstbehandlung: Keine problematischen Arzneimittel in Tiefpotenzen verwenden (siehe Seite 286).

KOSTEN

Die gesetzlichen Krankenkassen bezahlen die medikamentöse anthroposophische Behandlung.

ADRESSEN

Gesellschaft Anthroposophischer Ärzte in Deutschland e. V.
Trossinger Straße 53
W-7000 Stuttgart 75

Gesellschaft Anthroposophischer Ärzte in Deutschland Ost
Maternistraße 17
O-8010 Dresden

KÜNSTLERISCHE THERAPIEN

Die künstlerischen Therapien, mit denen in der anthroposophischen Medizin gearbeitet wird, sind Maltherapie, plastisch-therapeutisches Gestalten, Musiktherapie, Therapie durch Sprachgestaltung, Heileurythmie und die rhythmische Massage. Ohne den anthroposophischen Überbau ähneln diese Therapieformen der in der Schulmedizin bekannten Beschäftigungs- und Bewegungstherapie.

Das Ziel dieser Therapien ist nicht, „Kunst zu produzieren", sondern den seelisch-geistigen Bereich des Patienten aufzurufen. Im Formen, Gestalten und Darstellen drückt er aus, wie er sich fühlt und wie er sein möchte.

Anwendungsbereiche und Wirkung der künstlerischen Therapien erklären sich aus dem anthroposophischen Krankheitsverständnis. Die Wirkung ist aber auch als Motivation zu verstehen, bei seinem Gesundungsprozeß selbst aktiv zu werden. Der Kranke übt etwas ein, was ihm gut tut und was letztlich auf Körper und Seele gleichermaßen wirkt.

Die Behandlung wird von Kunsttherapeuten, Heileurythmisten und Physiotherapeuten meist in der Klinik, aber auch in der freien Praxis durchgeführt. Sie haben eine mehrjährige spezifische Ausbildung hinter sich und ein Praktikum bei einem anthroposophisch orientierten Arzt.

Die Behandlung zieht sich oft über Wochen, Monate oder Jahre hin. Sie findet allein oder in kleinen Gruppen statt.

KOSTEN

Die Krankenkassen sind nicht verpflichtet, die künstlerischen Therapien zu bezahlen. Nach Prüfung des Einzelfalls übernehmen sie aber häufig die Kosten (siehe Seite 20).

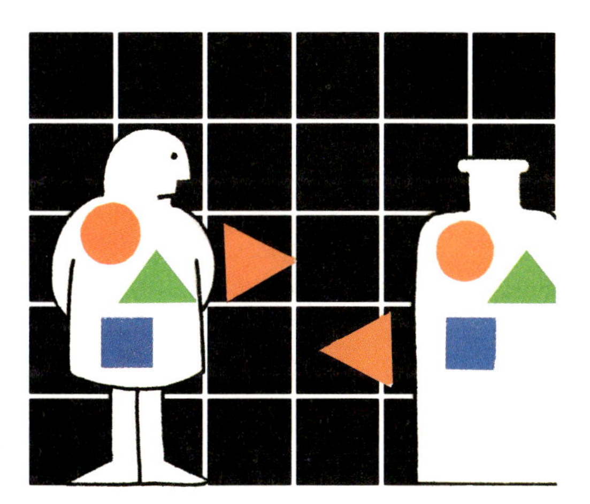

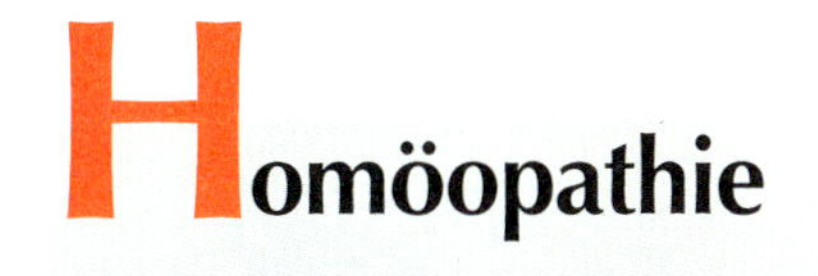

GESCHICHTE

Bei der Übersetzung einer englischen Arzneimittellehre ins Deutsche stolperte der Arzt *Samuel Hahnemann* (1755–1843) über ungenaue Angaben, wie Chinarinde wirkt. Er probierte es aus und fand wiederholt, daß die Wirkung dem ähnelte, was er als Symptome der Malaria kannte. Das war die Geburtsstunde der Homöopathie, mit der Hahnemann die von ihm lange gesuchte Alternative zur rigorosen Krankenbehandlung seiner Zeit fand. Die ihm bekannte Medizin beurteilte er nämlich als wenig erfolgreich und oft schädlich. Der Chinarindenversuch legte den Grundstein für Hahnemanns erste Säule der Therapie: die Ähnlichkeitsregel (Simileprinzip):

„Um sanft, schnell, gewiß und dauerhaft zu heilen, wähle eine Arznei, die ein ähnliches Leiden erregen kann wie sie heilen soll." Ein konkretes Beispiel: Das Mittel, das Fieber hervorruft, soll Fieber senken, wenn man es in starker Verdünnung schluckt.

Im Laufe seines Lebens prüfte Hahnemann eine ganze Reihe Pflanzen und Salze, wie sie auf gesunde Versuchspersonen wirken. Was er sah, beschrieb er als „Arzneimittelbilder". Diese Prüfung von Arzneimitteln am gesunden Menschen wurde zum zweiten Prinzip Hahnemannscher Therapie. Mittlerweile haben Forscher von sehr viel mehr Substanzen derartige Arzneimittelbilder erstellt und dabei auch naturwissenschaftlich gewonnene Erkenntnisse berücksichtigt. Das Arzneimittelbild wird abgerundet durch die langjährige praktische Erfahrung, wie das Mittel bei verschiedenen Patienten gewirkt hat.

Hahnemann entwickelte im Laufe seines Lebens ein Konzept systematischer Verdünnungen. Dabei verwendete er immer stärker verdünnte Mittel, ohne je an eine obere Grenze der Wirksamkeit zu stoßen. Er behandelte immer nur mit einem Mittel zu einer Zeit, wohl aber mit mehreren in schneller Folge nacheinander. Eine leichte „Erstverschlimmerung" war für ihn das Zeichen, daß er das richtige Mittel gewählt hatte und die bestimmungsgemäße Wirkung einsetzte.

Die Homöopathie ist ein in sich geschlossenes Gedankengebäude, von Hahnemann aus seinen Erfahrungen aufgebaut. Die neue Lehre widersprach dem bisherigen medizinischen Denken, obwohl das Ähnlichkeitsprinzip schon seit Hippokrates' Zeiten bekannt war. Noch zu Hahnemanns Lebenszeit entspann sich darüber eine leidenschaftliche Diskussion, die bis heute anhält.

Die Situation heute

Anfänglich war die Homöopathie vornehmlich in Deutschland und Frankreich verbreitet. Um die Jahrhundertwende erlebte sie in den USA eine Blüte. Dann flachte ihre Bedeutung wieder ab. Seit etwa 1970 ist sie in Europa wieder im Kommen.

In Indien und Brasilien gibt es homöopathische Studieneinrichtungen und Krankenhäuser. Dort ist sie als medizinische Behandlungsmethode offiziell anerkannt.

In Deutschland erteilten bisher nur wenige Universitäten Lehraufträge für Homöopathie. Trotzdem versorgen Homöopathen in Deutschland jährlich sieben Millionen Menschen. Ab 1992 müssen zukünftige Ärzte in ihrem Examen beweisen, daß sie auch etwas über Homöopathie gelernt haben (siehe Seite 16).

Einige Zahlen belegen die Beliebtheit der Homöopathie: Die Bürger der „alten" Bundesrepublik gaben 1989 für Homöopathika 320 Millionen DM aus. Auf den Einzelnen umgerechnet waren das 5,22 DM.

Im Laufe der Zeit etablierten sich in der Homöopathie verschiedene Richtungen. Die „klassische Homöopathie" arbeitet nach Regeln, wie Hahnemann sie vorgab. Die „wissenschaftlich-kritische Homöopathie" behandelt vornehmlich mit Tiefpotenzen (siehe Seite 173) die erkrankten Organe.

Die „Komplexmittel-Homöopathie" verwendet fixe Kombinationen mehrerer Einzelmittel meist niedriger Potenz. Diese Präparate werden oft unter dem Namen typischer Indikationen oder ihres Hauptwirkstoffes verkauft wie zum Beispiel Heuschnupfenmittel-Luffa comp. Sie widersprechen den Grundlagen der Homöopathie, sind aber bei Ärzten und Apothekern beliebt, weil man mit ihnen den Wunsch von Patienten nach „etwas Homöopathischem" befriedigen kann.

Zudem gibt es eine ganze Reihe von Diagnose- und Behandlungsverfahren, die manche homöopathisch arbeitenden Ärzte und Heilpraktiker anwenden, die aber mit der Homöopathie Hahnemanns nichts zu tun haben. Dazu gehören die Biochemie nach Schüssler (siehe Seite 178), Elektroakupunktur (siehe Seite 258), mit der auch die „Eignung" homöopathischer Arzneimittel beim Patienten überprüft wird, Bach-Blütentherapie (siehe Seite 191) und Spagyrik (siehe Seite 186).

DIE IDEE DAHINTER

Für Hahnemann wohnt jedem Menschen eine „Lebenskraft" inne, die man auch als intakte Selbstregulation oder gesunde Konstitution bezeichnen könnte. Wird sie in ihrer normalen Funktion gestört, ändert sich ihre Dynamik. Der äußere Ausdruck dieser inneren Veränderungen sind Beschwerden. Die Vielzahl der Symptome prägt das Bild einer Krankheit.

Wirklich akute Krankheiten sind für Hahnemann selten. Zu ihnen gehören Unfälle und Verletzungen. Die meisten Krankheiten sind chronischer Natur, denn bei längerer Behandlung beobachtete Hahnemann, daß vermeintlich akute Symptome nur die Spitze des Eisbergs sind. Wenn das tiefer liegende Urübel – nach Hahnemann die dauerhaft verstimmte Lebenskraft – nicht ins Gleichgewicht kommt, treten immer wieder Symptome auf.

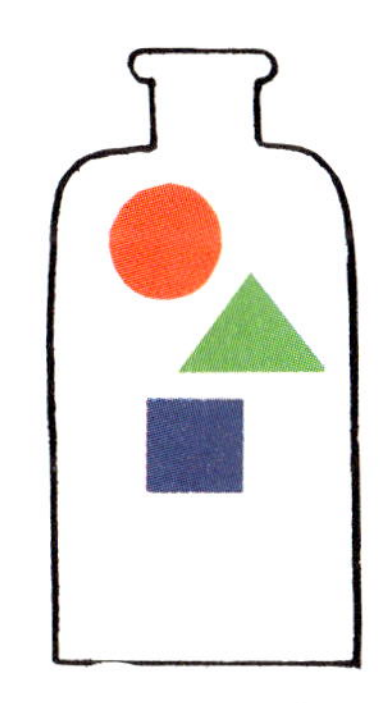

DIE MITTEL

Äußeres Merkmal der Homöopathie sind ihre Arzneimittel. Es sind Tropfen oder Kügelchen, Tabletten, Salben oder Mittel zum Spritzen mit extrem verdünnten Arzneistoffen.

Die Mittel entstehen aus konzentrierten Ursubstanzen, die gemäß den Vorschriften des Homöopathischen Arzneibuchs hergestellt werden. Die Verdünnungen werden mit „D", „C" und „LM" bezeichnet. D steht für Dezimalpotenzen, C für Centesimalpotenzen, LM für 50 000.

Dezimalpotenzen werden in Zehnerschritten verdünnt:

1 Teil Ursubstanz wird mit 9 Teilen Lösungsmittel verschüttelt = D 1. (Für diesen ersten Schritt kann die Vorschrift des Homöopathischen Arzneibuchs auch ein anderes Verdünnungsverhältnis vorschreiben. Die nachfolgenden Verdünnungen sind jedoch immer 1:10.)

Davon wird wieder 1 Teil mit 9 Teilen Lösungsmittel verschüttelt = D 2 und so weiter.

D 6 bedeutet demnach, daß rein rechnerisch auf einen Teil Ursubstanz 1 000 000 Teile Lösungsmittel kommen.

Das Verdünnen bei Centesimalpotenzen geschieht analog dazu in Hunderterschritten:

1 Teil Ursubstanz wird mit 99 Teilen Lösungsmittel verschüttelt = C 1.

LM-Potenzen entstehen durch ein noch anderes Verfahren, aus dem bei jedem Schritt ein Verdünnungsverhältnis von 1:50 000 resultiert.

Das Homöopathische Arzneibuch schreibt vor, daß jeder Verdünnungsschritt in einem neuen Gefäß stattzufinden hat. Außerdem muß das Vermischen auf genau beschriebene Weise geschehen. Diese besondere Form der Verdünnung nannte Hahnemann „dynamisieren". Weil sich dadurch – den Beobachtungen der Homöopathen zufolge – die Wirksamkeit der Arzneimittel verstärkt, heißen sie „Potenzen". Bis D 6 spricht man von Tief-, bis D 12 von mittleren Potenzen, darüber von Hochpotenzen.

Homöopathische Arzneimittel sind grundsätzlich apothekenpflichtig. Doch das Arzneimittelgesetz behandelt nicht alle Homöopathika gleich, und es behandelt sie teilweise anders als die sonstigen Arzneimittel.

Homöopathische Arzneimittel mit rezeptpflichtigen Inhaltsstoffen müssen bis D 3 wie andere Arzneimittel auch Wirkung, Nebenwirkungen und Unbedenklichkeit belegen und beim Bundesgesundheitsamt ihre Zulassung beantragen.

Ab D 4 reicht es aus, wenn der Hersteller Qualität, Unbedenklichkeit und die Herstellung nach dem Homöopathischen Arzneibuch nachweist. Die Mittel werden dann registriert.

Äußeres Zeichen der nur registrierten Mittel ist, daß es keinen Beipackzettel gibt und auf dem Gefäß nicht aufgedruckt sein darf, wofür man es anwenden kann.

Ab 1992 sollen EG-Richtlinien auch den Arzneimittelmarkt vereinheitlichen. Wird der Entwurf für homöopathische Arzneimittel wie geplant verabschiedet, ändert sich für sie in Deutschland vieles: Alle Injektionspräparate müßten ihre Wirksamkeit nach schulmedizinischen Kriterien belegen, um zugelassen zu werden. Das gleiche gilt für rezeptpflichtige Stoffe bis einschließlich D 6 und alle Komplexmittel. Da das unmöglich ist, würde es das Aus für viele homöopathische Tiefpotenzen bedeuten.

Ein europäisches Homöopathisches Arzneibuch, das Herstellung und Prüfung homöopathischer Arzneimittel europaweit regelt, war 1992 noch in Vorbereitung.

UNTERSUCHUNG UND BEHANDLUNG

Vor jeder homöopathischen Behandlung muß der Behandler zunächst einmal feststellen, ob eine Homöotherapie überhaupt in Frage kommt. Dann beginnt das für die Homöopathie so typische Erstellen des individuellen Krankheitsbildes. Allein die Anwendung homöopathischer Arzneimittel ist keine homöopathische Behandlung.

Um das Krankheitsbild zu erfassen, muß der Behandelnde weit mehr tun, als der Schilderung von Beschwerden zuzuhören: Er achtet auf körperliche und seelische Merkmale, Größe, Gewicht und Konstitution, erfragt Neigungen, Interessen und Charakter, die Reaktion auf Umweltreize und vieles andere mehr. Für diese Befragung haben manche Homöopathen einen ausführlichen Fragebogen entwickelt.

In der Schulmedizin gehören zu definierten Diagnosen bestimmte Medikamente. In der Homöopathie gibt es das nur selten. Zwei Menschen mit der gleichen schulmedizinischen Diagnose wird ein homöopathischer Arzt fast immer unterschiedliche Mittel verordnen. Möglicherweise bekommen aber zwei, die die gleiche „Grundkonstitution" haben, das gleiche Mittel, obwohl auf ihrem Befund verschiedene Krankheiten stehen.

Ausbildung der Behandler

Ärzte mit der Zusatzbezeichnung „Homöopathie" haben eine fundierte längere Ausbildungszeit in Sachen Homöopathie hinter sich (siehe Seite 16). Die Approbation berechtigt allerdings jeden Arzt, Arzneimittel, also auch Homöopathika, zu verordnen.

Auch Heilpraktiker (siehe Seite 17) dürfen homöopathische Behandlungen durchführen. Das Verordnen rezeptpflichtiger Arzneimittel ist ihnen allerdings verboten (siehe Seite 18).

ERKLÄRUNG DER WIRKUNG

Homöopathische Arzneimittel sind keine Gegenmittel, sondern sie sollen den Körper reizen, seine „verstimmte Lebenskraft" wieder zu regulieren. Hahnemann meinte, die Arzneimittel regten im Körper eine „künstliche" Krankheit an, die so lange dauert, wie das Mittel wirkt. In dieser Zeit übertönt sie die „natürliche", zu heilende Krankheit.

Die Wirkung der Tiefpotenzen ließ sich immer schon mit dem, wenn auch stark verdünnten, so doch vorhandenen Arzneistoff begründen. Schwieriger ist das bei den Hochpotenzen, in denen rein rechnerisch kein Molekül Arzneistoff mehr enthalten sein kann. Wie und warum sie dennoch wirken, wurde in den vergangenen 200 Jahren immer wieder versucht, naturwissenschaftlich zu begründen.

Heute diskutiert man vornehmlich die Hypothese, daß das Lösungsmittel die Arzneiinformation übertrage. Bei der Frage nach dem „Wie" favorisiert man die „Imprint-Theorie". Und die geht so:

Die intensive mechanische Bearbeitung beim Potenzieren soll dem Arznei-Trägerstoff-System Energie zuführen. Dadurch soll die Ausgangssubstanz dem Trägerstoff seine Information einprägen. Der Trägerstoff würde die Information dann festhalten, sie mit zunehmender Potenzierung vervielfältigen und eventuell sogar verstärken. Im Organismus müßte es dann Strukturen geben, die auf solche Signale reagieren.

Ergebnisse verschiedener physikalischer Untersuchungen mit hochtechnisierten Methoden unterstützen nach Meinung der Homöopathen diese Theorie.

Biochemische Forschungen zeigen, daß Homöopathika Funktionen von Zellen beeinflussen können. Sie deckten auch auf, daß manche Homöopathika in bestimmten Potenzbereichen deutlicher etwas bewirken als in niedrigeren oder höheren.

Bei einer Zinkverbindung wiesen die Forscher nach, daß sie Zellfunktionen beeinflußt, obwohl die mit der Nahrung aufgenommene Menge Zink erheblich größer ist als die durch das Arzneimittel zugeführte.

Schulmediziner meinen, die Homöopathie wirke als Placebo (siehe Seite 12). Dagegen wehren sich die Anhänger der Homöopathie vehement. Für sie ist die Wirksamkeit homöopathischer Arzneien durch umfangreiches Erfahrungswissen belegt. Ihrer Meinung nach haben sie eine große Zahl von Krankheitsfällen über genügend lange Zeit exakt beobachtet.

Zudem halten sie die Wirksamkeit auch nach strengsten wissenschaftlichen Kriterien für nachgewiesen – wenn auch noch nicht so gut dokumentiert, wie es nach 200jähriger Anwendung wünschenswert wäre.

Das Bundesgesundheitsamt ist dieser Argumentation gefolgt und hat homöopathische Arzneimittel auch ohne naturwissenschaftlichen Nachweis auf dem Markt belassen (siehe Die Mittel).

ANWENDUNGSBEREICHE

Für verantwortungsvolle Homöopathen sind „Zivilisationskrankheiten" die Domäne der Homöopathie: chronische Erkrankungen, Allergien, Abwehrschwäche, psychosomatische Reaktionen. Die Behandlung anderer Erkrankungen kann die Homöopathie begleiten.

Doch nicht alle Homöopathen halten sich an diese Grenzen. Manche maßen sich an, alle Krankheiten zu behandeln, einschließlich Krebs und Aids.

1991 berichteten Schulmediziner, zu welchem Ergebnis sie bei Durchsicht der Literatur über Homöotherapie gekommen sind: Von 105 Studien, die naturwissenschaftlichen Kriterien genügten, zeigten 81 einen positiven Effekt der homöopathischen Behandlung. Die Behandlung war der mit einem Scheinmedikament deutlich überlegen. Andere Schulmediziner erheben allerdings auch gegen diese Auswertung eines Kollegen Einwände.

Für vielerlei anderes gibt es Einzelberichte über erfolgreiche homöopathische Behandlungen, aber keine kontrollierten Studien, auf die man sich berufen könnte.

Zur homöopathischen Behandlung gehören auch Hinweise für eine dem Befinden angepaßte Lebensweise. Krankmachende Lebensgewohnheiten und Verhaltensweisen kann auch die Homöopathie nicht ausgleichen.

Besonderheiten der Anwendung

□ Homöopathische Mittel sollen vor dem Hinunterschlucken möglichst lange im Mund bleiben. Durch die Mundschleimhaut werden sie schneller aufgenommen.

□ Homöopathische Mittel sollten von einem Hornlöffel eingenommen werden. Sie dürfen nicht mit Metall in Berührung kommen.

□ Der gleichzeitige oder langjährige Gebrauch von starken Medikamenten kann die Wirkung von homöopathischen Arzneimitteln sehr abschwächen.

□ Eingriffe an den Zähnen, ätherische Öle und Kaffee sollen die Wirkung von Homöopathika negativ beeinflussen können.

□ Achtung: Die Tropfen enthalten fast immer Alkohol. Der Gehalt muß auf der Packung angegeben sein. Wer Alkohol meiden muß oder möchte, kann auf Streukügelchen, Tabletten oder Verreibungen ausweichen.

□ Es entsprechen einander: 5 Tropfen = 5 Globuli = 1 Tablette = 1 Messerspitze Pulver.

Grenzen der Anwendung

Voraussetzung für eine Homöotherapie ist, daß der Körper und seine Zellen auf die Reize des Arzneimittels reagieren können. Zerstörte Zellen oder Funktionskreise kann auch die Homöopathie nicht wiederherstellen.

Verantwortungsvolle Homöopathen sehen die Grenzen der ausschließlich homöopathischen Behandlung heute bei

□ besonders schweren Krankheiten,

□ akut lebensbedrohlichen Krankheiten,

□ Krebs,

□ Krankheiten, bei denen ein lebenswichtiger Stoff ersetzt werden muß (zum Beispiel Diabetes),

□ Krankheiten, für die es spezifische und sichere Arzneimittel gibt (zum Beispiel Geschlechtskrankheiten, Tuberkulose, Malaria).

RISIKEN

Entgegen den Behauptungen mancher Befürworter ist Homöotherapie nicht nebenwirkungsfrei. Das gilt vor allem dann, wenn mit Potenzen bis etwa D 12 behandelt wird.

□ Die Homöopathie verwendet Gifte wie Arsen, Quecksilber, Blei oder Kadmium (siehe Seite 288). Geringe Mengen können – über längere Zeit und in Tiefpotenzen gegeben – den Körper chronisch vergiften. Ihre Wirkung addiert sich zu derjenigen, die die uns umgebenden Umweltgifte ohnehin schon haben.

□ Die Ursubstanz oder D 1 von Giftpflanzen (siehe Seite 288) können zu Vergiftungen führen, wenn sie zu hoch dosiert werden.

□ Die Schulmedizin hat die Verwendung von Pflanzen, die das Erbgut schädigen oder die Entstehung von Krebs begünstigen, eingeschränkt oder verboten. In der Homöopathie werden aber solche Pflanzen weiter gebraucht (siehe Seite 291). Bisher kann niemand sicher sagen, ob es eine untere Grenze gibt, von der ab ein krebserregender Stoff ungefährlich ist. Das gilt auch für Homöopathika.

□ Viele Pflanzen können Allergien auslösen (siehe Seite 282). Das kann bei Homöopathika bis etwa D 8 zum Tragen kommen.

□ Manche Pflanzen, die auch als Homöopathika verarbeitet werden, machen die Haut extrem lichtempfindlich (zum Beispiel Johanniskraut).

□ Akut geschädigte Organe dürfen nicht mit Tiefpotenzen von Mitteln behandelt werden, die für genau diese Organe problematisch sein können (zum Beispiel Berberis bei akuter Hepatitis).

□ Zwischen schulmedizinischen Medikamenten und homöopathischen Tiefpotenzen kann es Wechselwirkungen geben.

KRITIK

Für die Kritiker der Homöopathie fußt bereits Hahnemanns Idee von der „Lebenskraft“ auf einer unbewiesenen Denkweise.

□ Die Grundlagen, nach denen Hahnemann sein Ähnlichkeitsprinzip entwickelte, beruhen für Kritiker auf falschen Beobachtungen, die zudem falsch interpretiert wurden. Sie erscheinen ihnen nicht nachvollziehbar und halten Überprüfungen nicht stand. Ihnen fehlen eindeutige Diagnosen und Ursachenbeschreibungen. Die Arzneimittelherstellung durch Potenzierung können sie bestenfalls noch historisch verstehen.

□ Besonderes Unverständnis rufen bei Kritikern die Verdünnungen hervor. Nach einem Grundgesetz der Chemie läßt sich ausrechnen, daß ab D 24 beziehungsweise C 12 die Ursubstanz so weit verdünnt ist, daß in dem Produkt kein Molekül der Ausgangssubstanz mehr enthalten sein kann. Wo kein Wirkstoff, da keine arzneiliche Wirkung, argumentieren Naturwissenschaftler.

□ Statt dessen enthalten die Verdünnungsmittel immer Spuren anderer Stoffe. Von ihnen sind nach dem Potenzieren größere Mengen in dem Mittel enthalten als von der Arzneisubstanz – aber ohne daß sie als Heilmittel gelten.

□ Den Kritikern ist nicht erklärlich, wieso eine winzige Menge Substanz ein Heilmittel sein soll, während man täglich ein Vielfaches dieses Stoffes mit der Nahrung zu sich nimmt.

□ Ihnen fehlt außerdem die logische Beziehung zwischen Dosis und Wirkung: der eine erzielt Erfolge mit Tiefpotenzen, der andere mit Hochpotenzen.

□ Kritiker halten die Wirksamkeit homöopathischer Behandlungen für nicht belegt. Sie kritisieren Aufbau, Durchführung und die Auswertung der Studien, die die Homöopathen vorlegen. In deren Hinweis auf die großen strukturellen Unterschiede zwischen Schulmedizin und Homöopathie sehen Kritiker das Bemühen, ein in sich abgeschlossenes Denksystem zu schaffen, um sich auf diese Weise Überprüfungen zu entziehen.

□ Naturwissenschaftler meinen, die Homöopathie habe in etwa die gleichen Heilerfolge wie Scheinmedikamente. Deshalb kann ihrer Meinung nach die Homöopathie nur Störungen erfolgreich behandeln, die einer Placebowirkung zugänglich sind (siehe Seite 12).

□ Homöopathen, die Heilung versprechen, aber nicht einlösen können, veranlassen oft Patienten, eine schulmedizinisch notwendige Therapie abzubrechen. Das kann diese Personen gefährden.

□ Das Geschäft mit der „Grünen Welle“ treibt auch in Sachen Homöopathie seltsame Blüten. Notfall- und Reiseapotheken, Produkt- oder Buchempfehlungen zur homöopathischen Selbstbehandlung von Laien widersprechen den Regeln homöopathischer Medizin.

Der Wissenschaftliche Beirat der Bundesärztekammer hat zwar keine Bedenken bei der Verwendung homöopathischer Mittel, allerdings galt für ihn 1983 noch: „Der Beweis einer naturwissenschaftlich begründeten Wirksamkeit homöopathischer Mittel ist bisher nicht erbracht worden.“

EMPFEHLUNG

Homöopathische Behandlung ist nur in den Händen eines Arztes empfehlenswert, und auch das nur, solange keine spezifischer wirkenden Therapien versäumt werden. Voraussetzung ist allerdings, daß sich der Arzt vorher intensiv mit dem Kranken auseinandersetzt.

Wichtiger Hinweis für die Selbstbehandlung: Von giftigen oder aus anderen Gründen problematischen Arzneimitteln keine Mittel mit Tiefpotenzen verwenden (siehe Tabellen Seite 286).

KOSTEN

Die gesetzlichen Krankenkassen sind nicht verpflichtet, eine homöopathische Behandlung zu bezahlen. Nach Prüfung des Einzelfalls übernehmen sie aber häufig die Kosten.

Für Selbstzahler berechnet der Arzt die Kosten nach der Gebührenordnung für Ärzte.

10 Milliliter beziehungsweise Gramm eines homöopathischen Einzelmittels kostet 1992 5,95 DM. Der Preis für die Ursubstanzen liegt zwischen 8,05 DM und 11,95 DM.

ADRESSEN

Deutscher Zentralverein
Homöopathischer Ärzte
Linkenheimer Landstr. 113
W-7500 Karlsruhe 31

Deutsche Gesellschaft für klassische
Homöopathie
Bismarckstraße 53
W-7560 Gaggenau

Biochemie nach Schüssler

GESCHICHTE

Mit der Wissenschaft der Biochemie, die sich mit den chemischen Grundlagen aller Lebensvorgänge beschäftigt, hat die „Biochemie" nach Schüssler fast nichts zu tun.

Der Arzt *Wilhelm Schüssler* (1821–1898) entwarf 1874 eine „abgekürzte Therapie", so der Titel seines Buches. Hervorgegangen aus der Homöopathie, ist die Therapie abgekürzt, weil Schüssler mit zwölf Funktionsmitteln auskommt, statt eine große Zahl homöopathischer Mittel anzuwenden. Nach Schüsslers Vorstellung beruhen alle Krankheiten auf einer Störung des Mineralstoffhaushalts. Dementsprechend können „die biochemischen Mittel, nach richtiger Wahl angewendet, zur Heilung aller durch innerliche Mittel heilbaren Krankheiten genügen." Funktionsmittel heißen sie, weil jedes Mittel bestimmte Organfunktionen beeinflussen soll.

Die Situation heute

Die Behandlung mit Schüssler-Salzen ist ähnlich verbreitet wie die Homöopathie.

DIE IDEE DAHINTER

Für Schüssler war ein Mensch gesund, wenn seine Zellen genügend Mineralstoffe hatten und sich deren Moleküle ungehindert bewegen konnten. Seiner Definition zufolge wird ein Mensch krank, wenn seine Zellen bei ihrem Bemühen, krankmachende Reize abzuwehren, Mineralstoffe verlieren und die noch verbliebenen Moleküle sich aufgrund des Mankos nicht mehr richtig bewegen können.

Die moderne Biochemie hat bestätigt, daß alle Lebensvorgänge auf dem Fließen chemisch definierbarer Stoffe beruhen. Mineralsalze gehören zu diesen Stoffen. Wenn von einem der beiden Partnerstoffe, die ein Salz ausmachen, der Organismus nur extrem geringe Mengen braucht, spricht man von Spurenelementen (siehe Seite 107). Obwohl Salze also nachgewiesenermaßen wichtig sind, sind sie nicht „alles", wie Schüssler es sah.

DIE MITTEL

Schüsslers Biochemie kennt zwölf Mittel. Es sind anorganische Salze in den Verdünnungen D 3, D 6 und D 12 (siehe Seite 173). Schüsslers Nachfolger haben dem noch zwölf Ergänzungsmittel hinzugefügt und außerdem von elf Funktionsmitteln Salben geschaffen.

Schüssler begründete die geringe Konzentration damit, daß auch die Natur nur mit Atomen, Atomgruppen oder Molekülen arbeitet. Außerdem müssen Schüssler zufolge die Stoffe bereits in der Mundhöhle ins Blut übertreten, weil konzentriertere Lösungen den Körper durch den Verdauungskanal verließen, ohne genutzt worden zu sein.

Ähnlich wie bei der Homöopathie (siehe Seite 171) sollen die Schüssler-Mittel Abläufe regulieren, Organfunktionen anregen oder die Konstitution des Patienten beeinflussen. Jedes Salz soll jede dieser drei Eigenschaften haben. Als was es eingesetzt wird, entscheidet der Behandler nach seiner Kenntnis von Patient, Beschwerden und Krankheitsvorgeschichte.

UNTERSUCHUNG UND BEHANDLUNG

Schüssler hat eine Liste erstellt, die angibt, welche Krankheit welches Salz erfordert. Dem erfahrenen Anwender biochemischer Mittel traut er jedoch zu, dem Gesichtsausdruck seines Patienten entnehmen zu können, welches Mittel er für seine Krankheit braucht. Für diese Antlitz-Diagnostik gibt es keine Anleitung, sondern nur das ständige Lernen durch Versuch und Irrtum.

Heutige Vertreter der Schüsslerschen Biochemie fordern vom Therapeuten „künstlerisches Handeln auf der Grundlage fundierten Wissens". Nur so könnten sie erkennen, welche Mittel das Beschwerdebild erfordert.

Mit Hilfe der Broschüre einer Herstellerfirma Biochemischer Mittel kann sich zudem jeder Leser zum Therapeuten machen. Auch die Biochemische Haus- und Reiseapotheke mit allen 24 Mitteln und zwei Salben lädt zur Selbstbehandlung ein.

Besonderheiten der Anwendung

□ Die Tabletten dürfen nicht geschluckt werden, sondern müssen sich langsam im Mund auflösen.

□ Als einzige Ausnahme wird Magnes. phos. in heißem Wasser gelöst und schluckweise getrunken.

□ D 6 ist die gebräuchliche Potenz. Aber auch eine andere Stärke soll nicht schaden, denn „falsche" Potenzen soll es nicht geben.

ERKLÄRUNG DER WIRKUNG

Die Mineralstoff-Moleküle sollen sich in den erkrankten Zellen bewegen und dadurch ihnen gleiche Moleküle aus dem umliegenden Gewebe in das kranke Gebiet hineinziehen. Damit soll die Zelle geheilt sein.

ANWENDUNGSBEREICHE

Schüssler glaubte, mit seinen Salzen alles heilen zu können – von Fieber über Diphtherie und Tuberkulose bis zur Leukämie.

Die heutigen Behandlungsempfehlungen halten sich etwas mehr zurück. Wo die moderne Medizin zu „neuen Erkenntnissen" gekommen ist, soll sie den Vorzug bekommen, und biochemische Mittel sollen nur ergänzend eingesetzt werden. Trotzdem tauchen auch heute noch in den Empfehlungen Krankheiten wie Asthma, erhöhter Blutdruck und Epilepsie auf, ohne daß auf eine diagnostische Abklärung durch den Arzt hingewiesen würde.

RISIKEN

Die Schüssler-Mittel selbst scheinen harmlos. Wer sich aber trotz des heute allgemein anerkannten Wissens, daß Krankheiten verschiedene Ursachen haben, darauf verläßt, daß jede Krankheit auf einer Mineralstoffwechselstörung beruht, kann notwendige und hilfreiche Behandlungen versäumen.

Manche Menschen dürfen sich mit solchen Salzen nicht über längere Zeit „behandeln". Patienten mit einer unzureichenden Nierenfunktion gefährden sich beispielsweise durch zuviel Kalium oder Kalzium.

KRITIK

Die Biochemie nach Schüssler ist keine wissenschaftlich anerkannte Behandlung.

□ Schüssler interpretierte die chemischen und medizinischen Kenntnisse seiner Zeit höchst eigenwillig. Die Schlüsse, die er zog, scheinen eher von dem bestimmt zu sein, was sein Verfahren „brauchte", als von logischem Denken.

□ Aus der Homöopathie entlehnte Schüssler die starken Verdünnungen. Was Kritiker dagegen einzuwenden haben (siehe Seite 176), gilt auch für Schüsslers Biochemie.

□ Anders als die Homöopathie hat Schüssler kein komplettes Behandlungskonzept entwickelt. Eine Prüfung der Mittel gibt es bei ihm ebenswenig wie eine auf die Gesamtheit des Menschen, seiner Umstände und seiner Krankheit bezogene Wahl der Mittel.

□ Wissenschaftliche Beweise über die Wirksamkeit der Behandlung liegen nicht vor, nur einzelne Erfolgsberichte.

□ Bei den vom Hersteller der Mittel weitergegebenen Behandlungsempfehlungen fehlt bei wichtigen Krankheiten der Hinweis „Eingehende diagnostische Abklärung erforderlich".

EMPFEHLUNG

Die Biochemie nach Schüssler kann nicht empfohlen werden zur gezielten Behandlung von Krankheiten, weil es dafür keinen Wirksamkeitsnachweis gibt. Sie erscheint harmlos, solange keine wirksamen Behandlungen versäumt werden.

Wer meint, sich mit einem Mineralsalz gezielt versorgen zu müssen, kann das auch mit Mineralwässern tun, die dieses Salz in besonderer Menge enthalten (siehe Seite 108).

KOSTEN

Die gesetzlichen Krankenkassen bezahlen eine biochemische Behandlung nach Schüssler üblicherweise nicht (siehe Seite 20).

Für Selbstzahler berechnet der Arzt die Kosten nach der Gebührenordnung für Ärzte (siehe Seite 20).

Eine Packung Biochemische Tabletten nach Dr. Schüssler kostet 1992 6,25 DM.

ADRESSEN

Biochemischer Bund Deutschlands e. V.
Dr. Schüssler Sanatorium
W-3380 Hahnenklee-Bockswiese

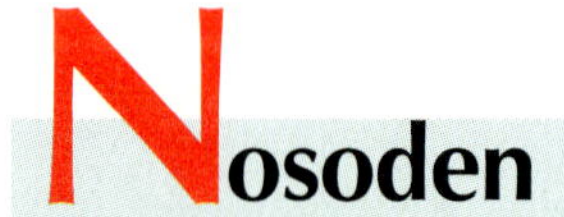

Nosoden

GESCHICHTE

1796 begann mit der Pockenimpfung, die der englische Arzt *Edward Jenner* durchführte, in der Medizin das Zeitalter der Impfungen. Jenner brachte abgeschwächte Krankheitserreger ins Blut und setzte damit eine „kleine" Infektion. Die reichte aus, um gegen die Krankheit immun zu werden, ohne jedoch ernsthaft zu erkranken.

In homöopathisch abgewandelter Form bediente sich dieses Impfprinzips 1820 der Tierarzt *Wilhelm Lux*. Er potenzierte nach homöopathischer Manier (siehe Seite 173) Blut und Ausscheidungsprodukte kranker Tiere in der Hoffnung, damit nicht nur immunisieren, sondern auch heilen zu können. Den Begriff Nosoden prägte 1830 der Amerikaner *Constantin Hering*, abgeleitet von dem griechischen Wort „Nosos" für Krankheit.

Die Situation heute

In Frankreich, England und den USA wurden Nosoden schnell ein Bestandteil der homöopathischen Therapie. In Deutschland legte man erst 1985 Vorschriften für ihre Herstellung im Homöopathischen Arzneibuch fest. Heute verordnen manche naturheilkundlich orientierten Ärzte Nosoden. In der Homotoxikologischen Behandlung (siehe Seite 183) werden sie viel angewandt. Sie sind aber bei weitem nicht so bekannt wie die Homöopathika (siehe Seite 171).

DIE IDEE DAHINTER

Die Nosoden-Idee ist eine Mischung aus Impfprinzip und Homöopathie.

Wenn man bei Furunkeln aus dem Eiter ein Injektionsmittel herstellt und dem Kranken einspritzt, kann man damit das Abwehrsystem anregen (siehe Seite 28). Wird dagegen bei Herzerkrankungen eine Diphtherie-Nosode gespritzt, ähnelt das entfernt dem homöopathischen Prinzip, Gleiches mit Gleichem zu behandeln (siehe Seite 171). Spätschäden der Diphtherie betreffen oftmals das Herz. Dem Gleichheitsgedanken folgend müßte das Mittel, das aus Krankheitserregern gewonnen wurde, die letztlich Herzschäden verursachen können, gegen Herzerkrankungen helfen.

Auch das Prinzip der „Erbnosoden" ist der Homöopathie entlehnt. Hier geht der Anwender davon aus, daß ein Vorfahre des Patienten eine Krankheit durchgemacht hat, die sich noch in der nächsten Generation auswirkt. Als Beispiel: Eine Syphilisinfektion beim Großvater, von der vielleicht niemand etwas ahnte, könnte etwa für die Gedächtnis- und Durchblutungsstörungen des Enkels verantwortlich sein und müßte demnach mit der Luesinum-Nosode behandelt werden.

Nosoden-Befürworter trauen vergangenen Infektionen zu, daß Krankheitsrückstände das gesamte „Terrain" vergiften.

DIE MITTEL

Nosoden werden im allgemeinen injiziert, nur selten verwendet man sie als „Trinkampullen". Die meisten Nosoden werden industriell hergestellt. Aus Bakterien und Viren, deren Giftstoffen, dem handelsüblichen Impfstoff dieser Krankheiten oder aus infektiösen Produkten der Krankheit wie Blut, Eiter und so weiter produziert der Hersteller homöopathisch potenzierte Arzneimittel, zum Beispiel Salmonella paratyphi-Nosode, Hepatitis-Nosode. Da die Ausgangsstoffe vor der Herstellung sterilisiert werden müssen, können sie den Empfänger nicht mehr infizieren.

Die „Gewebenosoden" werden aus krankhaft veränderten Organen oder Geweben hergestellt, die Carcinoma uteri-Nosode zum Beispiel aus Gebärmutterkrebs-Zellen.

„Autonosoden" sind eine Sonderanfertigung aus körpereigenem Material des Patienten, die auch nur er gespritzt bekommt. Sie gelten als wesentlich wirksamer als andere Nosoden.

Um eine Autonosode zu bekommen, geht der Patient meist mit der vom Arzt hergestellten Lösung seines Bluts, Harns, Stuhls, Schweisses oder anderen Ausscheidungsprodukten in eine Apotheke. Dort wird daraus die Nosode in entsprechender Verdünnung hergestellt. Nach den Buchstaben des Gesetzes dürfen Apotheker das nur tun, wenn sie eine besondere Erlaubnis zur Herstellung von Blutzubereitungen haben.

Nosoden gibt es sowohl als Einzelmittel als auch als Zusatz von Kombinationspräparaten.

Präparate: Nosoden-Injeele, KUF-Potenzreihen.

UNTERSUCHUNG UND BEHANDLUNG

Homöopathische Ärzte greifen auf Nosoden zurück, wenn Eltern die sonst übliche Impfung ihrer Kinder ablehnen oder wenn jemand gegen bestimmte Krankheiten nicht geimpft werden darf. Sie wählen dann eine Nosode aus den Krankheitserregern, vor denen sie schützen wollen.

Vermuten Homöopathen eine alte Krankheit oder gar Vererbtes als Ursache der momentanen Beschwerden, werden sie die entsprechenden Nosoden auswahlen.

Am häufigsten greift ein Homöopath zu Nosoden, weil er glaubt, in der Krankheitsgeschichte seines Patienten eine Infektion erkannt zu haben, von der er meint, daß der Körper sie nicht vollständig abgewehrt hat. Dann kombiniert er meist eine ganze Reihe unterschiedlicher Nosoden, weil angeblich nur so alle Giftstoffe ausgeschwemmt werden können.

Es gibt Anwender, die meinen, daß die richtigen Nosoden nur mittels Elektroakupunktur (siehe Seite 258) herauszufinden seien.

ERKLÄRUNG DER WIRKUNG

Für die Erklärung der Wirkung von Nosoden gibt es bislang nur Hypothesen. Sie lehnen sich an die Homöopathie an. Die Mittel sollen ihre Information an den Körper übertragen und in ihm geschwächte Abwehrkräfte im Sinne einer Reiztherapie aktivieren.

Gemäß einer anderen Vorstellung behindern verstopfte Lymphgefäße die Ausscheidung von Fremdstoffen. Nosoden sollen diese Blockade beheben und damit eine Abwehrreaktion zu Ende bringen können, die in der Vergangenheit unterbrochen wurde.

ANWENDUNGSBEREICHE

Eigenblutnosoden sollen ein geschwächtes oder überschießend reagierendes Abwehrsystem umstimmen (siehe Seite 28). Erfolge werden vermeldet bei akuten und immer wiederkehrenden Infektionskrankheiten, bei entzündlich-rheumatischen Erkrankungen und Allergien. Über besonders gute Erfolge wird bei der Behandlung von Kindern berichtet.

RISIKEN

Nach Aussage der Behandler ist die Nosodentherapie nebenwirkungsfrei.

Wenn zur Herstellung der Nosoden jedoch Gewebe von Schafen, Ziegen oder Rindern verwendet werden, besteht die Gefahr, daß sich Menschen mit Partikeln infizieren, die ihre krankmachende Potenz vielleicht erst nach Jahrzehnten zeigen. Seuchenhygieniker fürchten, daß auf diese Weise der „Rinderwahnsinn“ (BSE) und eine entsprechende Krankheit bei Schafen auf den Menschen übertragen werden könnten. Für diese Erreger gibt es derzeit keine Nachweismöglichkeiten. Ihre sichere Entfernung ist nicht möglich.

Die Schweiz hat auf diese mögliche Gefahr reagiert und ein Produktionsverbot für Arzneimittel aus Rinderextrakt erlassen. Das Bundesgesundheitsamt möchte die Gefahr verringern, indem es Richtlinien für die Auswahl der Tiere und die Herstellung der Produkte vorgibt.

KRITIK

□ Es gibt keine systematischen Untersuchungen zu Wirksamkeit und Nebenwirkungen der Mittel, nur viele einzelne Berichte.

□ Welche Nosode sich für welche Krankheit eignen soll, bestimmen häufig theoretische Analogieschlüsse: Gürtelrose, vom Herpes zoster-Virus ausgelöst, verursacht Nervenschmerzen, also soll die Herpes-Nosode bei Nervenentzündungen helfen. Mit der Ähnlichkeitsregel der Homöopathie (siehe Seite 171) hat das wenig zu tun, denn im Gegensatz zu dieser wurde bei Nosoden kaum je bestimmt, wie sie beim Gesunden wirken.

□ Die grundsätzlichen Einwände, die Kritiker gegenüber der Homöopathie haben (siehe Seite 176), gelten auch für Nosoden.

□ Die Idee von den im Gewebe abgelagerten Krankheitsresten ähnelt der der Homotoxikologie (siehe Seite 183), ist aber wie diese bar jeder wissenschaftlichen Grundlage.

□ Das Impfprinzip im naturwissenschaftlichen Sinn kann bei Nosoden nicht zum Tragen kommen. Wenn sie in Verdünnungen über D 23 (siehe Seite 176) gebraucht werden, gelangt – rein rechnerisch – kein Molekül der Ausgangssubstanz mehr in den Körper. Aber auch Niedrigpotenzen enthalten nicht die für eine Immunisierung notwendige Menge Erreger. Einen Schutz vor Krankheiten, wie er nach einer der üblichen Impfungen im allgemeinen erreicht wird, kann man nach einer „homöopathischen Impfung“ nicht erwarten. Die vorbeugende Gabe von Nosoden verhindert auch nicht die Malariainfektion. Einige Krankheitsfälle sind bekannt geworden.

□ Elektroakupunktur eignet sich weder zur Auswahl der jeweils „richtigen“ Arzneien (siehe Seite 258), noch ist es eine geeignete Methode, um die Wirksamkeit von Nosoden zu prüfen.

EMPFEHLUNG

Die Behandlung mit Nosoden aus tierischen Geweben ist abzulehnen, da das mögliche Risiko den Nutzen überwiegt.

Die anderen Nosoden können nicht zur gezielten Behandlung von Krankheiten empfohlen werden, weil es dafür keinen Wirkungsnachweis gibt. Ihre Injektion kann als unspezifische Reiztherapie gelten (siehe Seite 20).

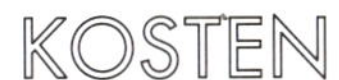

KOSTEN

Die gesetzlichen Krankenkassen bezahlen die Behandlung mit Nosoden üblicherweise nicht (siehe Seite 20).

Für Selbstzahler berechnet der Arzt die Kosten nach der Gebührenordnung für Ärzte (siehe Seite 20).

Fünf Ampullen Nosoden-Präparate kosten 1992 etwa 6,60 DM.

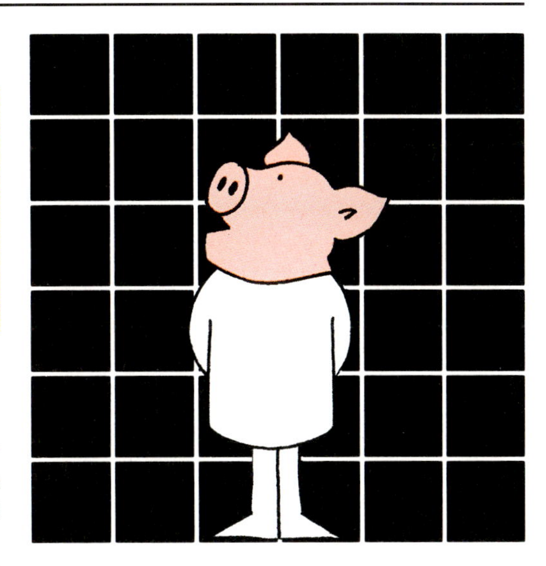

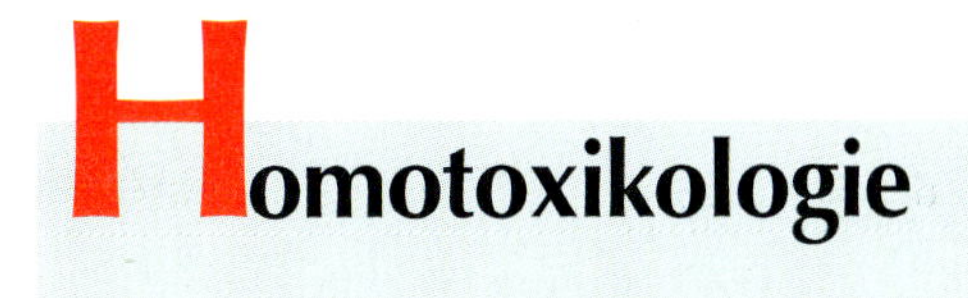

Homotoxikologie

GESCHICHTE

Der deutsche Arzt *Hans-Heinrich Reckeweg* (1905–1985) ist der Erfinder der Homotoxikologie. Aus allen ihm bekannten medizinischen Modellen und Erklärungen für Gesundheit und Krankheit schuf er die „Synthese der Medizin“.

DIE IDEE DAHINTER

Für Reckeweg sind Krankheiten biologisch zweckmäßig. Sie zeigen, daß sich der Körper gegen innere oder von außen eingedrungene „Menschengifte“ wehrt. Eine solche „Giftabwehrkrankheit“ soll in sechs Phasen verlaufen und sei hier am Beispiel des Arsens dargestellt.

Exkretion: Der Körper versucht, sich des Gifts durch Erbrechen und Durchfall zu entledigen.

Reaktion: Er reagiert zunehmend heftiger. Fieber und Hautausschlag kommen hinzu.

Deposition: Was man nicht loswerden kann, kommt ins Depot. Das Arsen lagert sich in Haaren, Haut und Nägeln ab.

Während dieser ersten drei Phasen soll sich der Körper noch selbst helfen können. Zellen und Organe gelten als noch intakt, weil die Gifte angeblich „nur" in den Körperflüssigkeiten kursieren. Doch dann folgt der von Reckeweg gedachte „Biologische Schnitt", und von nun an wird's schlimm. Nun sollen die Enzyme geschädigt sein, sich die Krankheit immer mehr verschlimmern, ein positiver Ausgang erscheint immer unwahrscheinlicher. Am Beispiel Arsen:

Imprägnation: Das Metall blockiert die enzymatisch gesteuerten Funktionen der Zellen.

Degeneration: Das Blutbild verändert sich, die Leber ist geschädigt.

Neoplasma: Häufigste Folge einer chronischen Arsenvergiftung ist der Hautkrebs.

Jede Krankheit kann von einer Phase in eine andere übergehen beziehungsweise statt des einen Organs kann ein anderes krank werden. Dieses ist in beiden Richtungen möglich: sowohl im Sinne einer Besserung als auch einer Verschlechterung.

Reckeweg meint, wenn der Körper in seinen Bemühungen, sich vom Gift zu befreien, gestört wird, käme es zur „Rückvergiftung". Darin sah er die vornehmliche Gefahr schulmedizinischer Behandlungen. Für ihn kann auf diese Weise die antibiotische Behandlung einer Mandelentzündung in eine Leukämie münden.

Reckeweg behauptet, die Gifte ausgemacht zu haben, die Menschen angeblich am meisten gefährden: Sutoxine nennt er die Übeltäter, acht Gruppen von Giftstoffen, die im Schweinefleisch enthalten sein sollen. Zu ihnen gehören auch Cholesterin, Wachstum- und Sexualhormone und das Grippevirus. Und sie sollen für das verantwortlich sein, was Reckeweg zu beobachten glaubte: Schweinefleischesser haben öfter Blinddarm- und Gallenwegentzündungen, Akne und Furunkel und so weiter. Ihn erstaunte das nicht. Hatte er doch eine biologische Ähnlichkeit zwischen Mensch und Schwein ausgemacht. Und aufgrund dieser Ähnlichkeit würde das gegessene Schweinefleisch nach und nach die entsprechenden Gewebe im Menschen ersetzen. Das von Reckeweg vorhergesagte Ergebnis: Schweinefleischesser werden im Laufe der Zeit den Tieren ähnlich, die sie verspeisen.

DIE MITTEL

Reckewegs Behandlungskonsequenz hieß: Naturheilverfahren, allen voran Homöopathie. Allerdings hielt er es für nötig, die Homöopathie zu erweitern, so zum Beispiel, indem er die schulmedizinisch üblichen Medikamente auf homöopathische Weise verdünnte (siehe Seite 173), potenzierte Organzubereitungen und Nosoden (siehe Seite 180) verwandte und Mischprodukte zusammenstellte.

Der grundsätzliche Verzicht auf alles Schweinerne galt Reckeweg als unerläßlich.

Präparate: Unter anderem Suis-Injeele (homöopathisch aufbereitete Injektionsmittel aus Schweinegeweben), Homaccorde.

UNTERSUCHUNG UND BEHANDLUNG

Homotoxikologische Mittel werden entsprechend der homöopathischen Ähnlichkeitsregel (siehe Seite 171) angewandt oder gemäß der Isopathie. Das heißt, es soll das Mittel den Schaden beheben, das ihn angerichtet hat: Kortison-Injeel zum Beispiel die unerwünschten Folgen einer Kortisonbehandlung.

ERKLÄRUNG DER WIRKUNG

Antihomotoxika sollen die noch in Reserve liegenden Abwehrmechanismen des Körpers mobilisieren, damit sie sich an der Giftabwehr beteiligen.

ANWENDUNGSBEREICHE

Antihomotoxische Mittel sollen sich – entsprechend ihrer Zusammensetzung – zur Behandlung aller Krankheiten eignen.

RISIKEN

Die Homotoxikologie duldet eine Behandlung mit den üblichen Medikamenten nur bei „Endzuständen". Wenn sich Therapeuten an diese Maßgabe halten, steht zu erwarten, daß notwendige Behandlungen versäumt und Menschen in Gefahr gebracht werden.

KRITIK

Die Homotoxikologie basiert auf unhaltbaren und unzweifelhaft widerlegten Grundannahmen.

☐ Reckewegs Krankheitstheorien fehlt jeglicher Beweis.

☐ Für die Existenz von „Sutoxinen" gibt es keine Anhaltspunkte und wissenschaftlich gesicherte schon gar nicht. Einige der von Reckeweg genannten Stoffe sind im Schweinefleisch zwar enthalten, aber nicht in Mengen, die schaden könnten.

☐ Die Wirksamkeit der Behandlung mit antihomotoxischen Mitteln ist nicht durch wissenschaftliche Arbeiten belegt, sondern wird als Erfahrungsbericht einzelner, damit arbeitender Heiler weitergegeben.

☐ Die Aussage, daß Antihomotoxika stets in positivem Sinn wirken, ist anmaßend und nicht belegt.

☐ Reckewegs Aussage, unter dem Einfluß der üblichen Medikamente könnten aus Viren sogenannte vagabundierende, krebsauslösende Gene entstehen, ist absurd.

EMPFEHLUNG

Eine antihomotoxische Therapie kann nicht empfohlen werden zur gezielten Behandlung von Krankheiten, weil die zugrundeliegenden Vorstellungen unhaltbar sind und es dafür keinen Wirksamkeitsnachweis gibt. Das Spritzen von Nosoden im Rahmen einer solchen Therapie ist abzulehnen (siehe Seite 180).

KOSTEN

Die gesetzlichen Krankenkassen bezahlen die antihomotoxische Behandlung üblicherweise nicht (siehe Seite 20).

Für Selbstzahler berechnet der Arzt die Kosten nach der Gebührenordnung für Ärzte (siehe Seite 20).

Fünf Homaccord-Ampullen kosten 1992 6,60 DM, fünf Suis-Injektionen 17,50 DM, 30 Milliliter Homaccord-Tropfen 9,70 DM.

ADRESSEN

Internationale Gesellschaft für
Homotoxikologie und
antihomotoxische Therapie
Bertholdstraße 7
W-7500 Baden-Baden

Spagyrik

GESCHICHTE

Die Spagyrik ist eine Heilkunde mit philosophischem Denkansatz, deren Mittel nach den Regeln der Alchemie hergestellt werden. Einige ihrer Vertreter geben dem System zusätzlich noch eine ideologische, weltanschauliche Komponente.

In der mittelalterlichen Alchemie mischten sich religiöse, mythische, astrologische und naturwissenschaftliche Elemente. Ihr lag die Vorstellung zugrunde, daß alle natürlichen Stoffe auf chemischem Wege von Unreinem getrennt werden müßten. Die „geläuterten" Zwischenstufen sollten dann zu einem neuen Stoff mit wertvolleren Eigenschaften zusammengefügt werden können. Vielen Praktikern der „Schwarzen Kunst" erschien Gold als die wertvollste „Quintessenz". Auf der Suche nach dem „Stein der Weisen", der alles mögliche in Gold verwandeln könnte, gelang ihnen eine Fülle von chemischen Entdeckungen.

Einer der wichtigsten Vertreter der Spagyrik war *Carl-Friedrich Zimpel*. Er lebte von 1801 bis 1879, war Eisenbahningenieur und medizinisch interessiert. Auf vielen Reisen hatte er sich mit den verschiedensten Heilmethoden vertraut gemacht. Ohne medizinische Ausbildung oder Praxis wurde ihm der Dr. med. mit der Auflage zuerkannt, in Deutschland nicht als Arzt tätig zu werden. Die von Zimpel in Italien entwickelten Mittel prüfte für ihn ein Heilpratiker in Deutschland auf ihre Wirksamkeit.

Die Situation heute

Spagyrische Heiler arbeiten vielfach nach eigenen Regeln. Sie stellen ihre Mittel oft selbst her und verkaufen sie auch. Teilweise überlassen sie den Verkauf den mit ihnen zusammenarbeitenden Apotheken, teilweise behandeln sie aber auch mit spagyrischen Fertigprodukten, die die pharmazeutische Industrie liefert. Der Umfang, in dem Spagyrika angewendet werden, ist schwer auszumachen, wird aber wahrscheinlich weit unterschätzt.

DIE IDEE DAHINTER

Zimpels Verständnis vom Kranksein entsprach weitgehend dem der damaligen Zeit: Schlechte Säfte machen krank, geheilt wird man durch tiefen Glauben und indem man bei der Behandlung astrologische und kosmische Aspekte berücksichtigt. Zimpels Wunsch war es, ein Universalmittel herzustellen, das das Menschenleben auf Jahrhunderte verlängere. Er glaubte, es in den Mitteln gefunden zu haben, die aufgrund des alchemistischen Herstellungsprozesses besondere Heilkräfte hätten.

DIE MITTEL

Zimpel kreierte drei „Reihen" mit je sieben Medikamenten: sieben innerliche „Pflanzenmittel", sieben äußerlich anzuwendende „Elektrizitätsmittel" und sieben „spezielle Mittel", die Arcana (Arcanum = Geheimnis).

Mit elektrischem Strom haben die „Elektrizitätsmittel" nur entfernt zu tun. Zimpel nennt sie so, weil sie, wie er sagt, „eine augenblickliche Wirkung haben, derjenigen ähnlich, welche die Elektrizität auf den Organismus ausübt".

Alle diese Mittel sind aus einer Vielzahl von Einzelkomponenten zusammengesetzt. In jeder Reihe gibt es ein „Universalmittel". Die anderen Mittel unterstützen das Universalmittel bei der Behandlung akuter Symptome.

Die Vorschriften der verschiedenen Spagyriker zur Herstellung ihrer Mittel variieren. Auch das Homöopathische Arzneibuch nennt drei verschiedene spagyrische Herstellungsvorschriften. Das Grundprinzip ist allerdings immer dasselbe: Die Pflanzen in Wasser mit Hefe vergären lassen, destillieren, den Rückstand glühen und die Asche wieder im Destillat auflösen. Ausgangsprodukt für spagyrische Mittel sind Pflanzen, Salze, Metalle und ihre Verbindungen, bei manchen Mitteln auch Gewebe und Organe.

In Deutschland bekannte Hersteller von Spagyrika sind die Firmen Iso, Pekana, Phoenix, Soluna, Solaris und Staufen-Pharma. Sie bieten außer den Zimpelschen Komplexmitteln auch Einzelessenzen an, so daß die Anzahl der spagyrischen Mittel mittlerweile auf über 500 angestiegen ist.

Ob diese Mittel – ähnlich den Homöopathika und den anthroposophischen Mitteln (siehe Seite 168) – weiterhin im Handel bleiben, wird eine Kommission beim Bundesgesundheitsamt entscheiden, die jedoch erst 1991 zusammengestellt wurde.

UNTERSUCHUNG UND BEHANDLUNG

In der Spagyrik wird Wert auf eine Diagnose der wirklichen Krankheitsursachen gelegt. Dies ist jedoch in spagyrischem Sinne gemeint, weniger in naturwissenschaftlichem Sinn. Eine Liste von Indikationen soll dem Behandelnden helfen, das der jeweiligen Krankheit entsprechende Mittel auszusuchen.

Der deutsche Heilpraktiker *Ulrich Jürgen Heinz* hat ein eigenes Diagnosesystem entwikkelt, mit dem er Krankheiten schon zu einer Zeit aufspüren will, zu der die Schulmedizin sie noch nicht erkennen kann. Dazu behandelt er einen Tropfen Patientenblut auf spagyrische Weise und läßt das Produkt eintrocknen. Das entstandene Kristallisationsmuster vergleicht er mit anderen, in einer Tabelle aufgeführten Mustern und leitet daraus die Diagnose und das passende Heilmittel ab. Als Weiterentwicklung bietet Heinz neuerdings die „Cluster-Medizin" an und ein umfassendes Programm zur Heilung der gesamten Welt.

Besonderheiten der Anwendung

□ Innerliche Anwendung: Die verordneten Mittel in ein Glas (!) mit einem Achtelliter abgekochtem Wasser geben und mit einem Horn- oder Holzlöffel verrühren.

□ Arcana immer getrennt von den anderen Mitteln einnehmen, die Tropfen mit einem Teelöffel Wasser.

□ Äußerliche Anwendung: Für Umschläge 20 bis 30 Tropfen auf ein Viertelliter Wasser. Kompressen ein bis zwei Stunden anwenden, dabei viertel- bis halbstündlich erneuern.

ERKLÄRUNG DER WIRKUNG

Zimpel selbst hat nichts darüber verlauten lassen, wie er sich die Arzneiwirkung erklärt.

Spagyriker meinen, die Pflanzenmittel reinigten das Blut. Das wird für jeden Heilungsvorgang als unerläßlich angesehen. Den Elektrizitätsmitteln schreiben Zimpel-Anhänger eine „Ausstrahlung transformierter elektrizitätsähnlicher Kräfte" zu, die auf den „Kraftwechsel" des Körpers einwirken sollen.

Als Wirkungsträger der Spagyrika gelten nicht ihre Inhaltsstoffe, sondern die durch das Herstellungsverfahren entwickelten metaphysischen Kräfte.

ANWENDUNGSBEREICHE

Die Liste der Krankheiten, die spagyrische Heilmittel beeinflussen sollen, ist lang. Sie reicht von Abszeß (Blutgeschwür) bis Zuckerkrankheit und schließt auch Epilepsie und Rückenmarkentzündung ein. Krebserkrankungen fehlen allerdings in der Aufzählung.

RISIKEN

Manche der Mittel enthalten Arsen-, Antimon- und Quecksilberverbindungen in homöopathischen Tiefpotenzen, so daß bei Dauergebrauch chronische Vergiftungen nicht auszuschließen sind (siehe Seite 288).

KRITIK

Die Spagyrik ist keine Heilmethode mit krankheits- oder ursachenspezifischer Behandlung im heutigen Sinn.

Das mittelalterliche Gedankengut, auf dem die Spagyrik basiert, gilt heute als überholt.

□ Warum oder wie die Mittel wirken sollen und warum sie so und nicht anders zusammengesetzt sind – darüber blieb Zimpel die Erklärung schuldig.

□ Es gibt keinen wissenschaftlichen Beleg für die Wirkung der Mittel.

□ Es gibt keine brauchbaren Untersuchungen darüber, welche Inhaltsstoffe in den pflanzlichen Spagyrika nach der Herstellungsprozedur noch übriggeblieben sind.

□ Eine nach Zimpels Vorschriften zubereitete spagyrische Essenz enthält andere Inhaltsstoffe als eine, die nach den Vorschriften des Homöopathischen Arzneibuchs hergestellt wurde. Die Wirkung, die Zimpel bei seinen Mitteln beobachtete, läßt sich demnach nicht ohne weiteres auf die Mittel übertragen, die man heute erhält.

□ Die spagyrische Blutanalyse nach Heinz ist kein akzeptables diagnostisches Verfahren. Sie birgt die große Gefahr, Fehldiagnosen zu liefern.

EMPFEHLUNG

Spagyrische Diagnostik ist abzulehnen. Die spagyrische Behandlung kann nicht empfohlen werden zur gezielten Therapie von Krankheiten, weil es dafür keinen Wirkungsnachweis gibt. Sie erscheint harmlos, solange keine wirksamen Behandlungen versäumt werden.

KOSTEN

Die gesetzlichen Krankenkassen bezahlen die spagyrische Behandlung üblicherweise nicht (siehe Seite 20).

Für Selbstzahler berechnet der Arzt die Kosten nach der Gebührenordnung für Ärzte (siehe Seite 20).

10 Milliliter Spagyrische Pflanzenmittel kosten 1992 8,70 DM, 20 Milliliter Komplexmittel 15,50 DM.

Mikrobiologische Therapie (Symbioselenkung)

GESCHICHTE

Nach der Erfindung der Pockenimpfung im Jahre 1796 gab es viele Ansätze, mit lebenden oder abgetöteten Erregern, geschluckt oder gespritzt, Krankheiten zu heilen.

Später dann, mit Beginn der Antibiotikabehandlung, wurde offenbar, welche Rolle körpereigene Bakterien für die Gesundheit spielen. Antibiotika können die natürliche Darmflora schädigen oder vernichten. Das kann zu schweren Krankheiten führen.

Aus der Kombination des Impfgedankens mit dem Wissen um die Bedeutung der Darmflora entwickelte sich etwas, was lange Zeit „Symbioselenkung" hieß. Ihr Kerngedanke war, bestimmte Bakterien in den Körper zu bringen und so in der Darmflora wieder das „normale" Mischungsverhältnis von Bakterien zu schaffen.

Forschungen zeigten jedoch bald, daß man von falschen Voraussetzungen ausgegangen war, was denn eine „normale" Darmflora sei.

Die Situation heute

Die Befürworter der Therapie mit Mikroorganismen tragen dem neuen Wissensstand Rechnung, indem sie ihr Konzept nun Mikrobiologische Therapie nennen und mit ihr vornehmlich die körpereigene Abwehr beeinflussen wollen (siehe Seite 28).

Die Krankenkassen registrieren, daß immer mehr Präparate der Mikrobiologischen Behandlungsrichtung verordnet werden. 1989 bezahlten sie dafür 56 Millionen DM.

DIE IDEE DAHINTER

Mensch und Bakterien leben in einem innigen Verhältnis miteinander. Die Schleimhaut des Darms ist üppig mit Bakterien besiedelt. Ihre Zahl ist immerhin zehn- bis hundertmal so groß wie die Gesamtzahl aller Körperzellen. Für den Menschen ist diese Symbiose überaus vorteilhaft. Unter anderem ist die Bakterienbesiedelung für ein funktionierendes Abwehrsystem notwendig.

Die Anhänger der Therapie meinen, eine veränderte Darmflora könne einerseits Ursache, andererseits aber auch Ausdruck einer Krankheit sein. Bei einer „falschen" Darmbesiedelung sollen mehr von den üblichen Fäulnisstoffen im Darm gebildet werden als sonst, und sie sollen verstärkt ins Blut übertreten.

DIE MITTEL

Fertigprodukte gibt es in fester oder flüssiger Form zum Schlucken, einige auch als Injektionsmittel. Die meist verkauften Mittel enthalten Bakterien des menschlichen Darms, zum Teil noch mit verschiedenen anderen Stoffen vermischt.

Als Anwendungsbereiche werden Magen Darm-Erkrankungen, Allergien, Ekzeme und „Abwehrschwäche" genannt.

Präparate: Bactisubtil, Colibiogen, Mutaflor, Pro-Symbioflor, Rephalysin, Symbioflor I und II, Symbioflor-Antigen, Utilin, Uro-Vaxom.

Die folgenden Mittel enthalten vorwiegend milchsäurebildende Bakterien. Sie sollen eine zum Beispiel nach Antibiotikabehandlung zerstörte Darmflora wieder aufbauen.

Präparate: Acidophilus Zyma, Eugalan forte, Hylak, Hylak forte, Imbak, Omniflora, Omnisept, Ribolac.

Einige Präparate sind für Atemwegerkrankungen gedacht, weil die zur Herstellung verwendeten Keime vornehmlich in den Atemwegen eine Rolle spielen.

Präparate: Broncho-Vaxom, I.R.S.Spray, Omnadin, Paspat.

Uro-Vaxom dient zur Behandlung von Harnweginfektionen.

Vielfach wird eine mikrobiologische Therapie auch mit „Autovakzinen" durchgeführt. Diese Injektionsmittel kann man nicht fertig kaufen. Sie werden in einem darauf spezialisierten Labor als „Sonderanfertigung" für jeden Patienten einzeln hergestellt. Sie enthalten abgetötete Keime, die aus einer geringen Menge Stuhl, Harn, Nasensekret, Speichel oder Rachenabstrich des Patienten gewonnen wurden.

UNTERSUCHUNG UND BEHANDLUNG

Vertreter der Mikrobiologischen Therapie fordern als Voraussetzung für eine Behandlung mit Mikroorganismen die Diagnose „Dysbakterie". Dieser Begriff steht für: Im Darm siedeln nicht die „richtigen" Bakterien beziehungsweise ihr Mengenverhältnis ist nicht „richtig". Um das festzustellen, reichen den Behandlern die Vorgeschichte der Krankheit und die Schilderung der Beschwerden aus. Eine Stuhlanalyse erscheint ihnen nicht notwendig. Wenn sie dennoch gemacht wird, resultieren daraus oft Diätempfehlungen.

Für die Behandlung gibt es ein Grundschema: Eingewöhnung mit Pro Symbioflor, dann lebende Kokken (Darmbakterien) in Form von Symbioflor I, später lebende Escherichia coli (Darmbakterien) in Form von Symbioflor II.

Je nach Art und Schwere der Krankheit wird dieses Schema abgewandelt.

Autovakzinen werden in ansteigender Konzentration unter die Haut gespritzt.

Die Behandlung dauert mindestens Wochen, bei schweren Krankheiten auch Monate bis Jahre und soll konsequent durchgeführt werden.

ERKLÄRUNG DER WIRKUNG

Bei dem alten Gedanken der „Symbioselenkung" ging man davon aus, daß durch die Besiedelung des Darms mit „falschen" Bakterien vermehrt Fäulnisstoffe gebildet würden. Die würden dann ins Blut übertreten und bei Krankheiten eine Rolle spielen.

Als „Mikrobiologische Therapie" eingesetzt, sollen die Bakterienprodukte das Immunsystem anregen und so helfen, auftretende Infektionen abzuwehren und Krankheiten zu heilen (siehe Seite 28).

ANWENDUNGSBEREICHE

Die Anwender bezeichnen die Mikrobiologische Therapie als wirksam und unschädlich. Als Indikationen geben sie an: immer wiederkehrende oder chronische Infektionskrankheiten, besonders der Harn- und Luftwege; Infektionen, die auf Antibiotika nicht ansprechen; Magen-, Darm-, Leber- und Gallenkrankheiten; Allergien; Hautkrankheiten; Rheuma im weitesten Sinn; Zusatzbehandlung bei Krebs.

Dieses von den Befürwortern der Therapie angegebene weite Anwendungsspektrum erscheint erfahrenen Mikrobiologen unhaltbar. Studien, die naturwissenschaftlichen Ansprüchen genügen, bestätigen die Wirksamkeit einer solchen Behandlung bei immer wiederkehrenden Mandelentzündungen, Erkältungskrankheiten und Nasennebenhöhlenentzündungen. Alle anderen Anwendungsbereiche beruhen auf Einzelerfahrungen und sind wissenschaftlich entweder gar nicht oder unzureichend belegt.

RISIKEN

Die Injektion der Bakterienpräparate ist grundsätzlich mit Risiken verbunden – je empfindlicher der Mensch ist, um so mehr. Die Bandbreite reicht von leichten Hautrötungen am Einstichort bis zum lebensbedrohlichen allergischen Schock.

KRITIK

☐ In der Argumentation der Befürworter mischt sich der alte Gedanke, im Darm für die „richtige Bakterienmischung" zu sorgen, mit der neuen Wirkungserklärung „Immunstimulation".

☐ Die „Selbstvergiftung" infolge „Dysbakterie" ist eine bisher unbewiesene Theorie.

☐ Es gibt keinen Anhaltspunkt dafür, daß eine „falsche" Darmbesiedelung Einfluß hätte auf die Entstehung von Allergien.

☐ Es ist anzunehmen, daß die Magensäure die meisten eingenommenen Bakterien abtötet. Ob sich der Rest im Darm ansiedelt, ist fraglich.

☐ Beim Wiederaufbau einer zerstörten Darmflora kann es sinnvoll sein, dem Körper milchsäurebildende Bakterien anzubieten. Das kann aber auch in Form von Joghurt geschehen.

☐ Die amerikanische Gesundheitsbehörde bezweifelt, daß milchsäurebildende Bakterien Durchfall stoppen können. Sie hat verfügt, daß solche Produkte aus dem Handel genommen werden.

☐ Geschluckte Keime regen – einer Schluckimpfung ähnlich – das Immunsystem sicherlich an. Was das aber konkret für die Behandlung einzelner Krankheiten bedeutet, muß erst noch erarbeitet werden. Im übrigen ist das Essen von Rohkost – mit den unvermeidlich daranhängenden Bakterien – für das Immunsystem jedesmal eine solche Anregung.

EMPFEHLUNG

Die Mikrobiologische Therapie ist bisher nur empfehlenswert bei immer wiederkehrenden Mandelentzündungen, Erkältungskrankheiten und Nasennebenhöhlenentzündungen.

Ansonsten kann sie als unspezifische Reiztherapie gelten.

Die Behandlung mit Injektionen ist abzulehnen.

KOSTEN

Die Krankenkassen bezahlen die Mikrobiologische Behandlung üblicherweise nicht (siehe Seite 20). Einige der Arzneimittel kann der Arzt allerdings zu Lasten der Krankenkassen verordnen.

Ihre Verfechter bezeichnen die Therapie als kostengünstig. Sie ist es aber dann nicht, wenn man bedenkt, daß sie bei schweren Krankheiten Monate oder gar Jahre durchgeführt werden soll.

ADRESSEN

Institut für Mikroökologie
Kornmarkt 34
W-6348 Herborn

Bach-Blütentherapie

GESCHICHTE

Edward Bach lebte von 1886 bis 1936. Er war Arzt und beschäftigte sich zugleich intensiv mit der Homöopathie, die er auf seine Art abwandelte. Im Laufe seiner Tätigkeit wurde ihm die psychische Komponente von Erkrankungen immer wichtiger. Bachs Überlegungen sind deutlich vom psychoanalytischen Konzept C. G. Jungs geprägt. 1930 stieg Bach aus seinem bisherigen Leben aus und entwarf in der walisischen Abgeschiedenheit sein System psychisch definierter Persönlichkeitstypen und der dazugehörigen Heilpflanzen. Nach sechs Jahren, in denen er fühlte, daß sich „seine Sensitivität immer stärker ausprägte", kurz vor seinem Tod, hielt er sein Werk für abgeschlossen.

Die Situation heute

Bachs langjährige Assistentin führte sein Lebenswerk fort. Abgesehen vom englischen Stammhaus gibt es in verschiedenen Ländern nationale Bach-Zentren, die die Methode verbreiten und die Mittel vertreiben.

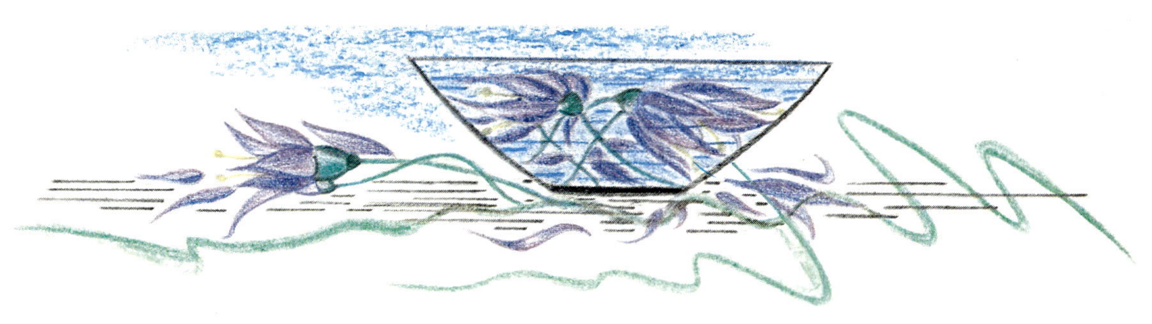

DIE IDEE DAHINTER

Für Bach war Krankheit „das Ergebnis eines Konfliktes zwischen Höherem Selbst und Persönlichkeit". Die eigentliche Krankheit hieß für ihn Charakterschwäche. Darunter verstand er Stolz, Grausamkeit, Haß, Egoismus, Unsicherheit, Unwissenheit, Habgier. Für Bach gab es 38 negative Seelenzustände, die sich in präzisen Beschwerden äußern. Heilung bedeutete für ihn, Charakterschwächen durch gedankliche und spirituelle Bemühung in Tugenden zu verwandeln.

DIE MITTEL

Die Blütenmittel werden heute noch an den Standorten gesammelt und dort mit den gleichen Verfahren hergestellt, wo und wie Bach sie beschrieb. Nur wild wachsende Pflanzen sollen für Blütenmittel geeignet sein.

An einem sonnigen, wolkenlosen Tag werden die voll aufgeblühten Blüten morgens vor neun Uhr gepflückt und in eine Schale mit Quellwasser gelegt. Wenn die Blüten zu welken beginnen, werden sie mit einem Zweig derselben Pflanze aus dem Wasser gefischt. Blütenwasser von Bäumen und Sträuchern erhält man, indem man Stiele und Blättchen eine halbe Stunde lang kocht.

Die Flüssigkeit wird mit der gleichen Menge Cognac oder Brandy konserviert und dann noch einmal im Verhältnis 1: 240 verdünnt. Das ergibt den Inhalt der „stockbottles". Aus ihnen werden jeweils ein bis zwei Tropfen erneut mit Wasser vermischt, um die Bach-Blütenmittel herzustellen, die man einnimmt.

In Deutschland gelten die Blütenmittel als Arzneimittel, die vom Bundesgesundheitsamt zugelassen werden müßten, es aber bisher nicht sind.

Darum dürfen sie nur für jeden Patienten einzeln und auf Verordnung eines Arztes importiert werden. Daß Apotheker die Mischungen aus den „stockbottles" selbst herstellen oder die Essenzen vorrätig halten, ist ebensowenig erlaubt wie das Beziehen oder Abgeben durch den Heilpraktiker.

UNTERSUCHUNG UND BEHANDLUNG

Blütentherapeuten halten eine Diagnose im herkömmlichen Sinn nicht für notwendig. Stattdessen soll dem Behandler ein Fragebogen helfen, die psychischen Bedingungen eines Menschen und deren Folgen zu ergründen. Wer mit der Bach-Blütentherapie sehr vertraut ist, soll den Zustand des Patienten intuitiv erfassen können. Alle anderen Diagnose- und Testverfahren, die passenden Blüten herauszufinden – zum Beispiel EAV (siehe Seite 258), Angewandte Kinesiologie (siehe Seite 263) oder Pendeln (siehe Seite 252) –, beurteilen die Lehrer der Blütentherapie skeptisch.

Nach dem Erstgespräch erhält der Klient „seine" Blütenmittel. Bei weiteren Sitzungen muß überprüft werden, ob es noch die richtigen sind. Gegebenenfalls werden neue, der veränderten Situation angepaßte, verordnet. Zur Behandlung gehört, daß sich der Patient mit der Philosophie Bachs vertraut macht.

Bei akuten Zuständen sollen die Bach-Blüten innerhalb von Stunden oder Tagen helfen. Die Behandlung chronischer Beschwerden dauert demgegenüber zwischen neun und 18 Monaten. Zur Selbstentfaltung soll man Bach-Blüten jahrelang ohne Schaden verwenden können.

Nach Ansicht der Blütentherapeuten kann jeder Mensch akute Empfindungen selbst behandeln. Chronische Beschwerden sollen sich der Selbstbehandlung entziehen, weil man seine eigenen, unbewußten seelischen Blockaden nicht wahrnehmen kann. Hier soll vorübergehend die Hilfe eines Therapeuten nötig sein.

Besonderheiten der Anwendung

☐ Die Blütentherapie soll sich mit allen anderen Therapiemethoden vertragen.

☐ Wer Alkohol meiden will, kann die Tropfen als wässrige Lösung bekommen. Die Wirkung soll darunter nicht leiden.

☐ Äußerliche Anwendungen der Tropfen, ihr Tragen am Körper und das Stehenlassen über Nacht am Bett sollen ebenfalls wirken, allerdings nur für kurze Zeit.

ERKLÄRUNG DER WIRKUNG

Bachs Blütenmittel sollen die energetische und geistige Kraft der Pflanze konzentriert enthalten. Diese Kraft soll Blockierungen im „bioenergetischen Feld" des Menschen beseitigen, indem sie „die Kanäle für die Botschaften des spirituellen Selbst öffnet".

Sowohl die Energie der Blüten als auch ihre Eignung für den jeweiligen Menschen soll mit der Kirlian-Fotografie (siehe Seite 254) nachweisbar sein.

ANWENDUNGSBEREICHE

Ihren Verfechtern ist die Bach-Blütentherapie eine Reinigungs- oder Ausleitungstherapie der Seelenebene. Sie soll Menschen befähigen, psychische Krisen und schwierige Lebenssituationen besser durchzustehen. Manche Psychotherapeuten unterstützen ihre therapeutischen Bemühungen mit Blütenessenzen. Ärzte geben an, daß ihre Patienten weniger Medikamente brauchen, wenn sie die Tropfen einnehmen.

Für Kinder soll sich die Therapie besonders eignen.

Rescue (Notfall- oder Erste Hilfe-Tropfen) ist eine Blütenkombination, die in erster Linie das psychische Gleichgewicht wiederherstellen soll. In jeder emotionalen Streßsituation, aber auch bei Unfällen und bei lebensbedrohlichen Zuständen wie Erstickung, Herzanfall und so weiter sollen die Tropfen schnelle Hilfe bringen.

RISIKEN

Bach-Blüten haben keine Nebenwirkungen. Problematisch können die Rescue-Tropfen sein, wenn man sich auf sie als Hilfe in der Not verläßt.

In einem Lehrbuch der Bach-Blütentherapie für die Arzt- und Naturheilpraxis von 1991 steht als „Oberstes Diagnoseprinzip": Körperliche Zustände sind unerheblich. Damit ist vorprogrammiert, daß bei manchen Krankheiten Behandlungen versäumt werden, die notwendig und wirksam sind.

Als größtes Risiko der Blütentherapie erscheint Bachs Allmachtsphantasie: Für Menschen mit dem wirklichen Wunsch, gesund zu werden, gäbe es keine Krankheit, die der Macht der richtigen Pflanze widerstehen könne. Keine einzige Krankheit sei unheilbar.

KRITIK

Selbst wenn man zustimmt, daß letztlich jede Krankheit eine psychische Komponente hat, erscheint die Beschränkung auf 38 Gemütszustände und die ihnen entsprechenden Blütenmittel als willkürliche „Schubladisierung" von Menschen.

Psychologen halten es für bedenklich, daß Bach Seelenzustände bewertet und Gefühle nach moralischen Kategorien in gut und böse einteilt. Unerträglich ist jedoch, daß es seine Theorie erlaubt, aus Opfern Täter zu machen. In einem der Bach-Blütentherapie-Bücher werden Bach-Blüten bei Alkoholikern, nach Vergewaltigungen und Mißhandlungen mit der Begründung empfohlen: „Derartige Ereignisse können durch unbewußte Programmierungen aus der astralen Ebene herangezogen werden".

□ Bach bezeichnete sein Gedankengebäude als abgeschlossen. Ein Medizinsystem, das Veränderungen oder Weiterentwicklungen ablehnt, ist suspekt.

□ Bachs Pflanzenauswahl läßt sich wissenschaftlich nicht begründen.

□ Bach hat außer seiner Intuition keine Erklärung dafür, warum die Blütenmittel so und nicht anders hergestellt werden sollen.

□ Über die Wirkung der Bach-Blüten gibt es zwar Einzelberichte, aber keine wissenschaftlichen Untersuchungen und Veröffentlichungen.

□ Viele der beschriebenen Heilungen lassen sich leicht als Wirkung eingehender Gespräche erklären.

EMPFEHLUNG

Die Behandlung mit Bach-Blütenmitteln kann nicht empfohlen werden zur gezielten Behandlung von Krankheiten, weil es dafür keinen Wirksamkeitsnachweis gibt. Die Blütenmittel erscheinen harmlos, solange keine wirksamen Behandlungsmaßnahmen versäumt werden.

KOSTEN

Die gesetzlichen Krankenkassen bezahlen Bach-Blütenmittel nicht (siehe Seite 20).

Für Selbstzahler berechnet der Arzt die Kosten nach der Gebührenordnung für Ärzte (siehe Seite 20).

Ein „stockbottle" Blütentropfen kostet 1992 19,70 DM, ein ganzes Set 311,20 DM. Eine Einnahmeflasche mit der fertigen Mischung kostete etwa 15 DM.

ADRESSEN

Dr. Edward Bach Centre
Eppendorfer Landstraße 32
W-2000 Hamburg 20

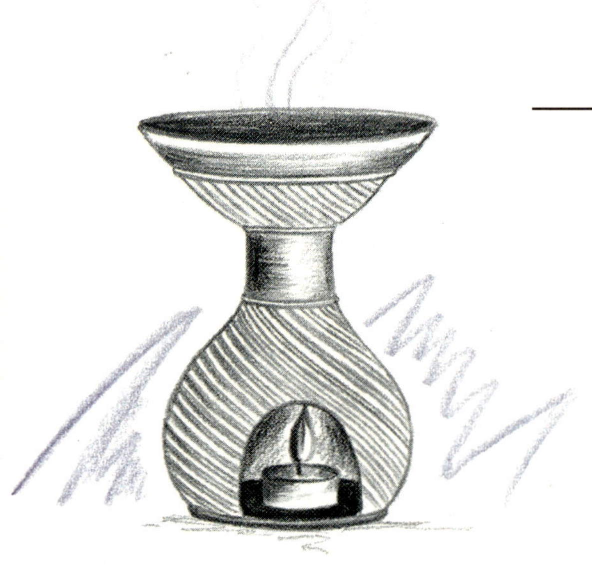

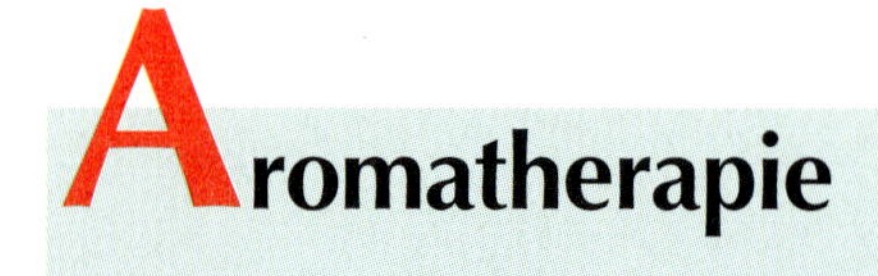

Aromatherapie

GESCHICHTE

Schon seit Jahrtausenden verwenden Menschen wohlriechende Kräuter – sei es, um die Götter milde zu stimmen, sei es, um damit Krankheiten zu vertreiben. Was als „natürliche Therapie" derzeit unter dem Namen „Aromatherapie" wohlfeil angeboten wird, vermischt zweierlei miteinander: Das, was die wissenschaftliche Beschäftigung mit riechenden Stoffen – seien sie natürlichen oder synthetischen Ursprungs – ergeben hat, und esoterisches Gedankengut.

Zur Aromatherapie, wie sie heute propagiert wird, gehören drei Namen: Im Jahr 1928 kreierte der französische Chemiker *René-Maurice Gattefossé* eine Heilmethode mit isolierten ätherischen Ölen. 1964 veröffentlichte der französische Arzt *Jean Valnet* sein Buch zur Aromatherapie, 1977 der englische Heilpraktiker *Robert B. Tisserand* seines.

Dem französischen Einfluß ist es zuzuschreiben, daß außerhalb der Wissenschaft die Begriffe „ätherisches Öl" und „Essenz" gleichbedeutend gebraucht werden.

Die Situation heute

Einerseits wird die Aromatherapie als Selbstbehandlungsmethode bei Befindlichkeitsstörungen propagiert, andererseits setzen Therapeuten sie als Heilmethode ein.

DIE IDEE DAHINTER

Für Aromatherapeuten sind Pflanzen Lebewesen mit einem Energiepotential, das sie auf Menschen übertragen können. Sie sollen die Psyche des Menschen umstimmen und die Balance zwischen Körper und Seele regulieren. Den „Essenzen" traut man zu, die Selbstheilungskräfte des Körpers zu mobilisieren und Krankheiten dadurch den Nährboden zu entziehen.

Die moderne Wissenschaft spricht von Wechselwirkungen zwischen Seele und Körper, die über das limbische System, das ist ein Teil des zentralen Nervensystems, vermittelt werden.

DIE MITTEL

Die Öle der Aromatherapie werden als Kosmetikzusatz und zur Raumaromatisierung verkauft. Es sind keine Arzneimittel. Darum ist auf ihnen von innerlicher Anwendung, Dosierung und Indikationen nichts vermerkt. Sie sind praktisch überall erhältlich. Ihre Haltbarkeit ist nicht angegeben.

Die Aromatherapie läßt nur natürliche „Essenzen" gelten. Synthetische Öle oder der isolierte Hauptbestandteil eines Öls sollen die angestrebte Wirkung nicht haben. Einer Schätzung zufolge haben aber weit mehr als 80 Prozent aller im Handel befindlichen teuren Öle nichts mehr mit ihrem Ursprung zu tun. Geschickte Manipulationen haben sie so „analysenfest" gemacht, daß übliche Prüfverfahren das nicht aufdecken. Vertreibern und Anwendern ätherischer Öle bleibt letztlich nur das Vertrauen in ihre Lieferanten.

UNTERSUCHUNG UND BEHANDLUNG

Ätherische Öle werden eingenommen, äußerlich eingerieben oder als Kompresse aufgetragen, aus einem Dampfbad, dem Zusatz eines Massageöls oder aus der Aromalampe inhaliert, kosmetisch eingesetzt oder beim Kochen verwendet.

Überliefertes volksheilkundliches Wissen und die Erfahrungen einzelner Anwender führten zu Listen, welche „Essenz" sich für welche Krankheit eignet. Man kann sie auf folgende Art auswählen:

- ☐ Man schlägt in einem Buch zur Aromatherapie nach, welche Pflanze darin als für die Beschwerden geeignet angegeben ist.
- ☐ Man folgt der Intuition und wählt, was der Nase gut gefällt.
- ☐ Nach dem Prinzip „gleich zu gleich". Je stärker sich die Persönlichkeit der Pflanze und die des Hilfesuchenden ähneln, desto tiefgreifender angeblich die Umstimmung. Anders als bei der Homöopathie (siehe Seite 171) gibt es bei der Aromatherapie aber kein System, nach dem man diese Ähnlichkeiten feststellt.

Einige Bücher charakterisieren ätherische Öle zusätzlich nach astrologischen Gesichtspunkten und Yin-Yang-Prinzipien. Beschwerden werden als das Überwiegen beziehungsweise als Schwäche eines Prinzips interpretiert. Man will heilen, indem das zugeführte andere Prinzip für Ausgleich sorgt.

Ausbildung der Behandler

Es gibt keinen festgelegten Ausbildungsgang, der zum „Aromatherapeuten" führt. Sowohl Laien als auch medizinisch Vorgebildete beziehen ihr Wissen vornehmlich aus Büchern, die für Laien geschrieben wurden. Eine private Institution in Deutschland bietet Kurse an, in denen sie eine aromatherapeutische Grundausbildung vermittelt. Bestimmte, im Handel sonst nicht erhältliche Öle können nur von Teilnehmern dieser Seminare bezogen werden.

ERKLÄRUNG DER WIRKUNG

Vollkommen unterschiedliche Prinzipien sollen die Wirksamkeit der Aromatherapie erklären:

☐ Mit dem Aroma soll die Seele der Pflanzen in das Körperinnere gelangen und ihm ihre Informationen übermitteln. Die Organe sollen die ihnen entsprechenden „Essenz“-Informationen aufnehmen und verarbeiten.

☐ Um die Wirkung sehr geringer Mengen ätherischen Öls zu erklären, machen Aromatherapeuten Anleihen bei der Homöopathie (siehe Seite 171), ohne jedoch deren Grundprinzipien zu übernehmen.

☐ Chemisch nachgewiesene Pflanzeninhaltsstoffe begründen die Wirkung. Valnet argumentierte vor allem mit den Terpenen, einer Gruppe von Naturstoffen, die eine mehr oder minder ausgeprägte desinfizierende Wirkung haben.

Naturwissenschaftliche Forschungen vergangener Jahre haben einen Teil dieser Ideen bestätigt und Zusammenhänge deutlicher gemacht.

☐ Geschluckte ätherische Öle beeinflussen die Verdauungstätigkeit. Sie werden im Magen aufgenommen und reizen die Organe, vermehrt Verdauungssäfte abzuscheiden. Ein Nervenschaltkreis zwischen Magen und Gehirn soll die Wirkung geschluckter ätherischer Öle auf die Lunge erklären. Über reflektorische Effekte regen Riechstoffe Atmung, Herz, Kreislauf und Verdauung an. Auf diese Weise wirken auch Gewürze.

☐ Ätherisches Öl in einer Menge, dessen Geruch eben noch schwach wahrnehmbar ist, regt die Bronchialschleimhaut an, mehr dünnflüssigen Schleim zu produzieren.

☐ Äußerlich angewandte ätherische Öle wirken innerlich, weil sie durch die Haut in das Blut gelangen, teilweise aber auch, weil man sie einatmet.

☐ Mit verdampfenden ätherischen Ölen kann man die Keimzahl in der Raumluft verringern.

☐ Duftstoffe verändern das Befinden. Sie beruhigen, entspannen oder wirken stimmungsaufhellend.

☐ Der Geruchssinn ist eng mit jenen Gehirnbereichen verknüpft, die das Gefühl bestimmen. So können Düfte lang Vergessenes oder Verdrängtes wieder zu Tage fördern. Manche Psychotherapeuten nutzen diese „Tiefenwirkung“ von Aromaölen.

ANWENDUNGSBEREICHE

Valnet meinte, die Aromatherapie wirke sogar bei Tuberkulose, Syphilis und Gürtelrose. Sie soll Krebs heilen und psychiatrische Krankheiten bessern. Wunden sollen sich schnell schließen, ohne Narben zu hinterlassen. In Büchern, die heute Laien als Behandlungsanleitung dienen, taucht die Empfehlung auf, wann immer möglich, ätherische Öle statt chemischer Arzneimittel zu verwenden. Diabetes, Tripper und Krebs (mit Fragezeichen) werden darin als Anwendungsbereiche genannt.

Andere Verfasser von Büchern über Aromatherapie beschränken sich auf die Empfehlung, ätherische Öle bei Zivilisationskrankheiten wie Schlafstörungen, Streßsymptomen, Angst und Depressionen anzuwenden. Sie soll die Lust an der Liebe anregen und Menstruationsstörungen beseitigen. Für viele weitere Beschwerden stehen passende Öle parat. Dabei soll es keinen Unterschied machen, ob das ätherische Öl in Form eines Tees oder als verdünntes Konzentrat geschluckt wird.

Naturwissenschaftlich nachgewiesen ist die Wirkung folgender ätherischer Öle:

☐ Inhaliertes Muskatöl, Thujaöl und Zitronenöl lindern Husten.

☐ Fichtennadel- und Rosmarinöl als Badezusatz regen an.

☐ Das Öl von Cassia, Ceylonzimt, Kampfer, Koriander, Kümmel, Krauseminze, Poleiminze, Thymian, Salbei und Spika eignet sich zur Desinfektion der Raumluft.

Akzeptiert ist, daß ätherische Öle die Behandlung von funktionellen und psychosomatischen Erkrankungen unterstützen können.

Besonderheiten der Anwendung

Ätherische Öle dürfen niemals unverdünnt angewendet werden.

□ Innerlich: Die Tropfen mit etwas Honig in einem halben Glas heißem Wasser auflösen. Nicht mehr als dreimal täglich drei Tropfen. Dauer einer Kur: höchstens drei Wochen.

□ Bei Massageölen richtet sich die Menge an ätherischem Öl nach dem Zweck: Um Muskelverspannungen zu lockern oder starken Bronchialschleim zu lösen, soll angeblich erheblich mehr Öl nötig sein, als wenn man emotionale Probleme beeinflussen möchte.

□ Badezusatz: Sechs bis acht Tropfen reichen für ein Wannenbad. Die ätherischen Öle vorher in Pflanzenöl, Sahne oder Honig auflösen.

□ Die Aromatherapie läßt sich mit fast allen anderen Therapien kombinieren. Sie soll sich besonders gut mit der Bach-Blütentherapie (siehe Seite 191) vertragen, nicht jedoch mit der Homöopathie (siehe Seite 171).

Grenzen der Anwendung

Einige Bücher, die Anleitungen zur Selbstbehandlung mit ätherischen Ölen geben, warnen: Die innerliche Anwendung ätherischer Öle gehört in die Hände eines erfahrenen Behandlers – worunter sie auch Heilpraktiker verstehen. Unsachgemäße Anwendung kann zu Gesundheitsschäden führen. Sie schränken die Verwendung bestimmter Öle ein

□ bei Schwangerschaft,

□ bei Kindern,

□ bei Bluthochdruck,

□ bei Epilepsie,

□ vor dem Sonnenbad.

Es gibt Dosierungsbeschränkungen bei folgenden Ölen: Anis, Fenchel, Kampfer, Muskat, Nelke, Origano, Pennyroyal, Pinie, Salbei, Ysop, Zeder, Zimt und Zitrone. Die Bücher listen mögliche unerwünschte Wirkungen auf und weisen auf die Gefahr von Allergisierungen hin (siehe Seite 282).

Um die Raumluft zu aromatisieren, reichen täglich zwei bis drei Stunden aus. Ständiges Wechseln von Düften ohne Pause kann Kopfschmerzen und Übelkeit verursachen.

RISIKEN

Von fachkundigen Therapeuten nach vorheriger sachgerechter Diagnose durchgeführt, birgt die Aromatherapie kaum Risiken, solange Anwendungsbeschränkungen und mögliche Nebenwirkungen der Öle beachtet werden. (Zur Allergiegefahr siehe Seite 282).

Die Aromatherapie wird aber als „ideale Selbstbehandlungsmethode" propagiert. Außerdem gibt es Angehörige „medizinverwandter" Berufe, die sich das Verfahren selbst aneignen und damit ausreichend gerüstet fühlen, andere zu kurieren. Fehlender medizinischer Sachverstand oder Selbstüberschätzung können dann die medizinische Behandlung von Krankheiten verzögern.

KRITIK

□ In einigen Aromatherapie-Büchern finden sich sachlich falsche Behauptungen über medizinische, physikalische und chemische Grundsätze des Lebens.

□ Über die Wirkung ätherischer Öle bei Krankheiten, wie die Aromatherapie sie angibt, existieren kaum wissenschaftliche Untersuchungen, die allgemein zugänglich und überprüfbar wären.

□ Die Wirkungen der Öle wurden nicht immer für die Form geprüft, in der sie angewendet werden. Wenn zum Beispiel die beruhigende Wirkung eines Tees gesichert ist, muß das für das ätherische Öl nicht gleichermaßen gelten. Außerdem muß das, was zum Beispiel bei äußerlicher Anwendung anregt, nach innerlicher nicht genauso wirken.

□ Manche Grundgedanken der Aromatherapie sind schlicht unhaltbar. Ein Beispiel: „Natürliche Heilmittel sind ... die einzigen, bei denen keine Nebenwirkungen zu befürchten sind." „Auf Grund ihres natürlichen Ursprungs können sie nicht die unheilvollen Nebenwirkungen der Antibiotika aufweisen." Penicillin ist das Produkt eines natürlichen Schimmelpilzes!

EMPFEHLUNG

Die Aromatherapie kann nicht empfohlen werden zur gezielten Behandlung von Krankheiten, weil es dafür keinen Wirkungsnachweis gibt. Sie erscheint aber harmlos, solange dadurch keine wirksamen Behandlungen versäumt werden.

Ätherische Öle können Räumen eine „Wohlfühlatmosphäre" geben.

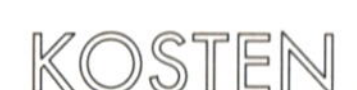

KOSTEN

Eine aromatherapeutische Behandlung bezahlen die Krankenkassen nicht.

Die Preise für 10 ml-Flaschen handelsüblicher Aromatherapie-Öle bewegen sich zwischen 4 DM (Citronella, Orange) und 50 DM (bulgarische Rose).

Vor dem Einkauf: Preisvergleich

Ätherische Öle werden unter anderem im Naturkostladen, in Drogerien und Apotheken verkauft. Vergleichen Sie, ob die ätherischen Öle in geprüfter Apothekenqualität nicht preiswerter sind, als die mit blumigen Etiketten beklebten Flaschen anderer Anbieter.

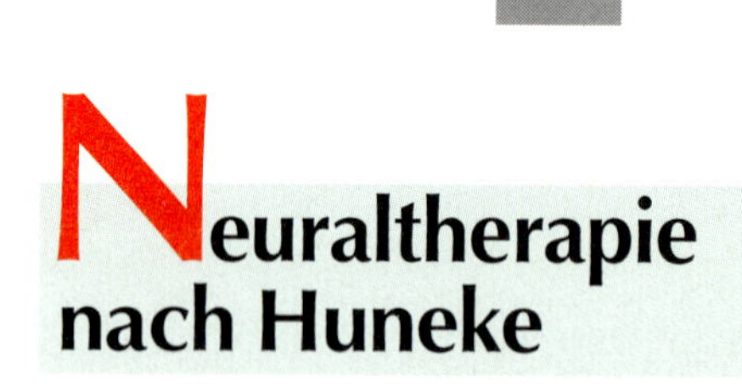

Neuraltherapie nach Huneke

GESCHICHTE

Ein Kunstfehler wurde zur Geburtsstunde der Neuraltherapie: der Arzt *Ferdinand Huneke* spritzte 1925 seiner migränegeplagten Schwester ein Rheumamittel versehentlich in die Vene statt in den Muskel. Völlig überraschend verschwanden ihre Kopfschmerzen in Sekundenschnelle. Die Gebrüder Huneke führten diese Wirkung auf das dem Mittel beigemischte Procain zurück und experimentierten mit diesem Wirkstoff weiter. Als Huneke 1940 rund um die Unterschenkelwunde einer Patientin betäubende Injektionen setzte und plötzlich der Schmerz an ihrer Schulter der gegenüberliegenden Körperhälfte verschwand, nannte Huneke dies ein „Sekundenphänomen", und er glaubte, eine neue Therapieform gegen „Fernstörungen" gefunden zu haben.

Die Situation heute

Huneke und seine Anhänger rückten weiterhin das Sekundenphänomen und spektakuläre Fälle in den Mittelpunkt ihrer Lehre und begründeten sie damit. Neuraltherapie nach Huneke wird in freien Praxen, von Allgemeinmedizinern und Orthopäden, in Kurkliniken und auch von Heilpraktikern durchgeführt.

In die Medizin Eingang gefunden hat jedoch nur der Teil der Neuraltherapie, der zur Schmerzlinderung dient, die Segmenttherapie. Um sie von Außenseitern abzugrenzen, wird sie „Therapeutische Lokalanästhesie" oder „Infiltrationstherapie" oder „Heilanästhesie" genannt.

DIE IDEE DAHINTER

Die Neuraltherapie stützt sich auf zwei Prinzipien, die Segmenttherapie und die Störfeldtheorie.

Segmenttherapie: Als Segment wird jeweils ein Körperabschnitt bezeichnet, der durch einen gemeinsamen Nervenstrang versorgt wird (siehe Seite 73).

Die Segmenttheorie geht davon aus, daß bestimmte Hautareale – „Headsche Zonen" genannt – mit inneren Organen durch Nervenbahnen verbunden sind. Ist die Haut in einer Zone überempfindlich, so kann man auf eine Erkrankung in dem zugehörigen Körperabschnitt schließen.

Störfeldtheorie: Sie besagt, daß krankhafte Prozesse in einem Organ, Verletzungen, Entzündungen oder Narben, „störende Impulse" an andere Organe senden können. Der Organismus kann die Störungen eine Zeitlang ausbalancieren, aber wenn sie zu lange andauern, reagiert er mit einem schmerzhaften Leiden. Nach dieser Theorie können chronische Krankheiten in einem Körperteil ihre Ursache in ganz anderen Bereichen haben. Es kann eine langwierige Suche notwendig sein, um diese Störfelder und „Herde" herauszufinden. Erkrankte beziehungsweise nervtote Zähne, die Mandeln und Narben gelten als besonders störfeldverdächtig. Manche Neuraltherapeuten meinen sogar, daß der Nabel zur krankmachenden Störung werden kann.

Das Sekundenphänomen der „Zauberspritze" wurde zum Erklärungsmodell der Neuraltherapie: Huneke und seine Schüler meinen, Krankheitsherde seien von Ferne heilbar. Sie injizieren ein Betäubungsmittel an entfernten Arealen und wollen damit die Störfelder ausschalten. Diese „Fernwirkung" soll auf Nervenleitungen „über den Reflexbogen in die Schaltstelle Stammhirn" funktionieren.

Neuraltherapeuten nennen ihre Methode auch „Umstimmungstherapie" (siehe Seite 28), deshalb soll sie auch bei gegensätzlichen Krankheitsbildern helfen. Eine Injektion in die Schilddrüse soll zum Beispiel gleichermaßen Unterfunktion wie Überfunktion der Schilddrüse normalisieren können.

DIE MITTEL

Zur Injektion werden Einwegspritzen mit einer Länge zwischen zwei und zwölf Zentimetern verwendet.

Die Wirkstoffe Procain, Lidocain, Mepivacain oder Articain werden ohne Beimischungen angewendet. Heute gilt Lidocain als das wirksamste Mittel mit den wenigsten Nebenwirkungen. Meist werden fünf Milliliter, bei Quaddeln aufgeteilt auf mehrere Einstiche, gespritzt.

UNTERSUCHUNG UND BEHANDLUNG

Nach genauen Fragen über die Beschwerden tastet der Therapeut mit den Fingern die empfindlichen Hautzonen (Projektionszonen) ab, über die Schmerzen im Bewegungsapparat gelindert werden sollen, oder ein erkranktes Organ beeinflußt werden soll. Dort spritzt er dann örtlich knapp unter die Haut mehrere Male ein betäubendes Mittel ein. Das heißt, er „setzt Quaddeln".

Diese Behandlung wird mehrere Male wiederholt, bis der Schmerz im Organ gelindert ist (Fernbehandlung).

Wird eine Narbe als „Herd" verdächtigt, setzt der Therapeut in und rund um sie mehrere Injektionen.

Auch tiefe Stichtechnik wird angewendet: Zur Schmerzbehandlung wird in die sogenannten Triggerpunkte der Muskeln – das sind besonders schmerzende, verdickte Stellen im Muskelgewebe – gestochen. Die Injektionen mit Betäubungsmitteln tief in Gelenke und Sehnen, in den Wirbelkanal beim Kreuzbein nennt man Infiltrationsbehandlung. In den Nervenstrang entlang der Wirbelsäule wird injiziert, um Schmerzbahnen zu blockieren.

Neuraltherapeuten nach Huneke stechen in die Magengrube, in den Bauchraum an die Eierstöcke heran, an die vegetativen Geflechte des kleinen Beckens, in die Prostata, in den Nabel und in die Schilddrüse.

Bei tiefer Stichtechnik wird die Injektionsnadel ohne Sichtkontrolle bis zu zwölf Zentimeter tief in den Körper eingeführt.

Neuraltherapie als Diagnosemethode: Neuraltherapeuten diagnostizieren auch mit der Stichtechnik. Injektionen im Schmerzbereich verschlimmern manchmal für einige Tage die Beschwerden. Dies wird als Hinweis auf ein „Störfeldgeschehen" gedeutet, aber auch darauf, daß die Spritze nicht den vermuteten Irritationsort getroffen hat. Das Sekundenphänomen gilt als Beweis, daß die Fernbehandlung ein Störfeld gefunden und ausgeschaltet hat.

Bringt eine örtliche Injektionsbehandlung sofort Besserung, diagnostiziert der Neuraltherapeut keine Fernstörung, sondern eine eigenständige Erkrankung. Diese wird er in vielen Fällen ebenfalls mit Injektionsserien behandeln.

Ausbildung der Behandler

Die Internationale Gesellschaft für Neuraltherapie hat Ausbildungsstandards für die Sicherheit der Technik entwickelt und führt Fortbildungskurse durch, die mit einem Diplom abschließen. Heilpraktiker werden dort nicht mehr ausgebildet. Auch die Deutsche Gesellschaft für Akupunktur und Neuraltherapie mit Sitz in der Nähe von Berlin bildet nur Ärzte aus.

ERKLÄRUNG DER WIRKUNG

Neuraltherapeuten bieten für ihre Methode mehrere Erklärungsmodelle an:

□ Huneke selbst meinte, nicht der Wirkstoff des eingespritzten Mittels und nicht seine schmerzlindernde Wirkung machten den Effekt der Neuraltherapie aus, sondern die Wirkung käme durch den Einstich zustande – ähnlich wie bei der Akupunktur.

□ Eine neuere Theorie (nach *Dosch*) besagt, daß kranke Zellen zum Unterschied von gesunden eine Null-Ladung haben. Das Procain soll sie wieder mit 280 Millivolt aufladen und damit den „krankmachenden Informationsfluß" in der Flüssigkeit, die alle Zellen umspült, normalisieren. Die Folge: das Vegetativum kommt wieder ins Gleichgewicht.

Die Medizin erklärt den Erfolg der Schmerzbehandlungen mit der Blockade der Schmerzleitung: Jeder Schmerz wird über Nervenbahnen zuerst zum Rückenmark und dann zur Großhirnrinde geleitet. Im Rückenmark aktiviert der Schmerzreiz Nervenbahnen, deren Erregung zu Muskelverspannung führt, sowie andere, die vegetative Zentren irritieren. Das setzt die Schmerzschwelle herab und verstärkt die ursprünglichen Schmerzen. Überdies geht die Schmerzempfindung im Gehirn oft mit einer Täuschung Hand in Hand. Auf der Großhirnrinde ist die Haut als größtes Sinnesorgan sehr stark repräsentiert, deshalb kann es zur Projektion der Schmerzen auf größere Hautareale kommen. Der Schmerz steigert sich zur Schmerzspirale.

Das Umspritzen von Nervenenden, Nervenwurzeln und Ganglien soll die gesteigerten Schmerzreize blockieren. Die Procaininjektion schaltet die eigentliche Schmerzquelle und darüber hinaus die reflektorischen Muskelverspannungen und vegetativen Begleiterscheinungen aus.

Der Nadelstich in die Haut reizt auch Nervenbahnen, die chronische Schmerzen unterdrücken.

ANWENDUNGSBEREICHE

Neuraltherapeuten nach Huneke werben damit, daß ihre Methode angeblich mehr als 300 Leiden kurieren kann, von der Fehlgeburt bis zum Zwölffingerdarmgeschwür. Sie soll bei unklaren und funktionellen Beschwerden und gegen Durchblutungsstörungen wirksam sein.

Von Schulmedizinern wird Neuraltherapie hauptsächlich bei Schmerzen des Bewegungsapparats und bei Weichteilrheumatismus eingesetzt. Sie ist erfolgreich bei Neuralgien und Kopfschmerz aller Art. Sie kann helfen, den Bedarf an Schmerzmitteln zu senken.

Grenzen der Anwendung

□ Nicht eingesetzt werden darf Neuraltherapie bei Blutgerinnungsstörungen oder während der Einnahme von gerinnungshemmenden Mitteln, bei Infektionen an der Einstichstelle, bei Magengeschwür und bei Menschen, die gegen die Mittel allergisch sind.

☐ Bei Mehrfachinjektionen sollten einige Tage zwischen den einzelnen Behandlungen verstreichen. Kindern sollte nicht in den Nabel gestochen werden.

RISIKEN

☐ Einstichstellen können vereitern.

☐ Auf Lokalanästhetika reagieren manche Menschen überempfindlich. Ihnen drohen Schwindel, Übelkeit und Kollaps. Deshalb sollte der Arzt die Verträglichkeit vor der Behandlung mit einer Stichprobe an der Haut testen.

☐ Wenn die Medikamente falsch gespritzt werden, kann es zu beträchtlichen Nebenwirkungen kommen. Sticht der Behandler versehentlich in ein Blutgefäß, können dadurch Kreislaufstörungen, Herzrhythmusstörungen und sogar Herzstillstand ausgelöst werden.

☐ Bei risikoreicher tiefer Stichtechnik ist es mehrfach zu schweren Zwischenfällen wie inneren Blutungen und zu Organverletzungen, Lähmungen und Todesfällen gekommen.

KRITIK

Die Theorien von Huneke und seinen Nachfolgern über die Fernwirkung der Neuraltherapie widersprechen einander und stimmen nicht:

☐ Experimente haben gezeigt, daß Zellen, die keine Membranspannung haben, nicht mehr leben, deshalb können sie auch nicht, wie von Neuraltherapeuten behauptet, „Salven von Störimpulsen feuern".

☐ Procain blockiert die Impulsleitung an der Nervenfaser und löst nicht – wie behauptet – eine vorher vorhandene „Regulationsstarre".

☐ Das Sekundenphänomen, das der Theorie zugrunde liegt, tritt nur selten auf. Kritiker meinen, daß die suggestive Kraft des Therapeuten diese Wirkung habe.

☐ Wissenschaftler kritisieren, daß die „richtige" Stelle nach dem Prinzip „Versuch und Irrtum" gefunden wird. Die Wirkung der Spritze ist nicht vorhersehbar, oft bleiben viele Wiederholungen wirkungslos.

☐ Die Kritik der Mediziner richtet sich auch gegen die komplikationsträchtige Stichtechnik. Fanatische Anwender spielen die Risiken der Methode herunter.

☐ Als Diagnosemethode zur Herdsuche ist Neuraltherapie wenig effektiv. Testinjektionen liefern nur selten verwertbare Aussagen. Tritt ein Sekundenphänomen ein, gilt dies als Auffinden eines Krankheits„herdes". Aber auch eine negative Reaktion schließt angeblich Herde nicht aus. Bis heute ist nicht eindeutig definiert, was ein Herd oder Störfeld ist und welche Krankheiten sie möglicherweise hervorrufen können.

Als Heilmethode ist Neuraltherapie nach Huneke wissenschaftlich nicht anerkannt. Als „therapeutische Lokalanästhesie" zur Behandlung von chronischen Schmerzen in Gelenken und Muskeln ist Neuraltherapie sinnvoll und hat sich in der Medizin etabliert.

EMPFEHLUNG

Neuraltherapie nach Huneke als Diagnose- und Behandlungsmethode von Störfeldern ist abzulehnen.

Therapeutische Lokalanästhesie ist als Schmerzbehandlung mit Einschränkungen empfehlenswert: Sie gehört ausschließlich in die Hände eines ausgebildeten Arztes und sollte nur dort durchgeführt werden, wo lebensrettende Einrichtungen vorhanden sind.

KOSTEN

Die Krankenkassen übernehmen die Kosten der Schmerztherapie.

Neuraltherapeutische Injektionen zur Herd- und Störfeldsuche und als Heiltherapie erstatten die Kassen üblicherweise nicht. Für Selbstzahler berechnet der Arzt die Kosten nach der Gebührenordnung für Ärzte. Die Kosten der Behandlung nach Huneke sind je nach Körperregion, nach Anzahl der Injektionen und der Besuche beim Behandler unterschiedlich hoch.

ADRESSEN

Internationale Gesellschaft
für Neuraltherapie nach Huneke e. V.
Bismarckstraße 3
W-7290 Freudenstadt

Akademie für Neuraltherapie e. V.
St. Guidostiftsplatz 6
W-6720 Speyer

Deutsche Gesellschaft für Akupunktur
und Neuraltherapie e. V.
Kreiskrankenhaus
Straße der Jugend 1
O-1720 Ludwigsfelde bei Berlin

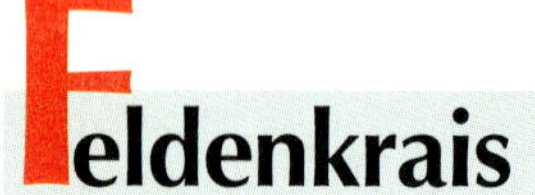

Feldenkrais

GESCHICHTE

Es geht die Sage, Moshé Feldenkrais habe David Ben-Gurion, Israels ersten Ministerpräsidenten, auf den Kopf gestellt – krönender Abschluß einer gelungenen Behandlung von chronischen Rückenschmerzen und Bewegungsbehinderungen.

Moshé Feldenkrais, 1904 in Rußland geboren, arbeitete bis zu seinem Tod 1984 in Frankreich, England und Israel. Er war Kernphysiker, doch sein brennendes Interesse galt der Verhaltensphysiologie und Neuropsychologie. Er entwickelte ein eigenes bewegungspädagogisches Konzept, die „Feldenkrais-Methode".

Die Situation heute

Besonders in den USA, in Kanada und Europa ist Feldenkrais-Arbeit weit verbreitet.

In Deutschland praktizieren etwa 600 Personen die Feldenkrais-Methode. In Kursen, Workshops und Volkshochschul-Abenden bringen diese Trainer die Methode unter das Volk.

Dazu werden aus den eigenen Reihen zunehmend mehr kritische Stimmen laut. Man moniert, daß ein Einzelaspekt aus dem Ganzen herausgelöst und als „Technik" angeboten wird, leicht konsumierbar und gut zu vermarkten. Die eigentliche Idee und Zielsetzung – eine veränderte Lebensgestaltung durch eine neue Denkweise zu erreichen – gehen dabei verloren.

DIE IDEE DAHINTER

Die Feldenkrais-Methode ist ein pädagogisches Konzept, das über das Training von Körperfunktionen Geist und Körper zu neuen Erfahrungen verhelfen will.

Wie sich jemand bewegt und spricht, sein Auftreten und sein Ausdruck beruhen auf dem Bild, das er von sich hat, denn Bewegungsmuster sind Lebensmuster.

Für Feldenkrais prägen drei Faktoren den Menschen: Vererbung, Erziehung und Selbsterziehung. Nur die dritte Komponente kann der Erwachsene noch gestalten.

Ein wichtiger Schritt zur Veränderung ist, sich seiner Beschränkungen bewußt zu werden – Beschränkungen sowohl der körperlichen Bewegungsweise als auch damit verbunden der geistigen Freiheit. Feldenkrais-Arbeit soll diese Grenzen sprengen und Körper, Geist und Seele die Möglichkeit der freien Entscheidung zurückgeben.

DIE MITTEL

Feldenkrais schuf zwei Unterrichtsarten: den Einzelunterricht, Funktionale Integration[R] genannt, und den Gruppenunterricht, Bewußtheit durch Bewegung[R].

Bei der Feldenkrais-Arbeit gibt es nicht viel zu tun, aber einiges zu spüren. An Hand minimaler Bewegungen lernt man, seine Funktionen wahrzunehmen und seine Möglichkeiten zu erweitern.

BEHANDLUNG UND SELBSTBEHANDLUNG

Dem Konzept entsprechend ist Feldenkrais-Arbeit keine Behandlung, sondern Unterricht.

Im allgemeinen beginnt Feldenkrais-Arbeit mit Einzelsitzungen. Dabei ist der Schüler passiv, der Lehrer führt die Bewegungen an ihm durch. Die Arbeit verläuft ohne viel Worte. In der Gruppenarbeit muß der Schüler die geforderten Bewegungen in Eigeninitiative machen. An einer Gruppenstunde sollten nicht mehr als zehn bis 35 Personen teilnehmen.

Ob jemand Einzel- oder Gruppenunterricht bevorzugt, hängt von seiner Persönlichkeit ab. Der Unterricht findet meist im Liegen statt. Die Bewegungen sind leicht, behutsam und werden ohne Anstrengung oder Schmerzen durchgeführt.

Um erfolgreich zu sein, ist es notwendig, daß jeder Schüler nach der anfänglichen Anleitung allein weitermacht. Diese Selbstentwicklung braucht allerdings Zeit.

Ausbildung der Behandler

Feldenkrais-Lehrer können derzeit unter fünf unterschiedlichen Ausbildungsangeboten wählen. Richtlinien für einen einheitlichen Qualitätsstandard gibt es bisher nicht.

Das Gros der Lehrer stellen Krankengymnasten, Masseure, Heilpraktiker und Bewegungspädagogen. Nur ganz wenige sind Ärzte oder Psychologen.

ERKLÄRUNG DER WIRKUNG

Bei den meisten Menschen tragen die Muskeln den größten Teil des Körpergewichts, nicht die Knochen, denen diese Aufgabe zukäme. Das behindert die Aufgabe der Muskeln, die Haltung des Körpers durch Bewegung zu ändern.

Ändert sich ein Mensch innerlich, so ändert sich auch die Muskelspannung. Umgekehrt entziehen Veränderungen im Zusammenspiel der Muskeln der Gewohnheit ihre Stütze, und zwar auch der Gewohnheit des Denkens und Fühlens.

ANWENDUNGSBEREICHE

Die Feldenkrais-Arbeit ist eine Lernmethode, um die eigene Lebensqualität zu verbessern.

Wenn es auch nicht der Zweck der Methode ist, so wird sie in medizinischer Absicht doch zur Rehabilitation bei Nervenleiden, nach Schlaganfällen und Unfällen und bei Behinderten eingesetzt sowie zur Behandlung von chronischen Schmerzzuständen.

RISIKEN

Manche Trainer setzen die Feldenkrais-Methode als psychotherapeutisches Verfahren ein. Das kann bei seelisch labilen Menschen gefährlich werden. Mögliche Krisen können Feldenkrais-Lehrer nicht auffangen, weil sie nur selten psychiatrisch oder psychologisch ausgebildet sind.

Besonders in der Einzelarbeit ist – wie bei allen Verfahren, die psychische Wirkungen ausüben – die Gefahr groß, daß der Schüler von seinem Lehrer abhängig wird. Es hat bereits Lehrer gegeben, die diese emotionale Abhängigkeit mißbraucht haben.

KRITIK

□ Kritiker schätzen, daß infolge der zunehmenden Kommerzialisierung nur etwa zehn von 100 Feldenkrais-Lehrern die Methode effektiv anwenden.

□ Die Feldenkrais-Gilde weist ausdrücklich darauf hin, daß es sich bei der Methode nicht um eine medizinische oder therapeutische Heilbehandlung handelt. Das Kursangebot diverser Feldenkrais-Lehrer suggeriert jedoch oftmals anderes.

EMPFEHLUNG

Feldenkrais-Arbeit ist nur empfehlenswert bei einem Lehrer, der mindestens drei bis vier Jahre der Selbstentwicklung hinter sich hat. Sie eignet sich für Menschen, die lernen möchten, bewußter mit sich umzugehen.

KOSTEN

Die gesetzlichen Krankenkassen bezahlen Feldenkrais-Arbeit nicht.

Eine Einzelstunde kostet in etwa zwischen 80 und 120 DM, eine Gruppenstunde zwischen 15 und 30 DM.

ADRESSEN

Feldenkrais-Gilde
Theresienstraße 102/V
W-8000 München 2

Fußreflexzonenmassage

GESCHICHTE

Der amerikanische Hals-Nasen-Ohren-Arzt *William H. Fitzgerald* entwarf 1913 eine Zonentherapie: Er teilte den Körper willkürlich in zweimal fünf Längszonen ein, die von den Finger- bis zu den Zehenspitzen verlaufen, und behauptete, daß man von jeder Stelle einer Zone aus alle Organe erreichen könne, die in dieser Zone liegen.

Die Masseurin *Eunice D. Ingham* griff in den dreißiger Jahren dieses Konzept auf und baute es aus.

Die Situation heute

Diese Technik ist bei Masseuren und ihren Kunden weithin bekannt und beliebt. In Apotheken gibt es sogar „biomagnetische Socken" zu kaufen, die entsprechend dem Prinzip der Fußreflexzonen wirken sollen.

In letzter Zeit werden auch „Reflexzonenmassagen" am Kopf, an den Händen, am Schienbein, am Ohr und so weiter angeboten.

DIE IDEE DAHINTER

Nach dem Prinzip „pars pro toto" (der Teil für das Ganze) wird behauptet, daß der gesamte Körper im Fuß repräsentiert sei. Verändert sich an einer bestimmten Stelle der Fußsohle die Hautbeschaffenheit oder tritt beim Massieren des Fußes an bestimmten Stellen Druckschmerz auf, gilt das angeblich korrespondierende Organ als krank.

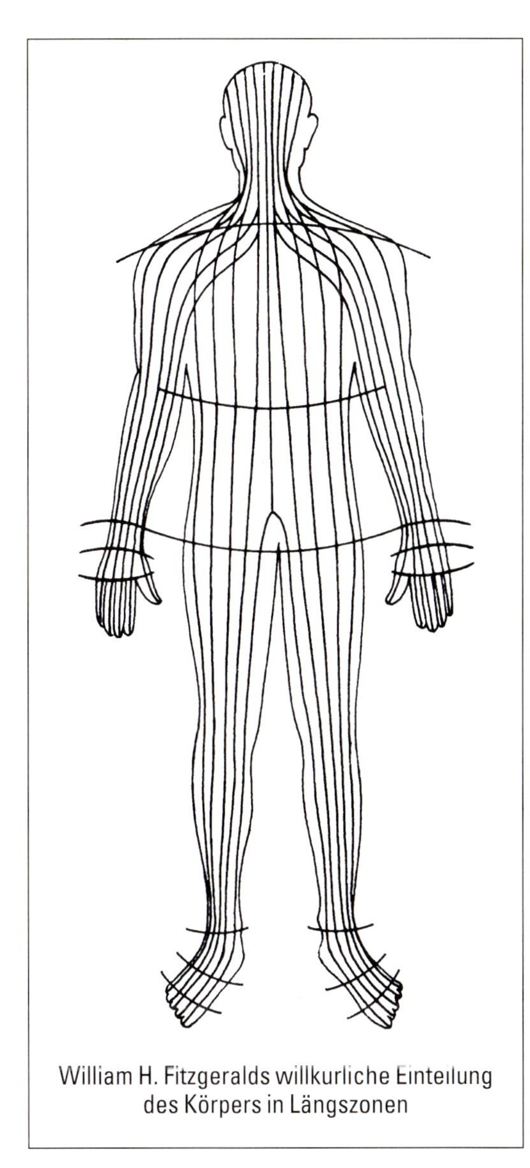

William H. Fitzgeralds willkurliche Einteilung des Körpers in Längszonen

Die Schmerzen sollen durch feine kristalline Stoffwechselschlacken hervorgerufen werden, die Massage soll den Blutkreislauf anregen, diese „Schlacken“ zu beseitigen.

Andere Reflexzonenmassagen: Sie beruhen ebenfalls auf dem Gedanken, daß der ganze Körper von einem seiner Teile aus beeinflußbar sei.

DIE MITTEL

Neben den eigenen Fingern setzen Masseure auch Massagestäbe, Kugeln und elektrische Geräte ein.

Die Füße sollen nach Eunice Ingham – ähnlich einer Landkarte – alle Körperregionen und Organe repräsentieren.

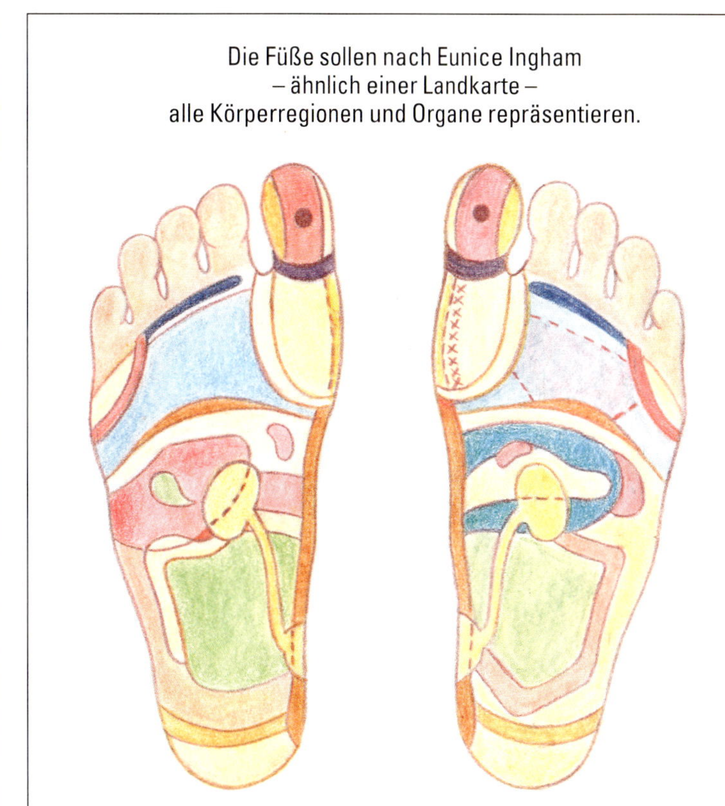

UNTERSUCHUNG UND BEHANDLUNG

Der Masseur sucht besonders schmerzende Stellen oder Bereiche mit veränderter Hautstruktur an Füßen und Fußsohlen auf. Von diesen Anzeichen schließt er auf bestimmte Erkrankungen.

Nun drückt und reibt er diese Stellen fest mit Fingerkuppen und -nägeln.

Die Behandlung dauert etwa eine Dreiviertelstunde. Meist wird eine Serie von zehn bis zwölf Sitzungen in Abständen von einigen Tagen angeboten.

Ausbildung der Behandler

Fußreflexzonenmassage wird mit Hilfe von Büchern und Wandtafeln verbreitet, in vielen Instituten gelehrt und von Laien weitergegeben. Eine Qualitätskontrolle der Ausführung gibt es nicht.

ANWENDUNGSBEREICHE

Die Behandlung soll Wirbelsäulenbeschwerden und Störungen der inneren Organe beseitigen können.

RISIKEN

Starke Schmerzreize an den Füßen können Reaktionen auslösen wie Schweißausbrüche, erhöhte Blasen- und Darmtätigkeit, sowie Menstruationsblutung und Kreislaufkollaps.

Wenn der Masseur nur die Finger zur Massage einsetzt, sind solche Zwischenfälle seltener. Bei Schwangeren und bei Personen mit akuten Infektionskrankheiten und Fieber sollte diese Technik überhaupt nicht angewendet werden.

KRITIK

□ Die von Fitzgerald willkürlich entworfenen Längszonen am Körper müssen aufgrund heutiger wissenschaftlicher Kenntnisse als Phantasieprodukte angesehen werden. Überdies weichen die Angaben, wo die Organe auf den Fußsohlen repräsentiert sind, in den verschiedenen Darstellungen erheblich voneinander ab.

□ Exakte Diagnosen können mit dieser Methode nicht gestellt werden.

□ Auch für die behaupteten Wirkungen der verschiedenen Reflexzonenmassagen an anderen Körperteilen fehlt jeder Beweis. Der ganze Körper ist in keinem seiner Teile so repräsentiert, daß er von diesem Teil aus behandelt werden könnte.

□ Daß sich an bestimmten Stellen im Fußgewebe Stoffwechselschlacken ablagern, ist bis jetzt nicht nachgewiesen worden.

Die Fußsohlen sind allerdings durch Nervenbahnen mit der Blase und den Geschlechtsorganen verbunden, Ferse und Knöchel mit der Lendenwirbelsäule (siehe Abbildung, auf Seite 73). Deshalb kann Fußreflexzonenmassage bisweilen Störungen dieser Organe regulieren. Möglicherweise kann der Schmerz der Fußmassage als „Gegenreiz" auch bestehende Schmerzen wie Kopf- oder Kreuzschmerzen überlagern und dadurch mindern oder gar auslöschen.

EMPFEHLUNG

Als Diagnosemethode ist Fußreflexzonenmassage abzulehnen. Sie kann nicht empfohlen werden zur Behandlung innerer Krankheiten.

Wie jede Massage überbelasteter oder schlecht durchbluteter Füße (siehe Seite 70) kann sie jedoch entspannen, Rückenschmerzen lindern und wohltuend sein.

KOSTEN

Die Kassen übernehmen die Kosten nicht. Sie liegen meist über dem üblichen Stundensatz von Masseuren. Richtsatz 1 DM für eine Minute.

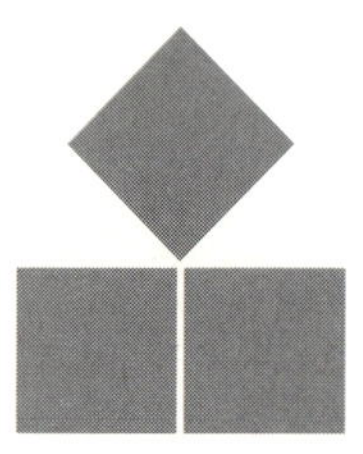

Rolfing

GESCHICHTE

Rolfing[R] trägt den Namen der amerikanischen Chemikerin *Ida P. Rolf*, die diese Massage- und Bewegungs-Technik in den fünfziger Jahren entwickelt hat. Sie wird auch strukturelle Integration genannt.

IDEE UND ERKLÄRUNG DER WIRKUNG

Ida Rolf beobachtete, daß sich tiefsitzende körperliche und seelische Verletzungen in „gedrückter" Körperhaltung widerspiegeln. Die Fehlhaltung läßt in der Folge Muskeln, Sehnen und Bänder weiter verkrampfen und verhärten. Durch falschen Zug können diese auch das Skelett schädigen.

Der Behandlung liegt die Vorstellung zugrunde, daß in keinem Körperbereich etwas verändert werden kann, ohne daß sogleich eine Anpassung des übrigen Körpers notwendig wird. Traumatische Ereignisse, Belastungen und Gewohnheiten führen zu Fehlhaltungen.

Mit dem tiefen Eingriff in die Struktur von Muskeln und Sehnen soll Rolfing die Verspannungen auflösen: Das Bindegewebe stellt neue Strukturen her, die ökonomischer und harmonischer sind. Der Körper kommt wieder ins Lot: Er gewinnt seine natürliche Haltung zurück. Das Ziel: Mühelose Bewegung im Schwerkraftfeld.

UNTERSUCHUNG UND BEHANDLUNG

Vor der Behandlung wird die Fehlhaltung mit Fotografien dokumentiert. Die Behandlung findet im Liegen, abschließend auch im Sitzen, Stehen und Gehen statt. Mit Fingern, Knöcheln und Ellbogen knetend, dringt der Behandler tief in die Körperstruktur ein und lockert und verschiebt die Gelenke. Der Schmerz der Behandlung löst sich oft in Weinen, das von jener Lebenslast befreien kann, die das Verhalten und die Haltung beeinträchtigt haben.

Der Patient wird dazu angeregt, aktiv an dem Aufrichtungs-Prozeß mitzuarbeiten. Er unterstützt die Behandlung, indem er seinen Atem in diese Region lenkt. Die Behandlung dauert etwa eineinhalb Stunden. In einer Serie von zehn Sitzungen wird nach und nach der gesamte Körper durchgearbeitet. Im Abstand von einigen Monaten können nochmals einige Behandlungen angeraten werden.

Abschließende Fotoaufnahmen geben den Erfolg der Behandlung wieder.

Ausbildung der Behandler

Erst seit kurzem kann eine fundierte Ausbildung in Deutschland gemacht werden. Nur wenige deutsche Therapeuten – meist Masseure und Physiotherapeuten – beherrschen die Rolf-Technik.

ANWENDUNGSBEREICHE

Rolfing wird gegen Haltungsschwäche und Wirbelsäulenbeschwerden, bei Abnutzungserscheinungen der Hüft- und Kniegelenke, Fehlstellung der Füße, Kieferfehlstellung und nach Bandscheibenoperationen angeraten. Es soll gegen chronische Kopfschmerzen, Verdauungs- und Regelstörungen helfen.

Rolfing gilt den Anwendern als „ganzheitliches" Verfahren, das den Energieumsatz des Körpers verbessert, Lebensfreude und Schwung verleiht.

Grenzen der Anwendung

Bei Osteoporose, entzündlichem Rheuma, degenerativen Muskelerkrankungen, akuten Erkrankungen und bei Lähmungen darf Rolfing nicht durchgeführt werden.

RISIKEN

Diese Technik ist äußerst schmerzhaft, tagelang nach der Behandlung können Schmerzen und Muskelkater anhalten. Da sie auch psychotherapeutisch wirksam sein kann, darf sie nur von speziell geschulten Therapeuten ausgeführt werden, damit die seelischen Prozesse, die in Gang kommen können, fachgerecht begleitet werden.

KRITIK

☐ Es ist zweifelhaft, ob bereits eingetretene Körperschäden durch Rolfing dauerhaft behoben werden können.

☐ Bis jetzt fehlt der stichhaltige Nachweis, daß Rolfing Haltungsschäden dauerhaft bessert. Auch Aufzeichnungen über eventuelle Nebenwirkungen gibt es nicht.

☐ Anwender nehmen Anleihen bei okkulten Vorstellungen wie der Körperaura.

EMPFEHLUNG

Diese Behandlungsform kann nicht empfohlen werden, weil sie schmerzhaft ist und weil ihre Wirkung nicht ausreichend dokumentiert ist. Entspannungstechniken (siehe Ordnungstherapie, Seite 126) und gezielte Haltungsgymnastik sind empfehlenswerter.

KOSTEN

Die Krankenkassen bezahlen diese Behandlung üblicherweise nicht. Die Kosten werden frei vereinbart, man muß mit 130 DM bis 150 DM pro Sitzung rechnen.

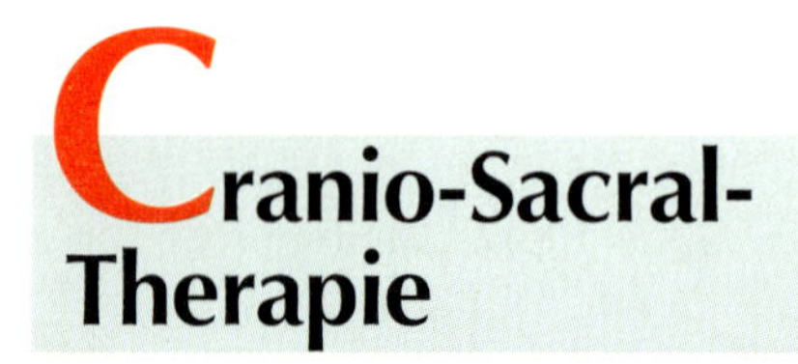

Cranio-Sacral-Therapie

GESCHICHTE

Von der Aura des Geheimnisvollen umgeben ist diese manuelle Behandlungsmethode nicht nur wegen ihres vermeintlich heiligen Namens. Er leitet sich von den Worten Cranio (Schädel) und Sacrum (Kreuzbein) ab. Die CS-Technik behandelt das Körperskelett vom Scheitel bis zum Rückenende mit überaus feinen, kaum wahrnehmbaren Manipulationen. Der amerikanische Osteopath *William Garner Sutherland* hat sie zu Beginn des Jahrhunderts entwickelt, nachdem er „entdeckt" hatte, daß die Knochen des Schädels und des Beckens in einer harmonischen Bewegung miteinander verbunden sind.

Die Situation heute

Die Cranio-Sacral-Technik wird von einigen Ärzten, Orthopäden, Zahnärzten, Physiotherapeuten und Bewegungspädagogen durchgeführt. In den achtziger Jahren erlebte sie einen Boom unter Masseuren und Heilpraktikern.

IDEE UND ERKLÄRUNG DER WIRKUNG

Sieben, das Gehirn umschließende Knochen bilden den Schädel. Cranio-Sacral-Therapeuten behaupten, daß man sie ein Zehntel bis einen Millimeter zueinander bewegen könne.

Hirn und Rückenmark werden vom Hirnwasser umhüllt. Diese Flüssigkeit schützt sie, versorgt sie mit Nährstoffen und entschlackt sie. In regelmäßigem Rhythmus von sechs- bis zwölfmal pro Minute nimmt – so behaupten die Anwender – die Hirnflüssigkeit ab und zu. Trainierte Hände können diesen Rhythmus am Schädel spüren. An der Wirbelsäule und am Kreuzbein soll er winzige Drehbewegungen erzeugen. Bei akuten Krankheiten beschleunigt sich dieser Rhythmus, bei chronischen verlangsamt er sich.

Sind die Schädelknochen durch Verhärtungen des Bindegewebes zueinander nicht mehr elastisch, entsteht Überdruck, der an die Nerven weitergegeben wird. In der Folge solcher „Blockierungen" oder durch Unfälle, Stürze, Schläge oder Muskelverspannungen können sich angeblich Krampfleiden, Migräne, Kopfschmerzen, Skoliose, Allergien, Ohrenrauschen, Depressionen und Schmerzleiden, bei Kindern Lernprobleme und Hyperaktivität entwickeln. Auch die Deformierung des kindlichen Schädels bei der Geburt stört diesen Rhythmus.

Die Behandlung soll die blockierte Pendelbewegung lösen, entspannen und die Beschwerden beheben.

BEHANDLUNG

Der Behandler legt die Hände um den Kopf des liegenden Klienten, erspürt den individuellen Rhythmus und stimmt sich „meditativ" darauf ein. Dann legt er seine Hände dorthin, wo er eine Blockierung des Rhythmus beziehungsweise seiner Pendelbewegung festgestellt hat. Das kann an einer Knochenverbindung am Schädel, an der Wirbelsäule oder am Kreuzbein sein. Mit dem geringen Druck von nicht mehr als fünf Gramm hält er die Körperstelle in der Extremstellung des „Pendelausschlags" während einiger aufeinander folgender Zyklen fest. Dies wird an verschiedenen Stellen des Systems so lange wiederholt, bis die Bewegungen in Symmetrie verlaufen.

Die Berührung ist ganz zart, dauert lange an und versetzt Behandler wie Klient in tiefe Konzentration.

Die Behandlung dauert etwa eine halbe Stunde. Sie wird meist im Abstand von zwei bis drei Wochen mehrmals wiederholt. Die Methode versteht sich auch als Anstoß zu Selbstheilungsprozessen.

Ausbildung der Behandler

Am Sutherland-Institut in Florida kann man die CS-Technik erlernen. Lehrer dieser Schule bereisen auch verschiedene Institute in Deutschland, um weitere Interessenten auszubilden, die ihrerseits das Wissen weitergeben. Medizinische Vorbildung und Qualität der Ausbildung werden nicht geprüft.

Es heißt, daß man diese Technik jahrelang und täglich ausüben muß, um sie wirklich zu beherrschen.

ANWENDUNGSBEREICHE

Bei Kleinkindern wird CS-Therapie angewendet, wenn Schwangerschaft oder Geburt schwierig waren. Kinder mit Schlafstörungen, Neigung zu Infekten der Atemwege und spastischer Bronchitis, Haltungsschäden, Hyperaktivität und Lernproblemen zählen zur Klientel der CS-Therapeuten.

CS-Therapie verspricht Erwachsenen Besserung, die nach einem Unfall, bei dem der Kopf, die Wirbelsäule oder das Steißbein betroffen waren, an Funktionsstörungen leiden. Sie soll auch bei Krampfleiden, Migräne, Skoliose, Allergien, Ohrenrauschen und Depressionen helfen.

In den USA wird diese Therapie üblicherweise als „Feinkorrektur" nach orthopädischen Behandlungen eingesetzt. Die meisten Anwender in Deutschland führen sie als alleinige Therapie durch.

RISIKEN

Die CS-Methode selbst ist wahrscheinlich risikoarm. Die Gefahr liegt darin, daß der Anwender keine ausreichende anatomische und orthopädische Ausbildung hat und notwendige Behandlungen ernsthafter Erkrankungen unterbleiben.

KRITIK

□ Über Wirkung und Nebenwirkung dieser Methode liegen keine wissenschaftlichen Dokumentationen vor. Möglicherweise beruhen berichtete Erfolge auf der tiefen Entspannung während der Behandlungssituation.

□ Die Ausbildung wird zum Teil in „Schnellsiedekursen" vorgenommen.

□ Fanatische Anhänger wollen mit CS alles behandeln. Einige Praktiker glauben, sie leiten eine göttliche Kraft durch ihre Hände.

□ Die Medizin lehnt die Theorie von der losen Verbindung der Hirnknochen und der Pulsation der Gehirnflüssigkeit ab.

EMPFEHLUNG

Die Cranio-Sacral-Therapie kann nicht empfohlen werden, weil ihre Wirkung nicht ausreichend dokumentiert ist.

KOSTEN

Die Kassen erstatten die Kosten nicht. Für Selbstzahler berechnet der Arzt die Kosten nach der Gebührenordnung für Ärzte (siehe Seite 20). Bei Ärzten beziehungsweise Physiotherapeuten kostet die Behandlung zwischen 100 DM und 200 DM.

ADRESSEN

Institut für Angewandte Kinesiologie
Zasiusstraße 7
W-7800 Freiburg

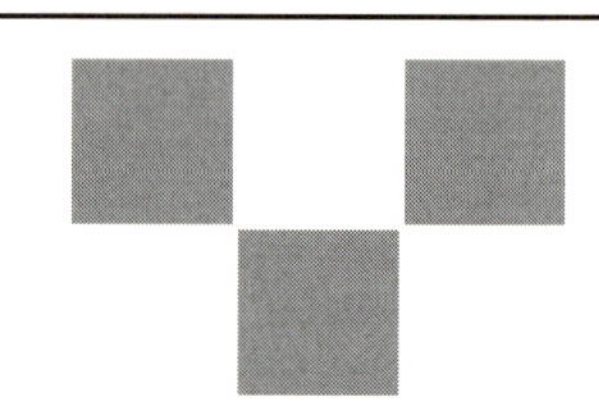

Auramassage und magnetische Heilung

GESCHICHTE

Magnetische Massagen entspringen den gleichen Wurzeln wie die klassische Massage: der Erfahrung, daß Berühren und Handauflegen Leiden erleichtern, sowie magischen und religiösen Vorstellungen. Früher brannte man Räucherstäbchen ab, um die bösen Geister der Krankheit zu vertreiben. Bei den Germanen tasteten heilkundige Frauen den kranken Körper mit Steinen ab, die die Krankheit aufnehmen sollten. Als Magnetopath erlangte der Arzt und Freund Mozarts, *Franz Anton Mesmer* (1734–1815), Weltruhm: Er bewirkte Wunderheilungen und Massenhysterie. Im 19. Jahrhundert kam die Idee auf, daß den menschlichen Körper ein Energiefeld, „Biod" genannt, umgebe. Okkultisten haben diese Lehre mit Gedanken der Anthroposophie vom „Astralleib" (siehe Seite 167) verknüpft, Parapsychologen haben ihnen wissenschaftlichen Anstrich gegeben.

Die Situation heute

Das steigende Interesse an Esoterik hat den Markt für Heilmagnetiseure eindrucksvoll anwachsen lassen. In jeder Stadt gibt es Vertreter dieser Vorstellungen, die Auramassagen oder Formen des Handauflegens zu Heilzwecken anbieten.

IDEE UND ERKLÄRUNG DER WIRKUNG

Nach Vorstellung der Magnetopathen soll jedes Ding und jedes Lebewesen von der „Lebensaura", einem besonderen Energiefeld, umgeben sein.

In der Aura zeigt sich angeblich die Vitalität eines Menschen. Ist er krank, verändern sich Form und Farbe seiner Aura, sie wird dünner oder gar löcherig. Manche Heiler behaupten, daß sie aufgrund der Aura ihres Klienten Krankheiten diagnostizieren könnten. Sie glauben sich mit dem Kosmos verbunden und schwingen „durch Resonanz auf der Frequenz des anderen". Mit ihren Händen wollen sie Energie auf die Aura übertragen und auf diese Weise Schmerzen und Krankheiten heilen.

BEHANDLUNG

Der Heilmagnetiseur legt dem Patienten die Hand auf erkrankte Körperstellen, oder er bestreicht sie mit seinen Händen, mit Magneten oder mit kultischen Gegenständen wie Federn, Steinen oder Abzeichen.

Auramasseure halten ihre Hände in geringem Abstand zum Körper an die Aura des Patienten. So behandeln sie den ganzen Menschen und die vermutlich erkrankten Stellen. Manche Patienten berichten von Wärmegefühlen an diesen Hautarealen.

RISIKEN

Es besteht die Gefahr, daß eine bestehende Krankheit nicht erkannt und nicht rechtzeitig fachgerecht behandelt wird.

KRITIK

Einen Nachweis, daß diese mit esoterischen und spirituellen Vorstellungen verknüpften Techniken therapeutisch wirksam sind, gibt es nicht.

Wissenschaftler lehnen solche okkulten Techniken als unwirksam ab. Tiefe Konzentration und Suggestion bei Behandler und Patient erklären das Wohlbefinden, von dem manche nach der Behandlung berichten.

EMPFEHLUNG

Als Diagnose- oder Therapieform sind magnetische oder Aura-Massagen abzulehnen.

Die Methoden selbst erscheinen nur harmlos, solange keine wirksamen Maßnahmen versäumt werden.

KOSTEN

Die Krankenkassen übernehmen die Kosten nicht. Sie werden frei vereinbart. Laut einem Kasseler Gerichtsurteil von 1984 ist man jedoch nicht verpflichtet, eine Leistung zu bezahlen, die sich auf magische Kräfte beruft.

Sehtraining

GESCHICHTE

Mit seinem Buch „Die Kunst des Sehens" setzte Aldous Huxley einem Augenarzt mit neuen Ideen ein literarisches Denkmal. *William H. Bates* (1860–1931) fand andere als die geltenden physikalischen Erklärungen, warum Menschen fehlsichtig sind. Seiner Meinung nach sollten verkrampfte Augenmuskeln und fehlerhafte Denk- und Wahrnehmungsprozesse dafür verantwortlich sein. Konsequenterweise entwarf er eine Augengymnastik, die – gemeinsam mit regelmäßigem Training von Vorstellungsvermögen und Gedächtnis – Kurzsichtigkeit kurieren sollte. Auch Schielen, grauer und grüner Star und Netzhauterkrankungen sollten so heilbar werden.

Nach dem ersten Weltkrieg schossen Sehschulen à la Bates wie Pilze aus dem Boden. Auch in das Gesundheitskonzept des Dritten Reiches paßte der mechanistische Teil der Methode – hoffte man doch, mit ihr durch eine Art Leibesertüchtigung vom Brillen- sprich Prothesenträger zum Menschen ohne Behinderung zu werden.

Die Situation heute

Die „Brille? Nein-danke"-Bewegung hat nach wie vor großen Zulauf. Bücher und privat oder in Volkshochschulen angebotene Kurse sprechen den Wunsch vieler nach einem Leben ohne Brille an.

Für einige Augenärzte war schon lange klar, daß Sehen mehr ist als ein physikalischer Vorgang. Das Gros ihrer Kollegen beharrte jedoch auf der mechanistischen Sicht der Dinge. Erst die psychoanalytischen Forschungen in den sechziger Jahren schufen die Voraussetzung, daß sich der medizinische Blick erweitern konnte – hin zur Psychosomatik des Auges. Aus der anfänglichen Augengymnastik wurde das Erlernen ganzheitlichen Sehens.

DIE IDEE DAHINTER

Von Bates' Theorie der angespannten Muskeln blieb nur noch ein winziges Körnchen übrig. Die heutige Psychosomatik beschreibt die Entwicklung von Fehlsichtigkeit als ein ganzes Bündel von Faktoren, die einander gegenseitig beeinflussen. Das gipfelt in der Feststellung: Der Geist schafft sich den Körper.

Die meisten Säuglinge mit einer vererbten Anlage zur Fehlsichtigkeit sehen die Welt noch ausreichend deutlich. Allerdings lernt das Baby schon sehr früh, sich durch die Konzentration auf das Naheliegende zu retten, wenn allzu fordernde Eltern den Rest der Welt zu beherrschen scheinen – oder das Kind phantasiert sich in eine Ferne, in die die Macht der Eltern nicht mehr hineinreicht. Frühkindliche Erfahrungen prägen so, ob eine genetische Anlage aktiviert wird, und wenn ja, wie.

Ein kurzsichtiges Kind, das sich in der weiten Welt nur schlecht zurechtfindet, bevorzugt Spiele und Tätigkeiten im Haus, am Schreibtisch. Konzentrierte Naharbeit wie zum Beispiel Lesen fördert die Tendenz zur Kurzsichtigkeit zusätzlich. Die Angst vor ungeschickten Reaktionen – schließlich sieht man ja nur verschwommen – lähmt Mut und Entdeckungsdrang. Das Bemühen, trotzdem alles zu erfassen, zwingt den Körper in angespannte Haltungen. Das Ergebnis: Kopfarbeiter und akribische Handwerker sind häufig kurzsichtig. Ihre Bereitschaft, auf andere zuzugehen, ist gering. Sie gelten häufig als introvertiert.

Zu dieser Entwicklung trägt auch bei, ob das Kind durch das Vorbild seiner Eltern gelernt hat, seine Gefühle zu zeigen oder ob es Angst und Wut verstecken muß.

Welche Bedeutung das für die Entwicklung von Fehlsichtigkeiten hat, zeigen zwei Beispiele. In Japan lehrt die Tradition, spontane Reaktionen zu unterdrücken. Höflichkeit, Zurückhaltung und Ehrgeiz gelten als erstrebenswerte Tugenden. Mindestens jeder zweite Japaner ist kurzsichtig. Den Gegensatz dazu bilden die Südamerikaner mit ihrem sprühenden, offenen Temperament. Bei ihnen sind nur zwei von hundert kurzsichtig.

Genau die umgekehrten Erfahrungen mit der Welt machen die Weitsichtigen. In der

Folge gelten sie als extrovertiert, gesellig, mehr am großen Zusammenhang als am Detail interessiert.

Ähnliche entwicklungspsychologische Zusammenhänge gibt es auch beim Schielen. Erscheinen dem Kind die Persönlichkeiten der Eltern unvereinbar, kann das seine symbolische Entsprechung in den Doppelbildern finden, die der Schielende sieht.

Wir nehmen die Welt also durch eine Art Filter wahr. Dessen Durchlässigkeit ist bestimmt von unseren inneren Einstellungen und dem, was wir aus der Reaktion der Umwelt, auf unsere Weise zu sein und uns zu verhalten, gelernt haben.

Solche lebensgeschichtlichen Zusammenhänge gibt es auch bei der Alterssichtigkeit, dem grauen und grünen Star und bei Netzhauterkrankungen. Wann sie sich entwickeln und wie stark sie sich ausprägen, hängt auch von der Persönlichkeit des Menschen ab.

DIE MITTEL

Sinnvolles Augentraining kombiniert Entspannungstechniken für den ganzen Körper mit solchen für die Augen. Spezielle Augenübungen gehören ebenso dazu wie Atemtechniken (siehe Seite 66) und Verfahren, wie sie in der Psychotherapie gebräuchlich sind: Autogenes Training (siehe Seite 128), Yoga und Meditation (siehe Seite 160), Katathymes Bild-Erleben, Psychodrama, Feldenkrais-Arbeit (siehe Seite 202), Bioenergetik.

Sehr empfehlenswert ist auch das Führen eines Augentagebuchs. Dahinein kommen die Beobachtungen, wann sich im Verlaufe des Tages das Sehen wie verändert, und wie äußere Bedingungen und inneres Befinden während der Zeit waren. Im Zusammenhang betrachtet lassen diese Aufzeichnungen die Ursachen für das, was „die Sicht verstellt", leichter finden.

BEHANDLUNG UND SELBSTBEHANDLUNG

Der Weg zum ganzheitlichen Sehen führt über die Konfrontation mit sich selbst. Es bedeutet, Abschied zu nehmen von dem Bild, das man von sich hat, von Verhaltensweisen, mit denen man Jahrzehnte Erfahrungen sammelte und von dem so bequem eingerichteten Leben. Drei Fragen stehen für jeden im Zentrum der Bemühungen: Was kann ich sehen? Was muß ich sehen? Was will ich sehen? Das Ziel ist es, den Menschen in sich kennenzulernen und Frieden mit ihm zu schließen.

Dieses Ziel ist nicht durch ein Selbststudium nach Büchern zu erreichen. Meist braucht es eine fachliche Anleitung in Form einer Einzeltherapie und später in kleinen Gruppen mit kompetenter Begleitung. In jedem Fall aber muß jeder das Erlernte beständig und selbstverantwortlich fortsetzen.

Ausbildung der Sehtrainer

Der größte Teil der in Deutschland tätigen Sehlehrer wurde in Kursen von anderen Trainern ausgebildet. Meist sind die „Sehtrainer" selbst Betroffene, die mittels Augenübungen den Grad ihrer Fehlsichtigkeit verringern konnten.

Um die Qualität der Arbeit von Sehtrainern zu sichern, hat der Arbeitskreis für angewandte Psychosomatik in Berlin in Zusammenarbeit mit der Berliner Ärztekammer Richtlinien erarbeitet, nach denen zumindest die Berliner Trainer überprüft werden.

Die von ihnen empfohlenen Sehtrainer erfüllen folgende Kriterien: Kenntnisse über Bau, Funktionieren und Krankheiten des Auges, Nachweis einer psychotherapeutischen Ausbildung, nachweisbare Kenntnisse verschiedener Methoden der Bildimagination, Körperarbeit und Augenentspannung.

ERKLÄRUNG DER WIRKUNG

Die immer wieder beschriebenen Erfolge Bates'scher Augengymnastik kann man teilweise der Entspannung zuschreiben. Bei angestrengter Naharbeit verkrampfen sich die Augenmuskeln. Das verändert die Sehfähigkeit in Richtung Kurzsichtigkeit. Wenn diese Entspannung aber nicht den ganzen Körper erfaßt und nicht mit einer Umgestaltung der Lebensumstände einhergeht, ist der Erfolg nicht dauerhaft.

Doch häufig wandelt sich mit der neuen Erfahrung des Körpers auch die Seele. So kann die Arbeit an sich selbst die Augen von ihrem angelernten Verhalten erlösen. Beim Schielen bedeutet es, das unterdrückte Auge aus der Passivität zu befreien, so daß die richtige Zusammenarbeit zwischen beiden Augen wieder möglich wird.

ANWENDUNGSBEREICHE

Mit intensivem Sehtraining kann jeder seine Sicht der Welt neu gestalten, der sich auf Veränderungen einläßt. Das trifft für Kurz-, Weit- und Alterssichtige ebenso zu wie für Schielende, Menschen mit Astigmatismus (Stabsichtigkeit, bei der man verzerrte Bilder sieht) und grauem oder grünem Star. Es bedeutet aber nicht, daß Brillen, Kontaktlinsen oder Medikamente überflüssig werden.

Viele Sehtrainierte berichten von dem Gefühl, es sei deutlich etwas besser geworden. Bei manchen bestätigt eine Untersuchung, daß sich die Dioptrienzahl von Brille oder Kontaktlinse verringert hat. Andere können diesen objektiven Nachweis nicht erbringen. Bei einigen hält der positive Effekt an, bei anderen geht er vorüber, bei wieder anderen ändert sich die Sehschärfe immer wieder.

Grenzen der Anwendung

Zwar kann jeder Mensch jederzeit etwas für sich tun, aber nicht jedem Auge ist jedes Training zuträglich. Welchem Auge welche Methoden gefährlich werden können, kann nur ein psychosomatisch orientierter Augenarzt einschätzen (Anschriften bei nebenstehender Adresse). Er sollte die Augen untersuchen, bevor mit einem Augentraining begonnen wird.

KRITIK

□ Von ungeschulten Personen angebotenes Sehtraining und Bücher mit Anleitungen zum Selbsttun schaffen kaum die Voraussetzungen für psychodynamische Veränderungen.

□ Die meßbare Brechkraft des Auges ändert sich allein durch Augenübungen nicht oder zumindest nicht dauerhaft. Allerdings kann sich kurzzeitig das Sehen ohne Brille verbessern.

□ Gefährlich kann Sehtraining werden, wenn jemand sich und seine Fähigkeiten nicht real einschätzt. Die Teilnahme am Straßenverkehr fordert auch von Fußgängern eine optimal korrigierte Sehfähigkeit.

EMPFEHLUNG

Als Alternative für Brille oder Kontaktlinse kann Sehtraining nicht empfohlen werden. Es ist empfehlenswert, um das Zusammenspiel von Körper und Seele näher kennenzulernen. Damit ist es möglich, die Wahrnehmung von sich selbst zu verändern.

KOSTEN

Die Krankenkassen bezahlen das Sehtraining nicht. Die Preise für Wochenendseminare liegen zwischen 200 DM und 400 DM.

ADRESSEN

Die Anschriften psychosomatisch arbeitender Augenärzte vermittelt:
Arbeitskreis für angewandte Psychosomatik
Badstraße 67
W-1000 Berlin 65

Eine Liste von Sehtrainern bekommen Sie bei:
Wolfgang Gillessen
Ettalstraße 42 a
W-8000 München 70
(Frankierten Rückumschlag beilegen!)

Enzymtherapie

GESCHICHTE

In der zweiten Hälfte des 19. Jahrhunderts fand man in den Enzymen (Fermenten) die Erklärung, wie Verdauungssäfte die Nahrung in die Bruchstücke zerlegen, die der Körper schließlich aufnehmen kann. Bei nachfolgenden Forschungen stieß man auf vielerlei Enzyme, die im Körper die unterschiedlichsten biochemischen Vorgänge steuern, in Gang setzen, stoppen und so weiter.

Einzelne Enzyme mit genau definiertem Anwendungsgebiet können zu unentbehrlichen Arzneimitteln werden: Wenn zum Beispiel die Bauchspeicheldrüse kein fettspaltendes Enzym produziert, muß man dieses Enzym in Tabletten schlucken.

Die Enzymtherapie, um die es hier geht, will aber anderes bewirken: Um 1950 wurden Enzymgemische – dem damaligen Verständnis entsprechend – bei Entzündungen von Organen und Geweben, nach Operationen und bei Verletzungen angewandt. In den sechziger Jahren überprüften die amerikanischen Gesundheitsbehörden Enzymarzneimittel auf diese Wirksamkeit. Sie kamen zu einem negativen Ergebnis, und in vielen Ländern verschwanden die Mittel vom Markt. Auch in Deutschland verringerte sich ihre Zahl.

DIE IDEE DAHINTER

Auf der Ebene der Zellen betrachtet, sind Entzündungen, Verletzungen und Krebserkrankungen unter anderem biochemische Reaktionen oder Reaktionen von Eiweißstoffen im Abwehrsystem. Dabei reagieren Substanzen miteinander, die aus den Bausteinen aufgebaut sind, aus denen alles Lebendige besteht: Eiweiß, Zucker und Fette.

Die bei der Enzymtherapie verwendeten Enzyme bauen Eiweiß, Zucker und Fette ab, und man geht davon aus, daß sie solche Substanzen abbauen, die zum Beispiel Entzündungsreaktionen unterhalten.

DIE MITTEL

Für die Enzymtherapie im hier besprochenen Sinn gibt es in Deutschland fünf Präparate: Mulsal, Wobe-Mugos, Wobenzym, Wobenzym N und Phlogenzym. Sie alle sind Gemische verschiedener Enzyme. Wobe-Mugos enthält zusätzlich noch einen Extrakt aus Kälberthymus (siehe Seite 217), Wobenzym noch ein wenig Rutin, einen Pflanzeninhaltsstoff, der Blutgefäße „abdichten" soll. Die beiden neuen Produkte Wobenzym N und Phlogenzym unterscheiden sich in der Zusammensetzung und den Mischungsverhältnissen der einzelnen Enzyme.

Die Mittel gibt es zum Schlucken als Tabletten und Dragees, Wobenzym auch als Granulat, Wobe-Mugos zusätzlich noch als Salbe, Klistier, Zäpfchen und zum Spritzen.

UNTERSUCHUNG UND BEHANDLUNG

Die Befürworter halten es für notwendig, bei Behandlungsbeginn die Enzyme so hoch wie möglich zu dosieren. Bei der Behandlung von Verletzungen mit Wobenzym heißt das, drei Tage lang täglich bis zu 30 Dragees einzunehmen. Bei Wobe-Mugos lautet die Gebrauchsanweisung: täglich 15 Dragees. Für eine noch höhere Dosierung werden die Klistiere empfohlen.

Bei Krebs soll das Mittel – wo immer möglich – direkt in die Geschwulst hineingespritzt werden. Um Tochtergeschwülste oder ein Wiederaufflackern der Erkrankung zu verhindern, soll die Behandlung mindestens drei Jahre durchgeführt werden.

ERKLÄRUNG DER WIRKUNG

Bei vielen Krankheiten und auch bei Entzündungen treten im Blut „Immunkomplexe" auf. Dieses sind Verbindungen zwischen körperfremden Stoffen, den Antigenen, und den Antikörpern des Immunsystems. Immunkomplexe hat man vermehrt im Blut von Menschen nachgewiesen, die „Autoimmunkrankheiten" haben (siehe Seite 28). Eiweißabbauende Enzyme sollen die Bildung dieser Komplexe verhindern beziehungsweise sie wieder auflösen. Mit dieser Wirkvorstellung begründen Befürworter der Therapie die Anwendung der Enzyme bei Autoimmunkrankheiten wie zum Beispiel der Multiplen Sklerose.

Die Anti-Krebs-Wirkung von Wobe-Mugos erklären Enzymtherapeuten so: Eine Krebszelle umhüllt sich mit einer Art winzigem Blutgerinnsel. Das Mittel soll die Hülle aufreißen, so daß die körpereigene Abwehr die Zelle unschädlich machen kann. Außerdem soll das Mittel die Oberfläche von Krebszellen so verändern, daß wiederum die körpereigene Abwehr gegen sie vorgehen kann.

ANWENDUNGSBEREICHE

Für Wobenzym gab der Hersteller immer wieder veränderte Anwendungsbereiche an. Seit sich das Mittel den Markt mit einem „Bruder", Mulsal, vom selben Hersteller teilt, soll Wobenzym nur noch bei Entzündungen und Venenleiden helfen, Mulsal hingegen bei entzündlichem und degenerativem Rheuma. Wobe-Mugos gilt als Krebsmittel. Das neue Wobenzym N soll genauso wirken wie das alte ohne „N", Phlogenzym soll gegen praktisch alle Entzündungen gut sein.

Die Hersteller nennen für alle drei Produkte Entzündungen als Anwendungsbereich. In Kombination mit anderen Verfahren und Vitaminen sollen Enzympräparate Multiple Sklerose bessern.

Nur für Wobe-Mugos wird als Indikation genannt:

□ Virusinfektionen wie zum Beispiel Gürtelrose.

□ Krebs und „Präkanzerosen". Das Mittel soll verhindern, daß sich Krebsvorstadien definitiv zu einer Krebserkrankung entwickeln, es soll bestehende Krebserkrankungen heilen, die Bildung von Tochtergeschwülsten verhindern, Rückfällen vorbeugen und das Befinden von Patienten mit nicht mehr heilbarem Krebs verbessern.

Grenzen der Anwendung

Als Nebenwirkung nennt der Hersteller allergische Reaktionen. Die Mittel sollen nicht angewendet werden, wenn der Betroffene eine erhöhte Blutungsneigung hat.

RISIKEN

□ Das Spritzen von Enzympräparaten über längere Zeit birgt ein relativ großes Allergierisiko.

□ Das Risiko steigt dadurch noch, daß die Enzyme des Injektionsmittels auch in einigen Früchten und in Arzneimitteln vorkommen. Manche Menschen entwickeln darauf – vielleicht sogar unbemerkt – eine Überempfindlichkeit. Sie können in Lebensgefahr geraten, wenn sie ein Mittel mit diesen Enzymen gespritzt bekommen.

□ Wird das Mittel in Körperhöhlen gespritzt, können Fieber und Kreislaufbeschwerden auftreten. Es kann zum Schock kommen.

KRITIK

Die Enzymtherapie ist umstritten.

□ Die Literatur, die die Wirkung von Wobenzym belegen soll, stammt vorwiegend von Mitarbeitern der Herstellerfirma.

□ An der Einschätzung aus den 60er Jahren hat sich nichts geändert: Das Schlucken von Enzympräparaten hilft bei Entzündungen und Verletzungen nicht. Eine Analyse von neun neueren Studien kritisierte Art, Umfang, Durchführung und Auswertung dieser Untersuchungen und kam zu dem Schluß, daß sie die von Wobenzym und Mulsal beanspruchte Wirksamkeit nicht belegen.

□ Die Erklärung der Enzymwirkung bei Krebs basiert zum Teil auf unbewiesenen Annahmen.

□ Kritiker haben die Studien gesichtet, die die Krebswirkung von Wobe-Mugos beweisen sollen. Ihr Resultat: „Es gibt keine kontrollierten klinischen Untersuchungen, die eine antitumorale Wirkung belegen."

□ Die Multiple Sklerose können Enzyme grundsätzlich nicht beeinflussen.

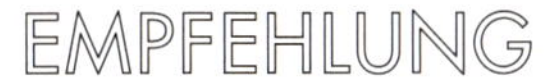

Die Injektionsbehandlung mit Enzymen ist abzulehnen, weil das Risiko den Nutzen überwiegt.

Die Mittel zu schlucken, kann nicht empfohlen werden, weil es keinen Wirkungsnachweis gibt. Sie erscheinen allerdings harmlos.

KOSTEN

Die gesetzlichen Krankenkassen bezahlen eine Enzymtherapie üblicherweise nicht (siehe Seite 20).

Für Selbstzahler berechnet der Arzt die Kosten nach der Gebührenordnung für Ärzte (siehe Seite 20).

Folgt man den Dosierungsempfehlungen der Herstellerfirma, dann kostet 1992 die Krebsbehandlung mit Wobe-Mugos zum Schlucken täglich etwa 5 DM. Der Preis einer Spritze beträgt 2 bis 3 DM.

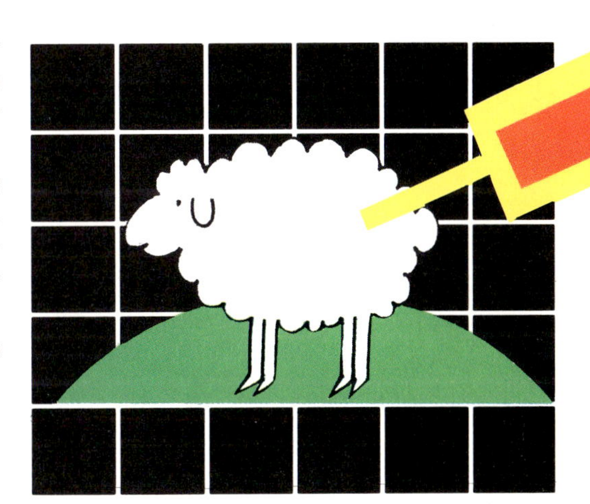

Zelltherapie

GESCHICHTE

Zelltherapie, Organotherapie, zytoplasmatische Therapie, THX, Thymustherapie, Theurer-Therapie, Wiedemann Kur, Serotherapie – das alles sind Bezeichnungen für Behandlungsarten, bei denen Menschen etwas gespritzt wird, was aus tierischen Geweben oder Organen hergestellt wurde.

1931 führte der Schweizer Chirurg *Paul Niehans* die Behandlung mit Frischzellen ein, indem er Menschen Gewebe junger Tiere injizierte. Sein Indikationsanspruch ging weit. Besonders der Aspekt „Verjüngung" reizte Prominente aus Politik und Medien, sich einer Frischzellenkur zu unterziehen. Diesem Zuspruch standen im Jahr 1955 bereits 80 schwere Zwischenfälle gegenüber, von denen 30 tödlich verliefen.

In den fünfziger Jahren behandelte der Schwedische Tierarzt *Sandberg* Kranke mit Zubereitungen aus Kälberthymus und nannte diesen Organextrakt THX. Seit 1975 wird Thymusextrakt in Deutschland propagiert. Daraus hat sich innerhalb der Organotherapie die Thymustherapie entwickelt.

Die Situation heute

Fertige Arzneimittel aus Frisch- oder Trokkenzellen gibt es nicht mehr (siehe „Die Mittel“, Seite). Dennoch können Frischzellenkuren weiterhin durchgeführt werden, wenn die Zellen gleich nach dem Schlachten des Tieres dem Interessenten gespritzt werden.

Andere Produkte aus tierischen Geweben oder Organen sind immer noch im Handel und werden auch weiterhin injiziert. Nach Einschätzung der Gesellschaft für Thymologie behandeln in Deutschland derzeit etwa 7000 Personen mit Thymusextrakten.

IDEE UND ERKLÄRUNG DER WIRKUNG

Frischzellen: Niehans gründete seine Behandlung auf die Vorstellung, daß injizierte Zellen von Jungtieren ihre Jugendlichkeit dem Empfängerorganismus weitergäben und ihn so „revitalisierten“. Heute geben Zelltherapeuten zu, daß artfremde Zellen nicht aufgenommen werden können. Nun meinen sie, nicht die lebende Zelle, sondern ihre diversen Inhaltsstoffe seien wirksam.

Thymustherapie: Der Thymus (Bries) ist ein wichtiges Organ der Immunabwehr (siehe Seite 28). Eine Sorte weißer Blutkörperchen, die T-Lymphozyten, werden in ihm für ihre immunologischen Aufgaben „geschult“. Daran beteiligt sind Eiweißkörper, die „Thymusfaktoren“.

Die Drüse liegt hinter dem Brustbein und ist nur bei Kindern voll ausgebildet. Eine Art Gedächtnis in den T-Lymphozyten sorgt aber dafür, daß das einmal Gelernte auch ohne voll aktiven Thymus weiterhin in die Tat umgesetzt werden kann.

Aus der Tatsache, daß der Bries sich zurückbildet, schlossen Thymustherapeuten, daß die Natur den Menschen nur für ein Leben von etwa 40 Jahren vorgesehen habe. Wenn wir unbeschwert doppelt so alt werden wollten, müßten von außen zugeführte Thymusfaktoren das Immunsystem anregen, es regulieren und stabilisieren.

Andere Organextraktpräparate: Bestandteile ungeborener Tiere oder jugendlicher Tierzellen sollen menschliche Gewebe und Organe zur Selbstheilung anregen.

DIE MITTEL

Frischzellen: Für ihre Frischzell-Zubereitungen halten sich die Zelltherapeuten eigene Tierherden. Sie schlachten die trächtigen Muttertiere und präparieren Gewebe des Ungeborenen als Injektionsmittel. Diese Produkte können nicht keimfrei gemacht werden.

Das Bundesgesundheitsamt hat ab Juli 1988 alle injizierbaren Fertigarzneimittel aus kompletten Tierzellen verboten. Der durch sie mögliche Schaden überwiegt den nicht nachgewiesenen Nutzen bei weitem.

Trotzdem können Frischzellen weiterhin gespritzt werden, denn es sind keine Fertigarzneimittel, die das Bundesgesundheitsamt zulassen muß. Also kann es sie auch nicht verbieten.

Thymustherapie: Als THX werden meist Thymusextrakt-Präparate aus der Thymusdrüse junger Tiere gespritzt. Der Herstellungsvorgang soll einen Zellextrakt ohne intakte Zellen garantieren. Einige Inhaltsstoffe kann man identifizieren. Die komplette Zusammensetzung läßt sich nicht angeben.

Präparate: Neythymun, Thymoject, Thymus Mucos, Thym-Uvocal.

Es wäre auch möglich, „THX“ als Frischzellen-Injektion aus Thymus zu verabreichen.

Andere Organextraktpräparate: Es gibt eine Unzahl von Arzneimitteln mit molekularen Bestandteilen von Tierorganextrakten. Einige sind zusätzlich mit synthetischen Vitaminen und Hormonen versetzt.

Präparate: Regeneresen nach Dyckerhoff, Präparate mit der Vorsilbe „Ney“, Revitorgan-Produkte.

1992 sind diese Mittel noch nach den Bestimmungen des alten Arzneimittelgesetzes auf dem Markt. Ein Sachverständigengremium beim Bundesgesundheitsamt ist damit beschäftigt, die vorgelegten Nachweise über Wirksamkeit und Unbedenklichkeit zu beurteilen.

Eine Nutzen-Risiko-Abschätzung fällt bei diesen Mitteln besonders schwer, weil diejenigen, die sie anwenden, Nebenwirkungen und Zwischenfälle nur selten öffentlich machen.

Wegen der nicht auszuschließenden Gefahr, den Erreger des Rinderwahnsinns (BSE) auf Menschen zu übertragen, möchte das Bundesgesundheitsamt sämtliche 458 Präparate mit Organextrakten aus Rindern aus dem Handel nehmen. Die Schweiz hat bereits ein Produktionsverbot für Arzneimittel aus Rinderextrakt erlassen.

UNTERSUCHUNG UND BEHANDLUNG

Sowohl Ärzte als auch Heilpraktiker spritzen Organextrakte. Manche Produkte gibt es auch zum Schlucken oder als Salbe. Es wird immer eine kurmäßige Anwendung empfohlen. Je schwerer die Krankheit, desto länger die Kur.

Von Frischzellen bekommt ein Interessent pro Behandlung immer mehrere, maximal jedoch 35 Zellarten gespritzt. Zwischen den Behandlungsserien soll ein Abstand von fünf bis acht Monaten liegen.

Ein bekanntes Lehrbuch der Zelltherapie empfiehlt, vor dem Spritzen der Zellpräparate das Hormon Kortison zu spritzen und danach ein weiteres Mittel gegen Allergien, wenn eine allergische Reaktion möglich ist. Solche Nebenwirkungen lassen sich nie vollständig ausschließen.

ANWENDUNGSBEREICHE

Frischzellen: Sie werden vornehmlich bei chronischen Krankheiten und zur „Verjüngung“ gespritzt. Die Wirkung soll nach sechs Wochen bis einem Jahr eintreten.

Thymustherapie: Thymusextrakt soll für nahezu alles gut sein: Arthrose, chronische Polyarthritis, Störungen von Zellfunktionen, die auf einem Enzymmangel beruhen, und jede Art von Krebs. Die Wirkung soll in der ersten oder zweiten Behandlungswoche spürbar werden. Thymusextrakt soll Krebserkrankungen vorbeugen und angeborene Krankheiten wie Mongolismus (Down-Syndrom) positiv beeinflussen können.

Andere Organextraktpräparate: Die Anwendungen erstrecken sich über nahezu den gesamten Medizinbereich. Der Hersteller der Regeneresen reklamiert für seine Produkte 130 Indikationen. Die Anwender machen sich unter anderem anheischig, mit bestimmten „Ney“-Produkten Strahlenschäden nach Reaktorunfällen vorbeugen zu können.

Grenzen der Anwendung

Manche Hersteller von Thymusextrakt nennen als Anwendungsbeschränkung Erkrankungen des Thymus, Schilddrüsenüberfunktion, Krankheiten, bei denen sich die Abwehrkraft des Körpers gegen das eigene Gewebe richtet (Autoimmunkrankheiten) und eine bestehende Schwangerschaft. Andere geben keine Kontraindikationen an.

RISIKEN

Die Risiken, die sich mit der Injektion von Frischzellen verbinden, gelten für alle Produkte aus tierischen Geweben oder Organen. Trotz unterschiedlicher Herstellungs- und Reinigungsverfahren können sie keine Reinheit gewährleisten, die Reaktionen auf fremdes Eiweiß ausschließt.

Dreißig Todesfälle nach dem Spritzen von Frischzellen sind dokumentiert, einer nach Thymusextrakt, mindestens zwei nach der Injektion von „Ney“-Präparaten.

□ Gespritztes Fremdeiweiß kann allergische Reaktionen bis hin zum tödlichen Schock auslösen. Sie können sofort oder innerhalb von zwei bis drei Wochen auftreten.

□ Auf lange Zeit gesehen können sich Autoimmunkrankheiten entwickeln, bei denen das Abwehrsystem körpereigenes Gewebe zerstört.

□ An der Einspritzstelle kann sich ein Abszeß bilden.

□ Mit der Injektion können Krankheitserreger übertragen werden.

□ Organtherapeutika aus Schafen, Ziegen und Rindern können Menschen mit Partikeln infizieren, die ihre krankmachende Potenz vielleicht erst nach Jahrzehnten zeigen. Seuchenhygieniker fürchten, daß auf diese Weise der „Rinderwahnsinn" (BSE) und eine entsprechende Krankheit bei Schafen auf den Menschen übertragen werden könnten. Für diese Erreger gibt es derzeit keine Nachweismöglichkeit. Ihre sichere Entfernung ist nicht möglich. Aufgrund dieser Gefahr kann die Injektion von Zellpräparaten auch nicht mehr als unspezifische, aber harmlose Reiztherapie angesehen werden.

KOSTEN

Die gesetzlichen Krankenkassen bezahlen eine Zelltherapie üblicherweise nicht (siehe Seite 20).

Für Selbstzahler berechnet der Arzt die Kosten nach der Gebührenordnung für Ärzte (siehe Seite 20).

Die Kosten für Frischzellenkuren differieren sehr. Früher wurden sie mit etwa 10 000 DM für eine Woche angegeben. Eine 15tägige NeyTumorin-Behandlung kostet etwa 2000 DM.

KRITIK

Zell- und organtherapeutische Verfahren sind wissenschaftlich nicht allgemein anerkannt.

□ Es gibt keinen Wirksamkeitsnachweis, der wissenschaftlichen Ansprüchen genügt. Injizierte Fremdzellen oder deren Bestandteile kursieren nicht für längere Zeit im Körper, und sie wirken schon gar nicht spezifisch auf ein Organ ein. Stattdessen beschäftigen sie das Immunsystem, was den Betroffenen gefährden kann.

□ Eine vom Gesundheitsministerium eingesetzte Prüfkommission konnte die behaupteten Behandlungserfolge bei Mongolismus nicht bestätigen.

□ Isolierte Thymushormone regen das Immunsystem nachweislich an. Für die diversen Thymuspräparate ist dieser Nachweis allerdings nicht erbracht.

□ Untersuchungen ergaben, daß die Substanzmengen in den „Ney"-Präparaten schwanken können. Daher ist eine gleichbleibende Wirkung unmöglich.

ADRESSEN

Internationale Gesellschaft für
Thymologie und Immuntherapie e. V.
Rudolf-Huch-Straße 14
W-3388 Bad Harzburg

Deutsche Gesellschaft für Organo-Biotherapie
Am Zuckerberg 8
W-5000 Köln 1

EMPFEHLUNG

Jede Art von Zelltherapie ist abzulehnen, weil ihr mögliches Risiko den nicht erwiesenen Nutzen überwiegt.

Chelattherapie

GESCHICHTE

„Rohrfrei für die Arterien" – mit diesem griffigen Slogan verbreitete sich die Chelattherapie zu Beginn der achtziger Jahre von den USA aus nach Europa. Es ist eine Behandlung mit einem Chelatbildner (Kurzname: EDTA). Dieses Mittel hat die Fähigkeit, bestimmte Stoffe, zum Beispiel Kalzium oder Schwermetalle, zu binden. Schon 1941 war die Behandlung von Schwermetallvergiftungen mit Chelatbildnern bekannt und wird seither erfolgreich angewendet. Erst später entdeckte man als neues Einsatzgebiet Durchblutungsstörungen.

Die Situation heute

In Deutschland wird Chelattherapie gegen Durchblutungsstörungen von etwa 200 Ärzten ambulant und in 20 Sanatorien stationär durchgeführt und von vielen Heilpraktikern angewendet.

IDEE UND ERKLÄRUNG DER WIRKUNG

Der Chelatbildner EDTA soll Kalzium aus arteriosklerotischen Gefäßen herauslösen und auf diese Weise „alle Gefäße, von der Schlagader bis zu feinsten Haargefäßen" von Kalkablagerungen reinigen.

MITTEL UND BEHANDLUNG

Nach Untersuchungen von Herztätigkeit, Blut, Urin, Nierenfunktion und nach einer Haarmineralanalyse (siehe Seite 256) erhält der Kranke, bequem sitzend, eine Infusion mit drei Gramm EDTA, aufgelöst in einem halben Liter körpergerechter Kochsalzlösung. Dazu erhält er während der Infusion einen Liter Flüssigkeit, Vitamine und Magnesiumsalz. Eine Infusion dauert etwa vier Stunden.

Eine Behandlungsserie umfaßt 20 bis 25 Infusionen jeweils im Abstand von ein bis zwei Tagen.

Nach fünf Infusionen wird labortechnisch untersucht, welche lebensnotwendigen Spurenelemente angeblich aus dem Körper mit ausgeschwemmt wurden. Diese soll der Patient anschließend einnehmen.

ANWENDUNGEN

Chelattherapie soll Schlaganfällen vorbeugen, Angina pectoris-Beschwerden lindern, die Bypass-Operation ersetzen, Raucherbeine heilen, Blutdruck und Blutzucker senken, Diabetes und Gelenkleiden günstig beeinflussen, die Potenz steigern und Krebskranken helfen.

RISIKEN

Die EDTA-Therapie entzieht dem Organismus wichtige Mineralstoffe und Spurenelemente. Der Kalziumstoffwechsel kann gestört werden, was Herzrhythmusstörungen, Krampfanfälle und Atemstillstand hervorrufen kann. Nierenversagen und Schädigung des Knochenmarks sind möglich.

Es sind sogar mehrere Todesfälle bekannt geworden.

KRITIK

Die Kritik setzt an mehreren Stellen an:

☐ Arteriosklerose bedeutet, daß sich die Wände der Blutgefäße verhärten und mit Fett „verkleben". Später lagern sich andere Stoffe in den Gefäßwänden ein, darunter auch Kalziumsalze, wodurch sich die Gefäße fortschreitend verhärten und verengen. Das „Entkalken" macht die Gefäße nicht weiter.

□ Es gibt keinen einzigen Nachweis, daß Chelattherapie bei Durchblutungsstörungen hilft. Die amerikanische Gesundheitsbehörde und die Deutsche Ärzteschaft haben bereits 1984 vor der Chelattherapie gewarnt.

EMPFEHLUNG

Chelattherapie ist abzulehnen bei den von ihren Vertretern angegebenen Krankheiten, weil sie gefährlich, aber unwirksam ist. Statt dessen ist bei Durchblutungsstörungen Bewegungstherapie oder Kneipptherapie (siehe Seite 40) empfehlenswert.

EDTA-Therapie ist die angemessene Behandlung bei Vergiftungen mit Metallen wie Blei, Kupfer, Mangan, Zink und Quecksilber.

KOSTEN

Die Krankenkassen bezahlen Chelattherapie nicht. Für Selbstzahler berechnet der Arzt die Kosten nach der Gebührenordnung für Ärzte (siehe Seite 20). Die Kosten für eine Behandlungsserie liegen bei durchschnittlich 6000 DM.

ADRESSEN

Deutsche Gesellschaft für Chelattherapie e. V.
Grote String 22
W-2000 Hamburg 65

Deutsches Institut für Chelattherapie e. V.
Twiedelftsweg 13
W-2800 Bremen

Eigenbluttherapie

GESCHICHTE

Zu Beginn unseres Jahrhunderts versuchten viele Ärzte eine Reiztherapie mit Blutinjektionen: Sie wollten Entzündungen oder die Neigung zu Infekten durchbrechen. Der Dermatologe *Spiethoff* entwickelte 1913 eine standardisierte Methode, mit Eigenblut und Eigenserum zu behandeln. Diese Technik wurde in den darauffolgenden drei Jahrzehnten geradezu Mode. Man berichtete über Erfolge bei vielerlei Erkrankungen – von der Syphilis über Herz-Kreislauf-, Haut- und Augenkrankheiten, orthopädische und gynäkologische Leiden bis zu Krebs. Das Eigenblut wurde verschiedenen Behandlungen unterworfen, bevor man es wieder injizierte: Man ließ es gefrieren und wieder auftauen, entfernte Faktoren, die für die Blutgerinnung wichtig sind, oder die roten Blutkörperchen und versetzte es mit Sauerstoff. Daraus entwickelten sich die Sauerstoffbehandlungen (siehe Seite 224).

Die Situation heute

Die Eigenblutbehandlung wird vorwiegend von Heilpraktikern durchgeführt.

IDEE UND ERKLÄRUNG DER WIRKUNG

Der körpereigene Stoff soll den Organismus zu verstärkter Abwehrreaktion reizen.

BEHANDLUNG

Mit einer Injektionsspritze entnimmt der Behandler Venenblut. Das entnommene Blut spritzt der Arzt sofort, ohne es irgendwie zu

„behandeln", wieder ein: meist in die Vene, manchmal unter die Haut, selten in Arterien. Zur Behandlung akuter Krankheiten entnimmt und reinjiziert der Therapeut täglich bis maximal zehn Milliliter und wiederholt dies einige Tage lang. Zur Reiztherapie bei chronischen Erkrankungen soll eine geringere Dosis, nur jeden dritten Tag und einige Wochen lang injiziert, genügen.

Manche Behandler geben der Injektion örtliche Betäubungsmittel bei.

Varianten: Will der Behandler einen größeren Reiz erzielen, dann setzt er Echinacea oder Mistelextrakt zu (siehe Seite 20).

Bei einer weiteren Variante verdünnt er das Blut nach homöopathischen Regeln. Anschließend wird es jedoch nicht injiziert, sondern eingenommen. Befürworter der Methode bevorzugen diese Form bei Kindern mit chronischen Krankheiten.

Über die Variante der „kleinen" und „großen" Blutwäsche siehe Ozontherapie, Seite 230 oder HOT/UVB, Seite 227.

Als Reiztherapie wird von manchen Heilpraktikern auch Eigenurin unter die Haut gespritzt.

ANWENDUNGSBEREICHE

Befürworter der Eigenblutinjektionen wenden diese Technik bei chronischen Erkrankungen der Haut, des Bewegungsapparates, der Luftwege, bei Allergien, verzögerter Rekonvaleszenz, in der Krebsnachsorge, bei Viruserkrankungen und vor Operationen an.

Eigenurinbehandlung soll bei allen chronischen Erkrankungen, Allergien, Hauterkrankungen, Infektionen und bei Migräne helfen.

RISIKEN

☐ Als Unverträglichkeitsreaktion können Nesselausschlag, Schwindel, Kopfschmerzen, Fieber, Herzklopfen auftreten. Es kann auch zu Blutvergiftung und Schock kommen.

☐ Es besteht die Gefahr, daß sich an der Einstichstelle ein Abszeß bildet. Außerdem gibt es das Risiko einer Blutvergiftung.

☐ Die Injektion von Blut mit Mistel- oder anderen Zusätzen kann schmerzhaft sein und Fieber hervorrufen.

KRITIK

☐ Die Eigenblutbehandlung hat die in sie gesetzten Hoffnungen nicht erfüllt. Sie wird deshalb in der Schulmedizin nicht mehr praktiziert. Eigenblutinjektion ist eine unspezifische Reiztherapie.

☐ Wirkung und Risiken der Behandlung mit Eigenharn sind nicht ausreichend dokumentiert.

EMPFEHLUNG

Eigenblut- und Eigenharnbehandlung sind abzulehnen, ihr Nutzen wiegt das Risiko nicht auf. Andere Reizmethoden wie Wasseranwendungen sind weniger schmerzhaft und empfehlenswerter.

KOSTEN

Die Krankenkassen bezahlen die Eigenblut-, aber nicht die Eigenharnbehandlungen. Heilpraktiker können nach ihren Richtlinien für Eigenblut- und Eigenharnbehandlung bis zu 25 DM verlangen.

Sauerstoff-behandlungen

Seit der Engländer *Joseph Priestly* 1774 den Sauerstoff (chemische Formel: O_2) und seine Bedeutung für lebende Organismen entdeckte, versuchten Mediziner, Sauerstoff zum Wohl ihrer Patienten einzusetzen – zur Wiederbelebung und gegen den „Scheintod". Noch im 18. Jahrhundert wurde Sauerstoff bei Asthma, Tuberkulose, zur Wundheilung und gar gegen die Pest angewendet. Er galt als „Lebenselixier". Von Frankreich verbreitete sich die Sauerstoff-Behandlung in verschiedenen Varianten über Europa, wurde wieder vergessen, kam aber ab 1932 wieder in Mode. Immer größer wurde die Palette der Erkrankungen, gegen die diese Therapie helfen sollte.

Die Situation heute

Bewährt und in der Schulmedizin etabliert hat sich der Einsatz von Sauerstoff in bestimmten Bereichen: Bei akuten Notfällen kann eine Inhalation lebensrettend sein. Patienten mit chronischer Atmungsschwäche brauchen zusätzlichen Sauerstoff, der durch eine Nasensonde oder Atemmaske eingeatmet wird. Die Chirurgie setzt Sauerstoff bei der Behandlung des Gasbrandes ein. Eine neue Möglichkeit für den Einsatz des Gases wird derzeit in Krebszentren erprobt: Die Behandlung in Sauerstoffüberdruckkammern (die hyperbare Oxigenierung) scheint Nebenwirkungen der Strahlenbehandlung zu verringern.

Neben dem nachweislich wirkungsvollen Einsatz haben sich mehrere Verfahren entwikkelt, die von der Schulmedizin nicht anerkannt sind. Die Sauerstoff-Mehrschritt-Therapie ist die populärste.

Sauerstoff-Mehrschritt-Therapie (SMT)

GESCHICHTE

Der Physiker *Manfred von Ardenne* entwickelte 1978 sein Konzept der Sauerstoff-Mehrschritt-Therapie (SMT). Sie wird in mehr als 600 Zentren – Arztpraxen, Kurzentren und Krankenhäusern –, aber auch von Heilpraktikern durchgeführt und in vielen Varianten angeboten.

DIE IDEE DAHINTER

Von Ardenne stellte fest, daß im Alter der Druck sinkt, unter dem Sauerstoff im arteriellen Blut gelöst ist (Sauerstoffpartialdruck), und er nahm an, daß das zur mangelhaften Sauerstoffversorgung der Zellen führt.

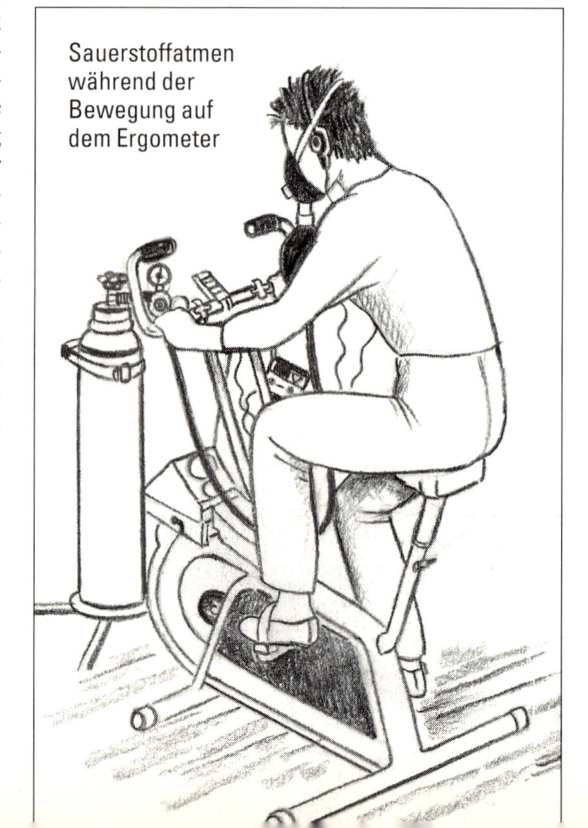

Sauerstoffatmen während der Bewegung auf dem Ergometer

Dies sah er als Ursache an für allgemeinen Leistungsabfall, und dafür, daß die Organe nicht mehr optimal arbeiten. Die Folge: die Gefäße verengen sich, das Blut zirkuliert weniger, die Sauerstoffversorgung des Körpers wird noch schlechter. Ein Teufelskreis entsteht.

Mit SMT zugeführter Sauerstoff soll den Körper auf Monate hinaus befähigen, den Sauerstoff aus der Atemluft wieder ganz zu nutzen, soll den „energetischen Status" wieder anheben.

Von Ardenne empfiehlt daher, ab dem 55. Lebensjahr regelmäßig mit einer SMT-Behandlung Altersbeschwerden, Durchblutungsstörungen in den Gliedmaßen und Krebs vorzubeugen.

DIE MITTEL

Zur Behandlung gehört ein Medikamentencocktail, der meist aus Ascorbinsäure, Vitamin B_1 und Magnesiumorotat besteht und die Sauerstoffaufnahme im Gewebe fördern soll.

Das Sauerstoff-Luft-Gemisch wird mit einer Sauerstoffmaske eingeatmet. Bei der SMT hat das Luftgemisch einen Sauerstoffanteil von 50, beim Ergometertraining von 60 bis 95 Prozent.

BEHANDLUNG

Es gibt verschiedene Varianten der SMT-Behandlung.

Die klassische SMT läuft in drei Schritten ab: Nach Einnahme des Medikamentencocktails nimmt der Patient eine entspannte Sitzhaltung ein und inhaliert über eine Sauerstoffmaske das Sauerstoff-Luft-Gemisch.

Eine Behandlung umfaßt üblicherweise 18 Sitzungen von je zwei Stunden.

Als dritter Schritt gilt tägliches dosiertes Bewegungstraining, vorausgesetzt, der Patient ist bewegungsfähig. Dies soll die Aufnahme und Wirkung des Sauerstoffs unterstützen.

Heute wird häufig der 15-Minuten-Mehrschritt-Schnellprozeß, eine Variante der SMT, durchgeführt: Dabei trainiert der Patient während der Inhalation mit der Sauerstoffmaske zusätzlich auf einem Ergometer. Das ist ein Zimmerfahrrad oder Laufband, an das Meßgeräte angeschlossen sind. Diese Behandlung dauert nur 15 Minuten.

Ergometertraining mit Sauerstoffzufuhr kann auch zu Hause durchgeführt werden.

Ausbildung der Behandler

Die Ausbildung in dieser Methode liegt in Händen der SMT-Gesellschaften, sie dauert nur einen Tag.

ERKLÄRUNG DER WIRKUNG

Nach von Ardenne soll Sauerstoff die Blutmikrozirkulation fördern, indem er die verengten venösen Blutkapillaren erweitert. Dadurch sollen der Partialdruck des Sauerstoffs in den Arterien angehoben und in den Venen gesenkt, das Sauerstoffangebot im Gewebe erhöht und viele Stoffwechselprozesse angeregt werden.

ANWENDUNGSBEREICHE

Die SMT soll zur „Bekämpfung des Krankwerdens" eingesetzt werden und Alterungsprozessen gegensteuern.

Derzeit gelten als wichtigste Einsatzgebiete der SMT Durchblutungsstörungen am Herzen und an den Gliedmaßen, zu hoher und zu niedriger Blutdruck, Plazentaschwäche, Hör- und Sehverschlechterungen und Medikamenten-Nebenwirkungen. Dazu kommen Verschleißerscheinungen der Gelenke, chronische Hautleiden und Lebererkrankungen. SMT soll die Körperabwehr stimulieren, Tumoren vorbeugen und die Lebensqualität bei Krebsleiden verbessern.

Die Anwender berichten über erfolgreiche Regeneration, Leistungssteigerung, Wirkungsverbesserung und Einsparung von Medikamenten und erleichtertem Geburtsvorgang.

Jede fünfte Person soll auf die Behandlung nicht ansprechen. Über Zwischenfälle wird nichts berichtet.

Grenzen der Anwendung

Bei akuten Schleimhautentzündungen sollte SMT nicht durchgeführt werden.

Manche Anwender der SMT meinen, sie sollte bei Krebs nur eingesetzt werden, wenn die Möglichkeiten der Schulmedizin ausgeschöpft sind.

RISIKEN

Eine gründliche medizinische Untersuchung und eine Blutgasanalyse sind vor Sauerstoffinhalationen unbedingt notwendig.

Bei schweren Lungenerkrankungen, Herz- und Bronchialasthma darf SMT nicht angewendet werden.

□ Sauerstoff kann giftig wirken. Zu viel davon inhaliert kann zu Übelkeit, Erbrechen, Schwindel, Kopfschmerzen und zu einem Zustand führen, der akuter Atemnot gleicht. Der Sauerstoffanteil im Luftgemisch sollte daher 50 Prozent nicht übersteigen. Beim Ergometertraining liegt der Anteil jedoch darüber.

□ Chronischer Mangel an Sauerstoff im Blut (Hypoxämie) wirkt für den Körper als zusätzliches Stimulans für das Luftholen. Bekommen Patienten, die chronisch mit Sauerstoff unterversorgt sind, plötzlich O_2 zugeführt, fehlt ihnen dieses Stimulans zum Luftholen. SMT kann bei diesen Kranken zur Kohlendioxidnarkose (Bewußtseinsstörungen, Koma) führen.

□ Manche Anwender von SMT raten bei Durchblutungsstörungen zur begleitenden Chelattherapie (siehe Seite 221) und setzen auch Thymuspräparate (siehe Seite 217) ein. Beide Maßnahmen sind nicht zu empfehlen.

KRITIK

□ Die der Therapie zugrundeliegende Idee ist falsch: Menschen, die in über 3000 Meter Höhe leben, wie zum Beispiel die Tibetaner oder Fluggäste in Großraumflugzeugen, haben einen arteriellen Sauerstoffpartialdruck, der weit unter dem liegt, den v. Ardenne als krankmachend bezeichnet.

□ Es wird behauptet, daß der erhöhte Sauerstoffpartialdruck in den Arterien nach der SMT monatelang anhält. Klinische Kontrollstudien ergaben, daß diese Behauptung nicht stimmt: Er sinkt nach einigen Minuten ab. Als diese Wirkungstheorie widerlegt war, formulierte v. Ardenne eine neue. Und als sich auch diese als falsch erwies, bot er wieder eine andere an.

Die Anwender der SMT verbreiten die widerlegten Theorien weiterhin.

□ Wann immer Kliniker die von v. Ardenne behaupteten Therapieerfolge prüften, erwiesen sich diese als falsch: Bei Schwäche der Herzkranzgefäße und bei chronischer Durchblutungsstörung am Herzen hat SMT keinen Erfolg. Nach einer SMT-Behandlung steigen weder die Leistungsfähigkeit noch die Sehkraft. Auch kann SMT nicht als „Jungbrunnen" gelten. Patienten, die bei einem klinischen Test normale Luft aus Preßluftflaschen eingeatmet hatten, fühlten sich nachher ebenso erfrischt wie diejenigen, die das Sauerstoffgemisch inhalierten. Der „Heileffekt" beruhte also auf einer Placebowirkung (siehe Seite 12). Die SMT-Behandlung kann bei Patienten mit Durchblutungsstörungen „Mittel zur Motivation" sein: Sie erleben rasch, daß das Gehtraining Erfolg hat, und lassen sich deshalb eher davon überzeugen, daß sie es weiterhin regelmäßig durchführen sollten, auch wenn es anstrengend ist.

□ Ob SMT, wie behauptet, das Immunsystem anregen kann, ist wissenschaftlich nicht geklärt.

□ Die Deutsche Gesellschaft für Pneumologie und Tuberkulose hat sich ausdrücklich von der SMT distanziert. (Sauerstoff-Langzeit-Therapie, also eine Dauerversorgung mit Sauerstoff, wenn die Lunge nicht mehr richtig arbeiten kann, darf nicht mit SMT verwechselt werden.)

□ Aussagen v. Ardennes wie folgende stimmen bedenklich: „Durch diese Sauerstoff-Mehrschritt-Therapie kann man im Mittel die Lebensdauer um zwölf Jahre erweitern ... Das sollen natürlich nicht alle machen, sondern nur diejenigen, wo es sich lohnt." Wer sollte wohl diese Auswahl treffen?

Die SMT-Behandlung sollte nur nach eingehender Untersuchung und nur dort durchgeführt werden, wo es lebensrettende Einrichtungen gibt.

EMPFEHLUNG

SMT-Behandlung kann nicht empfohlen werden, weil ihre Wirkung nicht ausreichend nachgewiesen ist. Durchblutungsstörungen der Gliedmaßen können mit wirksameren Methoden, zum Beispiel körperlichem Training, sinnvoller behandelt werden.

KOSTEN

Die gesetzlichen Krankenkassen bezahlen SMT-Behandlungen nicht. Für Selbstzahler kostet eine ambulante SMT-Kur von 36 Stunden etwa 1300 bis 1500 DM, die Kurzvariante 150 bis 200 DM. In Kurkliniken kann – je nach Gesamtangebot – eine Kur durchaus 4500 DM und mehr kosten.

ADRESSEN

Ärztegesellschaft für
Sauerstoff-Mehrschritt-Therapie
Harburgerring 10
W-2000 Hamburg 90

Deutsch-amerikanische Gesellschaft zur
Förderung der SMT und Naturheilverfahren
Beethovenstraße 1
W-8397 Bad Finling

Institut v. Ardenne
Zeppelinstraße 7
O-8051 Dresden

Hämatogene Oxidationstherapie oder Blutwäsche (HOT/UVB)

GESCHICHTE

Die HOT – so lautet das allgemein übliche Kürzel für Hämatogene Oxidationstherapie – ist eine spezielle Behandlung mit Eigenblut (siehe Seite 222). Sie geht auf den Schweizer Arzt *Federico Wehrli* zurück, der diese Methode in seiner Privatklinik entwickelte und 1956 öffentlich vorstellte. Schon vor ihm hatten zwei Schweizer Ärzte versucht, die Sauerstoffanreicherung des Bluts mit Ultraviolettbestrahlung (UVB) zu Heilzwecken zu kombinieren. Die Leitvorstellung war, daß das ultraviolett bestrahlte Blut die Sauerstoffaufnahme im Gewebe fördern könnte.

Die UV-Bestrahlung von Blut ist eine eigene Behandlungstechnik: Sie wurde in den zwanziger Jahren von verschiedenen Ärzten in den USA, der Schweiz und der Tschechoslowakei, die auf der Suche nach einem Mittel gegen Infektionskrankheiten waren, gleichzeitig entdeckt (siehe Lichttherapie, Seite 56). Sie hat sich bis in die sechziger Jahre besonders in den USA eigenständig weiterentwickelt, war bis 1970 aber in Vergessenheit geraten.

Die Situation heute

In der ehemaligen DDR wieder entdeckt, wird Ultraviolettbestrahlung von Blut dort in etwa 100 Instituten praktiziert, hat auch in der UdSSR in Hochschulinstituten Einzug gehalten und wird heute überwiegend in Osteuropa angewendet.

Auch die HOT und die dafür benötigte Apparatur wurde in den siebziger Jahren in Ost-Berlin weiterentwickelt. Sie wird heute in Österreich, der Schweiz, in den Niederlanden, in Frankreich und Italien praktiziert. In Deutschland wenden wahrscheinlich einige tausend Ärzte und einige Kliniken diese Technik an.

DIE IDEE DAHINTER

UVB: Als man entdeckte, daß die roten Blutkörperchen einen Teil des auf die Haut auftreffenden UV-Lichts aufnehmen, dachte man, daß das Blut mit seinem roten Farbstoff das Licht für den Körper biochemisch nutzen kann – ähnlich wie es das grüne Chlorophyll in den Pflanzen tut.

HOT: Ursprünglich vermutete Wehrli, daß der Sauerstoffzusatz im Blut einen Sauerstoffmangel im Körper ausgleichen könnte. Aber seit das Blut zur Behandlung aufgeschäumt und ultraviolett bestrahlt wird, gilt der Sauerstoff nicht mehr als entscheidend wirksamer Faktor der Therapie.

DIE MITTEL

Das Blut des Patienten wird in einem Apparat aufbereitet, ungerinnbar gemacht und mit Sauerstoff durchperlt. Dies vergrößert die Blutoberfläche. Die Blutblasen werden in einer Quarzglasröhre an einer Ultraviolett-Lampe vorbeigetrieben und UV-Strahlen von einer Wellenlänge von 253,7 Nanometer ausgesetzt. Dies ist der Wellenbereich, der antibakteriell wirkt. Anschließend wird das Blut nochmals UV-bestrahlt.

Der Apparat muß auf die richtige Geschwindigkeit für das Einpumpen des Blutes eingestellt sein. Nach jeder Aufbereitung muß er wieder sterilisiert werden. Mehr Sicherheit vor einem Infektionsrisiko bieten Einmalgeräte.

UNTERSUCHUNG UND BEHANDLUNG

Eine eingehende ärztliche Untersuchung sollte der Behandlung vorangehen.

Der Behandler entnimmt dem Patienten 50 bis 100 Milliliter Blut aus der Vene. Es fließt durch den Apparat und wird dann wieder in die Vene des Patienten zurückgeleitet oder in den Gesäßmuskel injiziert. Diese Prozedur dauert etwa eine halbe Stunde.

Die Behandlungen werden unterschiedlich oft wiederholt: Die Angaben schwanken von zwei- bis neunmal. Üblich ist eine Serie von mindestens sechs Sitzungen. Als notwendige Abstände zwischen den einzelnen Behandlungen gelten drei bis neunzehn Tage. Wiederholungen werden drei- bis zweimal jährlich angeraten.

Besonderheiten der Behandlung

Die Patienten sollen an den Behandlungstagen weder schwer verdauliche Speisen noch Kaffee und Alkohol zu sich nehmen und ihre Medikamente „auf den Mindestbedarf reduzieren".

Mehrere Stunden Ruhe im Anschluß an die Behandlung erhöht die Wirkung.

Nicht wirken kann HOT/UVB, wenn Vitamin E oder A eingenommen oder als Salbe angewendet, beziehungsweise Vitamin C, Kortison oder gerinnungshemmende Medikamente eingenommen werden.

ERKLÄRUNG DER WIRKUNG

Für HOT mit UVB liegt kein einheitliches Erklärungskonzept vor. HOT gilt ihren Anwendern als Methode, die den Zellstoffwechsel anregt. Anwender wählen für die Erklärung eine pseudomedizinische, blumige Sprache, die keine Aussage hat: „Gefahrlose Stimulations- und Anregungstherapie, die die physiologischen Reaktionskaskaden und biologischen

Regelmechanismen ausnutzt, um die biologische Homöostase vieler biochemischer Regelkreise anzustoßen und wieder einzustimmen."

Manche Anwender sind sich mit Therapeuten, die ausschließlich UVB anwenden, einig, daß der wirksame Faktor der Therapie nicht der Sauerstoff ist. Den Erfolg ihrer Behandlungen führen sie auf die UV-Strahlung zurück. Andere meinen, daß die aktivierten Sauerstoffstufen Vorbedingung der therapeutischen Wirkung seien.

Für die Wirkung der UV-Bestrahlung auf das Blut gibt es verschiedene wissenschaftliche Erklärungsansätze.

ANWENDUNGSBEREICHE

In Osteuropa wird die UVB-Therapie hauptsächlich gegen Durchblutungsstörungen und Altersleiden eingesetzt.

In Westeuropa ist in den letzten zwei Jahrzehnten die Liste der Anwendungen der HOT auf 62 Krankheiten angewachsen. Dazu zählen vor allem Durchblutungsstörungen aller Art, Rheumaerkrankungen, Asthma, Allergien, Erschöpfungszustände, verschiedene Magen-, Darm-, Leber- und Nierenerkrankungen. Sie wird auch gegen Herpes, zur Stimulierung des Immunsystems, als Begleitung der Chemo- und Strahlentherapie bei verschiedenen Tumoren eingesetzt.

Als „Blutdoping" soll HOT bei Sportlern die Leistung steigern.

Grenzen der Anwendung

Nicht angewendet werden soll HOT/UVB bei Überfunktion der Schilddrüse, bei allen akuten Erkrankungen, Erkrankungen durch Parasiten, Vergiftungen und bei unklaren Krankheitsbildern.

RISIKEN

Eine Verschlechterung des Gesamtzustands besonders bei entzündlichen Prozessen gilt bei Anwendern als vorübergehend. Doch Mediziner warnen vor folgenden Risiken, die sich mit der hämatogenen Oxidationstherapie verbinden:

☐ Die Anwender nennen die Methode risikolos, aber als Nebenwirkung können Herzsensationen, Unruhegefühl, Schweißausbruch, Fieber, Schüttelfrost und Geschmacksveränderungen auftreten. Ein lebensbedrohlicher allergischer Schock ist möglich. Das Blut wird zähflüssig. 1991 ist ein junger Sportler am HOT-Blutdoping gestorben.

☐ UV-Strahlung kann – ähnlich wie Ozon – durch die Anregung von Radikalen genschädigend und krebserregend wirken und in die Zellmembranen „Lücken" reißen.

KRITIK

Kritische Wissenschaftler stellten fest, daß die vorliegenden Studien, die die verschiedenen Wirkungstheorien von HOT/UVB erklären wollen, einander in wesentlichen Bereichen widersprechen.

Sie kritisieren, daß es ungezählte Berichte der Anwender über Erfolge gibt, aber kaum Hinweise auf Risiken der HOT/UVB und keine zuverlässigen Angaben darüber, ob die Behandlung tatsächlich wirksamer ist als Placebo (siehe Seite 12). Erst Anfang der neunziger Jahre begann in Deutschland eine wissenschaftliche Dokumentation durch die Anwender.

Meist wird HOT/UVB bei Durchblutungsstörungen eingesetzt. Ob HOT/UVB mehr Nutzen und weniger Risiken als andere Therapien gegen Durchblutungsstörungen bringt, kann kaum nachgeprüft werden, weil sie meist mit anderen Behandlungen kombiniert wird und für sich allein nicht bewertet werden kann.

Skeptiker meinen, es handle sich um eine unspezifische Reiztherapie.

EMPFEHLUNG

Die HOT/UVB-Therapie ist abzulehnen, weil ihre Wirkung noch keineswegs ausreichend dokumentiert ist und sie Risiken mit sich bringt, die andere Therapien nicht aufweisen.

KOSTEN

Die gesetzlichen Krankenkassen übernehmen die Kosten der HOT/UVB-Behandlung üblicherweise nicht (siehe Seite 20). Für Selbstzahler berechnet der Arzt die Kosten nach der Gebührenordnung für Ärzte (siehe Seite 20). Sie betragen für eine Sitzung zwischen 80 und 150 DM.

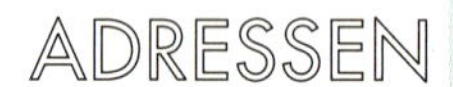

Internationale ärztliche
Arbeitsgemeinschaft für HOT
Am Rathenaupark 5
W-2000 Hamburg 50

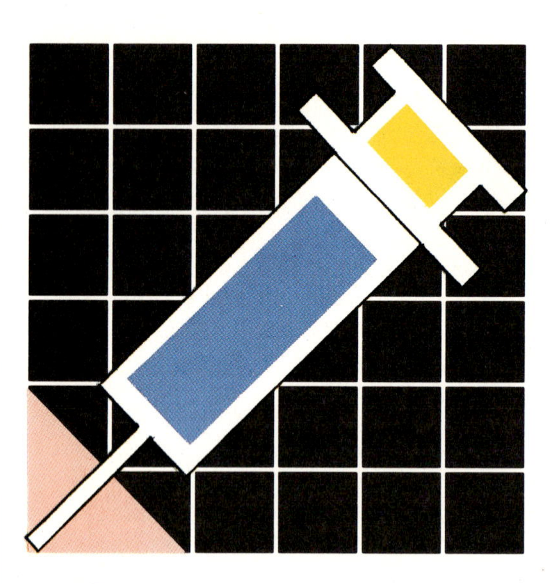

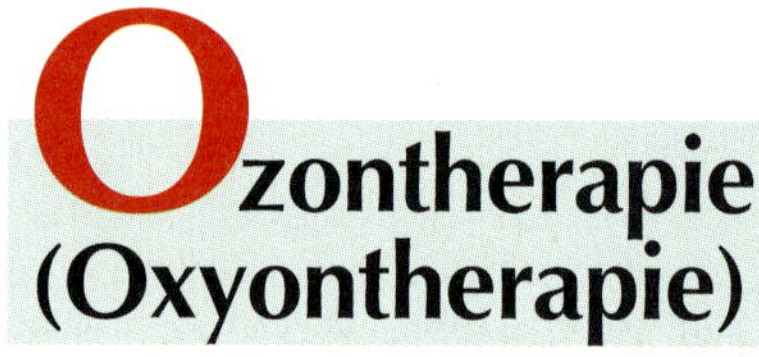

GESCHICHTE

Der Berliner Arzt *Constantin Lender* hat erstmals um 1870 Ozon als Mittel zur Inhalation eingesetzt. Damals wurde bekannt, daß das giftige Gas, das aus drei Sauerstoffatomen (O_3) besteht, zuverlässig Keime abtötet. Im Ersten Weltkrieg wurden mit dem Gas äußerliche Wunden zur rascheren Heilung behandelt, später wurde Ozon – zum Teil gemischt mit Sauerstoff (= Oxyon) – zur Infektionsbekämpfung in Magen, Darm, Vagina, Harnleiter und Ohr eingeblasen. In den dreißiger Jahren setzte geradezu eine Ozonheilwelle ein, und die Behandlungspalette umfaßte immer mehr Krankheiten.

Die Situation heute

Ozonbehandlung wird nur in Deutschland und Österreich, und dort von etwa 8000 Ärzten in Praxen, privaten Kliniken und Sanatorien praktiziert. Auch einige städtische und staatliche Krankenhäuser und etwa 2000 Heilpraktiker wenden diese Methode an. Sie ist auch unter den Namen Oxyontherapie, Ozonosan-Therapie und Sauerstoff-Ozon-Therapie bekannt.

DIE IDEE DAHINTER

Ozon gilt den Anwendern als Mittel gegen Infektionen und als durchblutungsfördernd nach dem Grundsatz „Was Sauerstoff nicht kann, vermag Ozon!“, den *E. Payr*, einer ihrer Pioniere, propagiert hat.

DIE MITTEL

Mit einem Ozongenerator wird aus Sauerstoff Ozon erzeugt und mit Sauerstoff gemischt. Der Ozonanteil am angewendeten Gasgemisch beträgt ein Viertel- bis fünf Volumenprozente.

UNTERSUCHUNG UND BEHANDLUNG

Ozon wird auf verschiedene Art und Weise eingesetzt:

☐ **Große Eigenblutbehandlung:** Der Behandler entnimmt der Vene 200 Milliliter Blut, das mit Heparin ungerinnbar gemacht und mit Ozon verschüttelt wird. Dann erhält der Patient das ozonisierte Blut als Infusion sofort wieder in die Vene. Diese Behandlung dauert etwa 15 Minuten.

☐ **Kleine Eigenblutbehandlung:** Sie nutzt nur fünf Milliliter Blut, das mit Ozon verschüttelt und wieder injiziert wird.

☐ **Beutelbegasung:** Der Behandler umhüllt Gliedmaßen, an denen offene Wunden oder Geschwüre liegen, dicht mit einem Plastikbeutel und leitet Ozon hinein.

☐ **Ozoniertes Olivenöl:** Mit dem Öl werden äußere Wunden bestrichen.

☐ **Ozoniertes Wasser:** Es dient zur Spülung von Mund, Vagina, der Harnwege und als Mittel für Trinkkuren.

☐ **Gasinjektion:** Der Behandler injiziert zehn Milliliter Ozongemisch mit der Gasspritze unter die Haut.

Die Behandlungen werden je nach Krankheit zwischen zweimal täglich bis einmal wöchentlich und zwischen fünf- bis dreißigmal wiederholt.

Ausbildung der Behandler

Ausbildungskurse mit abschließendem Zertifikat für Ärzte und Heilpraktiker bietet die Ärztliche Gesellschaft für Ozontherapie an.

ERKLÄRUNG DER WIRKUNG

Ozon tötet Bakterien, Pilze und Viren ab.

Darüber, wie Ozon die Durchblutung fördern soll, gibt es unterschiedliche Theorien. Etwa, daß die roten Blutkörperchen gleitfähiger werden und leichter Sauerstoff abgeben; oder daß Ozon direkt auf die Nervenbahnen wirkt.

Tatsächlich erklärt sich die Wirkung der Ozongas-Injektion daraus, daß das Gas die Gefäße kurzfristig verschließt und das Gefäßsystem auf die gefährliche Situation reagiert, indem es die Gefäße weitstellt. So wird das Gebiet – allerdings nur für kurze Zeit – besser durchblutet. Diesen „Embolie-Effekt“ kann jedes andere Gas erzeugen, dafür ist nicht Ozon notwendig. Eine Gasembolie in Gehirn, Lunge oder Herz kann lebensbedrohlich werden.

ANWENDUNGSBEREICHE

Injektionen: Hauptsächliche Anwendung sind arterielle Durchblutungsstörungen aller Art und Krebs; Eigenblutbehandlung bei Befindlichkeitsstörungen und Altersleiden, Allergien, Akne, Furunkulose, Asthma, Stoffwechselleiden, Neuralgien, Krampfadern, Arteriosklerose, Herpes, Hepatitis und so weiter.

Begasung: Bei eitrigen Hauterkrankungen, infizierten Wunden, Darmerkrankungen, Geschwüren.

Spülung: Bei Zahnfleischentzündungen, Fisteln und Eiterungen.

Ozonbehandlung gilt auch als „Umstimmungstherapie“ (siehe Seite 28).

Grenzen der Anwendung

Bei akutem Herzinfarkt, nach Schlaganfällen, bei frischen Blutungen (Magengeschwür), Fehlfunktion der Schilddrüse und in der Schwangerschaft darf keinesfalls eine Ozontherapie vorgenommen werden.

RISIKEN

□ Das Risiko von Zwischenfällen liegt bei mindestens 1 : 2000. Bei Injektionen ist das Risiko am höchsten: Im Einstichbereich treten Schmerzen auf, es kann sich ein Spritzenabszeß bilden. Es kann zu Kopfweh, Schwindel, Übelkeit, Husten, Darmkrämpfen und Herzrhythmusstörungen kommen. Ekzeme, Herzmuskelveränderungen, Kreislaufkollaps, Bewußtlosigkeit, Schädigung des Zentralnervensystems, bleibende Lähmungen, Erblindung und allergischer Schock sind vorgekommen. Mit Ozontherapie ist mehrfach Hepatitis übertragen worden. Mehrere Todesfälle haben bereits die Gerichte beschäftigt.

□ Ozon zählt zu den giftigsten Gasen. Die maximale Konzentration, die auf Arbeitsplätzen zugelassen ist, der MAK-Wert, beträgt 0,15 Millionstel. Die therapeutisch angewendete Dosis bei Begasung übertrifft diese giftige Dosis um das Vielfache. Das Ozon-Sauerstoffgemisch darf bei der Behandlung nicht freigesetzt werden.

KRITIK

Schulmediziner kritisieren:

□ Die Ozontherapie wurde und wird jeweils für Krankheiten empfohlen, für die es aktuell noch keine Heilung gibt – in letzter Zeit wurde sogar Aids in den Behandlungskatalog aufgenommen. Bedenklich ist auch, daß die Anwender Zwischenfälle bagatellisieren und nicht der Methode selbst, sondern ausschließlich unsachgemäßer Technik zuschreiben.

□ Dosierung und Anwendung der Methode sind willkürlich: Die angegebenen Dosierungen bei Injektion variieren bei den einzelnen Anwendern um das 28fache.

□ Der Hersteller eines Ozongerätes empfiehlt Desinfektionsmaßnahmen, die unzureichend sind. Die desinfizierende Wirkung des Ozon selbst reicht jedoch nicht aus, um Hepatitis- oder Aids-Übertragung auszuschließen.

□ Die Ozonbehandlung geht auf die Eigenblutbehandlung zurück, die wissenschaftlich breit diskutiert ist und als unspezifische Reiztherapie gilt. Eine spezifisch durchblutungsfördernde Wirkung von Ozon ist nicht nachgewiesen – im Gegenteil: Ozon hemmt die Sauerstoffabgabe an das Gewebe.

□ Meist werden die Behandlungen mit anderen Therapien kombiniert, zum Beispiel mit der Chelattherapie (siehe Seite 221).

Die Ozontherapie ist von der Medizin nicht anerkannt. Sie kann durch risikoärmere Behandlungen ersetzt werden, beim „Raucherbein" zum Beispiel durch Gehtraining; auch die chirurgische Entfernung des Sympathikusnerven ist ihr überlegen.

Man sollte sich der Ozonbehandlung nur dort unterziehen, wo es lebensrettende Einrichtungen gibt.

EMPFEHLUNG

Die Ozontherapie ist abzulehnen. Sie ist risikoreich.

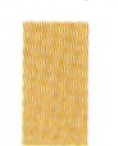

KOSTEN

Die gesetzlichen Krankenkassen bezahlen Ozontherapie üblicherweise nicht (siehe Seite 20). Für Selbstzahler berechnet der Arzt die Kosten nach der Gebührenordnung für Ärzte (siehe Seite 20). Je nach Dauer der Behandlung betragen sie ein- bis mehrere tausend Mark. Beispiele: Eine einzelne große Eigenblutbehandlung kostet 90 bis 120 DM, für Injektionen werden etwa 60 bis 80 DM verrechnet, für Ozongasanwendungen 20 bis 40 DM.

ADRESSEN

Ärztliche Gesellschaft für Ozontherapie e. V.
Klagenfurterstraße 4
W-7000 Stuttgart 30

Oxyvenierungs- oder Sauerstoff-Infusionstherapie

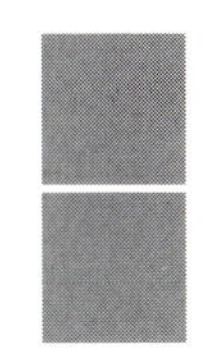

GESCHICHTE

Diese Methode ist eine von dem Arzt *H. S. Regelsberger* entwickelte Variante der Sauerstoffbehandlung. Sie wird nur von wenigen Ärzten und Heilpraktikern durchgeführt.

IDEE UND ERKLÄRUNG DER WIRKUNG

Die Oxyvenierungstherapie soll einen Reiz auf das zentrale Nervensystem ausüben: Wenn mit dem Blut mehr Sauerstoff als sonst zum Herzen transportiert wird, bedeutet das im Normalfall, daß die Außenbezirke des Körpers mit O_2 schlecht versorgt sind. Das Gehirn reagiert darauf mit Alarm. Daraufhin bilden sich in den schlecht durchbluteten Bereichen neue feine Blutgefäße.

UNTERSUCHUNG UND BEHANDLUNG

Der Behandlung sollte eine eingehende ärztliche Untersuchung vorangehen.

Der Behandler leitet dem Patienten mit Hilfe einer maschinellen Dosierpumpe und durch eine Infusionsnadel 20 bis höchstens 100 Milliliter Sauerstoff (O_2) mit einer Geschwindigkeit von zwei bis drei Milliliter pro Minute in die Vene.

Die Behandlung wird bei täglicher Wiederholung vier bis sechs Wochen lang durchgeführt, wobei die Sauerstoffmenge von 20 Millilitern in der ersten Woche auf 50 Milliliter in der zweiten und 60 bis 70 Milliliter in der dritten und den weiteren Wochen gesteigert wird.

ANWENDUNGSBEREICHE

Die Anwender dieser Methode berichten über Erfolge besonders bei Ménièrscher Krankheit (Schwindel, Ohrensausen), bei Durchblutungsstörungen der Gliedmaßen, des Gehirns, des Rückenmarks, der Nerven, bei Störungen von Gedächtnis, Denken und Bewußtsein. Es heißt, die Behandlung habe sich bei Kindern bewährt durch „Verbesserung der Schulleistung, von Charakter und Verhalten", und helfe gegen Altersveränderungen und verschiedene Krankheiten von Augen, Ohren, Lunge, Leber, Niere, Prostata und Gebärmutter.

Grenzen der Anwendung

☐ Bei akuten Gefäßverschlüssen darf diese Methode keinesfalls, bei Rauchern und alten Menschen sollte sie nicht angewendet werden.

RISIKEN

☐ Während der Behandlung treten meist Druckgefühl im Brustraum, Hustenreiz, Kopfweh, Müdigkeit auf. Selten Fieber, Atemnot, Krämpfe

☐ Die Behandlung kann eine Gasembolie im Rückenmark verursachen, die Schmerzen und Lähmungen nach sich zieht. Trifft die Embolie das Gehirn, ist ein Schlaganfall möglich.

☐ Als Folgen der Behandlung sind auch Lungenembolien und Verschlechterung bei Herzerkrankungen möglich.

KRITIK

Die Behandler verschleiern die Gefahren der Therapie.

EMPFEHLUNG

Die Oxyvenierungstherapie kann nicht empfohlen werden, weil Nutzen und Risiko schlecht abzuschätzen sind.

KOSTEN

Die gesetzlichen Krankenkassen erstatten die Kosten der Behandlung nicht. Für Selbstzahler berechnet der Arzt die Kosten nach der Gebührenordnung für Ärzte (siehe Seite 20). Die Kosten einer Kur betragen etwa 1800 DM, einer Wiederholungskur 1200 bis 1500 DM.

ADRESSEN

Deutsche Gesellschaft für
Oxyvenierungstherapie
Paulinenstraße 35
W-4930 Detmold

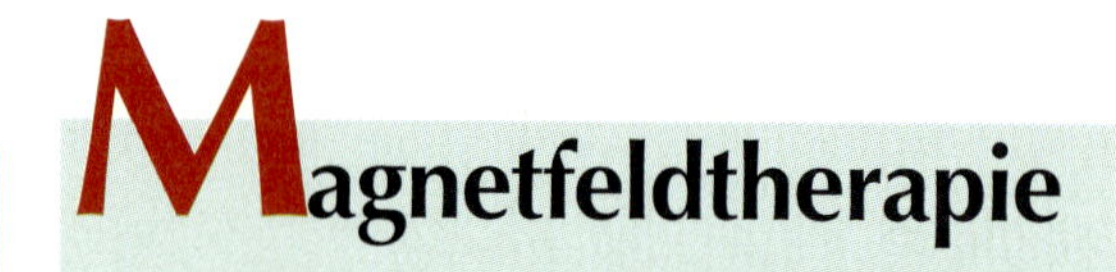

Magnetfeldtherapie

GESCHICHTE

Schon die ägyptischen Priester wollten die unsichtbare „kosmische" Kraft magnetischen Metalls zur Heilung nutzen; und bereits vor unserer Zeitrechnung beschrieb der Naturarzt *Hippokrates* (460–377) Heilungen mit Magnetfeldern. *Paracelsus* hat im 16. Jahrhundert versucht, die von Pfeilspitzen und Kugeln verursachten Wunden mit Magneten zu heilen.

Zwei Jahrhunderte später gelangen dem Wunderheiler *Franz Anton Mesmer* spektakuläre Erfolge: Er strich mit Magneten über den Körper seiner Patienten, die ihm in Scharen zuliefen. Mesmer nahm an, daß er und andere besonders empfängliche Personen die geheimnisvolle Kraft, die aus dem Kosmos komme, speichern und auf andere Menschen heilend übertragen könnten. Er selbst erkannte aber bald, daß es die Ausstrahlung seiner Person war, die wirkte. Er nannte sie den „animalischen Magnetismus". Deshalb ging er zu Streichmassagen ohne Magnet über und setzte auch Hypnose ein (siehe Seite 133). Seine Methode wurde später Mesmerismus genannt. Sie fand viele Anhänger in okkulten Zirkeln.

Das erste Patent wurde 1869 vergeben für Ganzkörperbehandlungen mit einer Spule, die ein Magnetfeld erzeugt. Um die Jahrhundertwende hielt die Magnetfeldtherapie Einzug in die Medizin. Man beschäftigte sich mit Magnetheilung bei Migräne und Rheuma und mit der Idee, Magnetfelder könnten das Tumorwachstum verhindern.

Seit 1955 die ersten Hinweise bekannt wurden, daß elektrische Ströme die Knochenheilung anregen, forscht eine wachsende Zahl von Wissenschaftlern daran. 1974 entwickelte *Mühlbauer* einen nahtlosen Wundverschluß mit Strontium-Ferrit-Magneten. Doch der „magnetische Reißverschluß" war erfolglos und setzte sich nicht durch.

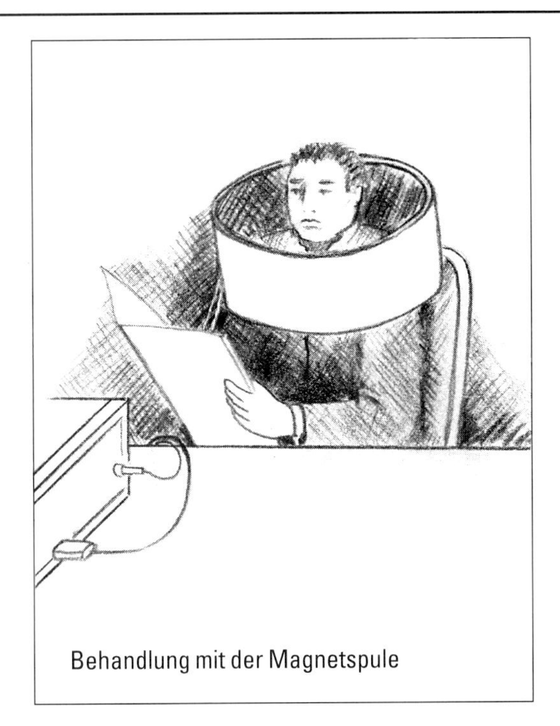
Behandlung mit der Magnetspule

Der Orthopäde *Lechner* und der Physiker *Kraus* haben in den siebziger Jahren ein Verfahren entwickelt, bei dem eine winzige Spule, Übertrager genannt, an Knochenbruchstellen einoperiert wird. Wenn anschließend der entsprechende Körperteil in ein pulsierendes Magnetfeld gebracht wird, entsteht in dem Übertrager ein schwacher elektrischer Strom. Dieses elektrische Feld kann die Heilung eines Knochenbruchs fördern.

Kraus glaubte, daß auch vom Magnetfeld allein eine Heilwirkung ausgehen könne. Er entwickelte eine „konservative" Magnetfeldtherapie, also eine Magnetbehandlung ohne einoperierten Übertrager.

Die Situation heute

Diese Annahme hatte weitreichende Folgen: 1982 beschlossen die Krankenkassen, die Kosten für Behandlungen mit „Magnetfeldtherapie beziehungsweise ... die Behandlung mit elektrodynamischen Potentialen" zu übernehmen. Allerdings nur bei Krankheiten, die im Krankenhaus versorgt werden müssen: bei schlecht heilenden Knochenbrüchen und schlecht einheilenden Prothesen.

Diese Entscheidung gab dem alten Glauben an die heilende Wirkung von Magneten Auftrieb und eröffnete Geräteherstellern einen blühenden Markt.

Die Kassenärztliche Bundesvereinigung wollte 1986 aufgrund des neuen Wissensstandes ihre Empfehlung von 1982 neu überdenken und Magnetfeldbehandlungen nicht mehr bezahlen. Die Gerätehersteller haben dies jedoch durch eine gerichtliche Verfügung sechs Jahre lang verhindert.

Magnetfeldgeräte werden in Krankenhäusern, von Ärzten und Heilpraktikern eingesetzt.

DIE IDEE DAHINTER

Die Anwender der Magnetfeldgeräte meinen, daß durch magnetische Beeinflussung der Zellstoffwechsel angeregt wird.

DIE MITTEL

Magnetfeldgeräte: Sie haben Feldstärken von etwa 50 Gauß (= 5 mT) und funktionieren nach verschiedenen Prinzipien. So können sie rotierende Permanentmagneten haben oder „gepulste" Magnetfelder (im Bereich von 50 Hz) erzeugen. Die Intervallfrequenz kann frei wählbar sein.

Magnetfolien: Für die Selbstbehandlung sind in Apotheken selbstklebende Magnetfolien erhältlich.

Magnetische Gegenstände: Auf dem Markt werden verschiedene Magneten für den Eigengebrauch angeboten: Die Palette reicht von Magnetketten bis zu -armbändern.

BEHANDLUNG UND SELBSTBEHANDLUNG

Behandlung mit pulsierenden Magnetfeldgeräten: Der Behandler postiert um das erkrankte Körperteil eine Spule entsprechender Größe, die Magnetimpulse abgibt.

Je nach Angabe des Geräteherstellers soll das erkrankte Gebiet täglich 15 Minuten bis zu mehrere Stunden lang über einige Wochen bis mehrere Monate der Magnetfeldwirkung ausgesetzt werden.

Manche Behandelte glauben, bei der Magnettherapie Kribbeln oder Wärmegefühl auf der Haut zu spüren. Manchmal scheinen sich an den Behandlungstagen die Schmerzen zu verschlimmern. Dies wird als „Erstreaktion" erklärt, die nach wenigen Tagen wieder abklingen soll.

Ausbildung der Behandler
Gerätehersteller schulen die Therapeuten.

Selbstbehandlung mit Magnetfolien und magnetischen Gegenständen: Magnetfolien haften auf der Haut und sollen bis zu 14 Tagen an den schmerzenden Stellen getragen werden. Nach ein bis zwei Tagen Pause können die Folien nochmals aufgelegt werden.

Magnetketten und andere magnetische Gegenstände werden dauernd am Körper getragen.

ERKLÄRUNG DER WIRKUNG

Magnetfeldtherapie-Geräte: Die Hersteller der Apparate geben verschiedene vage Wirkungserklärungen ab, zum Beispiel:

☐ In den „großen und übergroßen Molekülen findet die Umwandlung der atomaren magnetischen Energien in vitales Geschehen statt".

☐ Die magnetischen Feldlinien sollen „im Frequenztakt die für die Zellfunktion wichtigen Ionen beeinflussen".

☐ Magnetfelder sollen die Durchblutung und die Aufnahme von Sauerstoff fördern und anderes mehr.

Magnetfolien: Die Hersteller behaupten, daß Magnetfolien Reizwirkungen auf die Reflexzonen haben. Dabei sollen die Nervenbahnen heilsame Impulse zu den Organen im gemeinsamen Körpersegment leiten (siehe Seite 73).

Magnetische Gegenstände: Diese Gegenstände aus Esoterik-Läden sollen das Wohlbefinden verbessern und die Gesundheit erhalten, wenn man sie dauernd trägt.

Wie diese Wirkung zustande kommen soll, wird von den Anbietern nicht erklärt.

ANWENDUNGSBEREICHE

Magnetfeldtherapie-Geräte: Die Gerätehersteller versprechen positive Wirkungen bei mehr als 30 Krankheitsbildern wie Migräne, Rheumatismus, Ischias, Schäden an Bändern und Sehnen, Durchblutungs- und Stoffwechselstörungen, Wadenkrämpfen, Lähmungen, Gastritis und Entzündungen und empfehlen sie zur Wundheilung und Beseitigung von Narben.

Magnetfeldbehandlung soll vegetative Störungen beseitigen, entspannen und die Wirkung jedes Medikaments verstärken.

Magnetfolien und magnetische Gegenstände: Magnetfolien sollen Schmerzen bei Verspannungen, Rheuma, Blutergüssen, Hexenschuß und Durchblutungsstörungen lindern, wuchernde Narben und Entzündungen heilen.

Magnetische Gegenstände sollen ähnliches vollbringen.

RISIKEN

Magnetfeldtherapie: Patienten, die einen Herzschrittmacher tragen, sollten sich keiner Magnetfeldbehandlung unterziehen, sie könnte das elektrisch gesteuerte Implantat beeinflussen.

Magnetfolien: Allergisierende Materialien in der Klebeschicht von Magnetfolien können Hautrötung und Juckreiz auslösen.

KRITIK

☐ Nach dem heutigen Stand der Erkenntnisse haben schwache Magnetfelder keinen Einfluß auf menschliches Gewebe. Die biologischen Wirkungsschwellen von statischen und niedrig frequenten oder pulsierenden Magnetfeldern sind annähernd bekannt – darauf beruht der Grenzwert zum Schutz von Arbeitnehmern (50 Hz, 5 mT). Von den derzeit zur Therapie eingesetzten Geräten werden diese Grenzen nicht erreicht.

□ Kontrollierte Studien, die eine therapeutische Wirkung eindeutig belegen, sind bisher nicht bekannt.

□ Der Nachweis, daß ein statisches Magnetfeld die Knochenheilung fördert, ist noch nicht erbracht. Sicher ist, daß es keinerlei Einfluß auf die Wundheilung von Muskeln oder Haut hat. Das bedeutet, daß von den Permanentmagneten, die Leidende am Körper tragen, oder mit denen Heiler erkrankte Körperstellen bestreichen, keine Heilwirkung ausgeht. Klinische Versuche haben das bestätigt: Patienten, die an chronischer Hals-Schulterverspannung litten, haben bei einem Vergleich von magnetischen Ketten mit nichtmagnetischen gleich lindernde Wirkung verspürt. Behandlung mit physikalischer Therapie brachte ihnen jedoch mehr Erleichterung.

Derzeit angebotene Geräte für Therapiemagnetfeld sind nach heutigem Stand des Wissens ohne Wirkung und Nebenwirkung. Magnetbehandlung ist eine Placebotherapie (siehe Seite 12).

Magnetfeldgeräte

□ Die Geräte bestechen durch technisches Outfit wie Digitalanzeige oder Quarzsteuerung, aber bei genauen Kontrollen hat sich gezeigt, daß die Herstellerangaben über technische Eigenschaften von den tatsächlichen Verhältnissen oft grob abweichen (zum Beispiel erreicht ein Gerät statt der angegebenen 1000 Gauß nur eine Feldstärke von 70 Gauß).

□ Technische Bezeichnungen sind oft unklar.

□ Die Hersteller berufen sich auf wissenschaftliche Studien, die einer Kontrolle nicht standhalten. Die Angaben über Anwendungen widersprechen einander. Die Texte haben oft rein „poetischen“ Werbecharakter.

EMPFEHLUNG

Magnetbehandlung und Magnetfeldbehandlung können nicht empfohlen werden, weil der Nachweis ihrer Wirksamkeit fehlt. Sie erscheinen nur harmlos, solange keine wirksamen Behandlungen versäumt werden.

KOSTEN

Ob die Kassen die Kosten für Magnetfeldbehandlung schlecht einheilender Prothesen und Knochenbrüche in den eigenen vier Wänden weiterhin bezahlen werden, ist derzeit (Sommer 1992) noch ungeklärt. Auskunft erhält man bei der zuständigen Krankenkasse beziehungsweise Privatversicherung.

Lasertherapie (mit SOFT-Laser und Infrarot-Laser)

GESCHICHTE

Das Prinzip des Lasers wurde 1960 erstmals technisch realisiert. Als chirurgisches Instrument, mit dem man Gewebe kontaktfrei schneiden, verdampfen oder verklumpen kann, hat sich der Laser in vielen Gebieten der Medizin in den letzten zwei Jahrzehnten unentbehrlich gemacht.

Im Gefolge erschienen athermische SOFT- und MID-Laser beziehungsweise Infrarot-Laser auf dem Markt, als Heilmittel gegen Schmerzen, Entzündungen und Hautprobleme. Derzeit bieten etwa vier Dutzend Hersteller verschiedene Geräte zwischen 3500 DM und dem zehnfachen Preis an.

1985 wurde die Behandlung mit dem Lichtstrahl zur vergütungsfähigen kassenärztlichen Leistung. 1986 revidierte die Kassenärztliche Bundesvereinigung ihren Beschluß wegen mangelnder Wirkungsbeweise.

Bestrahlung mit Laserlicht wird in Arztpraxen und im Kosmetiksalon, bei Heilpraktikern und in Kurkliniken durchgeführt.

IDEE UND ERKLÄRUNG DER WIRKUNG

Befürworter erklären die Wirkung von SOFT- und MID-Lasern mit „athermischen biostimulativen" Vorgängen. Bei den Geräteherstellern und in Fachkreisen gibt es allerdings keine Einigkeit darüber, was dies genau sein soll.

Der Laser soll – je nach Wellenlänge – in den einzelnen Zellen Wachstums- und Stoffwechselprozesse anregen und die Durchblutung und Regeneration des Gewebes fördern. Er soll antibakteriell, entzündungshemmend und schmerzlindernd wirken.

DIE MITTEL

„Laser" ist ein Kunstwort und steht für „light amplification by stimulated emission of radiation". Damit bezeichnet man künstliche Lichtquellen, bei denen Atome oder Moleküle in angeregte Energiezustände versetzt werden. Durch äußere Einwirkung und unter Abgabe von elektromagnetischer Strahlung gehen sie wieder in den Grundzustand über. Laserlicht läßt sich bündeln, so daß hohe Energiedichten möglich werden. Leistungsstarke Laser erzeugen im Gewebe Wärme – die Grundlage der Laser-Chirurgie.

Im SOFT-Laser – auch Low-Power-Laser genannt – werden die Gase Helium und Neon durch Zufuhr von elektrischer und chemischer Energie zur Laserstrahlung angeregt. Der SOFT-Laser gibt „rotes" Licht mit der Wellenlänge von 632,8 Nanometer (Nano bedeutet Milliardstel) kontinuierlich ab. Seine Leistung beträgt meist 1 Milliwatt pro Quadratzentimeter. Damit wird die Temperatur im Gewebe so gering angehoben, daß man es nicht spürt.

Bei MID-Lasern – auch Mid-Power-Laser oder Infrarot-Laser genannt – dienen Halbleiter-Laser (mit etwa 900 Nanometer Wellenlänge) als Lichtquelle. Sie geben gepulstes Licht

Behandlung mit dem SOFT-Laserstrahl

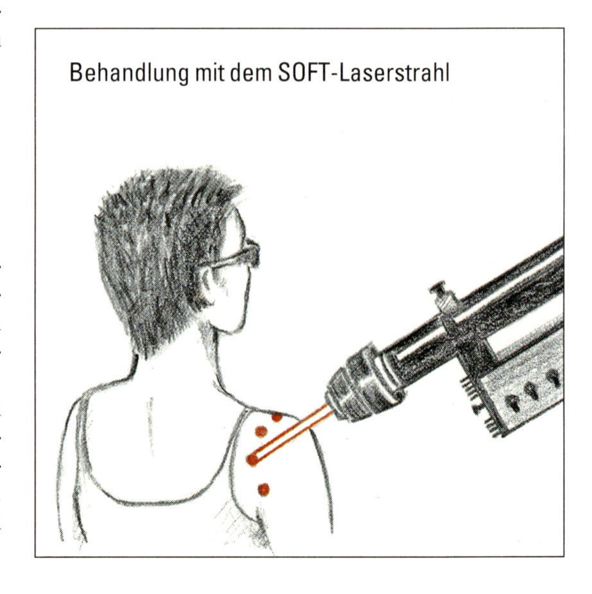

mit extrem kurzer Impulsdauer (100–200 Nanosekunden) und einstellbarer Impulsfrequenz (zwischen 100 und 2000 Hz) ab. Infrarot-Laser geben im zeitlichen Mittel nur geringfügig mehr Energie ab als SOFT-Laser. Aufgrund ihrer Wellenlänge wird ihnen eine bessere Tiefenwirkung zugesprochen.

SOFT-Laser werden überwiegend bei Hautproblemen eingesetzt, MID-Laser in der Orthopädie.

UNTERSUCHUNG UND BEHANDLUNG

Der Patient sitzt entspannt, und die schmerzenden Körperstellen oder die zugehörigen Reflexzonen (siehe Seite 73) erkrankter Gebiete werden mit dem Laserlicht einige Minuten lang bestrahlt (siehe Abbildung Seite 238).

Diese Laserbehandlung wird üblicherweise einige Male in Abständen von wenigen Tagen wiederholt.

Der Laser wird auch zur Akupunktur eingesetzt (siehe Seite 142).

Ausbildung der Behandler

Die Ausbildung zur Behandlung mit dem SOFT- und MID-Laser liegt in den Händen der Gerätehersteller.

ANWENDUNGSBEREICHE

Die Hersteller liefern mit Laserlichtgeräten zugleich umfangreiche Indikationskataloge: Laserlicht soll die Immunabwehr stimulieren, Schmerzen bei rheumatischen Erkrankungen, Zerrungen, Stauchungen, Brüchen und Herpes lindern, Hautwunden, Ekzeme und Verbrennungen rascher abheilen lassen, Narbenbildungen entgegenwirken, die Durchblutung fördern und Entzündungen hemmen. Angeblich läßt Laserlicht auch Entzündungen in der Mundhöhle und den Nasennebenhöhlen zurückgehen. Laserlicht soll antibakteriell und krampflösend wirken.

Häufige Anwendungsbereiche von Laserlicht: bei Schmerzen am Bewegungsapparat und bei Akne. Low-Power-Laser in Kombination mit Gingko, einem Mittel gegen Durchblutungsstörungen, ist die momentane Modetherapie bei Ohrgeräuschen. Als Vorteile der Behandlung werden genannt, daß sie einfach durchführbar ist und keine Nebenwirkungen hat.

RISIKEN

Trifft der Laserstrahl das Auge, so kann das auch bei niedriger Laserleistung die Netzhaut schädigen.

KRITIK

□ Die auf dem Markt angebotenen SOFT- und MID-Laser sind nicht – wie behauptet – nach biologischen Gesichtspunkten ausgewählt, zum Beispiel mit bestimmten, „für den Körper notwendigen Schwingungen", sondern es sind die am einfachsten und billigsten herzustellenden Lasertypen.

□ Laserlicht dringt nicht einmal einen Millimeter tief ins Gewebe ein. Auch Infrarotlicht ist nicht wesentlich tiefenwirksamer. In Bezug auf die Lichtleistung wirkt dieses Laserlicht auf das Gewebe nicht anders als „normales" Licht. Nachgewiesen ist eine fotochemische Wirkung von Laserlicht auf Zellkulturen. Daraus können aber keine therapeutischen Wirkungen abgeleitet werden.

□ Die Gerätehersteller werben mit vielfältigen Einsatzmöglichkeiten. Die behaupteten Wirkungen sind nicht ausreichend belegt. Erwiesen ist, daß Laserlicht keinen Erfolg hat bei Beingeschwüren, Akne oder entzündeten Talgdrüsen. SOFT-Laser wirkt auch nicht „gegen Falten".

□ Es gibt viele Erfolgsberichte. Aber wo auch immer SOFT- beziehungsweise Infrarot-Laser-Therapie mit Placebobehandlung (siehe Seite 12) verglichen wurde – zum Beispiel beim Tennisarm oder Weichteilrheuma –, erzielte man mit beiden Methoden die gleichen Wirkungen.

Es ist zweifelhaft, ob SOFT- und MID-Laser eine spezifische Wirkung haben.

EMPFEHLUNG

SOFT- und MID-Lasertherapie kann nicht empfohlen werden, weil der Nachweis ihrer Wirksamkeit fehlt. Sie kann als risikoarme Placebobehandlung gelten. Eine gleichlange Sitzung im Tageslicht ist jedoch empfehlenswerter. Denn Tageslicht hat den Vorteil, noch andere Wellenbereiche zu besitzen.

KOSTEN

Die Krankenkassen erstatten die Kosten der SOFT- und MID-Laserbehandlung nicht. Die Kosten einer Sitzung sind je nach Anwendung sehr unterschiedlich, sie liegen zwischen 20 und 80 DM.

ADRESSEN

Lasermedizinzentrum Berlin
Krahmerstraße 6-10
W-1000 Berlin 45

Mora- und Multicom-Therapie (Bio- und Multiresonanz-Therapie)

GESCHICHTE

Der Arzt *Franz Morell* und der Elektronik-Ingenieur *Erich Rasche* entwickelten 1977 die Grundlagen dieser Therapie. Der ursprüngliche Name Moratherapie wurde mehrmals, angeblich wegen Weiterentwicklung der Gerätschaften, geändert in Biokommunikation – BICOM – und Bioresonanztherapie. Das Verfahren wird von Ärzten und Heilpraktikern vermehrt angewendet.

Eine Variante dieser Behandlungsform ist die Therapie mit dem Gerät Multicom, die sich bei esoterisch orientierten Behandlern verbreitet (Kippschwingungs- beziehungsweise Tonschwingungstherapie).

DIE IDEE DAHINTER

Mora: Morells Konzept besagt, daß Erkrankungen angeblich durch körpereigene elektromagnetische Schwingungen hervorgerufen werden. Das Gerät soll diese Schwingungen erfassen und mittels eines „Separators", der als „Molekularsaugkreis" wirken soll, die harmonischen, gesunden Wellen von den körpereigenen, angeblich krankmachenden Wellen trennen.

Die krankmachenden Wellen werden angeblich verändert und wieder an den Körper zurückgegeben. Dort sollen sie die „pathologischen Energien" abschwächen und Krankheiten positiv beeinflussen beziehungsweise noch vor ihrem Entstehen verhindern.

Multicom: Nicht körpereigene, sondern „Umweltschwingungen" sollen den Organismus wieder ins Lot bringen.

UNTERSUCHUNG UND BEHANDLUNG

Mora/Diagnose: Eine Diagnose ist nach den Vorstellungen der Anwender nicht unbedingt notwendig, denn „das Gerät findet genau jene Schwingungen heraus, die ... den Heilungsprozeß in Gang bringen können".

Behandlung: Der Patient hält die Elektroden des Geräts in den Händen und ist mit Fußelektroden verbunden. Bei manchen Geräten ist das nicht notwendig, denn sie sollen ihre Signale angeblich auch kontaktlos – über ein Magnetfeld – in den Körper senden können.

Der Behandler stellt die diagnostisch und therapeutisch gewünschten Schwingungen am Gerät ein. Die Behandlung dauert eine Viertelstunde, die der Patient bequem sitzend abwartet. Üblich ist eine Serie von etwa sechs Behandlungen.

Multicom: Der Behandler stellt am Gerät nach Belieben verschiedene „Schwingungen" ein.

ERKLÄRUNG DER WIRKUNG

Mora: Zur Erklärung nehmen die Anwender und Gerätehersteller Anleihen bei verschiedenen anderen unkonventionellen Verfahren, ziehen Parallelen zur Fünf-Phasen-Lehre der Chinesischen Medizin (siehe Seite 139), oder sie bezeichnen ihre Technik als „elektronische Homöopathie".

Multicom: Das Multicom-Gerät gibt an den Organismus angeblich feine Umweltsignale ab: Schwingungen von Spurenelementen, von zwölf Metallen, 33 Edelsteinen und von Farben. Diese Signale werden allein oder in verschiedenen Kombinationen zur Therapie verabreicht. Das Gerät enthält darüber hinaus Breitband-Magnetfeld-Schwingungen (siehe Seite 234), einen Softlaser (siehe Seite 238) und Reizstrom.

Die Befürworter stellen Beziehungen zur Astrologie und zur Ayurveda-Medizin (siehe Seite 155) her.

ANWENDUNGSBEREICHE

Mit dem Mora-Gerät soll man „sämtliche Krankheiten der inneren Organe" behandeln können, zum Beispiel Asthma, Magen- und Zwölffingerdarmgeschwüre, Entzündungen und Funktionsstörungen aller Art. Angeblich dient es der Vorbereitung und Nachbehandlung von Operationen und der Wundheilung, es soll orthopädische und Hauterkrankungen, Kinder- und Autoimmunkrankheiten, Allergien und rheumatische Beschwerden beeinflussen.

RISIKEN

Die Behandlung mit diesen Geräten ist ungefährlich. Die Gefahr der Therapie liegt darin, daß Patienten und Behandlern Sicherheit und therapeutische Wirksamkeit vorgegaukelt werden und daß Kranke eine eventuell notwendige Behandlung versäumen.

KRITIK

Mora

Die Erklärung der Gerätewirkung ist spekulativ. Sie stützt sich auf die umstrittene, bis heute unbewiesene Photonentheorie des Physikers *Popp.*

□ Elektromagnetische Signale sind Begleiterscheinungen von biologischen Prozessen und meßbar. Sie sind aber nicht verantwortlich für die Lebensvorgänge im Organismus.

□ Die Begleittexte und Erklärungen der Gerätehersteller sind pseudowissenschaftlich. Begriffe wie „sechsdimensionale Hyperwellen", „Elektronen-Plasma-Strom" oder „Supraleitung bei Körpertemperatur" spiegeln Seriosität vor. Technisch lassen sich jedoch „körpereigene Schwingungen" mit einem Gerät nicht simulieren und „krankhafte" Signale im Körper nicht, wie behauptet, „löschen".

□ Mora-Therapie soll „Erdstrahlen" ausschalten. Diese werden für Krankheiten verantwortlich gemacht. Bis jetzt gibt es allerdings keinen Nachweis für geopathisch bedingte Erkrankungen (siehe Seite 250).

Multicom

□ Die Vorstellung, daß jedes Element eine spezielle elektromagnetische Aura verbreite und damit eine Wirkung auf den Körper habe, stammt aus der Mystik. Einen Beweis dafür gibt es nicht.

Es gibt keine Dokumentation über die Wirksamkeit der Methoden.

Wenn Behandelte Besserung ihres Zustands spüren, beruht dies wahrscheinlich auf Suggestion (siehe Seite 12).

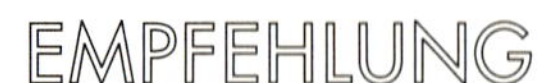

EMPFEHLUNG

Mora- und Multicom-Therapie können nicht empfohlen werden. Sie müssen als Spekulation und Irreführung des Kunden gelten.

KOSTEN

Die Krankenkassen bezahlen Mora- oder Multicom-Therapie nicht. Für Selbstzahler berechnet der Arzt die Kosten nach der Gebührenordnung für Ärzte (siehe Seite 20). Der Preis liegt üblicherweise bei 40 DM pro Sitzung.

ADRESSEN

Brügemann-Institut
Grubmühler Feldstraße 32
W-8035 Gauting

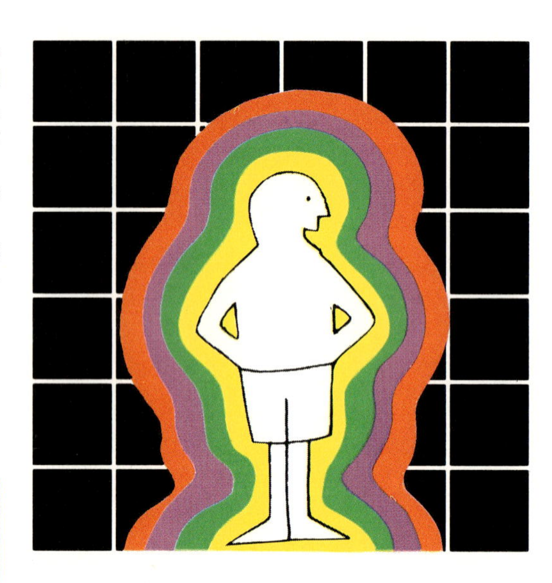

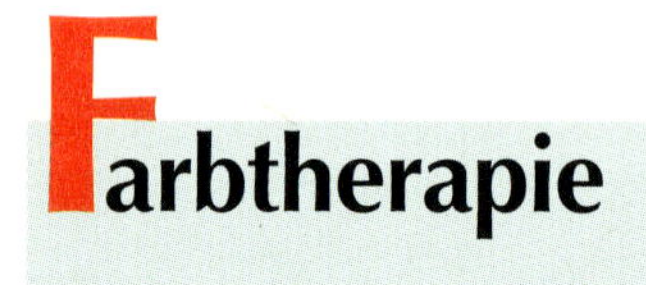

Farbtherapie

GESCHICHTE

Unter den Naturheilern haben die Farbtherapeuten die längste Ahnentafel: Sie berufen sich auf die Priester der mythischen Insel Atlantis, die Kranke vornehmlich mit Farben geheilt haben sollen. Diese Heiler sind mit Atlantis versunken.

Jeder Kulturkreis schrieb Farben bestimmte Bedeutungen zu: Sie wurden als Vermittler göttlicher Kräfte verehrt, farbiger Schmuck war magischer Schutz vor bösen Geistern. Farben spielten in Ritus, Religion und Politik eine große Rolle. So war es dem Kaiser von China vorbehalten, Gelb zu tragen, dem Kaiser von Rom, den Purpurmantel umzulegen.

Im Altertum setzten Ägypter und Chinesen Farben auch als magische Heilmittel ein: Man bestrich Darmkranke mit gelben Farben und ließ das Licht durch gelbe Schleier in den Raum scheinen, Herzkranke hüllte man in rote Tücher, Epileptiker in violette. In alten Rezepten der Volksheilkunde – zum Beispiel, ein schmerzendes Rheumagelenk mit der blauen Schürze zu umwickeln – finden sich noch Reste solcher Symbolmedizin.

Jede Farbe hat im Laufe der Zeit eine „bunte" Palette unterschiedlicher Bedeutungen bekommen, die einander zum Teil widersprechen. So ist Rot etwa „die Farbe der Liebe", aber auch des Bluts, des Henkers und der Revolution. Und sie signalisiert „Halt".

Daß Sonnenlicht alle Regenbogenfarben enthält, entdeckte 1666 der Physiker und Astronom *Isaac Newton*. *Johann Wolfgang v. Goethe* beschäftigte sich mit der Ordnung der Farben, den Komplementärfarben (das sind Farben, die einander ergänzen und als Licht miteinander gemischt Weiß ergeben), mit Farbschattierungen und mit ihrer – je nach Farbton – „kalten" oder „warmen" Wirkung auf das Gemüt.

Seit der Jahrhundertwende experimentierten Biologen, Mediziner und Psychologen mit der Wirkung von Farblicht verschiedener Wellenlänge auf Pflanze, Tier und Mensch.

In den USA, Italien, England und Dänemark entstanden Institute, die Farbbestrahlungen als therapeutische Mittel einsetzten.

Die Situation heute

Ärzte der Richtung „Ganzheitsmedizin", anthroposophisch und esoterisch orientierte Ärzte, Heilpraktiker, Masseure und Kosmetikerinnen in Deutschland setzen zunehmend Farben therapeutisch ein.

Es werden Geräte zur Farbbestrahlung und zur Farbakupunktur angeboten. Der Gerätehandel betreibt Schulung und Verbreitung dieser Farblicht-Therapien. Sie sind unter verschiedenen Namen wie Eichotherm-Behandlung oder Colortherapie bekannt.

Die New Age-Bewegung hat viele Heiler hervorgebracht, die für sich die Fähigkeit reklamieren, die „Farbausstrahlung" in der „Aura" ihrer Klienten zu deuten und sie mit Farbimagination zu behandeln.

DIE IDEE DAHINTER

Farblicht-Therapie: Sie geht von der Annahme aus, daß den Farben bestimmte Eigenschaften zugeordnet werden können. Diese Eigenschaften werden dann mit der Farbe und dem Licht der entsprechenden Wellenlänge identifiziert. So soll es möglich sein, günstige Eigenschaften mit dem entsprechenden Farblichtstrahl auf den Körper zu übertragen beziehungsweise schädliche Eigenschaften mit dem „komplementären" Licht zu unterdrücken oder auszulöschen.

Die angeblichen therapeutischen Eigenschaften der Farben

Rot:	dynamisch, anregend und wärmend
Gelb:	stimulierend, aufheiternd
Blau:	entspannend, beruhigend, kühlend, hemmend
Grün:	beruhigend und ausgleichend
Orange:	aufheiternd
Violett:	inspirierend

In der traditionellen Medizin wurde Organen und ihren Krankheiten auch eine bestimmte Farbe zugeordnet, der Galle zum Beispiel das Gelb.

DIE MITTEL

Farbtherapie mit Geräten: Auf dem Markt werden verschiedene Geräte angeboten, die alle Spektralfarben abstrahlen können: Vor den weißen Lichtstrahl wird ein Filter gesteckt, der nur die gewählte Farbe durchläßt. Für die Farbakupunktur gibt es eigene stabförmige Geräte.

Therapie mit Medikamenten: In den achtziger Jahren wurde auf dem Markt eine besondere Form von Schüssler-Salzen (siehe Seite 178) angeboten – die Aktinoplexe –, die während der Herstellung farblich bestrahlt wurden. Seit dem Tode des Heilpraktikers, der diese Methode erfunden hat, gibt es diese Mittel wieder unbestrahlt.

Farbbrillen: Die „rosarote Brille" ist Wirklichkeit geworden: Auf dem Heilmarkt gibt es Brillen in allen Farben, die je nach Farbe beruhigen, anregen oder inspirieren sollen.

BEHANDLUNG UND SELBSTBEHANDLUNG

Farblichtbestrahlung: Der Patient liegt entspannt. Der Behandler richtet den Farbstrahl des Geräts auf jene Körperpartien, auf denen dieser seine Wirkung entfalten soll. Er beleuchtet gezielt kleine Gebiete oder bestreicht große Hautareale mit großem Lichtkegel und pendelnder Bewegung.

Die Gerätehersteller empfehlen zur Vorbereitung aller Behandlungen, zuerst mit grünem Licht zu bestrahlen. Zur eigentlichen Behandlung wird eine Farbe gewählt, deren „Eigenschaft" dem erkrankten Organ „zugeordnet" wird. Dabei können angeblich zwei bis drei Farben auch beliebig kombiniert oder hintereinander angewendet werden.

Wie lange eine Sitzung dauern soll, darüber sind die Therapeuten sehr unterschiedlicher Meinung: zwischen fünf und vierzig Minuten, täglich einmal oder mehrmals wiederholt, zehn oder zwanzig Tage lang hintereinander, mit Abstand von ein paar Tagen mehrere Monate lang und so weiter.

Farbakupunktur: Der Behandler setzt die mit Farbfilter versehene Stablampe an Punkten am Oberkörper oder am Ohr (siehe Seite 150) etwa eine Minute lang an. Auch diese Therapie soll eine Serie mehrerer Behandlungen umfassen.

Kreative Farbtherapie: Anthroposophisch behandelnde Ärzte leiten ihre Patienten an, mit Farben zu malen. Diese kreative Therapie will sie bei der Gesundung stützen (siehe Seite 171).

Aura-Reading und Auraheilung: Der Heiler „sieht" eine farbige Aura, die sich um den Patienten bildet. Er kann sie angeblich mit Kirlian-Fotografie (siehe Seite 254) abbilden und aus der Farbverteilung die Krankheitszeichen deuten. Mit einem weiteren Bild kann der Heiler angeblich testen, ob die Behandlung erfolgreich war.

Selbstbehandlung: Aus einschlägigen Büchern kann man entnehmen, bei welchen Beschwerden dem Körper angeblich welche Farbe „fehlt", und welche im Übermaß vorhanden sein soll. Zur Selbstbehandlung kann man Farben in verschiedenen Formen anwenden: Wenn Blau fehlt, soll man nur blaue Lebensmittel essen, das Trinkwasser blau bestrahlen, dem Bad blaue Aromen beigeben, sich in blaue Tücher hüllen. Ist eine Farbe „zu viel", wendet man die Komplementärfarbe an. Man soll auch die besonderen Stellen des Körpers, die „Chakren", bestrahlen, Farben in diese Stellen oder in schmerzende Körperareale visualisieren und mit Farben meditieren.

ERKLÄRUNG DER WIRKUNG

Befürworter der Farbtherapie bieten verschiedene Erlärungen an.

☐ Sie mischen willkürlich Vorstellungen aus der Farbmystik, aus der chinesischen oder ayurvedischen Medizin, berufen sich auf Goethes Farbenlehre und auf Deutungen des Persönlichkeitstests, den der Psychologe *Max Lüscher* 1949 entwickelt hat.

☐ Manche Befürworter der Farblichttherapie behaupten, daß Farben mit ihren unterschiedlichen Wellenlängen die Arbeit der Cytochrome ankurbeln. Cytochrome sind Moleküle, die in den „Kraftwerken" der Körperzellen für die Energiegewinnung mitverantwortlich sind. Die Farbbestrahlung soll sogar auf Zellen wirken, die in einigen Millimetern Tiefe liegen.

☐ Manche Anwender stützen sich auf die Theorie des Physikers *Popp*, der behauptete, daß Zellen durch Aussenden von „Biophotonen" kommunizieren und ein „Feld" bilden. Die Farbschwingungen sollen dieses Biophotonenfeld therapeutisch beeinflussen.

☐ Esoterische Heiler meinen, dieses Biofeld sei die „Lebensenergie" des Menschen und sie könnten sie als farbige Aura sehen.

ANWENDUNGSBEREICHE

Die Farbtherapie heilt angeblich alles und jedes. Von Blutkrankheiten (rot) und Allergien (orange) bis zu Gallensteinen (gelb), von der Orangenhaut (violett) bis zu Falten (orange), von der Taubheit (blau) bis zur Glatze (violett), von Krebs (rosa) bis hin zu Aids (grün).

Rot- und Blaulicht: Zum Gebiet der Physikalischen Medizin gehören Bestrahlungen mit infraroten („Rotlicht") und ultravioletten („Blaulicht") Strahlen, ihre Wirkungen sind erwiesen. Rotlicht wärmt die Hautoberfläche; Blaulicht dient der Gewöhnung der Haut an das Sonnenlicht und der Bestrahlung Neugeborener mit Gelbsucht (siehe Seite 56).

RISIKEN

Die Farbbehandlung ist risikolos. Die Gefahr besteht darin, daß eine bestehende Krankheit nicht rechtzeitig fachgerecht behandelt wird.

KRITIK

Gegen die Erklärungsmodelle und behaupteten Heilwirkungen der Farbtherapien haben Kritiker viele Argumente:

□ Farben beeinflussen zwar die Stimmung eines Menschen. Aber kulturelle Bedeutung und Mode, Geschlecht und soziale Stellung des Betrachters bestimmen mit, wie Farben auf ihn wirken. Der eine assoziiert mit Grün „giftig", der andere „gesund", Braun erzeugt Vorstellungen von „unglücklich" bis „behaglich" und so weiter. Gesetzmäßigkeiten, die für alle Zeiten, Kulturen und Menschen gelten, wurden bis heute nicht gefunden. Auch die Deutungen des Lüscher-Tests sind widerlegt. Der individuelle Geschmack entscheidet Farbwahl und Wohlbefinden. Keine Farbe hat jedoch eine allgemeine therapeutische Wirkung.

□ Die Farblicht-Therapie entbehrt jeder naturwissenschaftlichen Grundlage. Für die Biophotonen-Theorie Popps fehlt bis heute der Nachweis.

□ Über mögliche Wirkmechanismen des Lichts auf die Zellen der Haut gibt es weder Versuche mit Zellkulturen noch mit Tieren. Es existiert auch keine seriöse Dokumentation über therapeutische Wirkungen bestimmter Farben am menschlichen Körper.

□ Die Zuordnungen der Farben zu Krankheitsbildern sind willkürlich und widersprechen einander: Gegen Impotenz soll zum Beispiel bei einem Anwender das Blau, beim anderen Rot helfen.

Kritiker meinen, die Wirkung von Farblichttherapie und Farbakupunktur beruhe auf Placeboeffekten (siehe Seite 12).

Aura-Reading beruht auf mystischem Glauben, einen Beweis für die Wirksamkeit gibt es nicht.

EMPFEHLUNG

Farblichtbestrahlungen können nicht empfohlen werden, weil es keinen Wirkungsnachweis gibt. Sie erscheinen nur harmlos, solange keine wirksamen Behandlungen versäumt werden.

Die okkulte Technik des Aura-Readings kann nicht empfohlen werden.

KOSTEN

Die Krankenkassen bezahlen Farblichttherapie nicht. Die Kosten werden frei vereinbart, man muß mit 20 bis 40 DM pro Sitzung rechnen.

Die Brille für die Stimmung kostet 340 DM. Aura-Readings sind ab etwa 70 DM wohlfeil.

ADRESSEN

Mandel-Institut
Hildastraße 8
W-7520 Bruchsal

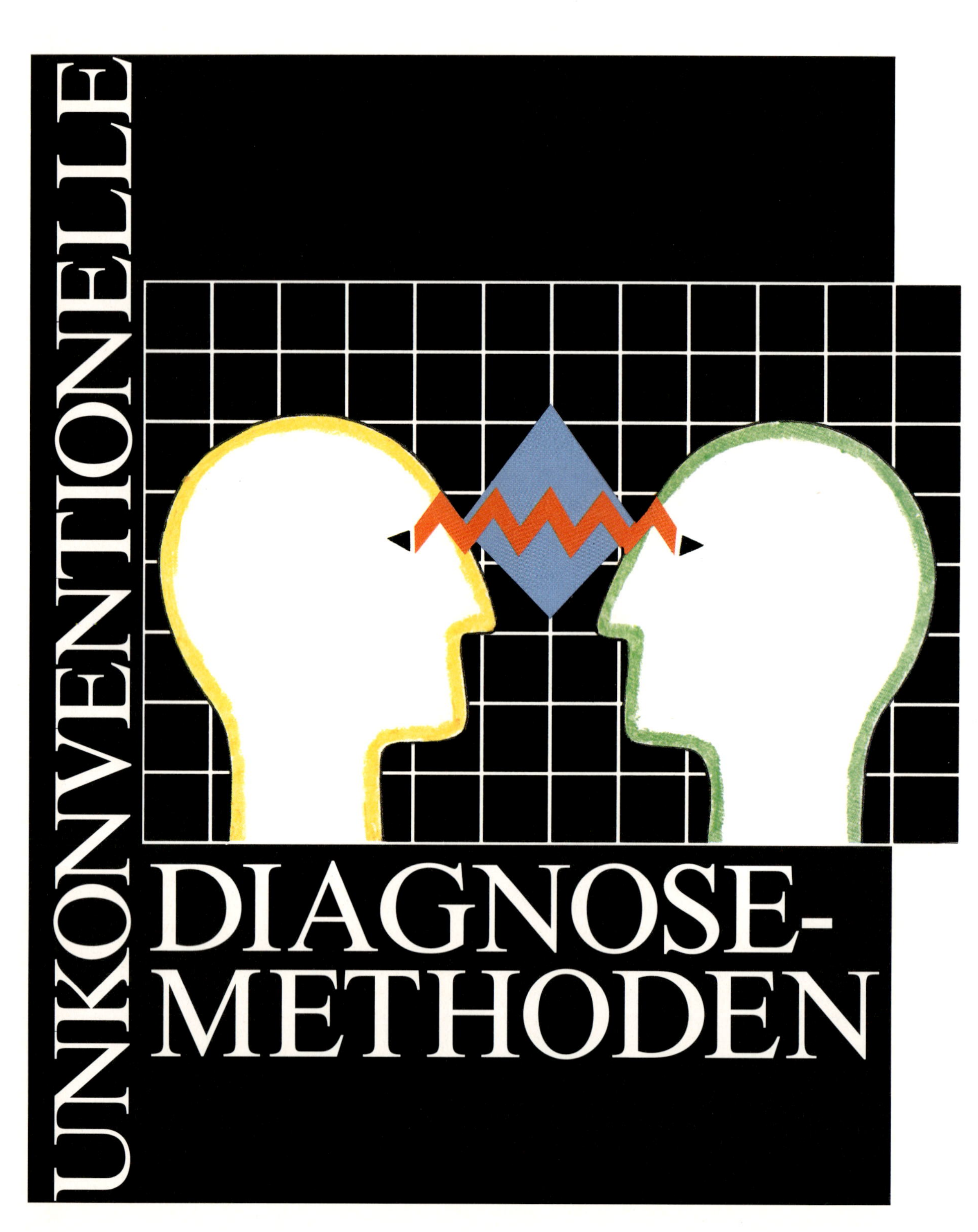
UNKONVENTIONELLE
DIAGNOSE-
METHODEN

Von einem Behandler erwartet man, daß er die Ursachen einer Erkrankung erkennen kann und daraufhin die Wahl der richtigen Therapie trifft. Dazu muß er die Konstitution des Patienten erfassen, die Krankengeschichte kennen, durch Fragen nach Berufsbedingungen, Lebenszusammenhängen, Gewohnheiten, Problemen und nach dem Befinden ein umfassendes Bild von dem kranken Menschen gewinnen.

Darüber hinaus sollte der Behandler eine präzise, spezifische Diagnosemethode wählen, die seinen Verdacht erhärten oder ausschließen kann. So kann er eine sehr genaue und umfangreiche Diagnose stellen – „ganzheitlich" im besten Sinn.

Manche Vertreter von Naturheilmethoden und unkonventionellen Heilverfahren verlassen sich nicht (nur) auf die gängigen Mittel der Diagnostik. Sie haben eigene Diagnoseverfahren entwickelt und viele behaupten, damit den ganzen Menschen zu erfassen. Diese angeblich „ganzheitlichen" Methoden beruhen auf anderen als naturwissenschaftlichen Prinzipien und sind sehr unterschiedlich.

Manche fußen auf falschen Überlegungen – zum Beispiel, daß sich der ganze Organismus in einem Körperteil repräsentieren könne – wie etwa die Irisdiagnostik. Bei anderen stehen spiritistische Vorstellungen im Vordergrund wie zum Beispiel beim siderischen Pendel. Auch „erfahrene Experten" erzielen mit diesen Diagnosemitteln Trefferquoten wie beim Würfelspiel. In all diesen Fällen besteht die Gefahr, daß echte Krankheiten übersehen und falsche diagnostiziert werden. Nach den Bestimmungen des Bürgerlichen Gesetzbuches gilt eine okkultmedizinische Diagnose, wie die mit einem Pendel, als objektiv ungeeignet, eine Aussage zur Gesundheit zu machen. Schon 1953 urteilte das Oberlandesgericht Düsseldorf, daß in solchen Fällen Patienten das Honorar nicht zu bezahlen brauchen.

Viele alternative Diagnosemittel sind geeignet, die Untersuchten zu ängstigen. Besonders kritisch ist dies bei Methoden, mit denen angeblich bösartige Erkrankungen und „Präkanzerosen" – Krebs-Vorstadien – erkannt werden sollen. Sie fördern die Bereitschaft, sich teuren Behandlungen zu unterziehen. Diese Untersuchungsmethoden werden im Kapitel Krebs, Seite 266 vorgestellt.

Immer neue Diagnosegeräte kommen auf den Markt und werden bei Kongressen für „Ganzheitsmedizin" vorgestellt und beworben. Die Konkurrenz wird oft heftig ausgetragen. Einige Gerätehersteller behaupten, mit ihren Apparaten etwas zu „messen", was nachweislich nicht meßbar ist.

Einige Diagnoseverfahren geben dem Behandler die Möglichkeit zu testen, ob der Patient bereit ist, ihm zu vertrauen. Akzeptiert der Untersuchte die Diagnosemethode – zum Beispiel den Zeigerausschlag bei der Elektroakupunktur nach Voll, den Muskelwiderstand bei der Angewandten Kinesiologie oder die Kirlian-Fotografie – als glaubhaft, dann kann der Behandler die „bewährte Methode" weiter verwenden: Er kann sich und dem Patienten bei jedem weiteren Behandlungsschritt damit „bestätigen", daß die Behandlung angeschlagen hat und wie lange sie noch fortgesetzt werden muß.

Irisdiagnostik

GESCHICHTE

Die erste Beschreibung der Diagnose aus den Augen stammt von *Philippus Meyens* aus dem Jahr 1670. Wiederentdeckt wurde sie vom ungarischen Arzt und Homöopathen *Ignaz v. Péczely*, als er Veränderungen in den Augen einer Eule sah, die sich ihr Bein gebrochen hatte. Er veröffentlichte 1881 ein Lehrbuch der Diagnose von Organerkrankungen aus Farb- und Formveränderungen in der Regenbogenhaut (Iris). Diese Idee wurde von zahlreichen Personen – Ärzten, Pastoren und Heilern – aufgegriffen und ausgebaut. Zu Beginn des Jahrhunderts als Kurpfuscherei eingestuft, fand die Irisdiagnose im Dritten Reich Förderung von höchsten Stellen.

Seither wurden immer neue Iriskarten, sogenannte Iriszirkel, entwickelt, die die Regenbo-

In den Irisabschnitten sollen sich Krankheitszeichen der Körperregionen und Organe zeigen.

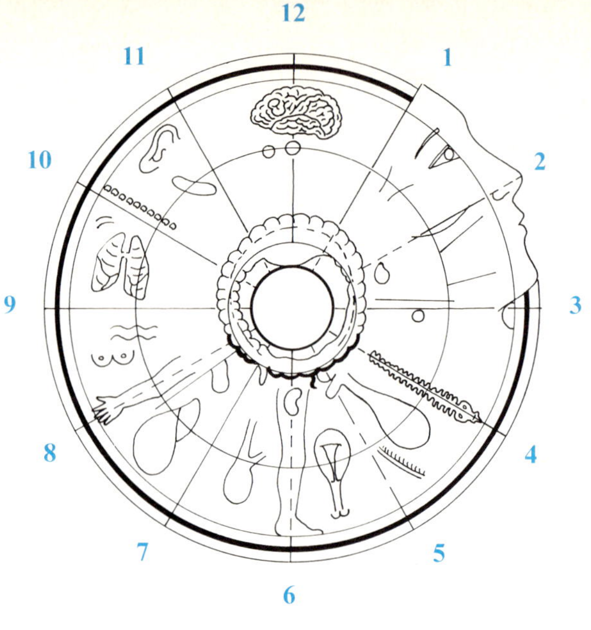

genhaut mit 60 Teilstrichen – ähnlich wie das Zifferblatt einer Uhr – und mit Kreisen in Abschnitte teilen. Aus diesen soll abzulesen sein, an welchen Stellen der Iris die Organe repräsentiert sind (siehe Abbildung).

Die Situation heute

Irisdiagnostik ist weit verbreitet. Vier von fünf Heilpraktikern wenden sie an. Sie wird auch von einem beschränkten Kreis von Ärzten durchgeführt.

DIE IDEE DAHINTER

Die Irisdiagnose beruht auf der Idee, daß das Auge, Spiegel der Seele, auch Spiegel des Körpers sei. Angeblich ist der ganze Organismus in der Iris repräsentiert – und zwar nicht seitenverkehrt: die rechte Körperhälfte auf der Regenbogenhaut des rechten Auges und die linke auf der des linken. So sollen sich Krankheiten des Blinddarms am rechten Auge in der unteren Hälfte rechts zeigen, etwa dort, wo auf einem Zifferblatt der Uhr die Sieben liegt. Herzbeschwerden sollen am linken Auge (zwischen den Ziffern zwei und drei) sichtbar sein.

Angeblich ist das möglich, weil der ganze Körper durch Nervenschaltkreise mit dem Auge verbunden sei.

DIAGNOSE

Irisdiagnostiker betrachten die Regenbogenhaut entweder mit genauem Blick in die Augen des Patienten oder fertigen Farbfotos der Iris beider Augen an, die sie interpretieren.

Aus der Farbe der Iris schließt der Diagnostiker auf die Konstitution seines Klienten. Er kann auf diese Weise angeblich auch erkennen, welche erblichen Belastungen dieser hat und ob er zu bestimmten Erkrankungen wie zum Beispiel Krebs neigt.

Aus den verschiedenen Strukturen der Iris, den Radialfurchen, Ringen und Pigmentflecken und aus der Form der Pupille schließt er auf bestimmte Krankheiten oder Defekte. Schwere Organerkrankungen, Brüche, Transplantationen und Amputationen sollen allerdings keine Spuren in der Iris hinterlassen.

KRITIK

□ Die der Irisdiagnostik zugrundeliegende Idee ist falsch. Es gibt keine Nervenbahnen, die den ganzen Körper mit der Iris verbinden. Wenn sich der Organismus tatsächlich in der Iris repräsentieren könnte, müßte sich – nach heutigem anatomischen Wissen über den Verlauf der Nervenbahnen – die rechte Körperhälfte in der Iris des linken Auges repräsentieren.

□ Farbflecken und unterschiedliche Strukturen sind anatomisch bedingte, normale Varianten der gesunden Iris und keine Krankheitszeichen. Die Augenheilkunde kennt zahlreiche krankhafte Veränderungen der Iris, die manchmal auch bei Allgemeinerkrankungen auftreten. Aber sie decken sich nicht mit den behaupteten Zeichen der Irisdiagnostiker.

Umfangreiche Nachprüfungen ergaben ein vernichtendes Urteil dieser Diagnosemethode:

□ Die Positionen der Organe finden sich auf den zwanzig verschiedenen Irislandkarten an abweichenden Stellen.

□ Es gibt keine Dokumentation, die die angeblichen Krankheitszeichen an der Iris nachweist. Aber eine Reihe von Untersuchungen haben die Falschdiagnosen von Irisdiagnostikern dokumentiert.

□ 1989 wurden die bekanntesten niederländischen Irisdiagnostiker zu einem Experiment eingeladen, bei dem sie an Hand von Iris-Farbfotos unter 78 Personen jene 39 herausfinden sollten, die an Gallenblasenentzündung litten. Die Diagnosen waren häufig falsch und wichen voneinander stark ab. Die Irisdiagnostiker waren selbst enttäuscht von dem Ergebnis, als es ihnen vorgelegt wurde.

Der wissenschaftliche Beirat der Bundesärztekammer warnt vor dem Verfahren.

EMPFEHLUNG

Von der Irisdiagnostik ist abzuraten, sie eignet sich nicht dazu, eine Krankheit festzustellen. Fehldiagnosen sind wahrscheinlich.

KOSTEN

Die Kosten der Irisdiagnose werden von den Krankenkassen nicht erstattet. Sie richten sich nach dem Stundensatz des Untersuchers. Fotos werden zum handelsüblichen Preis verrechnet.

ADRESSEN

Pastor Felke Institut
Heidestraße 3
W-7258 Heimsheim

VARIANTE: PUPILLENDIAGNOSTIK

Die Irisdiagnostiker *Schnabel* und *Angerer* haben als Variante der Augendiagnostik die Pupillendiagnostik entwickelt. Aus elliptischen oder schräg stehenden Formen der Pupillen werden unübliche Diagnosen erstellt wie „seelische Taubheit" oder „paralytischer Plattfuß" oder „Gefahr einer Totallähmung" und anderes mehr.

RISIKEN

Es besteht die Gefahr, daß falsche Diagnosen gestellt und bestehende Krankheiten nicht erkannt werden.

KRITIK

Sowohl die angegebenen Pupillenformen als auch die Diagnosen sind groteske Phantasieprodukte.

VARIANTE: ZUNGENDIAGNOSTIK

GESCHICHTE

Seit jeher haben Ärzte die Zunge ihrer Patienten betrachtet, um aus ihrer Farbe und dem Zungenbelag Hinweise auf Erkrankungen und Störungen zu finden. Daneben hat sich eine eigene Zungendiagnostik herausgebildet, die – ähnlich wie die Irisdeutung – auf bestimmten Arealen der Zunge die Organe repräsentiert sehen will. Und zwar ähnlich, wie sie im Körper liegen: den Magen links von der Mitte, die Leber auf der rechten Seite, Herz und Lunge an der Zungenspitze. Erklärt wird dies damit, daß die Zunge ebenso wie diese Organe vom sympathischen Nervensystem versorgt wird.

Verfärbungen oder Beläge nur der jeweiligen Zonen sollen Störungen in den zugehörigen Organen anzeigen.

Auf der Vorstellung, daß sich der ganze Körper auf einem seiner Teile repräsentiere, beruhen auch die Ideen, aus der Beschaffenheit des Ohres, des Fußes (siehe Fußreflexzonenmassage, Seite 204) und der Hand Krankheiten abzulesen. Letzteres ist nicht identisch mit Handlesen.

RISIKEN

Es besteht die Gefahr, daß falsche Diagnosen gestellt und Krankheiten nicht erkannt werden.

KRITIK

Einer Überprüfung halten diese „Diagnosen" nicht stand. Die Zungendiagnostik eignet sich als Diagnosemethode ebensowenig wie Hand-, Ohr- oder Fußdiagnostik.

Wünschelrute (Radiästhesie, Geopathie)

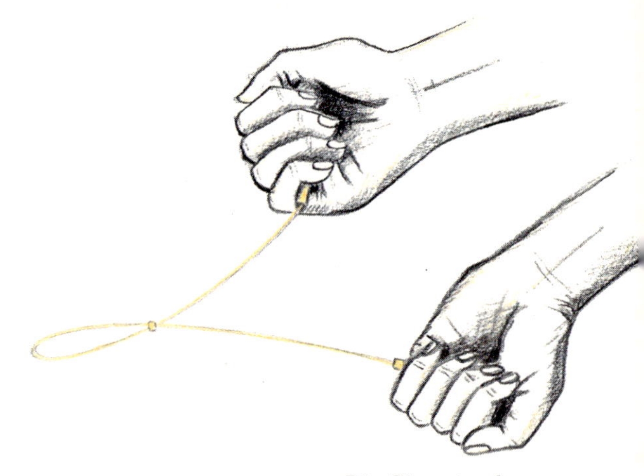

Die Situation heute

GESCHICHTE

Die erste Darstellung eines Wünschelrutengängers findet sich auf einer Pergamentrolle aus dem Jahr 1420. *Parcelsus* (1493–1541) hat die Wünschelrute gekannt, aber abgelehnt: „Das seind alles ungewisse künsten“. Der Gelehrte *Athanasius Kirchner* vermutete zwei Jahrhunderte nach Paracelsus, daß nicht die Rute sich nach Wasser sehne und deshalb sinke, sondern daß sie auf Ausdünstungen der Erze reagiere. Mit der Wünschelrute – auch Glücksrute und Wahrsagerrute genannt – suchte man nach Wasserquellen und Erzlagern, aber auch nach verschwundenen Wegen und Grenzsteinen, vergrabenen Schätzen, nach den Stellungen des Feindes, nach Mördern und Dieben und nach verlorengegangener „Treue der Weiber und Mädchen“. Heutzutage suchen Rutengänger nicht nur nach Brunnenwasser und Erzen, sondern auch nach radioaktiven Stoffen, Lawinenopfern und Verstecken von Terroristen und Geiseln.

Der Gedanke, daß der Rutenausschlag krankmachende Orte anzeige, oder daß man mit der Rute oder dem Pendel Krankheiten diagnostizieren könne, kam erst Mitte des 19. Jahrhunderts bei dem Wiener Universitätsprofessor *Moritz Benedict* auf.

1932 „erfand“ *v. Pohl* die Erdstrahlen und bald darauf florierte das Geschäft mit „Strahlungsheilgeräten“. Ihre Hochblüte erlebte die Radiästhesie in den dreißiger Jahren und im Dritten Reich. Seit dieser Zeit sucht man auch nach „geopathischen“, krankmachenden Zonen.

Seit 1912 setzt sich die Wissenschaft mit dem Rutenausschlag auseinander, zuletzt 1989/90 in der Studie der Dr. Carstens-Stiftung. Auch sie konnte über das Rutengehen nichts Neues aussagen. Konsequenzen in medizinischer Sicht ergaben sich daraus nicht.

IDEE UND ERKLÄRUNG DER WIRKUNG

Radiästheten meinen, daß die Erdstrahlen von geologischen Verwerfungen und Wasseradern ausgehen und auf Magnetismus, Elektrizität, Bodenleitfähigkeit, mikroseismische Bodenschwingungen, Ausdünstungen, Aerosole und so weiter zurückzuführen seien. Diese angeblich gefährlichen Stellen werden „Reizstreifen“ genannt. Der Rutengänger und Elektrophysiker *Herbert König* meint, daß die Reizstreifen auf der Erdoberfläche netzförmig verlaufen, ihr Abstand mindestens zwei Meter betrage und daß die Kreuzungsstellen „krankheitsschädlich“ (!) seien.

Immer wieder meinten Radiästheten, „Erdstrahlen“ würden die normalen Lebensvorgänge stören. Der Arzt *Hartmann* behauptete 1951, daß beinahe alle Krankheiten, einschließlich Krebs, auf Erdstrahlen zurückzuführen seien.

Die „Geopathie“ – so behaupten die Radiästheten – soll nicht nur unbestimmte Beschwerden, Erschöpfung, Schlaf- und Appetitlosigkeit auslösen, sondern auch an der Entstehung von Rheumatismus, Neuralgien, Kopfschmerz, Asthma, Gicht, Ischias, Darmbeschwerden, Durchblutungsstörungen, Hämorrhoiden, Ekzemen und nicht zuletzt Krebs beteiligt sein.

DIE MITTEL

Als Wünschelrute können Stäbe aus verschiedenen Materialien dienen – von der Astgabel eines Haselstocks über Rinderhorn, Bogen aus Kunststoff, Aluminium, Messing bis zu dünnen Stahlbögen und -federn und Stäben mit einem verschiebbaren Reiterchen an der Spitze namens Biotensor. Zur Messung von Erdstrahlen dienen heute sogar computergesteuerte Geräte.

DIAGNOSE

Untersuchung der „Reizstreifen": Der Rutengänger hält die Rute in beiden Händen vor sich hin und geht über jene Stellen, an denen „Reizstreifen" vermutet werden – er „mutet". Wo Erdstrahlen angeblich „austreten", soll die Rute ausschlagen. Dabei soll es keine Rolle spielen, ob die Wohnung ebenerdig oder im obersten Stockwerk eines Hochhauses liegt, denn diese „Strahlen" sollen angeblich Beton durchdringen.

Viele Radiästheten behaupten, daß sie störende Reizstreifen nicht nur vor Ort, sondern genausogut durch Muten über einem Bauplan oder über einer Landkarte herausfinden können.

Diagnose: Zur Untersuchung eines Klienten auf eventuelle Krankheiten führt der Pendler die Rute in geringem Abstand den Körper entlang.

Ferndiagnose: Manche Radiästheten behaupten, daß sie Krankheiten erkennen können, wenn sie die Rute über ein Polaroidfoto, einen Blutstropfen oder andere „Proben" des Klienten halten.

Die therapeutische Konsequenz: Meist rät der Rutengänger dazu, das Bett an eine andere Stelle zu rücken. Oder er „entstrahlt" die gefährliche Stelle im Wohnraum.

Zur Abschirmung und Entstrahlung von „Erdstrahlen" bieten Radiästheten verschiedene Geräte an. Eine 1984 in der Bundesrepublik durchgeführte Zusammenstellung umfaßte 94 verschiedene Modelle mit phantasievoll klingenden Namen.

RISIKEN

Die Gefahr ist groß, daß bestehende Krankheiten übersehen werden oder daß der Rutengeher unbegründete Angst vor Krankheiten verstärkt.

KRITIK

Die Unsinnigkeit des Rutens wurde international in kontrollierten Großversuchen vielfach nachgewiesen.

Reizstreifen

□ Die behaupteten physikalischen Strahlen gibt es nicht. Wasser tritt unter der Erdoberfläche nicht in Adern, sondern flächig als Grundwasser auf.

□ Der Ausschlag der Rute läßt sich wissenschaftlich erklären und beruht auf mehreren Faktoren, auf unwillkürlichen und sogenannten ideomotorischen Bewegungen (man bewegt den Körper in die vorher gedachte Richtung) und Nachbewegungen der Armmuskeln des Rutengehers. Die Rute wird nicht durch äußere Einwirkung bewegt.

□ Daß Funde von Wasser, Erzen, Lawinenopfern, Reizzonen und anderem mehr mit Ruten Zufallstreffer nicht überbieten, wurde bereits in unzähligen Experimenten in aller Welt bewiesen. 1989 wurde in den USA ein Preis in der Höhe von 100 000 Dollar ausgesetzt, wenn Rutengänger ihre besonderen Fähigkeiten unter Beweis stellen könnten. Das Geld wurde bisher nicht abgeholt. Bei einem Test, der im November 1990 vor laufenden Kameras des Hessischen Rundfunks lief, wurde das Preisgeld von 20 000 DM nicht ausbezahlt, weil die Rutengänger keine überzeugenden Ergebnisse erzielen konnten.

Geopathie

□ Ein Zusammenhang von „Reizstreifen" und erhöhten Krankheitsraten, von Krebs- oder Todesraten ist bis heute nicht erwiesen.

□ Bekannte Radiästheten wurden von der Tierärztlichen Hochschule Hannover im Jahr 1936 aufgefordert, bei 19 Rindern Krankheiten zu diagnostizieren. Die Befunde der Muter wichen nicht nur voneinander ab, sie waren überwiegend falsch. Das bestätigte der Befund nach Schlachtung der Tiere. Die Radiästheten hatten auch gesunde Rinder für krank erklärt und, wenn ihnen ein und dieselbe Kuh mehrmals vorgeführt wurde, unterschiedliche Krankheiten festgestellt. Auch über die „Reizstreifen" konnten sich die Muter nicht einigen.

□ Die zur Abschirmung von „Erdstrahlen" angebotenen Geräte können nichts bewirken. Untersucher fanden darin Fensterkitt, Erde, Tee, Kupferdrähte, Kieselsteine, Salatöl, Gummiringe, Kerzen, Wolle und anderes mehr. Viele der Geräte tragen die Aufschrift „Bei Öffnung wirkungslos!".

□ Rutengeher konnten bei einem Test selbst nicht feststellen, ob ihr Abschirmgerät aufgestellt und eingeschaltet war.

□ Mehrere Gerichtsverfahren führten bereits zur Verurteilung von Radiästheten, die behaupteten, mit ihrer Rute Krankheiten zu diagnostizieren, beziehungsweise Abschirmgeräte verkauften.

Die Rute kann angebliche geopathische Faktoren nicht ergründen und Krankheiten nicht diagnostizieren.

EMPFEHLUNG

Rutengehen ist abzulehnen, es ist nicht geeignet, krankmachende Faktoren oder Krankheiten aufzuspüren. Fehldiagnosen sind wahrscheinlich.

Geräte zur „Abschirmung", „Entstrahlung von Erdstrahlen" oder „Erdung" sind eine Irreführung des Käufers.

KOSTEN

Die Krankenkassen bezahlen das Muten mit der Rute nicht. Ein Rutengang kostet üblicherweise 250 bis 500 DM, Abschirmgeräte können ein- bis mehrere hundert DM kosten. Manche Großgeräte werden zum Preis von mehreren tausend DM angeboten.

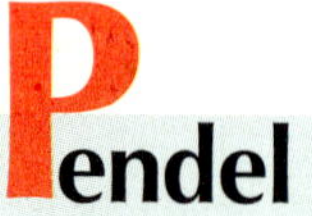

Pendel

GESCHICHTE

Das siderische Pendel wurde früher zur Zeitmessung eingesetzt. Als Diagnosemittel entspricht es der Wünschelrute und wird von Heilpraktikern und anderen Therapeuten häufig benutzt.

IDEE UND ERKLÄRUNG DER WIRKUNG

Pendel bestehen aus verschiedenen Materialien und haben vielfältige Formen, oft sehen sie einem Maurerlot ähnlich. Das Wort „siderisch" steht für „zu den Sternen gehörig". Die kosmischen Kräfte der Sterne, des Alls, sollen durch den Körper des Heilers in das Pendel übertragen werden.

Tatsächlich folgt das Pendel nicht kosmischen Energien, sondern den physikalischen Pendelgesetzen, und setzt die Impulse, die es bekommt, in rhythmische Schwingungen um.

DIAGNOSE

Der Untersucher hält das Pendel in einer Hand über den Klienten und pendelt ihn von Kopf bis Fuß ab. Die Füße des Patienten sollen dabei nach Süden zeigen.

Während des Pendelns legt der Untersucher manchmal eine Hand an die Körperstelle, die er untersuchen will.

Das Pendel gerät in kreisförmige Schwingungen oder pendelt in verschiedene Richtungen. Der Pendelnde will auf diese Weise feststellen, welche Körperpartien erkrankt sind. Hängt das Pendel ganz ruhig, liegt angeblich eine schwere Krankheit vor. Schlägt es stark schräg aus, soll Krebs drohen.

Der Pendelnde stellt auch Fragen an das Pendel: Bei „ja“ pendelt sein Diagnosegerät quer, bei „nein“ im rechten Winkel dazu, bei „unbestimmt“ diagonal dazu. Auf diese Weise „befragen“ manche Therapeuten den Körper ihrer Klienten nach Krankheiten oder nach der Verträglichkeit von Lebensmitteln, die der Klient in der Hand hält.

Ferndiagnose: Der Untersucher kann angeblich durch sogenanntes mentales Pendeln Ferndiagnosen stellen. Er braucht dazu ein Kleidungs- oder Schriftstück des Klienten oder eine von diesem angehauchte Karte. Er läßt sein Pendel über diese Gegenstände oder über eine anatomische Tafel mit der Abbildung von Organen gleiten. Oder er pendelt über einem Iriszirkel, der ihm die erkrankte Stelle anzeigen soll.

Die therapeutische Konsequenz: Ist die Diagnose gestellt, befragt der Untersucher sein Pendel nach den jeweils „passenden“ Medikamenten. Meist wird die Auswahl aus Bach-Blütenmitteln (siehe Seite 191) oder homöopathischen Mitteln (siehe Seite 171) getroffen. Dann wird auch die benötigte Verdünnung vom Pendel abgefragt.

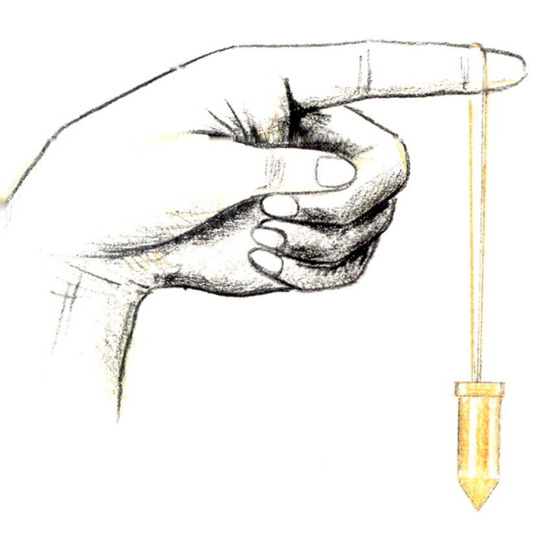

RISIKEN

Diese magische Diagnosemethode bringt ein hohes Risko mit sich, daß tatsächliche Krankheiten übersehen und gar nicht bestehende Krankheiten festgestellt werden.

KRITIK

□ Die Bewegung des siderischen Pendels ist nicht von kosmischen Energien abhängig.

□ Die Impulse stammen aus Muskelspannungsänderungen, die durch den Puls verursacht werden. Sie werden auch von unbewußten Vorstellungen des Pendlers gesteuert. Die Wissenschaft nennt dieses Phänomen ideomotorische Bewegung.

□ Es gibt keine Dokumentation oder Nachweise über die Aussagekraft der Pendeldiagnose und keinen Nachweis über die behaupteten Erfolge der aus ihr abgeleiteten Therapien.

EMPFEHLUNG

Pendeln ist abzulehnen und als Diagnosemethode und zur Testung von Medikamenten ungeeignet. Fehldiagnosen sind wahrscheinlich.

KOSTEN

Die Krankenkassen erstatten die Kosten nicht. Sie werden individuell vereinbart. Laut einem Kasseler Gerichtsurteil von 1984 ist man jedoch nicht verpflichtet, eine Leistung zu bezahlen, die sich auf magische Kräfte beruft.

Kirlian-Fotografie

GESCHICHTE

In der Mitte des vorigen Jahrhunderts entwikkelte Freiherr *v. Reichenbach* aus Gedanken der „Theosophischen Gesellschaft“ die Lehre von der Od-Kraft. Damit war das Interesse geweckt, die Ausstrahlung eines Menschen, seine „Lebensenergie“, sichtbar zu machen. Die Theorien *Rudolf Steiners* (siehe Seite 167) über den „Ätherleib“ führten zu Experimenten in diese Richtung.

Schon um die Jahrhundertwende zeichnete man elektrische Funken auf Fotoplatten auf. Das russiche Forscherpaar *Valentina* und *Semyon Kirlian* verfeinerte diesen gebräuchlichen elektrischen Zeitvertreib: Sie leiteten ungefährliche, aber sehr hohe Entspannungsladungen aus Tesla-Generatoren auf die menschliche Hand. Von den Fingern strahlt diese Energie als Funken ab. Liegt die Hand auf einer Fotoplatte, so bildet sich die Funkenkorona darauf ab.

Verschiedene Wissenschaftler versuchten in der Folge, solcherart die Lebensenergie von Pflanzen und Tieren zu prüfen, Hypnose oder Drogeneinwirkung auf Menschen nachzuweisen oder Krebsfrühdiagnose zu betreiben. Sie wurden Wegbereiter für die Anwendung der Kirlian-Fotografie als Diagnosemittel.

Die Situation heute

Bei Heilpraktikern und esoterisch orientierten Vertretern anderer Gesundheitsberufe ist die Kirlian-Fotografie sehr beliebt. Sie ist auch unter dem Namen Energetische Terminalpunkt-Diagnose bekannt.

DIAGNOSE

Der Patient bringt Hand, Fuß oder einzelne Finger in eine besondere Apparatur auf einen lichtempfindlichen Film. Der entwickelte Farbfilm zeigt die Entladungskorona in den schönsten Farben.

Anhänger der Methode ziehen aus der Struktur und Intensität der Korona Rückschlüsse auf Störungen im Körper oder im seelischen Gleichgewicht.

Die Anwender behaupten, daß die Kirlian-Fotografie den Erfolg einer Behandlung mit Bach-Blütenmitteln, homöopathischen Mitteln, Angewandter Kinesiologie und anderen Verfahren mehr nachweisen könne.

IDEE UND ERKLÄRUNG DER WIRKUNG

Die auf dem Foto sichtbare Strahlenkorona deuten die Anwender als Abbild der „Bio-Aura“, der „Lebensausstrahlung“, des „energetischen Kraftfelds“ eines Menschen.

Die Varianten ihrer Form und Farbe sollen Auskunft geben über Krankheiten.

RISIKEN

Das Verfahren ist gefahrlos. Das Risiko liegt darin, daß falsche Diagnosen gestellt und dem Patienten Angst eingeflößt wird.

KRITIK

Daß Kirlian-Fotos weder die „Aura“ noch Krankheiten zeigen können, ist nachgewiesen.

☐ Man kann von lebenden Personen und Leichen, von eingefrorenen und mumifizierten Körperteilen gleich schöne Bilder der „Lebensaura“ machen.

☐ Je nach Film, Unterlage, Anpreßdruck, Belichtungszeit, Spannung und Frequenz kann man die Korona variieren. Jede Manipulation ist möglich.

EMPFEHLUNG

Kirlian-Fotografie ist abzulehnen, als Diagnosemittel ist sie ungeeignet. Fehldiagnosen sind wahrscheinlich.

KOSTEN

Die Kassen übernehmen die Kosten nicht. Sie werden frei vereinbart.

Thermoregulationsdiagnostik

GESCHICHTE

1968 entwarf der Arzt *Schwamm* eine Methode zur Temperaturmessung an der Haut mit Infrarot-Licht, die ohne Berührung möglich ist. Sie wurde von *Rost* 1975 weiterentwickelt und mit einem schnell ansprechenden elektronischen Thermometer versehen. Diese Methode der Regulationsthermographie ist bei Anwendern von unkonventionellen Methoden beliebt.

DIAGNOSE

Der Patient sollte zwei Wochen vor der Messung alle Kortisonpräparate absetzen, zwei Tage vorher alle anderen Medikamente weglassen.

Vor der Erstmessung muß er sich eine halbe Stunde an den wohltemperierten Raum (20 °C bis 22 °C) adaptieren.

Der Behandler mißt die Temperatur von speziellen Punkten an der Haut und am Kiefer. Dann taucht der Patient eine Minute lang beide Hände in Wasser von 17 °C oder er wartet entkleidet zehn Minuten. Anschließend wird an den gleichen Punkten wieder die Temperatur gemessen.

IDEE UND ERKLÄRUNG DER WIRKUNG

Das thermische Bild der Meßstellen bestimmt die Diagnose: Bleibt die Temperatur nahezu unverändert, soll der Körper nicht mehr imstande sein, sich an veränderte Temperaturen anzupassen. Daraus schließt der Untersucher auf „Regulationsstarre" oder „Immunitätseinschränkung", die von einem Herd (siehe Seite 258) hervorgerufen sein kann.

Bei „überschießender" oder „chaotischer" Temperaturreaktion sollen angeblich Organerkrankungen, Tumor, Polyarthritis oder Störungen im Gehirn vorliegen.

RISIKEN UND KRITIK

Bei dieser Untersuchungsmethode sind Nebenwirkungen nicht zu erwarten, allerdings ist die Gefahr von Fehldiagnosen hoch. Krebserkrankungen können damit nicht erkannt werden. Das bringt das Risiko mit sich, daß bestehende Tumore nicht rechtzeitig behandelt werden.

Möglich ist auch, daß in der Folge des Tests gesunde Zähne gezogen werden.

EMPFEHLUNG

Die Thermoregulationsdiagnostik ist abzulehnen, sie kann keine Aussagen über Krankheitsursachen machen.

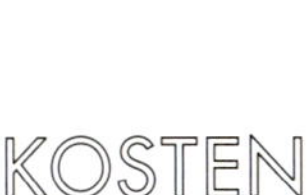

KOSTEN

Die Kassen erstatten die unterschiedlich hohen Kosten nicht.

Bioelektronik nach Vincent

Der französische Hydrologe *Louis-Claude Vincent* hat vor drei Jahrzehnten entdeckt, daß drei Meßwerte – der Säurewert, das elektrische Potential und der Widerstand (pH, rH2 und r) – Aussagen über die Qualität des Trinkwassers möglich machen. Er schloß daraus, daß diese Werte auch repräsentativ für die Gesundheit sein müßten. Die Testmethode erfreut sich neuerdings wachsender Beliebtheit bei Ärzten.

DIAGNOSE

An Proben von Blut, Urin und Speichel der Testperson werden jeweils diese drei Werte gemessen. Ein Vergleich der Resultate mit den behaupteten Idealwerten soll anzeigen, bis zu welchem Grad der Untersuchte widerstandsfähig oder bereits erkrankt ist. So erfährt der Untersuchte sein „biologisches Alter". Bei gefährdeten Menschen liegt es angeblich höher als das tatsächliche Lebensalter. Der Test soll auf diese Weise nicht nur „Stoffwechselentgleisungen", sondern auch drohenden Krebs voraussagen können. Behandler, die das Vincent-Gerät zu Untersuchungen einsetzen, raten meist zu „vorbeugenden" Kuren.

RISIKEN UND KRITIK

Es gibt keinen Nachweis, daß dieser Test das feststellen kann, was er verspricht.

Die Gefahr der Methode besteht darin, daß Untersuchten Angst vor ernsthaften Krankheiten gemacht wird.

EMPFEHLUNG

Der Test nach Vincent kann nicht empfohlen werden, weil seine Aussagekraft nicht ausreichend nachgewiesen ist.

KOSTEN

Die Krankenkassen bezahlen die Kosten, die zwischen 200 und 600 DM liegen, nicht.

Haarmineralanalyse

GESCHICHTE

Die Haarmineralanalyse wurde ursprünglich als eine der Testmethoden für Astronauten entwickelt. In den letzten Jahren bieten immer mehr kommerzielle Unternehmen Analysen zu diagnostischen Zwecken an.

IDEE UND ERKLÄRUNG DER WIRKUNG

Haare sind Langzeitspeicher. Sie verhornen und „schweißen" dabei Mineralstoffe und Spurenelemente ein, denen der Körper ausgesetzt ist: Blei, Kadmium, Quecksilber, Arsen, Kupfer, Zink, Aluminium und anderes mehr. Aus dem Haartest läßt sich schließen, ob jemand längere Zeit hindurch der Belastung durch Schwermetalle ausgesetzt war. Dies kann zur Untersuchung ganzer Bevölkerungsgruppen genutzt werden, um festzustellen, ob in einer bestimmten Region besondere Belastungen bestehen. Im Haar können auch Rückstände von Drogen oder -Ersatzmitteln festgestellt werden, was zur Kontrolle bei der Behandlung Drogensüchtiger genutzt wird.

Auf dem Gesundheitsmarkt wird die Haaranalyse jedoch meist zur Feststellung angeboten, ob der Körper ausreichend mit Spurenelementen versorgt ist.

Es werden detaillierte Diagnosen gestellt, unter anderem auch eine Neigung zu bösartigen Krankheiten.

DIAGNOSE

Klienten müssen „Haare lassen": Deckhaar von verschiedenen Stellen des Hinterkopfes soll möglichst nahe an der Kopfhaut abgeschnitten werden. Bei Personen mit Glatze werden Achsel- oder Schamhaare als Ersatz akzeptiert. Für die Laboruntersuchung benötigt man etwa ein Gramm Haare, das ist etwa jene Menge, die in einen Suppenlöffel paßt. Die Haare werden im Labor gereinigt und in Säure aufgelöst, zuletzt mit Hilfe verschiedener laborchemischer Methoden, überwiegend mit der Atomabsorption oder Spektrophotometrie untersucht.

Die therapeutische Konsequenz: Der Analyse folgt meist der Rat, verschiedene Mischungen von Mineralstoffen und Spurenelementen einzunehmen. Oft stammen diese aus der Produktion einer Firma, die dem Labor angeschlossen ist. Stellt das Labor Neigung zu bösartigen Krankheiten fest, folgt häufig der Rat zu unkonventionellen Behandlungsmethoden.

RISIKEN

□ Der Analyse geht keine eingehende ärztliche Untersuchung voraus. Damit fehlen der Ferndiagnose wichtige Voraussetzungen. Das Risiko besteht darin, daß eine Krankheit festgestellt wird, die nicht vorhanden ist, und daß der Klient unnötig in Angst versetzt wird.

□ **Risiko Selbstmedikation:** Haaranalysen werden über den Versandhandel abgewickelt, Interessenten bekommen frei Haus eine „Beschwerdeliste" zugesandt, aus der sie selbst schließen können, an welchem „Mineralstoffmangel" sie „leiden". Die Liste enthält auch Therapievorschläge und Anleitungen zum Selbermixen der Medizin. Angeraten werden „ionisierte, flüssige" Spurenelemente und Mineralstoffe als Einzelmittel oder in Mischungen. Darin finden sich unsinnige Rezepte, wie zum Beispiel eine Mischung aus Gold und Silber gegen Müdigkeit bei Kindern oder vage Dosierungsangaben wie „über den Winter einzunehmen".

KRITIK

□ Sowohl Mangel als auch Überschuß an Mineralstoffen im Haar können unterschiedliche Ursachen haben.

□ Es ist noch wenig bekannt über die Zeitspanne zwischen der Aufnahme von Spurenelementen im Körper bis zu ihrem Erscheinen im Haar.

□ Noch fehlen zum Vergleich geeignete Normalwerte für die Mineralstoffmenge im Haar. Das Ergebnis der Analyse kann also nichts über den Gesundheitszustand des Patienten aussagen.

□ Überdies variieren die Ergebnisse der Analysen aus verschiedenen Laboratorien um das Zehnfache.

Zur Bestimmung des Mineralstoffgehalts eignet sich die Haaranalyse nicht. Noch weniger kann daraus auf bestimmte Krankheiten geschlossen oder eine drohende ernsthafte Erkrankung vorausgesagt werden.

Wer meint, bestimmte Mineralstoffe einnehmen zu müssen, kann entsprechendes Mineralwasser trinken (siehe Seite 108).

EMPFEHLUNG

Haarmineralanalyse zur Feststellung von Mineralstoffmangel kann nicht empfohlen werden. Ihre Aussagekraft ist nicht ausreichend nachgewiesen.

KOSTEN

Die Krankenkassen bezahlen die Haarmineralanalyse nicht. Die Kosten betragen etwa 250 DM und mehr. Die empfohlenen Mittel kosten einzeln oder als Mischungen im 100 Milliliterfläschchen bis zu 45 DM, Porto nicht inbegriffen.

Elektroakupunktur nach Voll (EAV)

GESCHICHTE

Das erste Elektroakupunkturgerät konstruierte ein französischer Arzt. In den fünfziger Jahren experimentierten mehrere deutsche Ärzte mit der elektrischen Messung von Akupunkturpunkten.

Der Arzt *Reinhold Voll* übernahm 1971 diese Idee und entwickelte sie weiter. Er ging von der Vorstellung der chinesischen Medizin aus, daß im Krankheitsfall der Energiefluß aus dem Gleichgewicht gerate, daß dies meßbar sein müsse und daß man bei Bedarf „Energie" zuführen kann. Voll „bereicherte" das Akupunktursystem um weitere Punkte.

Die Situation heute

Heute benutzen mehr als 700 Ärzte, Zahnärzte und Heilpraktiker in Deutschland EAV. Sie ist auch unter dem Namen Biometrische Systemdiagnostik und Regulationstherapie bekannt.

Die elektrische Testung von krankhaften Zuständen hat einige Spielarten entwickelt, die unter den Namen BFD (Bioelektr(on)ische Funktions-Regulationsdiagnostik nach Pflaum), Impulsdermographie, SEG (Segmentelektrogramm, Hautwiderstandsmessung), NBT, EHT und Vega-Test bekannt sind.

DIE IDEE DAHINTER

Die Elektroakupunktur enthält Gedankengut der Akupunktur, der Elektrotherapie und der Homöopathie.

Voll übernahm auch Ideen der Herdlehre (Lehre vom Fokus). Sie besagt, daß die Ursache von Krankheiten „Herde" sein können, die fernab der erkrankten Körperbereiche liegen. Als Herde gelten:

- Vernarbte, vergrößerte, chronisch entzündete Mandeln,
- chronische Nebenhöhlenentzündungen,
- wurzelbehandelte und sogar klinisch gesunde Zähne,
- der chronisch entzündete Blinddarmfortsatz,
- eine chronisch entzündete Prostata und Eierstöcke,
- Narben und
- Gifte wie zum Beispiel das Quecksilber aus Amalgamplomben.
- Darüber hinaus kann angeblich jedes Organ „Herdcharakter" haben.

Herde sollen das Befinden stören, den Körper dauernd reizen und beeinträchtigen. Kann der Herd nicht ausheilen und wird der Organismus einem weiteren „Streß" ausgesetzt, soll seine Abwehr zusammenbrechen. Dann kann an einer entfernten Stelle des Körpers eine Krankheit entstehen.

Volls Gerät soll dazu dienen, diese Krankheitsherde aufzuspüren und sie zu behandeln.

DIE MITTEL

Das EAV-Gerät setzt sich zusammen aus einem Diagnoseteil, einem Ohmmeter zur Messung des Hautwiderstands – der Meßstrom hat eine Stärke von 5,5 bis 11 Mikroampere und eine Meßspannung von 0,13 bis 2 Volt – und einem Therapiegerät mit niederfrequenten elektrischen Impulsströmen.

Es gibt verschiedene, individuell einstellbare Geräte mit akustischem Signal oder mit Computeranzeigen variabler Frequenz.

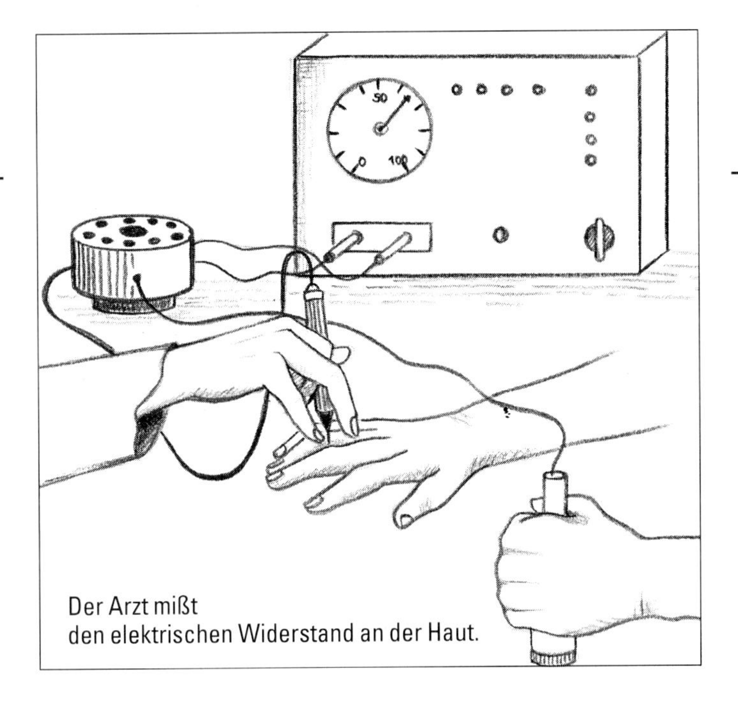

Der Arzt mißt
den elektrischen Widerstand an der Haut.

DIAGNOSE UND BEHANDLUNG

Diagnose: Während der Messung hält der Patient einen Metallgriff – die negative indifferente Elektrode –, während der Untersucher mit der positiven differenten Punktelektrode, die wie ein Griffel aussieht, Akupunkturpunkte an der Haut – vor allem an Kopf, Händen und Füßen – aufsucht.

Volls Gerät mißt mit sehr geringer Spannung (unter einem Volt) den elektrischen Hautwiderstand in diesen Punkten. Voll hat willkürlich eine Skala mit 100 Teilstrichen eingeführt. Steht der Zeiger in der Mitte auf 50, gilt dies als Normalzustand und der Patient als gesund. Höhere Werte sollen „überschießende Energie" und daher Entzündungen anzeigen, aus niedrigeren Werten schließt der Behandler auf Ermüdung und „Degeneration der Organe". Fällt der Zeiger von seiner Stellung allmählich auf niedrigere Werte ab, soll dies der Hinweis auf eine „Herdbelastung" sein.

Mit dem gleichen Gerät wird das Medikament ausgewählt, das gegen die Erkrankung helfen soll – meist handelt es sich um Homöopathika (siehe Seite 171), Organpräparate (siehe Seite 217) oder Nosoden (siehe Seite 180). Entweder umschließt der Patient mit der Hand die entsprechenden Ampullen oder diese werden in einen Metallbehälter gestellt, der in den Meßkreis des Geräts eingebunden ist.

Die geeigneten Mittel sollen daran zu erkennen sein, daß der Zeiger in die Normalstellung zurückgeht.

Die Untersuchung dauert mindestens eine halbe bis zu zwei Stunden.

Behandlung: Meint der Behandler, aufgrund des Tests festgestellt zu haben, daß der Kranke bestimmte Medikamente brauche, so spritzt er die ausgetesteten Medikamente unter die Haut oder in den Gesäßmuskel.

Er kann die vermuteten Krankheiten auch mit niederfrequenten elektrischen Impulsströmen aus seinem Gerät behandeln: Diese „Pulstherapie" oder „Kippschwingungstherapie" soll unter anderem die Lymphe wieder zum Fließen bringen.

Vermutet der Behandler einen Herd, so rät er unter Umständen dazu, Mandeln operieren, Zähne ziehen oder Amalgamfüllungen aus Zähnen entfernen zu lassen.

Nach der Behandlung oder Operation kann der Therapeut mit der Elektroakupunktur angeblich überprüfen, ob die Entfernung des Herds tatsächlich erfolgreich war.

Ausbildung der Behandler

Die Internationale medizinische Gesellschaft für Elektroakupunktur nach Dr. Voll (EAV) bildet selbst nur Ärzte aus und bestätigt dies mit Zertifikat. Andere Institute, Ärzte und Zahnärzte halten jedoch ebenfalls Kurse ab und schulen auch Heilpraktiker.

ERKLÄRUNG DER WIRKUNG

Anwender der EAV erklären den Zeigerausschlag auf unterschiedliche Weise: Man messe „Reaktionspotentiale einzelner Organe" beziehungsweise „Widerstand der Leitungsbahnen", „Elektrobatterien" und so weiter. Oder sie erklären: „Letztlich ist es gleichgültig, welche Art der Energie... wir erfassen".

ANWENDUNGSBEREICHE

Die EAV will Krankheiten vor ihrem Ausbruch erkennen, Belastung des Körpers durch Umweltgifte austesten, Medikamentenrückstände und Medikamentenschäden messen, Allergieneigung testen, Verträglichkeit von zahnärztlichen Werkstoffen untersuchen, Krankheitsherde aufspüren und Behandlungserfolge kontrollieren.

Behandler empfehlen die Methode bei allen akuten und chronischen Erkrankungen, die durch keine Diagnose geklärt werden können und/oder die sich trotz Behandlungen nicht bessern; bei Befindlichkeitsstörungen, vegetativer Dystonie, Störungen der Darmtätigkeit, Allergie, Schädigung des Immunsystems, nach operativen Eingriffen und anderem mehr.

RISIKEN

□ Die Anwender der Elektroakupunktur vertreten den Standpunkt, daß die mit ihrer Technik durchgeführte Diagnose ausreiche, um eine „Herdsanierung" durchzuführen, auch wenn anerkannte Untersuchungsmethoden keinerlei Krankheitsgeschehen aufgedeckt haben. Dies hat in vielen Fällen zu Fehldiagnosen und folgenschweren Eingriffen geführt, wie zum Beispiel zum Entfernen gesunder und funktionstüchtiger Zähne und zum Ausschälen des Kieferknochens, ohne daß sich der Gesundheitszustand der Behandelten dadurch gebessert hätte.

□ EAV-Testung kann dazu führen, daß Akuterkrankungen nicht angemessen behandelt werden und daß Medikamente eingenommen werden, die überflüssig sind.

KRITIK

EAV-Diagnostik: Die Aussagekraft der EAV-Messung ist äußerst fragwürdig, denn die Skala ist willkürlich gewählt und der Zeigerausschlag des Meßgeräts ist – das haben Experimente eindeutig ergeben – abhängig

□ von dem Anpreßdruck der Elektrode an die Haut,

□ von Polarisationsspannungen an der Elektrode und

□ vom Fettpolster unter der Haut und davon, ob sie trocken oder feucht ist oder ob Kontaktgel verwendet wird. Die Schwankungen sind groß. Überdies unterscheiden sich die Reaktionen der „klassischen" Akupunkturpunkte nicht von denen vieler anderer Hautstellen.

□ Der Hautwiderstand steht in keinem Zusammenhang mit „energetischem Potential". Er ist abhängig von der Schweißabsonderung und kann nur Aussagen über die Erregung eines Menschen machen – in den USA wird diese Technik mit dem „Lügendetektor" bei Verhören eingesetzt.

□ Das Medikament oder Präparat im Elektrodenbecher kann die Eigenschaften des Stromkreises nicht ändern. Schlägt der Zeiger aus, so kann dies nur durch externen Einfluß wie zum Beispiel veränderten Anpreßdruck verursacht sein. Ein therapeutischer Nutzen eines Mittels läßt sich damit nicht feststellen.

□ Etwaige „Giftbelastung" des Körpers oder Überempfindlichkeit gegen bestimmte Stoffe können mit EAV nicht stichhaltig getestet werden. Es ist bedenklich, daß EAV-Anwender ihren Patienten nach der Testung neuerdings „Allergiepässe" ausstellen.

Ein Gerichtsbeschluß bewertet die Arzneitestung mit EAV als unverantwortlich.
EAV ist wissenschaftlich nicht anerkannt.

EAV-Behandlung: Impuls- oder Reizströme haben wohlbekannte, wohltuende Wirkungen auf den Organismus. Wissenschaftler meinen, daß Heilerfolge mit EAV, die darüber hinaus erzielt werden, auf Placeboeffekten beruhen (siehe Seite 12).

Herdlehre: Die verschiedenen Schulen, die das Konzept der Herdlehre vertreten, bieten unterschiedliche Erklärungsmodelle an, die zum Teil widersprüchlich sind. So gelten auch Narben als Herde. Hat der Zahnarzt einen herdverdächtigen Zahn gezogen, entsteht an dieser Stelle eine Narbe. Damit kann er einen neuen Herd gesetzt haben.

Die Lehre von den fiktiven Herden konnte bis jetzt trotz eingehender Auseinandersetzung wissenschaftlich nicht bestätigt werden.

EMPFEHLUNG

EAV-Diagnostik ist abzulehnen. EAV-Behandlung kann nicht empfohlen werden, und sie erscheint nur harmlos, solange keine notwendigen Therapien versäumt werden.

KOSTEN

Die Krankenkassen erstatten die Kosten von EAV üblicherweise nicht (siehe Seite 20). Für Selbstzahler berechnet der Arzt die Kosten nach der Gebührenordnung für Ärzte (siehe Seite 20). Die Kosten für Untersuchung und Behandlung sind sehr unterschiedlich, sie können zwischen 250 und 1350 DM ausmachen.

ADRESSEN

Internationale medizinische Gesellschaft
für Elektroakupunktur nach Dr. Voll
Weinstraße Süd 45
W-6702 Bad Dürkheim

VARIANTE: ELEKTRO-HAUT-TEST (EHT) ODER ELEKTRO-FOKAL-TEST NACH GLASER-TÜRK UND TÜRK

DIAGNOSE

Auch bei dieser Methode hält der Patient die inaktive Elektrode in der Hand. Als aktive Elektrode dient ein mit Kochsalzlösung getränkter Pinsel, durch den Strom geleitet wird. Der Behandler führt ihn in kreisförmigen Bewegungen über die Haut. Entsteht in einem Hautbezirk eine Rötung beziehungsweise Schmerz, soll dies „Störzonen" anzeigen. Die Rötung kann einen Tag lang anhalten.

Die Konsequenz der Messungen ist oft die Sanierung von „Herden" (siehe Seite 258).

Es gibt verschiedene Varianten dieses Verfahrens, zum Beispiel mit Wechselstrom oder mit einer weiteren Kugelelektrode.

KRITIK

Mehrere Kontrolluntersuchungen stellten fest, daß die Hauteffekte zufällig auftreten und daß mit einer erheblichen Zahl von Fehldiagnosen zu rechnen ist. Die Behandlung ist wissenschaftlich nicht anerkannt. Die Kassen übernehmen die Kosten nicht.

Elektroneural-Diagnostik nach Croon (ENTH)

GESCHICHTE

In den fünfziger Jahren entwickelte der Arzt *Richard Croon* ein Gerät, mit dem er 214 besondere Reaktionsstellen auf der Haut, überwiegend am Rücken, ermittelte: Punkte, die angeblich geringeren Hautwiderstand und zugleich höhere elektrische Leitwerte zeigen als ihre Umgebung. Die „Normalwerte" legte Croon willkürlich fest.

Das Verfahren nach Croon wird von einigen Ärzten, Heilpraktikern und in Kliniken angewendet.

IDEE UND ERKLÄRUNG DER WIRKUNG

Erhöhte Leitwerte sind angeblich Ausdruck von Kranksein. Die elektrische Reizung mit dem Gerät soll das „Ionenmilieu" ändern, den Widerstand des Gewebes „normalisieren" und solcherart heilen.

DIE MITTEL

Das ENTH-Gerät mißt mit Wechselstrom im Bereich von 0,05 Milliampere und einer Frequenz von 9000 Hz den Hautwiderstand.

Zur Behandlung gibt es Exponentialstrom-Impulse im Bereich bis zwei Milliampere und mit einer Frequenz von 400 bis 1000 Hz ab.

UNTERSUCHUNG UND BEHANDLUNG

Diagnose: Mit dem Gerät werden die besonderen Reaktionsstellen – sie liegen hauptsächlich am Kopf und entlang der Wirbelsäule – vermessen und die Werte in Karteien mit eingezeichnetem „Normalbereich" eingetragen.

Behandlung: Die Stellen mit abweichenden Werten werden mit Reizstrom aus Croons Gerät behandelt. Die Behandlung dauert 15 bis 30 Minuten und wird zwei- bis sechsmal wöchentlich vorgenommen. An den behandelten Zonen spürt man Wärme. Nach einer Serie von zehn Behandlungen werden die Meßwerte kontrolliert. Üblich sind eine bis vier Serien.

Ausbildung der Behandler

Die Ausbildung am Gerät dauert fünf Wochen.

ANWENDUNGSBEREICHE

Die Croonsche Methode soll Herde und Störfelder (siehe Seite 258) erkennen und Krankheiten wie Multiple Sklerose, Krebs, Asthma, Diabetes, Innenohrprobleme, Entwicklungsstörungen bei Kindern erkennen beziehungsweise Krankheitsbilder aufklären können, „wo die Medizin bisher vor einem Rätsel stand". Darüber hinaus kann damit angeblich „der Simulant vom Kranken unterschieden werden".

Die Methode wird als „Ganzheitsbehandlung" zur „Heilung durch Normalisierung des elektrischen Gesamtzustands" angepriesen. Behandelt werden damit Wirbelsäulenleiden, Neuralgien, Phantomschmerzen, Erschöpfung und Entwicklungsstörungen im Kindesalter.

Grenzen der Anwendung

Bei akuten Entzündungen darf ENTH nicht angewendet werden.

RISIKEN

Das Risiko einer Fehldiagnose mit dem Verfahren nach Croon ist groß.

KRITIK

□ Schon 1955 sind die Angaben Croons eindeutig widerlegt worden. Die angewendeten Ströme bewirken keine Heilung.

□ Bei Kontrollexperimenten stellte sich heraus, daß noch nach dem Tod eines Menschen „Reaktionsstellen" an seiner Haut meßbar sind.

Das Gerät entspricht in seiner Konstruktion gängigen elektromedizinischen Geräten des Niederfrequenzbereichs. Daher ist es möglich, daß es folgende Leiden lindert: Schmerzzustände, Durchblutungsstörungen, rheumatische Beschwerden, Muskelerkrankungen, Arthrosen und Neuralgien – nicht aber die anderen angegebenen.

EMPFEHLUNG

ENTH ist abzulehnen. Sie eignet sich weder als Diagnosemethode noch zur Suche von Herden.

KOSTEN

Die Kosten der Elektroneuraldiagnose und -therapie werden von den Krankenkassen nicht erstattet. Für Selbstzahler berechnet der Arzt die Kosten nach der Gebührenordnung für Ärzte (siehe Seite 20). Sie belaufen sich auf rund 1000 DM.

ADRESSEN

Dr. R. H. Croon
Auf der Steinhaut 48
W-6380 Bad Homburg

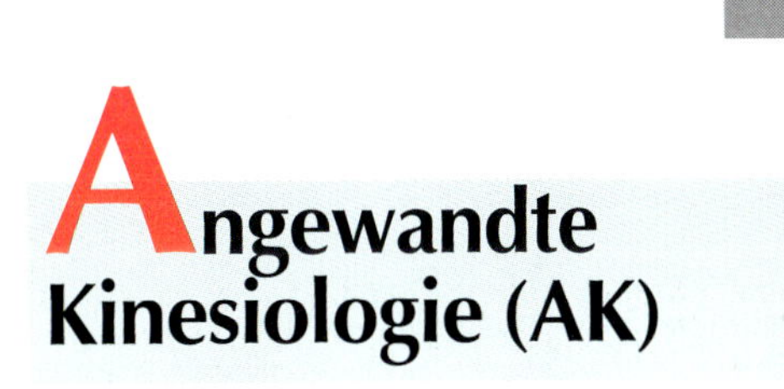

Angewandte Kinesiologie (AK)

GESCHICHTE

Das Diagnose- und Behandlungsverfahren wurde von dem amerikanischen Arzt und Physiotherapeuten *Goodheart* erfunden: Er entdeckte in den sechziger Jahren, daß die Kraft eines Muskels angeblich Aussagen macht über Krankheiten von Organen in der zugehörigen Reflexzone (siehe Seite 73). In den USA hat sich AK in verschiedenen Schulen weiterentwickelt: zum Beispiel „Touch for Health" (Heilen durch Berührung) und „Edu-Kinesthetik" (Bewegungspädagogik).

Die Situation heute

Die Diagnostik verschiedener Schulen der Angewandten Kinesiologie verbreitet sich in Deutschland unter Naturheilärzten, wird von wenigen Zahnärzten und von einigen tausend Heilpraktikern, Masseuren, Heilgymnasten, Bewegungspädagogen und Gesundheitsberatern praktiziert.

Daneben entwickelte sich eine eigene Abart der Kinesiologie, die Schule des Arztes *Walter Niesel.*

IDEE UND ERKLÄRUNG DER WIRKUNG

Kinesiologie: Sie behauptet Zusammenhänge zwischen den Emotionen, bestimmten Muskeln und bestimmten Organen. Die Kraft der Muskeln soll durch Krankheit, mangelnden

„Energiefluß", Streß und so weiter „blockiert" werden. Ist der Mensch „in Balance" oder das untersuchte Organ gesund, dann ist der entsprechende Muskel angeblich „eingeschaltet" und stark.

Auf dem Muskelwiderstand beruht das Diagnosesystem der Kinesiologie.

Die Varianten der AK nehmen auch gedankliche Anleihen bei der fernöstlichen Philosophie und Medizin.

Edu-Kinesthetik: Sie will „Störungen in der Zusammenarbeit der beiden Gehirnhälften" feststellen, die zu Konzentrationsschwäche und Lernschwierigkeiten führen sollen.

DIAGNOSE UND BEHANDLUNG

Diagnose: Der Behandler fordert den Klienten auf, mit dem erhobenen Arm beziehungsweise mit dem angewinkelten Bein gegen den Druck seiner Hand Widerstand auszuüben. Während dieses Muskeltests legt der Behandler die andere Hand auf das Organ, dessen Funktion er prüfen will. Widersteht der Arm/das Bein des Patienten dem Druck gut, ist das Organ angeblich gesund. Gibt der Arm/das Bein nach, ist das Organ angeblich erkrankt.

Ähnlich soll man prüfen können, welche Spurenelemente dem Körper fehlen und welche Speisen und Getränke der Klient verträgt: Er hält sie in der Hand, während der Behandler den Muskeltest macht. Speisen, die der Klient meiden soll, machen den Muskel angeblich schwach, gesunde Speisen stark.

Die Austestung kann bis zu einer Stunde und länger dauern.

Ärzte und Heilpraktiker testen mit dieser Methode auch Medikamente: Sie werden an die Stelle des „erkrankten" Organs gelegt. Ist der Muskel daraufhin erstarkt, handelt es sich angeblich um das richtige Medikament. Meist werden Medikamente unkonventioneller Verfahren getestet und anschließend verordnet.

Manche Anwender stellen dem Klienten Fragen nach dem Zustand seiner Organe oder nach Gefühlen, während sie den Muskelwiderstand prüfen. Der Körper „antwortet" mit schwacher Kraft („nein") oder starkem Muskel („ja").

Niesel läßt seine Patienten mit beiden Händen eine Waage drücken, um den Muskelwiderstand zu messen. Er wendet zur Diagnose auch den Biotensor an, eine Spielart der Wünschelrute (siehe Seite 250), und stellt damit fest, ob man durch negative Gedanken anderer – ähnlich dem „bösen Blick" – beeinflußt wird.

Behandlung

Angewandte Kinesiologie: Sie behandelt geschwächte Muskeln mit Massagen bestimmter Reaktionspunkte entlang der Wirbelsäule, an Kopf, Brustkorb, Bauch und an den Oberschenkeln. Manchmal soll ein Druck von wenigen Sekunden, manchmal von Minuten notwendig sein.
Gegen die festgestellten Krankheiten erhält der Patient die ausgetesteten Medikamente. Nach der Behandlung wird mit dem Muskeltest wieder geprüft, ob die Mittel das Befinden gebessert haben.

Touch for Health: Mit Berührungen, Bewegungen und Massagen sollen Körperverspannung, die von Streß und „geistig-emotionalen Problemen herrühren", geheilt, Kopf- und Rückenschmerz gelindert werden.

Edu-Kinesthetik: Bewegungstherapeuten und -pädagogen schließen an die Untersuchung mentale und körperliche Übungen an, mit denen der Klient „ausbalanciert", „geerdet", vom Streß befreit und in seinen Lernleistungen gebessert werden soll.

Beide Methoden greifen auch psychologische und psychotherapeutische Techniken auf.

Ausbildung der Behandler

AK wird von einer Internationalen Gesellschaft gefördert, die ihren Sitz und einen eigenen Verlag in den USA hat. Sie verbreitet ihre Ideen durch Bücher und lehrt die Diagnosemethode in Kursen für Ärzte und Vertreter anderer Heilberufe in verschiedenen Instituten in Deutschland.

Ausbildung in Edu-Kinesthetik und Touch for Health wird in verschiedenen „Schnellsiedekursen" angeboten. Eine Qualitätskontrolle der Anwendung gibt es nicht.

ANWENDUNGSBEREICHE

Der Muskeltest soll Organ-Funktionsstörungen, Verspannungen und „blockierte“ Energie feststellen können.

AK soll Lebensmittel identifizieren können, die Untersuchte nicht vertragen und die Allergien auslösen können. Angeblich kann man mit AK Mangel an Spurenelementen feststellen und mit den ausgewählten Medikamenten Organerkrankungen heilen. Mit AK soll man auch sämtliche Störungen und Erkrankungen des Bewegungsapparats beseitigen können.

Zahnärzte wollen mit AK den Kieferschluß und die Kiefergelenke kontrollieren.

Pädagogen können mit AK angeblich Lernstörungen feststellen und heilen.

RISIKEN

Diagnostik mit Kinesiologie bringt das Risiko mit sich, daß Gesunde für krank, Kranke für gesund erklärt werden, daß unnötige Medikamente eingenommen, aber notwendige und wirksame Behandlungen versäumt werden.

KRITIK

Wissenschaftler kritisieren AK mit folgenden Argumenten:

☐ Die Muskeltestung ist rein subjektiv und kann manipuliert werden. Die wechselnde Muskelspannung ist abhängig von der psychischen Stimmungslage und der suggestiven Beziehung zwischen Heiler und Klient.

☐ Es gibt bis heute keine wissenschaftliche Dokumentation darüber, ob der Test wirklich herausfinden kann, was behauptet wird.

☐ Dagegen haben zwei Kontrollstudien, die in amerikanischen Kliniken durchgeführt wurden, und eine deutsche Studie keinen der behaupteten Zusammenhänge entdecken können. Fazit der Harvard Universität: „AK erweckt den Eindruck eines Salontricks“.

EMPFEHLUNG

AK ist als Diagnosemethode abzulehnen. Es fehlt der Nachweis, daß sie eine stichhaltige Aussage über Krankheiten machen kann.

KOSTEN

Die Krankenkassen bezahlen die Kosten nicht. Für Selbstzahler berechnet der Arzt die Kosten nach der Gebührenordnung für Ärzte (siehe Seite 20). Die Kosten hängen vom Stundensatz des Behandlers, Pädagogen oder Beraters ab.

ADRESSEN

Institut für Angewandte Kinesiologie
Zasiusstraße 67
W-7800 Freiburg

I.C.A.K.
1800 Park Avenue, Park City
Utah 84068, USA

Nagal, New-Age-Institut für Ganzheitliches Leben
Hencoenbergstraße 32 a
W-4630 Bochum

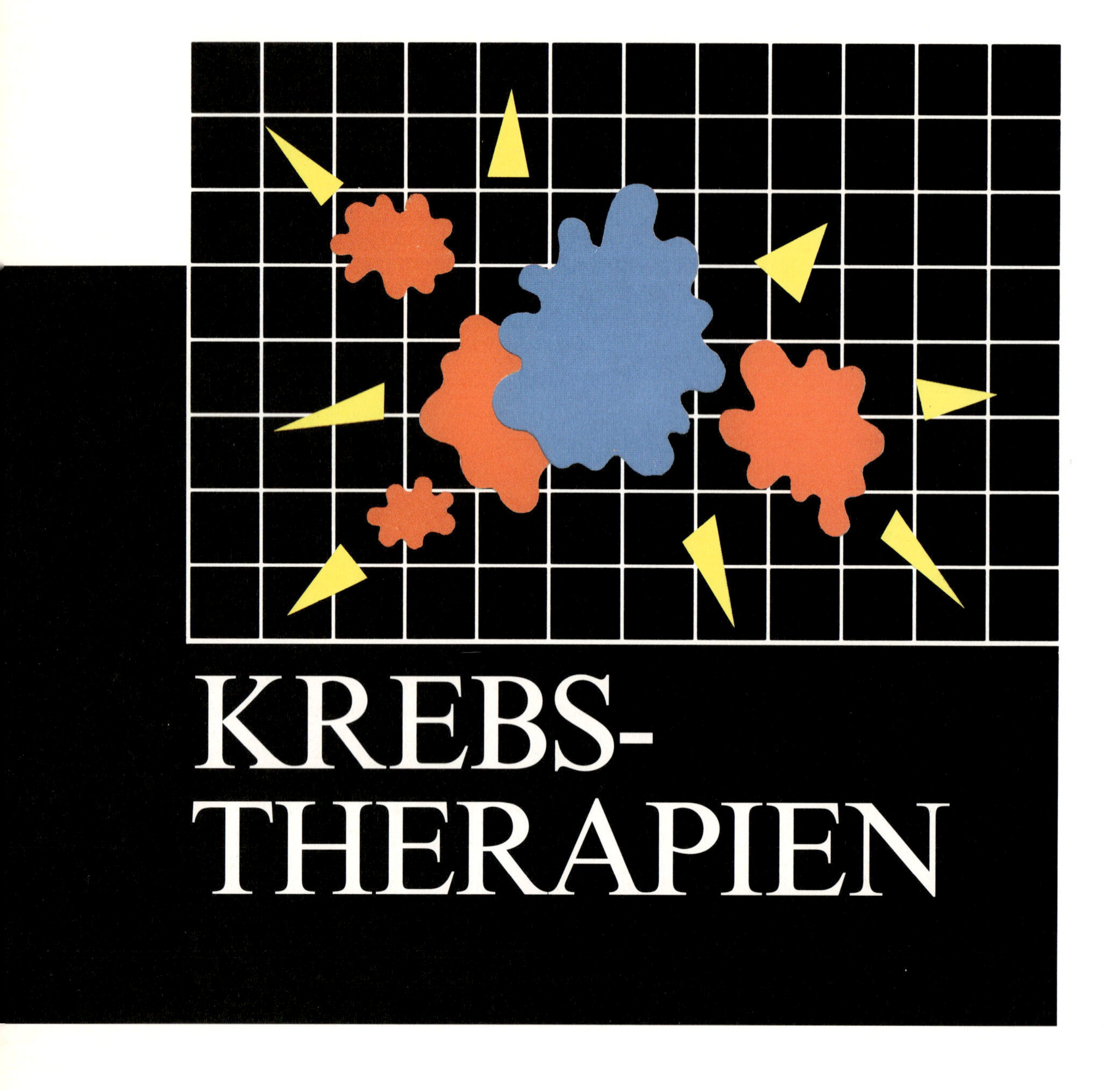

KREBS-THERAPIEN

Krebs ist ein Sammelbegriff für verschiedene Formen bösartiger Zellwucherungen. Jede Körperzelle – des Blutes, der Muskeln, der Organe und so weiter – hat bestimmte Aufgaben, für die sie „programmiert" ist. Entgleist ihr Programm, so verliert sie ihre Funktion und wächst ohne Kontrolle. Überall und jederzeit entstehen im menschlichen Körper Krebszellen. Üblicherweise werden sie vom Abwehrsystem erkannt und unschädlich gemacht. „Übersieht" das Immunsystem eine Krebszelle, so kann sie zu wuchern beginnen – ein Tumor wächst. Ist der Tumor bösartig, so dringt er in das System der Nachbarzellen ein und zerstört sie.

Es ist noch nicht geklärt, warum eine Zelle das Startsignal zur Fehlentwicklung bekommt. Wahrscheinlich muß mehreres zusammenkommen: Körpereigene Faktoren, Lebensweise, Kanzerogene aus Nahrung und Luft und vermutlich seelisch-emotionaler Streß. Je älter Menschen werden, desto eher müssen sie damit rechnen, einen Krebs zu entwickeln.

Eine der häufigsten Krebsursachen ist fraglos das Rauchen. Bei Bronchial-, Lippen-, Rachen- und Blasenkrebs ist der Zusammenhang unübersehbar. Außerdem sind 1000 Chemikalien als krebsfördernd identifiziert. Bei Arbeitsprozessen kommen 17 nachweislich krebserregende und 127 krebsverdächtige Stoffe zum Einsatz. Ultraviolette und Röntgen-Strahlen, Viren und Bakterien können zu Krebserkrankungen beisteuern.

Früherkennung ist wichtig

In den Industrienationen erkrankt jede dritte Person im Laufe ihres Lebens an Krebs, ungefähr jede fünfte stirbt daran. Die Chance zu überleben, ist heute um einige Prozentpunkte besser als noch vor 15 Jahren – Folge der Fortschritte bei der Behandlung von Kindern und in der Früherkennung. Viel mehr Krebskranke könnten geheilt werden, wenn die Krankheit früh genug entdeckt und sofort operiert und behandelt würde.

Krebsbehandlung

Das Ziel jeder Krebsbehandlung ist die Zerstörung der Krebszellen. Das gelingt in jedem dritten Fall. Die radikalste Methode – die Operation – ist am erfolgreichsten, vorausgesetzt, es ist ausreichend gesundes Gewebe mitentfernt worden und im Körper sind keine weiteren Krebsherde (Metastasen). Strahlenbehandlung und Chemotherapie helfen nur bedingt und gegen bestimmte Krebsarten in bestimmten Stadien. Die Überhitzung von Tumoren (lokale Hyperthermie) kann ihre Wirkung unterstützen. Hormonbehandlung bringt nur bei den hormonabhängigen Krebserkrankungen Erfolg.

Krebstherapien sind sehr belastend, doch die Beschwerden können zunehmend durch erleichternde Behandlungen abgefangen werden. Krebsbehandlung gehört in die Hände ausgebildeter Spezialisten (Onkologen).

Der Deutsche Krebsinformationsdienst (KID)

gibt unter der Telefonnummer
06221/ 41 01 21
Auskunft darüber, wann und wie Frauen und Männer ihren Körper selbst untersuchen sollten, wann es für sie sinnvoll ist, eine Vorsorgeuntersuchung machen zu lassen und welche Untersuchungen wann notwendig sind.
KID ist
montags bis freitags
von 7.00 bis 20.00 Uhr
erreichbar.

Ratsuchende können anonym bleiben und sich auf Wunsch zurückrufen lassen. Der Service ist kostenlos.

Lebenschance

Die verschiedenen Krebserkrankungen verlaufen sehr unterschiedlich. Manche Krebskranke können mit chronischen Tumoren viele Jahre lang ohne Behandlung unbeeinträchtigt leben. Nur bei neuem Aufflackern wird dann behandelt, nach dem Prinzip: So wenig wie möglich, so viel wie nötig. Schlecht stehen die Zukunftschancen, wenn der Tumor weit fortgeschritten ist oder schnell wächst.

Als „geheilt" gelten Krebskranke, wenn sie fünf Jahre nach der Behandlung noch leben.

Von der durchschnittlichen Lebenserwartung kann der individuelle Krankheitsverlauf stark abweichen: Im Einzelfall kann die Krankheit wesentlich schneller voranschreiten oder sich langsamer entwickeln als erwartet.

Manchmal kommen Krebserkrankungen spontan zum Stillstand. In ganz seltenen Fällen bilden sich Tumore zurück, ohne daß dies auf die Wirkung irgendeiner Behandlung zurückgeführt werden kann.

Der Lebenswille und das Vertrauen in das behandelnde Team spielt für den Verlauf der Erkrankung eine große Rolle. Das „soziale Auffangnetz" durch Angehörige und Freunde und positive Erlebnisse während und nach der akuten Phase der Krebserkrankung fördern die Heilung.

Tips für Krebskranke

☐ Die Zeit vom geäußerten Verdacht auf Krebs bis zur endgültigen Feststellung ist für Betroffene extrem schwierig. Fordern Sie vom Arzt, daß er jederzeit zu einem Gespräch bereit ist. Scheuen Sie sich nicht, sich im Notfall an ein Kriseninterventionszentrum zu wenden. Das nächstgelegene Krankenhaus und der Krebsinformationsdienst geben Auskunft, wo Sie Hilfe finden können.

☐ Ist eindeutig Krebs und seine Eigenschaft, Stadium und Ausdehnung festgestellt, fordern Sie vom Arzt, daß er Sie genau informiert über die Diagnose, den Behandlungsplan, die Wirkungen, Nebenwirkungen und Folgen der geplanten Behandlungen. Fordern Sie von ihm auch, daß er Sie über mögliche Alternativen berät.

☐ Es ist von Vorteil, wenn an diesem Gespräch eine Vertrauensperson teilnimmt. In der Aufregung überhört man oft wichtige Informationen.

☐ Fordern Sie von Ihrem Therapeuten, daß er Zeit für Sie hat, wenn Sie ihn brauchen.

☐ Wer den Mut hat, sich mit den krankmachenden Faktoren in seinem Leben auseinanderzusetzen, wer bereit ist, sein Leben umzustellen und sich für diesen Weg psychologische Begleitung sucht, kann die verbleibende Lebenszeit wesentlich verbessern. Wenden Sie sich an eine Selbsthilfegruppe oder an einen Psycho-Onkologen.

Der Krebsinformationsdienst und die zuständige Krankenkasse geben Auskunft darüber, wie man sie finden kann.

Therapien und Selbsthilfen, die das Leben mit Krebs erleichtern können

☐ Es hat sich gezeigt, daß ein umfassendes „Programm" den besten Erfolg erzielt: Neben der Umstellung der Ernährungsgewohnheiten auf vollwertige Kost (siehe Seite 88) ist es sinnvoll, konsequent auf Tabak, Alkohol und andere Drogen zu verzichten.

☐ Pflanzliche Mittel können das Wohlbefinden heben (siehe Seite 110 und pflanzliche Mittel gegen Krebs, Seite 278).

☐ Gelingt es, eine Technik zur Entspannung zu erlernen (siehe Seite 127), lassen sich die Begleiterscheinungen der notwendigen Behandlung wie Übelkeit, Unruhe oder Angst verringern beziehungsweise leichter ertragen.

☐ Auch Hypnose (siehe Seite 133) kann diese Wirkung haben. Manche Krebskranke finden bei anthroposophisch orientierter Behandlung (siehe Seite 167) oder Homöopathie (siehe Seite 171) Hilfe. Wer exotischer Medizin vertraut, wird bei Ärzten, die nach chinesischer oder Ayurveda-Tradition kurieren, Hilfe gegen Störungen und Beschwerden finden, die mit der Krankheit einhergehen. Kreative Therapien (siehe Seite 171) und Musiktherapie (siehe Seite 136) können seelische Labilität verringern und das Selbstwertgefühl stärken. Atem- und Bewegungstherapien (siehe Seite 66) verbessern die körperliche Fitneß und das allgemeine Wohlbefinden.

☐ Auch Psychotherapie kann sinnvoll sein. Psychotherapeutische oder psychologische Begleitung wird an Psychosomatischen Stationen und an speziellen Krebs-Rehabilitationskliniken angeboten.

Adressen kann man bei der zuständigen Kranken- und Rentenversicherung erfragen.

Schmerz

Jeder zweite Krebskranke leidet unter Schmerzen, ein Drittel der unheilbar Erkrankten hat schwere Schmerzen zu ertragen. Die Weltgesundheitsorganisation hat für die sinnvolle Behandlung der Schmerzen einen Stufenplan erstellt, der mit einfachen Schmerzmitteln beginnt und zuletzt Morphine anbietet, die, nach genauem Zeitplan eingenommen, Schmerzen vorbeugen und gering halten können. Alternative Mittel, die besser helfen, gibt es nicht. Wann und wie Schmerzen auftreten, hängt auch von der trostreichen Zuwendung des Behandlerteams ab.

EMPFEHLUNG

Die genannten Maßnahmen und Mittel sind empfehlenswert. Sie sind geeignet, das Leben mit Krebs zu erleichtern und sinnvoll zu gestalten.

Ob psychotherapeutische Methoden Einfluß auf das Tumorwachstum haben, ist bis jetzt jedoch nicht erwiesen.

Angst und Hoffnung

Krebskranke wollen selbst aktiv etwas zur Gesundung beitragen. Je länger das Leiden dauert, desto eher suchen sie Hilfe bei Naturheilern.

Die begrenzten Erfolge und Strapazen der konventionellen Therapien sind allgemein bekannt. Die Wirkungslosigkeit oder Nebenwirkungen der „Alternativen" werden jedoch unbedacht oder bewußt verschwiegen.

Der ehrlich arbeitende Naturarzt wird seine Grenzen und die seiner Mittel kennen und einhalten. Die Trennlinie zwischen einer „natürlichen" Zusatztherapie, obskurer Heilgaukelei und gefährlichem Hokuspokus verläuft jedoch fließend. Vom Kranken kann sie kaum erkannt werden.

Es gibt viele Einzelberichte von unkonventionellen „erfolgreichen Krebsbehandlungen". Bis jetzt gibt es jedoch keinen plausiblen Beweis, daß „ganzheitliche" oder „biologische" Therapien gegen Krebsgeschwülste etwas ausrichten beziehungsweise das Leben verlängern können. Nur wenige „Begleittherapien" sind auch tatsächlich geeignet, das Leben mit und nach der Krebserkrankung zu erleichtern.

Gesundheit um jeden Preis

Alternative Heilbewegungen haben das Verdienst, die Kranken zu mehr Eigenverantwortung aufzurufen, zu ausgewogener Ernährung und zu einer Lebensführung ohne Streß.

Aber die „Allmachtsphantasie der Medizin" ist auch unter ihnen verbreitet. Die einen versprechen, über die Stärkung der Abwehrkräfte den Krebs zu heilen, andere lassen – durch die Regenbogenpresse – verlauten, daß Wunder machbar seien.

Anstatt dem verbreiteten Konsum an Medikamenten und Methoden kritisch gegenüberzustehen, fördern sie ihn. Krebskranke bekommen eine Unmenge verschiedener Mittel mit unkontrollierbarer Zusammensetzung. Die Angst vor dem Tod wird nicht bearbeitet, sondern auf biologischer Ebene gefördert und zum Anlaß für vielfältige unnötige Therapien gemacht.

Merkmale zur Erkennung von Außenseitern in der Krebsbehandlung

☐ Sie haben ihre Methode plötzlich gefunden, geben ihr den eigenen Namen.

☐ Sie bedienen sich der bunten Presse, um für diesen „Durchbruch in der Krebsbehandlung" zu werben.

☐ Im Gegensatz zur Medizin, die den Krebs gezielt angeht, behandeln sie die gesamte Person, das „Terrain", und versprechen, damit den Krebs besiegen zu können.

☐ Ihre eigenwilligen Theorien zur Krebsentstehung, ihre speziellen diagnostischen Tests (siehe Seite 271) zur Erkennung von Krebsgefahr („Präkanzerosen") und Krebs und die angebotene Behandlung passen „ideal" zusammen.

☐ Das angebotene Mittel/die angebotene Methode ist angeblich die ideale „Begleittherapie", kann gegen alle Krebsarten angewendet werden, soll sanft/biologisch wirken und auch keine Nebenwirkungen haben.

☐ Paramediziner werben oft damit, daß Persönlichkeiten des öffentlichen Lebens ihre Klienten seien. Als „Nachweis" ihrer Erfolge legen sie häufig Dankesbriefe „Geheilter" vor.

☐ Seien Sie skeptisch bei Organisationen mit beeindruckenden Namen. Beispiele sind die „Gesellschaft für biologische Krebsabwehr e. V.", „Deutsche Gesellschaft für Onkologie e. V." oder „Krebsberatungsstelle Bayern e. V". Ihre Vertreter vermitteln Außenseiter-Behandlungen und Mittel mit fraglicher Wirksamkeit. Mißtrauen Sie auch einer der Dutzend „biologischer" Krebskliniken. Diese Kliniken werden oft als gewinnoptimierende Kapitalanlage betrieben.

Alleingelassen mit den seelischen Problemen, enttäuscht von der „verstümmelnden, menschenverachtenden Medizin“, wenn sich Metastasen finden oder der Krebs wieder auftritt, richten Krebskranke oft ihre verzweifelte Hoffnung auf magische Heiltätige. Bei einer Umfrage unter 25 Heilpraktikern stellte man fest, daß mehr als die Hälfte von ihnen selbst daran glaubt, Krebs beeinflussen und kontrollieren zu können. Diese Selbstein- beziehungsweise -überschätzung mancher Heiler, ihre Emotionalität und magischen Rituale lassen Menschen, die eine lange Leidensgeschichte haben, bereitwillig alle Verheißungen glauben. Weil latente Schuldgefühle wegen ihres „ungesunden Lebenswandels“ angesprochen werden, sind Krebskranke bereit, diese „Schuld“ abzutragen – etwa durch Diät als „reinigendes Ritual“. Oder sie nehmen gesundheitliche Risiken und finanzielle Opfer in Kauf. Es sind Fälle bekannt geworden, in denen Krebskranke in nur einer Woche 40 000 DM für unkonventionelle Behandlungen bezahlt haben. Dies ist auch dann nicht gerechtfertigt, wenn die zweifelhaften Behandlungen den Betroffenen das Gefühl vermittelt haben, daß sie umsorgt werden.

Außenseiterbehandlungen verzögern wirksame Maßnahmen um durchschnittlich fünf Monate. Das bedeutet in vielen Fällen, daß jede mögliche Hilfe zu spät kommt.

Oft geraten Krebskranke in Abhängigkeit. Hat ein Arzt mit seiner Außenseitermethode erkennbar keinen Erfolg, dann verpflichten ihn ärztliche Ethik und Arztrecht jedoch, Methoden anzuwenden, die dem derzeitigen Stand der medizinischen Wissenschaft entsprechen, sonst macht er sich strafbar.

Allerdings muß es dem Patienten überlassen bleiben, ob er sich dafür entscheidet, auf eine medizinisch sinnvolle, aber unter Umständen belastende Behandlung zu verzichten. Es ist das Recht des Kranken, sich dort Hilfe zu holen, wo er diese zu finden glaubt. Entscheiden kann er jedoch nur, wenn er ausreichend über die Möglichkeiten, die Nebenwirkungen und Folgen auch unkonventioneller Behandlungen informiert ist. Und wenn er Nutzen und Risiko abwägen kann (siehe Seite 19).

ADRESSEN

Deutscher Krebsinformationsdienst
Heidelberg
Tel.: 06221/41 01 21
KID gibt für Patienten und Angehörige die Zeitschrift „Einblick“ heraus mit neuesten Ergebnissen in allgemein verständlicher Form.

Die Bundeszentrale für gesundheitliche Aufklärung
Postfach 91 01 52
W-5000 Köln 91
verschickt kostenlos eine Literaturliste, die Lesestoff zu den unterschiedlichsten Fragen auflistet: Ernährung, Umwelteinflüsse, Berichte von Betroffenen, Bewältigung der Krankheit, Nachbehandlung und anderes.

Neue Wege

Weltweit suchen Experten in der Krebsbehandlung neue Wege: Die Onkologen sind sich ihrer Grenzen und relativen Hilflosigkeit bewußt. Auch die Wissenschaft greift daher „nach jedem Strohhalm“. Sie lehnt Außenseiterideen nicht mehr bedingungslos ab, sondern forscht nach neuen Ansätzen.

Es gibt international und in Deutschland bereits mehrere Zentren, die Material über Außenseitermethoden sammeln und sichten. Die deutsche Regierung stellt seit 1984 Forschungsgelder zur Grundlagenforschung unkonventioneller Methoden zur Verfügung.

Am Klinikum der Stadt Nürnberg arbeitet eine Projektgruppe seit einiger Zeit an „Biologischer Krebstherapie“. Anfang 1993 soll in Freiburg die erste Biologische Tumorklinik, angeschlossen an die Universität, ihre Tore öffnen. Hier sollen unkonventionelle Methoden, vor allem Pflanzenextrakte und ihre Bedeutung in der Krebstherapie nach wissenschaftlichen Grundsätzen getestet werden. Die Wechselwirkungen zwischen Krebs und dem Organismus, Widerstand des Tumors gegen

Medikamente beziehungsweise Abwehrmechanismen und soziale Aspekte von Krebserkrankungen sollen erforscht werden.

Derzeit werden etliche neue Verfahren klinisch erprobt. Sie werden an dieser Stelle nicht besprochen, weil sie auf dem „freien Markt" nicht zugänglich sind.

Im folgenden werden jene unkonventionellen Krebstheorien, -mittel und -verfahren aufgelistet, deren Wirksamkeit gegen Krebs widerlegt oder bis heute nicht belegt ist.

Die Vielzahl verhindert es, daß hier auf jede Methode einzeln eingegangen werden kann. Häufig angewendete Verfahren sind im Buch auch an anderer Stelle besprochen. Sie können diese über den Seitenverweis finden.

UNKONVENTIONELLE KREBSDIAGNOSTIK

Ob Krebs vorliegt, läßt sich nicht nur durch eine Untersuchung erkennen. Meist sind bei Krebsverdacht mehrere Kontrollen mit bildgebenden Verfahren und Instrumenten notwendig, die in den Körper eindringen. Häufig muß die Untersuchung einer Gewebeprobe die Krebsdiagnose absichern. Eine „Veranlagung" zu Krebs oder „Präkanzerosen" – gemeint ist ein Zustand, der unweigerlich zu Krebs führen soll – lassen sich mit einem einfachen Test nicht feststellen. Trotzdem wird das von vielen unkonventionellen Diagnostikern behauptet.

Magische Krebs-Nachweisverfahren

Astrologie: Festgestellt wird die „Krebskonstellation" der Planeten bei der Geburt.
Wünschelrute und *Pendel* (siehe Seiten 250 und 252)
Krankheitsvorfelddiagnostik nach *Mayr* (siehe Mayr-Diät, Seite 102)
Lehre von den *Krebskonstitutionstypen* nach *Curry*
Teil-Körpertests (Iris-, Pupillen-, Ohr-, Zungen, Gesichts-, Hand-, Nagel-, Fuß-Diagnostik, siehe ab Seite 247)

Bioelektrische Methoden

Elektroakupunktur nach *Voll* (siehe Seite 258)
Thermoregulationsdiagnostik nach *Schwamm/Rost* (siehe Seite 255)
Bio-Elektronik nach *Vincent* (siehe Seite 256)
Kirlian-Fotografie (siehe Seite 254)
Anthroposkopie: Ein elektronischer Generator sendet ein sinusförmiges Signal hoher Frequenz in eine Elektrode, die der Kranke in der Hand hält. Das erzeugt ein elektromagnetisches Feld im Körper. Mit einer Sensorelektrode tastet dann der Untersucher die Haut des Kranken ab. Weicht die Wechselfeldstärke an bestimmten Stellen von den postulierten Normwerten ab, ist dies angeblich ein Hinweis auf Krebs.
Biotonometrie (elektro-biologische Hauttestung) nach *Rilling*
Bio-Ionostat nach *Kapf-Lautenschläger*

Labortests

In den letzten Jahrzehnten sind über 40 Tests entwickelt worden, die meist von Heilpraktikern oder in eigenen „Krebslaboratorien" oder „Biolaboratorien" durchgeführt werden.

In Deutschland existiert mindestens ein Dutzend solcher Institute, die – im Gegensatz zu medizinischen Laboratorien – von Nichtärzten (Heilpraktikern) geleitet werden. Sie verwenden die im folgenden beschriebenen Tests, stellen Diagnosen von Krebs bis Aids, erarbeiten Therapievorschläge und geben diätetische Ratschläge.

Nachweisverfahren von behaupteten Krebserregern

Carzinom-*Protozoen* nach *Weber*
Endobionten und *Bakterien-Zyklogenie* nach *Elderlein*
Pilze im Mikrokolortest nach *Heitan*
Polyoma microbico nach *Martini*
Spirochäten und *periphere Erythomitose* nach *Haefeli*
Vitalblutbild nach *v. Brehmer*
Scheller-Test

Optische Bluttests

Kapillardynamischer Bluttest nach *Kaelin (Blutsteigbild)*: Der Untersucher läßt Blut in Filtrierpapier aufsteigen und betrachtet die Form der Oberkante. Pilzförmige Strukturen sollen Krebs anzeigen.

Kristallisationstest nach *Pfeiffer*: Das Blut wird in einer Klimakammer in Kupferchlorid getropft. Dabei bilden sich Kristalle. Das Blut Krebskranker soll eckige Anordnung der Kristalle hervorbringen.

Diese beiden Methoden spielen in der anthroposophischen Medizin (siehe Seite 167) eine Rolle.

Aurasskopie (Holistische Blutdiagnostik): Blut des Patienten wird auf einen Objektträger gestrichen. Gerät der Ausstrich ungleichmäßig, sollen die Formen der dunkleren Bezirke die Umrisse des erkrankten Organs annehmen.

Trockenblutmuster nach *Bolen* und *Erythrozytenlaufbild* nach *Desel:* Sie sind verwandte Verfahren. Verdickungen und Abrinnspuren des getrockneten Blutes sollen Hinweise auf Tumorleiden geben.

Carcinochrom-Reagens nach *Gutschmidt:* Dem Blut wird ein chemisches Reagenz zugesetzt.

Gemeinsam ist den Tests, daß aus der Deutung bestimmter Formen auf Krankheiten und Störungen geschlossen wird.

Serumtests

Eine Reihe von Tests läßt angeblich Rückschlüsse auf veränderte „Regulationsmechanismen" des Organismus zu, aus denen auf eine Krebsgefahr geschlossen werden kann. Untersucht wird die Änderung der Serumeiweißlabilität. Die Tests:

Kadmiumsulfatreaktion
Großsche Reaktion mit Quecksilberchlorid
Kupferchloridreaktion
Serum-in-aqua-Test
Takata-Ara-Reaktion
Thymoltrübungstest
Weltmannsches Koagulationsband
Witting-Test
Test nach Doesch: Es wird die Reaktion des Serums auf Algen geprüft.

Weitere Labortests

Biochemischer Mehrfachtest
HACA Krebstest
Abwehr-Proteinase-Reaktion nach *Abderhalden*
Carcinochrom-Reaktion im Urin nach *Gutschmidt*
Summationsdiagnostik und *Karzinogramm* nach *Windstosser:* Blut- und Serumtests sollen die „Konstitution" und Krebsgefahr erfassen.
Cancerometrie nach *Vernes*
Korpuskuläre Krebs-Reaktion nach *Villequez*
Leukozitäre Biometrie nach *Pinel*
Malignolipin-Test nach *Kosaki*
Proteolytisches Potential des Blutes nach *Gaschler* und *Dyballa*
Provozierter Hämolyse-Test nach *Mattei*
Spektralanalytische Vollblutuntersuchung nach *Rilling*

KRITIK

Magische Krebs-Nachweisverfahren: Sie haben keine höhere Treffsicherheit als Würfelspiele.

Bioelektrische Methoden: Bis jetzt liegt kein Beweis vor, daß sich diese Methoden als Diagnosemittel eignen.

Pseudowissenschaftliche Laboratorien: Die Labors formulieren Diagnosen mit Bezeichnungen wie „Kanzerose" oder „Präkanzerose". Diese Begriffe sind der Medizin entlehnt, werden aber in anderer, irreführender Bedeutung verwendet, zum Beispiel für geschwächte Immunabwehr. Die Firmen unterliegen keiner Kontrolle. Ihre Befunde können die Kunden – meist Heilpraktiker – zu Fehldiagnosen und -therapien veranlassen.

Suche nach Krebserregern: Die behaupteten „Krebserreger" gibt es nicht. Mit den Tests kann deshalb nichts nachgewiesen werden.

Bluttests: Sie beruhen auf sehr simplen Vorstellungen, die Beurteilung fußt auf der rein subjektiven Interpretation des Untersuchers.

Labortests: Es besteht kein erkennbarer Zusammenhang zwischen dem Testergebnis dieser Untersuchungen und den behaupteten Diagnosen. Einer wissenschaftlichen Überprüfung halten die Aussagen der genannten Tests nicht stand. Diagnosen mit ungeeigneten Mitteln und „Ferndiagnosen" ebenso wie das Unterlassen angezeigter Diagnosemethoden haben bereits in mehreren Fällen zu strafrechtlichen Konsequenzen geführt.

EMPFEHLUNG

Alle diese Verfahren sind abzulehnen. Sie sind nicht geeignet, eine Aussage über eine drohende, sich entwickelnde oder bestehende Krebserkrankung zu machen. Fehldiagnosen sind zu erwarten.

KOSTEN

Die Krankenkassen erstatten die frei vereinbarten Kosten dieser Diagnoseverfahren nicht. Die Bezahlung magischer Verfahren kann man verweigern.

UNKONVENTIONELLE KREBSBEHANDLUNGEN

Die Bewertung der im folgenden aufgeführten Behandlungsmethoden beruht auf internationalen wissenschaftlichen Studien. Es gibt Standards, an denen die Wirksamkeit medizinischer Maßnahmen gemessen wird. Die Wissenschaft bezeichnet ein Verfahren als „wirksam", wenn sein Effekt unabhängig von der Person des Anwenders bei einer großen Anzahl von Behandelten nachweislich wiederholbar ist. Berichte über Erfolge in Einzelfällen gelten nicht als Nachweis, weil Krebserkrankungen sehr unterschiedlich verlaufen, weil sie auch von selbst zum Stillstand kommen und sich spontan zurückbilden können, und weil der Krankheitsverlauf oft nicht über ausreichende Zeiträume dokumentiert ist.

Krebsdiäten und Ernährungsrichtlinien

Fehlernährung kann manche Krebskrankheiten fördern. Es scheint, daß ein Mangel an Spurenelementen (Magnesium, Eisen, Kupfer Zink, Selen und andere) das Immunsystem schwächt, daß Mangel an Ballaststoffen, Vitamin A- und C-Mangel eine Rolle bei der Krebsentstehung spielen und daß hoher Verzehr von tierischem Fett und Eiweiß sowie Alkoholmißbrauch die Entstehung bestimmter Formen von Krebs fördern kann. Meiden Sie verschimmelte Lebensmittel, Gepökeltes, Geräuchertes und auch Passivrauchen! Feldfrüchte sowie Pilze und Innereien können krebsfördernde Schwermetalle wie Arsen enthalten.

Sinnvolle Ernährung

Ausgewogene, vollwertige, naturnahe Nahrung enthält alle notwendigen Stoffe (siehe Seite 88) und kann zur Vorbeugung und zur Begleitung einer Krebstherapie sinnvoll sein.

Seeger, Zabel, Bircher-Benner, Kollath: Sie raten zu einer lactovegetabilen Schonkost. Das ist sinnvoll. Diese Schonkost ist geeignet, Krebskranken, die sehr häufig an Appetitmangel leiden, die Freude am Essen zu erhalten.

Vollwertkost von *Anemueller* und *Ries*: Die als krebsfeindliche und stoffwechselaktive Kost bezeichneten Diäten sind sinnvoll. Sie sind zwar nicht „krebsfeindlich", geben aber Krebspatienten die wichtige Möglichkeit, einen eigenen Beitrag zur Behandlung ihres Leidens zu leisten.

Risikoarme, aber unwirksame Krebsdiäten

Krebsfeindliche stoffwechselaktive Moermann-Diät: „mit den acht für Brieftauben wie Menschen (!) unentbehrlichen Nährstoffen".
Orthomolekulare Diät mit hochdosiertem Vitamin C nach *Pauling* und *Burgerstein*
Milchsäurediät nach *Kuhl*
Leinöl-Quark-Diät nach *Budwig*
Makrobiotische Kost (eingeschränkt, siehe auch Seite 97)
Kampf dem Krebs mit *Diät* nach *Koenen* und *Schneider*
Diät und Stärkung des Immunsystems nach *Bogomas*
Krebsdiät nach *Mar* und *Kleine*
Eiweißfastenkur nach *Vasarhelyi*

Rohkostdiät nach *Waerland, Erb, Wigmore* und andere
Diätregime nach *Schultz-Friese*
Grape Cure nach *Brandt*
Diät nach *Chase*
Diät nach *Kretschmer-Dehnhardt*
Diät nach *Kretz*
Säurefreie Kost nach *Koch*
Rote Bete: Ihr Saft gilt trotz Gegenbeweis immer noch allgemein als krebshemmend.

KRITIK

Eine Diät, die bestehende Krebstumoren hemmt oder lindert, gibt es nicht. Keine der angebotenen „Krebsdiäten" hat diesen Nachweis erbracht.

Gefährliche Krebsdiäten

Gefährlich für Krebspatienten sind alle Fastenkuren (siehe Seite 98), mit denen der Tumor „ausgehungert" werden soll. Einerseits, weil der Allgemeinzustand Krebskranker ohnedies beeinträchtigt ist, andererseits, weil dies den Tumor sogar fördern kann. Zumindest wächst er nach Absetzen der Fastenkur ungemindert weiter.
Krebskur total nach *Breuss*: Sie ist die extremste Kur und am weitesten verbreitet. 42 Tage lang soll nur Saft aus Wurzelgemüse und Kräutertee eingenommen werden. Die berichteten „Wunderheilungen" sind nicht belegt.
Gerson-Diät: Sie ist risikoreich, weil sie tägliche Kaffeeinläufe mit Rizinusöl vorsieht und den Körper schwächt.
Matabolic Ecology Therapy nach *Kelley*: Eine extreme Gemüse-Früchte-Diät, mit Kaffeeinläufen und hochdosierter Enzymzufuhr. Sie hat bereits Todesopfer gefordert.
Petroleum: Die Einnahme von Petroleum, eine verbreitete Methode, erdacht von der Tiroler Metzgersfrau *Ganner*, kann zu Vergiftungen führen.
Diät nach *Kousmine* beziehungsweise *Leupold*: Extrem kohlenhydratarme Kost, ergänzt durch hochdosierte Vitamine und Injektionen mit Altinsulin-Cholesterin-Lecithin-Gemisch. Sie ist risikoreich.

EMPFEHLUNG

Diese Diäten sind abzulehnen. Ihr Risiko überwiegt einen eventuellen Nutzen. 

THERAPIE NACH MEDIZINISCHEN GESAMTKONZEPTEN

Anthroposophische Krebstherapie

Die Idee dahinter: Krebs ist in der Vorstellung der Anthroposophen der „verzweifelte Selbstheilungsversuch", wenn die viergliedrige Leibesstruktur außer Balance gerät (siehe Seite 167). Wenn der Ätherleib zu schwach ist, gewinnen „menschenfremde Formkräfte" die Kontrolle. Ein „Kälteherd", so die Vorstellung, begünstigt die Krebsentstehung. Krebs ist das gestörte Verhältnis des Kranken zur Welt, deshalb ist die auf den Tumor gerichtete Behandlung zweitrangig.
Diagnose: nach *Pfeiffer* und *Kaelin*, siehe auch Seite 169.
Behandlung: Mistelpräparate sollen den Widerstreit zwischen Leib und Ätherleib aufheben und den Krebs beseitigen.

Je nach der Lokalisation des Krebses werden lactofermentierte Mittel aus der Mistel von Apfelbäumen, Kiefern, Eichen oder Ulmen angewendet.

Die verschiedenen Mistelpräparate unterscheiden sich in ihrer Zusammensetzung beträchtlich. Mistelpräparate gelten vielen Krebskranken als „Spritzen für die Zuversicht", sie sollen das Tumorwachstum verlangsamen, Metastasenbildung bremsen, das Allgemeinbefinden und den Appetit bessern, die Schmerzen lindern.

Im Mittelpunkt der Behandlung stehen eingehende Gespräche und künstlerische Therapie (siehe Seiten 136,171). Diätvorschriften ergänzen die Therapie, Paprika, Auberginen, Kartoffeln und vor allem Tomaten sind verboten, weil sie angeblich krebsfördernd wirken.

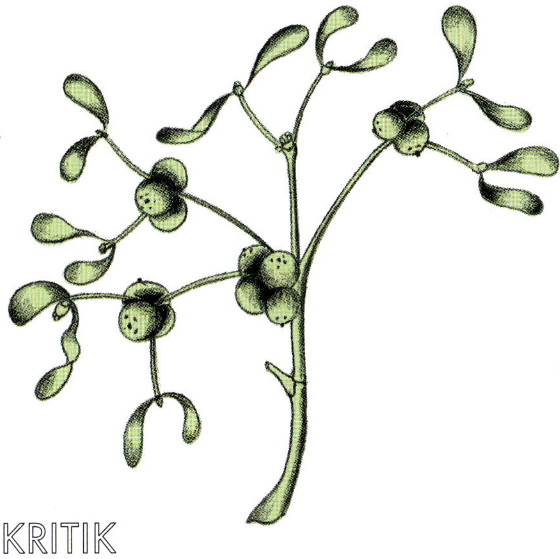

KRITIK

☐ Die Theorien über Krebsentstehung, Diagnostik und Nahrungsverbote der anthroposophischen Lehre liegen im Bereich des Irrationalen.

☐ Es gibt viele Erfolgsberichte, aber bis jetzt keinen Nachweis, daß Mistelpräparate beim Menschen tatsächlich das Tumorwachstum hemmen. Daß die klinischen Studien sehr widersprüchliche Ergebnisse brachten, begründen Mistelforscher mit uneinheitlichen Untersuchungsmethoden und damit, daß die Lösungen nicht alle gleich waren.

☐ Gesichert ist, daß verdünnter Mistelextrakt – wie viele Fremdstoffe – das Abwehrsystem anregt. Immunstimulierung kann jedoch sowohl krebshemmend als auch krebsfördernd wirken. Sowohl die American Cancer Society als auch die Schweizerische Gesellschaft für Onkologie raten inzwischen von Mistelinjektionen ab, da sie nicht krebshemmend wirken und die Injektionen Risiken mit sich bringen wie entzündliche Reaktionen, Schüttelfrost, Nachtschweiß, Atemnot, allergischer Schock. Mistelpräparate zum Einnehmen haben Hepatitis ausgelöst.

☐ Die Anthroposophen betonen die Eigenverantwortung des Krebskranken zu streßfreier Lebensführung. Das kann zu Schuldkomplexen führen, wenn die Krankheit ausgebrochen ist.

☐ Anthroposophische Ärzte plädieren heute für die Operation von Tumoren und die folgende Behandlung mit Mistel-Injektionskuren anstatt Chemotherapie oder Strahlen. Diese Empfehlung ist fragwürdig.

EMPFEHLUNG

Anthroposophische Diagnostik ist abzulehnen, Fehldiagnosen sind wahrscheinlich.

Anthroposophische Behandlung ist mit Einschränkungen empfehlenswert als Begleittherapie. Die Anregung zu kreativen Tätigkeiten und zu naturbelassener Nahrung kann die Lebensqualität anheben. Die intensive ärztliche und pflegerische Zuwendung zum Krebskranken ist beispielhaft und kann Wegbereiter sein für Verbesserungen in der Betreuung (Krebs-)Kranker im Spital.

Die Krebsbehandlung mit Mistelpräparaten kann nicht empfohlen werden. Es fehlt der Wirksamkeitsnachweis.

Homöopathie

Die homöopathische Behandlung (siehe Seite 171) setzt voraus, daß der Organismus noch regulationsfähig ist. Dies trifft aber bei entwikkeltem Tumor nicht mehr zu. Heute behaupten nur noch wenige Homöopathen, den Krebstumor beeinflussen zu können, aber es heißt, daß Homöopathie lebensverlängernd wirken und die Lebensqualität verbessern könne.

Doch außer Einzelberichten liegt für diese Behauptung kein Beweis vor.

EMPFEHLUNG

Homöopathische Krebsbehandlung kann nicht empfohlen werden, es fehlt der Wirksamkeitsnachweis.

Homöopathische Behandlung kann empfohlen werden als begleitende Maßnahme. Es ist möglich, daß sie das Befinden verbessert. Psychotherapeutische Begleitung ist in manchen Fällen jedoch weniger kostenaufwendig und unter Umständen effektiver.

Krebsmanagement nach Hildegard

Den Begriff „Krebs“ kannte Hildegard von Bingen (siehe Seite 276) nicht. Hertzka, heutiger Vertreter der Hildegard-Medizin, interpretiert die von ihr genannte „Vicht-Krankheit“ als Krebs.

Als Krebsheilmittel werden warmes Roggenbrot, Schlehenkerne, Samen aus Tannenzapfen und getrocknete Blase des Birkhuhns empfohlen. Bei Brust- oder Hautkrebs soll eine Veilchensalbe helfen.

EMPFEHLUNG

Hildegard-Krebsbehandlung ist als lebensbedrohliche Fehlbehandlung abzulehnen.

Traditionelle Chinesische Medizin und Ayurveda

Es gibt viele Einzelfallberichte, aber es liegt kein Beweis vor, daß Methoden, die aus der TCM (siehe Seite 139) beziehungsweise dem Ayurveda (siehe Seite 155) stammen, das Krebswachstum hemmen können.

EMPFEHLUNG

TCM und Ayurveda können nicht empfohlen werden als Krebstherapie, es fehlt der Wirksamkeitsnachweis.

Akupunktur, Entspannung mit Qigong oder Yoga sind empfehlenswert, ihre suggestive Komponente kann schmerzlindernd wirken und zur Erhaltung der Lebensqualität genutzt werden.

Homotoxikologie nach Reckeweg und Wasser-Erd-Element-Theorie nach Kappler

Die beiden Theorien (Homotoxikologie siehe Seite 183) sind Spekulationen. Eine krebshemmende Wirkung der darauf aufbauenden Behandlungen und Diät mit Schweinefleischverbot ist nicht erwiesen.

EMPFEHLUNG

Eine Behandlung nach diesen Theorien ist abzulehnen.

GEZIELTE KREBSTHERAPIEN

Therapien zur Steigerung der Immunabwehr

Große Hoffnung hat die Medizin in Mittel zur Stärkung des Immunsystems gesetzt – das bekannteste unter ihnen: Interferon. Die Erwartung ist inzwischen der Ernüchterung gewichen. Onkologen bezweifeln heute, ob ein gestärktes Immunsystem tatsächlich etwas gegen den Tumor ausrichten kann.

Auch viele alternative Konzepte beruhen auf der Idee, die Immunabwehr zu unterstützen. Üblicherweise werden von alternativen Therapeuten gleichzeitig mehrere Methoden und Mittel zur Immunstärkung eingesetzt. Das kann für den Krebskranken zum Bumerang werden: Übertherapie schwächt unter Umständen das Immunsystem und regt das Krebswachstum an.

Die Methoden:
Frischzellentherapie nach *Niehans*
Gewebeserotherapie nach *Thomas*
Thymusextrakte nach *Sandberg* und anderen
Serotherapie nach *Wiedemann*
Heilseren nach *Balà* und *Bonifazio*
Zytoplasmatische Therapie nach *Theurer*
„Ganzheits- und Immuntherapie“ nach *Issels*
„Biologische Behandlung“ nach *Zabel*
(für alle: siehe Zelltherapie, Seite 217)
Krebs als Vergiftung und deren Behandlung mit Mexikanischen Medizinalpflanzen und Diät nach *Grüninger*
Immuno-Augmentative Therapie IAT: Krebskranke erhalten während einer Kur täglich mehrere Injektionen mit aufbereitetem Eigenblut (IAT). Das Rezept für Aufbereitung und Zusätze wird nach Anweisungen von *Burton*, dem Erfinder der Therapie in den USA, individuell zusammengestellt und der deutschen Dependance in Gelsenkirchen mitgeteilt.

Burtons Klinik auf den Bahamas wurde für einige Monate geschlossen, weil in dem aus vielen Bestandteilen bestehenden Mittel Aids- und Hepatitisviren entdeckt wurden. Obwohl die American Medical Association 1988 die Nutzlosigkeit dieser Therapie festgestellt hat, ist 1991 bereits das zweite IAT-Behandlungsinstitut Deutschlands eröffnet worden. Die sechswöchige Behandlung kostet hier mehr als 18 000 DM, Aufenthalt nicht inbegriffen.

KRITIK

□ Keine dieser Therapien wirkt krebshemmend, keine hat den Nachweis erbracht, daß sie – als begleitende Maßnahme – den Bedarf an Krebsmedikamenten verringern oder deren Nebenwirkungen abschwächen kann.

□ Die Anwender nehmen schwere Nebenwirkungen in Kauf.

Therapien zum Stimulieren der Krebszellenatmung

Krebsvorbeugung und -behandlung nach *van Aaken*: Dauerlauftraining, Sauerstoffinhalation, heiße Bäder, hochdosierte Multivitamine und andere Medikamente
Substitution der Oxidationsfermente mit BETA- und Anthozyanen nach *Seeger*
Physiatrone nach *Solomides*
Sauerstoff-Krebs-Mehrschritt-Therapie nach *v. Ardenne*: Sauerstoffinhalation, Bewegungstraining, Überhitzung, Glykoseinfusionen
Ozontherapie (siehe Seite 230)
HOT-Hämatogene Oxidationstherapie, Blutwäsche nach *Wehrli* (siehe Seite 227).

KRITIK

□ Die diesen Behandlungen zugrundeliegende Idee *Warburgs* von der mangelnden Sauerstoffatmung der Krebszellen ist falsch.

□ Keine dieser Therapien hat den Nachweis ihrer Wirksamkeit erbracht. Wenn sich Krebspatienten durch die Behandlung wohler fühlen, dann beruht dies wahrscheinlich auf dem Glauben an den „Jungbrunnen Sauerstoff" und auf der Selbstaktivität. Ozonbehandlung ist gefährlich; HOT hat bereits ein Todesopfer gefordert.

Enzymtherapie des Krebses

Pankreasenzyme nach *Beard*
Carzodelan forte nach *Gaschler*
Bromelain nach *Gerard, Nieper, Taussig*
Neoblastine nach *Leeuwen*
Trypanosa nach *Institut Merieux*
Wobe Mugos nach *Wolf* und *Ransberger*: Die Behandlung soll zur Vorbeugung gegen Metastasen „lebenslang" durchgeführt werden. Im Jahr fallen Kosten von über 700 DM an. Die Schweizerische Gesellschaft für Onkologie rät von dem Mittel ab, es ist nicht gefahrlos (siehe Seite 215).

KRITIK

Es fehlt der Nachweis, daß Enzymtherapien krebshemmend wirken.

Hormonelle Krebsbehandlung

Sexhormonblockade nach *Hackethal*: Nach der Idee „Keine Fortpflanzung des Zellweibleins – auch nicht der Terroristin Krebszelle – ohne Sexhormone", verabreicht Hackethal bei allen Krebsarten die zehnfache Dosis des vom Hersteller nur für bestimmte, durch Hormone beeinflußbare Tumoren bestimmten Mittels Buserelin. Zusätzlich werden Überhitzung und weitere fragwürde Behandlungen mit Thymuspräparaten, Carnivora, Einläufen mit Urin fremder gesunder Personen und SOFT-Laser angewendet.

Buserelin und verwandte Mittel hemmen nur bei ganz bestimmten Formen von Brust- und Prostatakrebs deren Wachstum.

KRITIK

Die Hackethal-Therapie gilt als ärztlicher Behandlungsfehler.

Krebsbehandlung mit Pflanzenextrakten

Aromatherapie (siehe Seite 194)
Therapie mit pflanzlichen Mitteln (siehe Seite 110). Immer wieder werden Mittel, die aus pflanzlichen Stoffen gewonnen wurden, als „Wundermittel" gepriesen. Zwei Beispiele:
Carnivora: Präparat aus Preßsaft der fleischfressenden „Venusfliegenfalle". Preis einer sechswöchigen Kur: 15 000 DM. Das lange als „Wundermittel" angepriesene Präparat erwies sich bei Kontrolluntersuchungen als krebsunwirksam. Es wurde 1986 vom Markt genommen, weil Injektionen lebensbedrohliche Schocks ausgelöst hatten. Aufstieg und Fall von Carnivora ist typisch für die Geschichte vieler sogenannter Wundermittel.
Esberitox: eine Mischung aus Extrakten vom Lebensbaum und Sonnenhut zur „Immunstärkung". Das Mittel eignet sich nachweislich nicht zur behaupteten Linderung der Nebenwirkung von Strahlen- oder Chemotherapiebehandlung, und ist nicht ungefährlich. Es ist jedoch weiterhin zugelassen.
Apotheke Gottes nach *Maria Treben:* Brennesseltee soll sich zur Krebsvorbeugung eignen, Käsepappeltee Kehlkopfkrebs besiegen, ein Wickel aus Spitzwegerichblättern zusammen mit Olivenöl und Majoran Hodenkrebs zum Verschwinden bringen.
Kräuter nach *Kneipp*: „Ich konnte mich selbst davon überzeugen, daß Zinnkraut jeden Tumor zum Stillstand bringt und ihn auflöst."

KRITIK

Weder Aromatherapie noch Pflanzenmittel können gegen bösartige Geschwülste etwas ausrichten. Die Rezepte beruhen höchstens auf Glaube und Hoffnung, jedoch nicht auf Wissen.

Physikalische Krebsbehandlung

Fußreflexzonenbehandlung (siehe Seite 204)
Überwärmungsbäder nach *Schlenz*
Magnetfeldtherapie nach *Ginsberg* (siehe auch Seite 234)
Neuraltherapie und Entherdung nach *Huneke* (siehe Seite 198)
Mittelhirn-Hypophysen-Mikrowellentherapie nach *Samuels*
Tornado-Mikrowellen-Therapie

KRITIK

Keines dieser Verfahren kann etwas gegen Krebserkrankungen ausrichten. Allerdings kann die suggestive Komponente der Methoden unter Umständen das Wohlbefinden der Erkrankten heben.

Bekämpfung von spezifischen „Krebserregern"

Antimalariamittel bei *Carzinom-Protozoen* nach *Weber*
Rovital-Carziviren bei *Krebsviren* nach *Roka*

KRITIK

Die behauptete Wirkung dieser Mittel ist nicht erwiesen.

Ausschaltung von „geopathischen" Strahlungen

Wünschelrute und *Abschirmgeräte:* Sie sollen gegen terrestrische Strahlungen und angebliche Strahlungen von Wasseradern, Verwerfungen, Rissen, Erzlagern (siehe Seite 250) helfen.
Weitere geopathische Theorien:
Globalnetz atmosphärischer Strahlungen nach *Hartmann*
Diagonalnetz nach *Curry*
Orgon und kosmische Strahlungen nach *Reich*

KRITIK

Diese Vorstellungen entbehren jeder Realität. Eine Anwendung der Mittel ist sinnlos, dafür aber kostenaufwendig.

Psychologische Behandlung von Krebs

In der Reichweite psychotherapeutischer Methoden liegt es, die seelischen Vor- und Folgeerkrankungen bei Krebs zu behandeln, die Folgen der Krebsbehandlung und die psychosomatischen Leiden zu lindern.

Auf dem „Psycho-Markt" gibt es jedoch eine fast unüberschaubare Fülle von psychotherapeutischen Verfahren, denen die unerschütterliche Überzeugung gemeinsam ist, daß Krebs auf seelische Ursachen zurückgehe und daher Psychotherapie die Behandlungsform der Wahl sei. Einige von ihnen stellen sogar die medizinische Behandlung in Frage.

Seelische Ursachen können bei der Entstehung von Krebs wie bei der von anderen Erkrankungen zwar eine Rolle spielen, eine „Krebspersönlichkeit" gibt es jedoch nachweislich nicht.

Psychotherapien als ursächliche Behandlung von Krebs:
Sophrologie nach *Abrezol*
Autosuggestion nach *Coué*
Die eiserne Regel des Krebs nach *Hamer*
Stoffwechsel-Psycho-Reflex-Krebs-Therapie nach *Münsterberg*
Psychophilosophie nach *Ruckstuhl*
Krisentherapie nach *Leshan* zielt darauf ab, den Verlust von Hoffnung, Werten und Zukunftsperspektiven wettzumachen durch Selbstfindung, Stärkung des Lebenswillens und persönliches Wachstum.
Imagination nach *Simonton:* Im entspannten Zustand macht sich der Krebskranke eine möglichst aggressive bildhafte Vorstellung (Visualisierung) davon, wie Chemotherapie beziehungsweise Bestrahlung zusammen mit dem Immunsystem die Krebszellen überwältigen.

KRITIK

□ Nur die beiden letztgenannten Methoden stützen sich auf wissenschaftliche Überlegungen. Die anderen sind spekulativ.

□ Einige Psychotherapien legen den Krebskranken starke Verpflichtungen auf und erklären sie zu Alleinverantwortlichen für den Krankheitsverlauf, also auch für das mögliche Scheitern.

□ Manche etablierten psychotherapeutischen Verfahren werden von weltanschaulichen Heilslehren „in den Dienst genommen", aber mit einer Fehldeutung, in der Unmögliches versprochen wird.

EMPFEHLUNG

Psychotherapeutische Verfahren sind empfehlenswert als Begleittherapie. Ob sie einen Einfluß auf das Krebswachstum haben, ist nicht geklärt. Es gibt jedoch Hinweise darauf, daß Psychotherapie in manchen Fällen lebensverlängernd wirken kann.

In vielen Fällen kann die psychologische und psychotherapeutische Begleitung Zuversicht und Ich-Stärke vermitteln und das Leiden an der Krebskrankheit lindern.

Geistheilungen

Der Glaube an Geistheilung, magische Praktiken oder schamanistische Heilung entzieht sich der Bewertung. Kontrollierbare Belege für ihre Wirkung gibt es bis jetzt nicht.

Schamanen „gehen" im Ich des von ihnen Behandelten „auf", um sein Leid selbst zu erleben. Geistheiler sehen sich als Medien, die von einer höheren Kraft geführt werden.

Gemeinsames Ziel von Schamanen und Geistheilern ist es, einen Schock zu provozieren. Das „Böse", Krankmachende wird symbolisch entfernt. Der Patient soll so befähigt werden, aus der passiven Leidenshaltung in aktive Bereitschaft zur Selbstheilung hinüberzuwechseln.

Einzelne Fälle von Heilung Unheilbarer sind bekanntgeworden. Sie werden der Spontanheilung zugeschrieben. Allerdings sind auch einige Todesfälle nach Behandlung durch Geistheiler bekannt und strafrechtlich geahndet worden.

Etwa 65 000 Kranke pilgern jedes Jahr nach Lourdes. Seit zwei Jahrzehnten begutachtet dort ein 18köpfiges katholisches Ärztegremium jede unerklärliche Heilung. Es hat insgesamt 64 als „Wunderheilungen" eingestuft. Darunter ist nur eine Krebserkrankung: ein Kind mit einer seltenen Krebsart (Ewing-Sarkom). Viele kranke Gläubige verlassen Lourdes zwar ungeheilt, aber gestärkt durch wiedergewonnene Hoffnung.

KRITIK

□ Geistheiler dürfen nicht in den „kosmischen Plan" eingreifen, das heißt, auch nicht Leben verlängern, wenn das „nicht vorgesehen" ist, oder Krankheiten heilen, die sie für die geistige Weiterentwicklung des Patienten für entscheidend halten.

□ Viele Wunderheiler, zum Beispiel die philippinischen Operateure, zu denen jährlich etwa 50 000 Menschen aus dem Westen reisen, sind als Trickkünstler entlarvt worden.

□ Viele Krebskranke sind zu jedem finanziellen Opfer bereit, um gesund zu werden. Auch Vertreter übernatürlicher Heilung kommen diesem Wunsch häufig mit hohen Geldforderungen entgegen.

KREBSMITTEL MIT FRAGLICHER WIRKSAMKEIT

Immer neue Krebsmittel werden von Behandlern, in speziellen „Krebskliniken" und auf dem Importweg angeboten. In den letzten zehn Jahren hat sich die Zahl der Krebsmedikamente mit fraglicher Wirksamkeit verdoppelt.

Die Deutsche Krebsgesellschaft läßt seit Jahren unkonventionelle Krebsmittel (Medikamente, Spurenelemente, Lebensmittel usw., die gegen Krebs empfohlen werden) von Wissenschaftlern begutachten. Die folgende Liste und die Bewertungen stützen sich hauptsächlich auf diese Forschungen, auf den Fachbericht der OTA (Office of Technology Assessment) an den Kongreß der USA sowie auf Forschungen von Kliniken der Schweiz und Hollands, die sich seit langem der Auseinandersetzung mit unkonventionellen Krebsmitteln stellen.

KRITIK

Wissenschaftler, die alle vorliegenden Studien über die Wirksamkeit dieser Mittel begutachtet haben, stellten fest:

□ Über die Biologie der Krebszellen weiß man heute noch sehr wenig, allerdings hat sich gezeigt, daß ein und dasselbe Mittel, je nach Dosis, das Krebswachstum bremsen oder ankurbeln kann.

□ Für die meisten alternativen Krebsmittel fehlen die elementarsten Prüfdaten über Wirkung und Nebenwirkung. Erfolgsberichte in Einzelfällen gelten nicht als Wirkungsnachweis.

□ Die alternativen Krebsmittel werden heute als „biologische" oder „immunstimulierende" Zusatztherapie angepriesen. Sie können die Wirkung der Chemotherapie steigern oder hemmen.

□ Die biologischen Mittel stellen allein oder als begleitende Behandlung unter Umständen eine Gefahr für den Krebskranken dar.

□ Für keines der aufgelisteten Mittel ist bewiesen, daß es das Wachstum von Krebszellen hemmt. Es ist auch fraglich, ob diese Mittel die Lebensqualität Krebskranker verbessern.

Drei Jahre lang, von 1988 bis 1991, wurden Patienten einer renommierten Alternativ-Krebsklinik mit Krebspatienten eines Universitätskrankenhauses in den USA vergleichend betrachtet. Es stellte sich heraus, daß die unkonventionellen Behandlungen und Mittel weder das Leben verlängerten noch höhere Lebensqualität brachten.

EMPFEHLUNG

Krebsmedikamente mit fraglicher Wirksamkeit können nicht empfohlen werden.

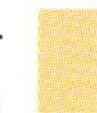

Krebsmittel mit fraglicher Wirksamkeit

A-Blastomase
Abnoba-viscum
Actinina
A-Mulsin-Hochkonzentrat
Anti-Blasto-A-Injektopas/
Anti-Blasto-B-Injektopas
Anticancerlin
Antineoplaston
Asparagin
Bamfolin
Beres-Tropfen
Bromelain 200
Cadmiumsulfat
Carcinom-Nosodenpräparate Heel:
(Alle Präparate in verschiedenen Potenzen erhältlich)
- Carcinominum Compositum
- Carcinoma bronchium Injeel/ Injeel forte
- Carcinoma coli Injeel forte
- Carcinoma hepatis Injeel forte
- Carcinoma hepatis metastatis Injeel forte
- Carcinoma laryngis Injeel forte
- Carcinoma mammae Injeel forte
- Carcinoma urin
- Carcinoma uteri Injeel forte

Carzodelan forte
Cefaktivon-Novum
CH-23
Chiang Pan
Chiang Pan Injektion
Cobra-Gastreu R 17
Coriosta Stoffwechselkonzentrat
CT-Horfervit (Polyerga)
EAP 61
Eisernes Mittel
Esberitox
Extractum eleuthero coccus fluidum
Faktor AF2
Flenin
Furfurol
GE 132
Gelée royale
Gelum oral-rd
Germanium-Verbindung Ge-132
Gerner Mixtura AD
Gerner Mixtura LI
Ginseng-Präparate
Hanoplex Nr. 26
Harnstoff
Hefepräparate
Helixor A,M,P
Horvi-Schlangen-Reintoxine
IAT
Injectio Lymphatica EKF
Intergen
Intergen forte
Isaminblau
Iscador M,P,Q
Iscucin-Viscum
Isorel
Jomol
JUV 110
Kefir
Kombucha
Konstosin
Krallendorntee
Krebiozen
Kroletten
Lachemistol
Laetrile
Lymphaden Injektionslösung
Lymphaden Tropfen
MembranoSOME
Mes-Acton
Mutaflor
Mikroplex Kupfer-Gold-Silber
Naphta B-100-140
Neoblastine
NeyThymun K
NeyTumorin
NeyTumorin „N" Lösung
NeyTumorin Tropfen
NeySanguin
Novantimeristem
Organ-Serum-Thymus
Oxybiotic-816
Ozongemische
Pankreasfermente
Petrasch-Anthozym
Petroleum
Physiatrone
Polonin
Plenosol
Polydyn
Polyerga Dragees, Injektionslösung
Protecton
Rabjuven -N Ampullen, -Kur, -Salbe-G
Redox-Injektopas
Regenaplex Tropfen Nr.39b,202,507
RevitOrgan-Präparate
Rote Bete (Randensaft)
Rovital-Carciviren
Selen
Selenase
Siccacell-Thymus
Spenglersan-Kolloid K liquidum
Splen-Uvocal
Sterine
Stronglife
Stropheupas forte
TFX
THX
Thymex-L
Thymus-Dragées Wiedemann
Thym-Uvocal (ehemals: Thymus-Dragées Mulli bzw. Thymus-Extrakt Mulli)
Tolp Torftabletten
Tp-1 Serono
Trypanosa
Tumoglin
Tumosteron
Ukrain
Viscum forte
Vitamin C
vitOrgan Präparat Nr.1
vitOrgan Präparat Nr.70
Vysorel A,M,P (Isorel)
Wala-Präparate
Wobe Mugos
Zellatmungsaktivator-A Komplex
Zellmedin-Thymus 200/ Thymus-Dragées Wiedemann
Zell Oxygen Hefepräparate
Zinkorotat 20, 40

Das Bundesgesundheitsamt hat für folgende Krebsmittel aus Organen 1988 die Zulassung widerrufen:
Frigocyt-Thymus
Immunocyt
Restistocell
RESOmill
Siccacell-Thymus
Zellkur-Standard-Kombination 16

„ALTERNATIVE" ALLERGIEN

Vornehmlich in Phytotherapie, Homöopathie und Anthroposophie, aber auch bei manchen anderen Verfahren werden Pflanzen als Heilmittel eingesetzt. Unter ihnen gibt es eine ganze Reihe, auf die empfindliche Menschen allergisch reagieren können.

Wir haben zwei Listen erstellt: Eine, die den volkstümlichen Namen, unter dem man die Pflanze im allgemeinen kauft, an erster Stelle nennt, und eine, die den wissenschaftlichen Namen der Pflanzen zuerst nennt, da der bei Fertigarzneimitteln oder Homöopathika auf dem Etikett steht.

In der Liste bedeutet
Sensibilisierungskraft: Wie stark die von dieser Pflanze ausgelöste Allergie sein kann.

Häufigkeit: Wie häufig von dieser Pflanze ausgelöste Allergien vorkommen.

Name der Pflanze (volkstümlich)	**Sensibilisierungskraft**	**Häufigkeit**
Alant (Inula helenium)	stark	gelegentlich
Apfelsine, Orange (Citrus sinensis)	schwach	selten
Arnika, Bergwohlverleih (Arnica montana)	stark	häufig
Artischocke (Cynara scolymus)	mittelstark	gelegentlich
Baumwolle (Gossypium hirsutum)	mittelstark	sehr selten
Becher-Primel (Primula obconica)	sehr stark	gelegentlich
Beifuß (Artemisia vulgaris)	schwach	sehr selten
Benediktenkraut (Cnicus benedictus)	stark	sehr selten
Büschelschön (Phacelia tanacetifolia)	stark bis sehr stark	selten
Chrysantheme (Dendranthema)	stark	häufig
Costus (Saussurea lappa)	stark bis sehr stark	sehr selten
„Croton", Wunderstrauch (Codiaeum variegatum)	stark	selten
Cymbidie (Cymbidium)	schwach	selten
Drehfrucht (Streptocarpus)	schwach bis mittel	selten
Efeu (Hedera helix)	mittelstark	gelegentlich
Efeutute (Epipremnum aureum)	schwach	selten
Franzosenkraut (Galinsoga parviflora)	schwach	selten
Frauenschuh (Cypripedium calceolus)	schwach bis mittel	selten
Garten-Tulpe (Tulipa gesnerana)	stark	häufig
Geranie (Perlargonium)	schwach	selten
Gewürznelke (Syzygium aromaticum)	mittelstark	gelegentlich
Gift-Efeu, Gift-Sumach (Rhus toxicodendron)	sehr stark	sehr selten
Goldrute (Solidago virgaurea)	schwach	selten
Hennastrauch (Lawsonia inermis)	schwach	sehr selten
Herbst-Sonnenbraut (Helenium autumnale)	mittelstark	unbekannt
Hortensie (Hydrangea)	schwach	sehr selten

Name der Pflanze (volkstümlich)	**Sensibilisierungskraft**	**Häufigkeit**
Huflattich (Tussilago farfara)	schwach	sehr selten
Hundskamille, stinkende (Anthemis cotula)	stark	gelegentlich
Inkalilie (Alstroemeria)	stark	gelegentlich
Jasmin, großblütiger (Jasminum grandiflorum)	schwach	selten
Kamille (Matricaria chamomilla)	sehr gering	sehr selten
Kamille, römische (Chamaemelum nobile)	mittelstark	selten
Karotte, Möhre (Daucus carota)	schwach	selten
Klette, große (Arctium lappa)	schwach	selten
Knoblauch (Allium sativum)	mittelstark	selten
Kornblume (Centaurea cyanus)	schwach	sehr selten
Küchenzwiebel (Allium cepa)	niedrig	gelegentlich
Lattich, „Salat" (Lactuca sativa)	schwach	selten
Lavendel (Lavandula angustifolia)	schwach	sehr selten
Lorbeer (Laurus nobilis)	mittelstark	gelegentlich
Löwenzahn (Taraxacum officinale)	schwach	selten
Margerite (Leucanthemum vulgare)	stark	gelegentlich
Mutterkraut (Tanacetum parthenium)	stark	gelegentlich
Osterglocke (Narcissus pseudonarcissus)	schwach	sehr selten
Pfefferminze, Krauseminze (Mentha)	schwach	selten
Philodendron (Philodendron scandens)	schwach	selten
Propolis	mittelstark	selten
Pyrethrum, Wurmkraut (Tanacetum cinerariifolium)	stark	heute selten
Rainfarn (Tanacetum vulgare)	mittelstark	selten
Ratanhia (Krameria triandra)	schwach	selten
Ringelblume (Calendula officinalis)	schwach	sehr selten
Sackmoos (Frullania)	stark	selten
Schafgarbe (Achillea millefolium)	schwach bis mittel	gelegentlich
Silbermoos, Rentierflechte (Cladonia stellaris)	schwach bis mittel	selten
Sonnenblume (Helianthus annuus)	mittelstark	gelegentlich
Spargel (Asparagus officinalis)	schwach	selten
Tagetes, Sammetblume (Tagetes)	schwach	sehr selten
Telekie (Telekia speciosa)	mittelstark	sehr selten
Vanille (Vanilla planifolia)	mittelstark	gelegentlich
Wasserschnabel, asiatischer (Centella asiatica)	schwach	selten
Wegwarte (Cichorium intybus)	schwach	selten
Zimt (Cinnamomum zeylanicum)	mittelstark	häufig

Name der Pflanze (wissenschaftlich)	**Sensibilisierungskraft**	**Häufigkeit**
Achillea millefolium (Schafgarbe)	schwach bis mittel	gelegentlich
Allium cepa (Küchenzwiebel)	niedrig	gelegentlich
Allium sativum (Knoblauch)	mittelstark	selten
Alstroemeria (Inkalilie)	stark	gelegentlich
Anthemis cotula (Hundskamille, stinkende)	stark	gelegentlich
Arctium lappa (Klette, große)	schwach	selten
Arnica montana (Arnika, Bergwohlverleih)	stark	häufig
Artemisia vulgaris (Beifuß)	schwach	sehr selten
Asparagus officinalis (Spargel)	schwach	selten
Calendula officinalis (Ringelblume)	schwach	sehr selten
Centaurea cyanus (Kornblume)	schwach	sehr selten
Centella asiatica (Wasserschnabel, asiatischer)	schwach	selten
Chamaemelum nobile (Kamille, römische)	mittelstark	selten
Cichorium intybus (Wegwarte)	schwach	selten
Cinnamomum zeylanicum (Zimt)	mittelstark	häufig
Citrus sinensis (Apfelsine, Orange)	schwach	selten
Cladonia stellaris (Silbermoos, Rentierflechte)	schwach bis mittel	selten
Cnicus benedictus (Benediktenkraut)	stark	sehr selten
Codiaeum variegatum („Croton", Wunderstrauch)	stark	selten
Cymbidium (Cymbidie)	schwach	selten
Cynara scolymus (Artischocke)	mittelstark	gelegentlich
Cypripedium calceolus (Frauenschuh)	schwach bis mittel	selten
Daucus carota (Karotte, Möhre)	schwach	selten
Dendranthema (Chrysantheme)	stark	häufig
Epipremnum aureum (Efeutute)	schwach	selten
Frullania (Sackmoos)	stark	selten
Galinsoga parviflora (Franzosenkraut)	schwach	selten
Gossypium hirsutum (Baumwolle)	mittelstark	sehr selten
Hedera helix (Efeu)	mittelstark	gelegentlich
Helenium autumnale (Herbst-Sonnenbraut)	mittelstark	unbekannt
Helianthus annuus (Sonnenblume)	mittelstark	gelegentlich
Hydrangea (Hortensie)	schwach	sehr selten
Inula helenium (Alant)	stark	gelegentlich
Jasminum grandiflorum (Jasmin, großblütiger)	schwach	selten
Krameria triandra (Ratanhia)	schwach	selten
Lactuca sativa (Lattich, „Salat")	schwach	selten

Name der Pflanze (wissenschaftlich)	**Sensibilisierungskraft**	**Häufigkeit**
Laurus nobilis (Lorbeer)	mittelstark	gelegentlich
Lavandula angustifolia (Lavendel)	schwach	sehr selten
Lawsonia inermis (Henna)	schwach	sehr selten
Leucanthemum vulgare (Margerite)	stark	gelegentlich
Matricaria chamomilla (Kamille)	sehr gering	sehr selten
Mentha (Pfefferminze, Krauseminze)	schwach	selten
Narcissus pseudonarcissus (Osterglocke)	schwach	sehr selten
Pelargonium (Geranie)	schwach	selten
Phacelia tanacetifolia (Büschelschön)	stark bis sehr stark	selten
Philodendron scandens (Philodendron)	schwach	selten
Primula obconica (Becher-Primel)	sehr stark	gelegentlich
Propolis	mittelstark	selten
Rhus toxicodendron (Gift-Efeu, Gift-Sumach)	sehr stark	sehr selten
Saussurea lappa (Costus)	stark bis sehr stark	sehr selten
Solidago virgaurea (Goldrute)	schwach	selten
Streptocarpus (Drehfrucht)	schwach bis mittel	selten
Syzygium aromaticum (Gewürznelke)	mittelstark	gelegentlich
Tagetes (Tagetes, Sammetblume)	schwach	sehr selten
Tanacetum cinerariifolium (Pyrethrum, Wurmkraut)	stark	heute selten
Tanacetum parthenium (Mutterkraut)	stark	gelegentlich
Tanacetum vulgare (Rainfarn)	mittelstark	selten
Taraxacum officinale (Löwenzahn)	schwach	selten
Telekia speciosa (Telekie)	mittelstark	sehr selten
Tulipa gesnerana (Garten-Tulpe)	stark	häufig
Tussilago farfara (Huflattich)	schwach	sehr selten
Vanilla planifolia (Vanille)	mittelstark	gelegentlich

Giftpflanzen als Arzneimittel

Auch mehr oder weniger giftige Pflanzen werden als Heilmittel eingesetzt. Doch nicht immer ist die ganze Pflanze gleichermaßen giftig: Bei manchen sind zum Beispiel die Früchte oder die Wurzeln sehr gefährlich, das Kraut aber nicht. Ob eine Giftpflanze heilsam wirkt oder gefährlich ist, hängt selbstverständlich von der Dosierung ab. Homöopathische Arzneimittel aus Giftpflanzen sind bis D 3 verschreibungspflichtig.

Ohne Rücksicht auf diese Unterschiede enthält diese Liste Giftpflanzen, die in homöopathischen und anthroposophischen Arzneimitteln vorkommen.

Mittel mit solchen Inhaltsstoffen sollten Sie nur in der Menge einnehmen, wie sie der Arzt verordnet hat. Zur Selbstmedikation sollten Sie Potenzen bis D 8 meiden.

In der Liste bedeutet

stark giftig: Die Einnahme kann zu schweren Vergiftungserscheinungen führen.

sehr stark giftig: Schon geringe Mengen sind lebensgefährlich.

Die Begriffe in Klammern sind Namen, unter denen die Mittel in der Homöopathie auch verkauft werden.

- Abrus precatorius (Jequirity)
- Aconitum napellus
- Adonis aestivalis
- Adonis vernalis
- Aethusa cynapium
- Agrostemma githago
- Anamirta cocculus (Cocculus)
- Apocynum cannabinum
- Artemisia cina (Cina)
- Arum maculatum
- Aspidosperma quebracho-blanco (Quebracho)
- Atropa belladonna (Belladonna)
- Banisteria caapi
- Bryonia cretica
- Buxus sempervirens
- Cephaelis ipecacuanha (Ipecacuanha)
- Cheiranthus cheiri
- Chelidonium majus
- Cicuta virosa
- Citrullus colocynthis (Colocynthis)
- Colchicum autumnale
- Conium maculatum
- Convallaria majalis
- Croton tiglium
- Daphne mezereum (Mezereum)
- Datura stramonium (Stramonium)
- Delphinum staphisagria (Staphisagria)

- Dieffenbachia seguine (Caldium seguinum)
- Digitalis
- Dracunculus vulgaris (Arum dracunculus)
- Duboisia myoporoides
- Ecballium elaterium
- Euonymus atropurpurea
- Euonymus europaea (Evonimus europaea)
- Euphorbia cyparissias
- Gelsemium sempervirens
- Genista tinctoria
- Gossypium herbaceum
- Gratiola officinalis
- Helleborus niger
- Helleborus viridis
- Hura crepitans (Hura brasiliensis)
- Hydrastis canadensis
- Hyoscyamus niger
- Ilex aquifolium
- Jatropha curcas
- Juniperus sabina (Sabina)
- Juniperus virginiana
- Laburnum anagyroides (Cytisus laburnum)
- Lactuca virosa
- Lobelia inflata
- Lophophora williamsii (Anhalonium lewinii)
- Mandragora
- Nerium oleander (Oleander)
- Nicotiana tabacum (Tabacum)
- Pausinystasia yohimba
- Phaseolus vulgaris (Phaseolus nanus)
- Physostigma venenosum (Calabar)
- Pilocarpus jaborandi (Jaborandi)
- Rauwolfia serpentina
- Rhododendron ferrugineum
- Ricinus communis
- Robinia pseudoacacia
- Schoenocaulon officinale (Sabadilla)
- Semecarpus anacardium (Anacardium)
- Solanum dulcamara (Dulcamara)
- Solanum nigrum
- Solanum tuberosum
- Strophantus gratus
- Strophantus hispidus
- Strophantus kombe
- Strychnos ignatii (Ignatia)
- Strychnos nux-vomica (Nux-vomica)
- Taxus baccata
- Thuja occidentalis
- Toxicodendron quercifolium (Rhus toxicodendron)
- Urginea maritima (Scilla)
- Veratrum album
- Veratrum viride
- Xysmalobium undulatum

„ALTERNATIVE GIFTE"

Die „sanfte" Medizin setzt auch Gifte als Heilmittel ein. Ob ein solcher Stoff gefährlich ist, hängt selbstverständlich von der Dosierung ab. Ein homöopathisches Arzneimittel, das Gifte enthält, ist bis einschließlich D 3 verschreibungspflichtig. Gemäß den homöopathischen Verdünnungsregeln kann in der 10 ml-Flasche eines frei verkäuflichen D 4-Homöopathikums ein Milligramm Giftstoff enthalten sein.

Einige dieser Stoffe haben zusätzlich zu ihrer Giftigkeit auch noch die Eigenschaft, krebserregend zu sein (siehe Seite 290).

Die Weltgesundheitsorganisation (WHO) hat für einige Stoffe Mengenbegrenzungen der täglichen beziehungsweise wöchentlichen Einnahme bekanntgegeben, die nach dem bisherigen Wissensstand toleriert werden können. Hierbei geht es nicht um die sofort tödliche Dosis, sondern um mögliche Langzeitfolgen durch das im Körper gespeicherte Metall. Diese WHO-Zahlen liegen erheblich unter denen, die die giftige Dosis markieren.

Die vom Bundesgesundheitsamt zum Beispiel für Homöopathika angegebenen Dosierungen berücksichtigen diese Problematik. Sie als Patient können aber nicht selbstverständlich darauf vertrauen, daß jeder Arzt oder Heilpraktiker diese Angaben kennt. Noch viel weniger erfahren die Verwender davon, die sich auf eigene Faust behandeln, denn diese Mittel haben keinen Beipackzettel, der Dosierungsgrenzen angibt.

Dazu ein Beispiel: Eine 60 Kilogramm schwere Frau nimmt gegen ihren akuten Darmkatarrh nach den allgemeinen homöopathischen Richtlinien sechs Stunden lang jede halbe Stunde fünf Tropfen Mercurius dulcis D 4 ein. Damit schluckt sie an einem Tag mehr als ein Drittel der von der Weltgesundheitsorganisation in einer Woche für unbedenklich gehaltenen Menge Quecksilber. Sie überschreitet den Wochen-Grenzwert aber höchstwahrscheinlich, weil sie das Metall durch Luft und Nahrungsmittel zusätzlich und ständig unbemerkt aufnimmt. Das Limit ist allemal überschritten, wenn sie die Behandlung ihres Darms mit dem Mittel fortsetzt.

Nehmen Sie darum von Mitteln mit giftigen Inhaltsstoffen niemals mehr ein, als der Arzt verordnet hat. Meiden Sie bei der Selbstbehandlung Potenzen unter D 6.

Verzichten Sie bei den mit **WHO** gekennzeichneten Mitteln auf Potenzen unter D 8.

In der Liste bedeutet

sehr stark giftig: Weniger als fünf Milligramm pro Kilogramm Körpergewicht können tödlich sein.

stark giftig: Die tödliche Dosis liegt zwischen fünf und 50 Milligramm pro Kilogramm Körpergewicht.

WHO: Für diese Stoffe hat die Weltgesundheitsorganisation Mengenbegrenzungen für die tägliche oder wöchentliche Einnahme angegeben, die noch als tolerabel gelten, aber nicht überschritten werden sollten.

- Acidum hydrobromicum
- Acidum hydrocyanicum
- Acidum picrinicum
- Amylium nitrosum
- Argentum cyanatum
- **WHO** Arsenum bromatum
- **WHO** Arsenum jodatum
- **WHO** Arsenum metallicum
- **WHO** Arsenum sulfuratum rubrum
- Atropinum
- Atropinum sulfuricum
- Aurum amalgamum (Mercurius auratus)
- **WHO** Aurum arsenicosum
- Barium aceticum
- Barium carbonicum
- Barium chloratum
- Benzolum
- Blausäure
- Bromum
- **WHO** Cadmium sulfuricum

WHO Calcium arsenicosum
Calcium stibiato sulfuratum
Calcium sulfuratum
Carboneum tetrachloratum
WHO Chininum arsenicosum
Chloroformium
Chlorum
Colchicinum
WHO Cuprum arsenicosum
WHO Cuprum cyanatum
Dinitrophenolum
WHO Ferrum arsenicosum
Fluorwasserstoff
WHO Hydrargyrum aceticum oxydulatum (Mercurius aceticus)
WHO Hydrargyrum auratum (Mercurius auratus)
WHO Hydrargyrum bichloratum (Mercurius sublimatus corrosivus)
WHO Hydrargyrum bicyanatum (Mercurius cyanatus)
WHO Hydrargyrum bijodatum (Mercurius bijodatus)
WHO Hydrargyrum chloratum (Mercurius dulcis)
WHO Hydrargyrum chromatum oxydulatum (Mercurius chromicus oxydulatum)
WHO Hydrargyrum jodatum (Mercurius jodatus flavus)
WHO Hydrargyrum metallicum (Mercurius vivus)
WHO Hydrargyrum nitricum oxydulatum (Mercurius nitricus oxydulatus)
WHO Hydrargyrum oxydatum rubrum (Mercurius praecipitatus rubrum)
WHO Hydrargyrum phosphoricum (Mercurius phosphoricus)
WHO Hydrargyrum stibiato-sulfuratum (Aethiops antimonialis)
WHO Hydrargyrum sulfuricum basicum (Mercurius sulfuricus basicus)
WHO Jodum
WHO Kalium arsenicosum
Kalium cyanatum
Kalium fluoratum
Kalium oxalicum
Kalium stibyltartaricum (Tartarus stibiatus)
Kreosotum
WHO Natrium arsenicosum
WHO Natrium kakodylicum
Natrium nitrosum
Natrium selenicum
Natrium silicofluoratum
Nicotinum
Nitroglycerin (Glonoinum)
Phenolum
Phosphorus
Selenium amorphum
WHO Stibium arsenicosum (Antimonium arsenicosum)
Stibium metallicum
Stibium sulfuratum aurantiacum g (Antimonium sulfuratum aurantiacum)
Stibium sulfuratum nigrum (Antimonium crudum)
Strychninum
Strychninum nitricum
Strychninum phosphoricum
Strychninum sulfuricum
Thallium aceticum
Thallium metallicum
Thallium sulfuricum
WHO Zincum cyanatum

ACHTUNG IN DER SCHWANGERSCHAFT

Verschiedene „alternative“ Verfahren, allen voran die Homöopathie, verwenden Stoffe als Arzneimittel, die dem ungeborenen Kind schaden können. Da Schwangere jedes derartige Risiko so klein wie möglich halten sollten, empfiehlt es sich, solche Mittel während der gesamten Dauer der Schwangerschaft nicht einzunehmen.

In der Liste bedeutet

wahrscheinlich: Nach den bisher vorliegenden Informationen muß man es als wahrscheinlich annehmen, daß der Stoff das Ungeborene schädigt.

noch offen: Die vorliegenden Daten geben Hinweise auf eine mögliche Schädigung.

Die Begriffe in Klammern sind Namen, unter denen die Chemikalien in der Homöopathie auch verkauft werden.

Name des Stoffes	Gefährdung
Acidum hydrobromicum	noch offen
Acidum hydrocyanicum	noch offen
Acidum nitricum	noch offen
Aether	noch offen
Anilinum	noch offen
Argentum cyanatum	noch offen
Bromum	noch offen
Carboneum sulfuratum	wahrscheinlich
Carboneum tetrachloratum	noch offen
Chloroformium	wahrscheinlich
Cuprum cyanatum	noch offen
Hydrargyrum bicyanatum (Mercurius cyanatus)	noch offen
Kalium cyanatum	noch offen
Plumbum aceticum	wahrscheinlich
Plumbum jodatum	wahrscheinlich
Plumbum metallicum	wahrscheinlich
Plumbum phosphoricum	wahrscheinlich
Plumbum tannicum	wahrscheinlich
Zincum cyanatum	noch offen

KREBS AUF „ALTERNATIVE“ ART

Gerade gesundheitsbewußte Menschen vertrauen „alternativen“ Heilmitteln wie zum Beispiel Homöopathika oder anthroposophischen Medikamenten. Schwangere nehmen das vermeintlich Unbedenkliche, Eltern geben es ihren Kindern - nicht ahnend, daß sie damit vielleicht etwas Krebserzeugendes schlucken.

Von einer ganzen Reihe von Stoffen ist bekannt, daß sie mehr oder weniger stark krebserregend wirken. Der heutige Stand der Wissenschaft erlaubt es aber nicht, zu sagen wie oder wie lange und mit welcher Menge eines solchen Stoffes ein Mensch in Berührung kommen muß, bis sich eine bösartige Geschwulst entwickelt. Das ist unter anderem auch vom Zustand des Immunsystems abhängig und von anderen Faktoren wie zum Beispiel Arbeitsbedingungen oder Rauchen. Die Deutsche Forschungsgemeinschaft nennt für derart problematische Stoffe keine untere Grenze, von der man annehmen könnte, daß der Kontakt mit solchen Stoffen bis dahin unbedenklich wäre.

Für Anhänger der „sanften“ Medizin leitet sich daraus der Rat ab: Meiden Sie Mittel, die einen der in untenstehender Liste angeführten Stoffe enthalten – gleichgültig in welcher Verdünnung.

In der Liste gibt es vier Grade der Gefährdung:

Stark krebsgefährdend

Krebsgefährdend

Krebsverdacht: Begründeter Verdacht auf krebserregendes Potential.

Überprüfung: Es wird noch überprüft, wie stark krebsgefährdend der Stoff ist und in welche Gruppe man ihn dann einreihen muß.

Die Begriffe in Klammern sind Namen, unter denen die Chemikalien in der Homöopathie auch verkauft werden.

Name	Krebsgefahr
Acidum arsenicosum	Stark krebsgefährdend
Acidum chromicum	Krebsverdacht
Anilin	Krebsverdacht
Anthracokali	Krebsgefährdend
Aristolochia clematis	Krebsverdacht
Aristolochia cymbifera	Krebsverdacht
Arsenum bromatum	Stark krebsgefährdend
Arsenum jodatum	Stark krebsgefährdend
Arsenum metallicum	Stark krebsgefährdend
Arsenum sulfuratum rubrum	Stark krebsgefährdend
Aurum amalgamum (Mercurius auratus)	Krebsverdacht
Aurum arsenicosum	Stark krebsgefährdend
Benzolum	Stark krebsgefährdend
Cadmium sulfuricum	Krebsverdacht
Calcium arsenicosum	Stark krebsgefährdend
Carboneum tetrachloratum	Krebsgefährdend
Chininum arsenicosum	Stark krebsgefährdend
Chloroformium	Krebsverdacht
Chromium oxydatum	Krebsverdacht
Cobaltum metallicum	Stark krebsgefährdend
Cresolum crudum	Überprüfung
Cuprum arsenicosum	Stark krebsgefährdend
Ferrum arsenicosum	Stark krebsgefährdend
Hydrargyrum aceticum oxydulatum (Mercurius aceticus)	Krebsverdacht
Hydrargyrum auratum (Mercurius auratus)	Krebsverdacht
Hydrargyrum bichloratum (Mercurius sublimatus corrosivus)	Krebsverdacht
Hydrargyrum bicyanatum (Mercurius cyanatus)	Krebsverdacht

Name	Krebsgefahr
Hydrargyrum bijodatum (Mercurius bijodatus)	Krebsverdacht
Hydrargyrum chloratum (Mercurius dulcis)	Krebsverdacht
Hydrargyrum chromatum oxydulatum (Mercurius chromicus oxydulatum)	Krebsverdacht
Hydrargyrum jodatum (Mercurius jodatus flavus)	Krebsverdacht
Hydrargyrum metallicum (Mercurius vivus)	Krebsverdacht
Hydrargyrum nitricum oxydulatum (Mercurius nitricus oxydulatus)	Krebsverdacht
Hydrargyrum oxydatum rubrum (Mercurius praecipitatus rubrum)	Krebsverdacht
Hydrargyrum phosphoricum (Mercurius phosphoricus)	Krebsverdacht
Hydrargyrum stibiato-sulfuratum (Aethiops antimonialis)	Krebsverdacht
Hydrargyrum sulfuricum basicum (Mercurius sulfuricus basicus)	Krebsverdacht
Kalium arsenicosum	Stark krebsgefährdend
Kalium chromicum	Krebsverdacht
Natrium arsenicosum	Stark krebsgefährdend
Natrium selenicum	Krebsverdacht
Niccolum sulfuricum	Stark krebsgefährdend
Phenacetinum	Krebsverdacht
Phenolum	Überprüfung
Pix liquida	Krebsgefährdend
Plumbum aceticum	Krebsgefährdend
Plumbum phosphoricum	Krebsgefährdend
Stibium arsenicosum (Antimonium arsenicosum)	Stark krebsgefährdend

PRODUKTNAMEN UND DIE DAZUGEHÖRIGEN VERFAHREN

Vielfach bekommen Patienten von Naturheilern Medikamente verordnet, ohne zu wissen, welchem Verfahren diese Produkte denn zugehören. Mit dieser Liste können Sie die Firmenbezeichnungen und die dazugehörigen Verfahren einander zuordnen.

Produkt	Charakterisierung	Beschreibung im Buch
Abnoba-Heilmittel	Anthroposophische Heilmittel	Siehe Anthroposophie, Seite 167
Aktinoplexe	Mischungen biochemischer Funktionsmittel	Siehe Biochemie, Seite 178
AP-Präparate	Mischungen aus mehr als drei Einzelmitteln	Siehe Homöopathie, Seite 171
Arcanum	Spagyrisch hergestelltes Mittel	Siehe Spagyrik, Seite 186
Biochemische Funktions- und Ergänzungsmittel (nach Schüssler)	Homöopathisch potenzierte Mineralsalze	Siehe Biochemie, Seite 178
Elektrizitätsmittel	Spagyrisch hergestellte Mittel	Siehe Spagyrik, Seite 186
Elemitame	Mischung homöopathischer Einzelmittel mit homöopathisch potenzierten Vitaminen	Siehe Homöopathie, Seite 171
Elha-Produkte	Mischungen aus mehr als drei homöopathischen Einzelmitteln	Siehe Homöopathie, Seite 171
Felke-Komplexe (auch Duliplexe, Trituplexe)	Mischungen aus mehr als drei homöopathischen Einzelmitteln	Siehe Homöopathie, Seite 171
Galmesine	Mischungen aus fünf homöopathischen Einzelmitteln	Siehe Homöopathie, Seite 171
Helixor-Heilmittel	Anthroposophische Heilmittel	Siehe Anthroposophie, Seite 167
Homaccorde	Mischungen aus sehr vielen homöopathischen Einzelmitteln zur antihomotoxischen Behandlung	Siehe Homotoxikologie, Seite 183
Homobione, Homocente	Mischungen aus mehr als drei homöopathischen Einzelmitteln; zum Teil gemischt mit alkoholischen Pflanzenauszügen, teilweise auch mit „normalen" Arzneimitteln	Siehe Homöopathie, Seite 171
IKH = Iso-Komplex-Heilmittel	Spagyrisch hergestellte Mittel	Siehe Spagyrik, Seite 186
Iso-Bicomplexe	Komplexmittel aus mehreren biochemischen Salzen	Siehe Biochemie, Seite 178
KUF-Potenzreihen	Homöopathische Einzelmittel beziehungsweise Nosoden	Siehe Homöopathie, Seite 171 und Nosoden, Seite 180
Magnet-Activ	Mischungen aus mehr als drei homöopathischen Einzelmitteln	Siehe Homöopathie, Seite 171

Produkt	Charakterisierung	Beschreibung im Buch
Nestmann-Komplexe	Mischungen aus mehr als drei homöopathischen Einzelmitteln, teilweise mit Pflanzenextrakten	Siehe Homöopathie, Seite 171
Nosoden	Injizierbare Produkte aus Geweben und Organen von Mensch und Tier und aus Krankheitserregern	Siehe Nosoden, Seite 180
Novipharm-Präparate	Anthroposophische Heilmittel-	Siehe Anthroposophie, Seite 167
Oligoplexe	Mischungen aus fünf bis zehn homöopathischen Einzelmitteln	Siehe Homöopathie, Seite 171
Pentarkane	Mischungen aus fünf homöopathischen Einzelmitteln und Pflanzenextrakten	Siehe Homöopathie, Seite 171
Pflüger-Komplexe	Mischungen aus vielen homöopathischen Einzelmitteln	Siehe Homöopathie, Seite 171
Pflüger-Spezialmittel	Mischungen aus vielen homöopathischen Einzelmitteln und Pflanzenextrakten	Siehe Homöopathie, Seite 171
Plantaplexe	Mischungen aus mehr als drei homöopathischen Einzelmitteln	Siehe Homöopathie, Seite 171
Regenaplexe	Mischungen aus vielen homöopathischen Einzelmitteln	Siehe Homöopathie, Seite 171
Rödler Syndromal Dilution	Mischungen aus drei homöopathischen Einzelmitteln	Siehe Homöopathie, Seite 171
Rödler Komplexe	Mischungen aus vielen homöopathischen Einzelmitteln, teilweise mit Pflanzenextrakten	Siehe Homöopathie, Seite 171
Similiaplexe	Mischungen aus mehr als drei homöopathischen Einzelmitteln	Siehe Homöopathie, Seite 171
Spemann Komplexe	Mischungen aus mehr als drei homöopathischen Einzelmitteln	Siehe Homöopathie, Seite 171
Spenglersane	Produkte aus mit Erregern beimpftem Blut	Ähnlich den Nosoden, Seite 180
Strath-Präparate	Mischungen mehrerer, mittels Hefe vergorener Pflanzenextrakte	Siehe Phytotherapie, Seite 110
Suis-Organpräparate	Homöopathisch potenziertes Gewebe von Schweineorganen	Siehe Homotoxikologie, Seite 183
Synergon-System	Mischungen aus mehr als drei homöopathischen Einzelmitteln	Siehe Homöopathie, Seite 171
Truw-Komposita	Mischungen aus mehr als drei homöopathischen Einzelmitteln	Siehe Homöopathie, Seite 171
Wala-Kompositionen	Anthroposophische Heilmittel	Siehe Anthroposophie, Seite 167
Weleda-Präparate	Anthroposophische Heilmittel	Siehe Anthroposophie, Seite 167
Zimpel-Komplexe	Spagyrisch hergestellte Mittel	Siehe Spagyrik, Seite 186

Die fettgedruckten Zahlen markieren die Hauptfundstellen

NEUE BÜCHER DER

STIFTUNG WARENTEST

RATGEBER GESUNDHEIT

AKNE

RÜCKENSCHMERZEN

ALLERGIEN

FITNESS

RHEUMA, ARTHROSE, GICHT

RATGEBER GELD

RICHTIG
VERSICHERT

ALLES ÜBER STEUERN
UND WIE MAN SIE SPART

RICHTIG VORSORGEN
RENTE, BETRIEBLICHE UND PRIVATE ALTERSVERSORGUNG

RATGEBER TECHNIK

COMPUTER

RENOVIEREN
MODERNISIEREN

SICHERHEIT
EINBRUCH, DIEBSTAHL, GEWALT

FAHRRAD